U0271483

妇产科手术
加速康复外科的实践

主　编　孙大为

中华医学电子音像出版社
CHINESE MEDICAL MULTIMEDIA PRESS
北京

图书在版编目（CIP）数据

妇产科手术加速康复外科的实践 / 孙大为主编 . —北京：中华医学电子音像出版社，2021.8

ISBN 978-7-83005-323-9

Ⅰ．①妇… Ⅱ．①孙… Ⅲ．①妇科外科手术—康复 ②产科外科手术—康复 Ⅳ．① R710.9

中国版本图书馆 CIP 数据核字（2020）第 268316 号

妇产科手术加速康复外科的实践
FUCHANKE SHOUSHU JIASU KANGFU WAIKE DE SHIJIAN

主　　编：孙大为
策划编辑：史仲静
责任编辑：周寇扣
校　　对：张　娟
责任印刷：李振坤
出版发行：中华医学电子音像出版社
通信地址：北京市西城区东河沿街 69 号中华医学会 610 室
邮　　编：100052
E - mail：cma-cmc@cma.org.cn
购书热线：010-51322677
经　　销：新华书店
印　　刷：廊坊市祥丰印刷有限公司
开　　本：889 mm×1194 mm　1/16
印　　张：30
字　　数：570 千字
版　　次：2021 年 8 月第 1 版　　2021 年 8 月第 1 次印刷
定　　价：110.00 元

内容简介

　　本书由妇产科加速康复外科权威专家孙大为教授组织来自国内42所教学医院的妇产科、基本外科、麻醉科、营养科、中医科、康复外科及护理学的近百名临床医务工作者，融入他们在加速康复外科方面丰富的临床经验和实践经验撰写而成。本书内容分为基础理论和常见妇科手术加速康复外科实施精要两部分，从细分专业妇产科的角度，总结了普通外科、麻醉科、营养科、康复治疗科及中医科等相关学科的最新研究成果，结合中国各级医院临床工作实际，全面、系统地阐述了加速康复外科在妇产科的实践发展和学科建设，以及加速康复外科在妇产科围手术期的应用，是一本既有丰富理论知识，又有临床实践指导作用的著作。希望本书对妇产科加速康复外科后续发展起到良好的指导和推动作用。本书可作为妇产科及相关专业从业者的临床和科研指导用书。

朱洪磊　南方医科大学珠江医院

朱颖军　天津市中心妇产科医院

任　舟　大连医科大学附属大连市妇产医院

任　远　北京协和医院

任　常　北京协和医院

华克勤　复旦大学附属妇产科医院

庄良武　福建省人民医院

刘　青　甘肃省妇幼保健院

刘　畅　兰州大学第一医院

刘　娟　广州医科大学附属第三医院

刘　霞　北京协和医院

刘木彪　广东省人民医院

刘海元　北京协和医院

米　鑫　北京市顺义区妇幼保健院

江志伟　江苏省中医院

许天敏　吉林大学大第二医院

许钧杰　曜立科技（北京）有限公司

孙　喆　曜立科技（北京）有限公司

孙　静　上海市第一妇婴保健院

孙大为　北京协和医院

纪　妹　郑州大学第一附属医院

李　博　中国医科大学附属盛京医院

李长忠　山东省立医院

李融融　北京协和医院

杨　清　中国医科大学附属盛京医院

吴治敏　陆军军医大学西南医院

吴素慧　山西白求恩医院（山西医学科学院）

余进进　江南大学附属医院

汪　超　上海交通大学医学院附属仁济医院

沈　杨　东南大学附属中大医院

张　潍　空军军医大学第一附属医院

张国楠　四川省肿瘤医院

张俊吉　北京协和医院

张清泉　首都医科大学宣武医院

雷婷婷　遂宁市中医院

蔡云朗　东南大学附属中大医院

裴丽坚　北京协和医院

谭文华　哈尔滨医科大学附属第二医院

潘宏信　深圳市罗湖区人民医院

薛瑞华　《中华腔镜外科杂志（电子版）》编辑部

薄海欣　北京协和医院

戴建荣　苏州市立医院

学术秘书　薛瑞华　《中华腔镜外科杂志（电子版）》编辑部

孙大为，主任医师，教授。毕业于吉林大学白求恩医学部临床医学系，现任职于北京协和医院。中国医师协会妇产科医师分会加速康复外科专业委员会副主任委员、中国医药教育协会加速康复外科专业委员会副主任委员、中华医学会妇产科学分会妇科内镜学组委员、中国医师协会妇产科医师分会内镜委员会常务委员和单孔学组组长、中国医师协会生殖医学专业委员会生殖外科学组副组长、中国医学装备协会智能装备技术分会常务委员。任《中华腔镜外科杂志（电子版）》副总编辑。在妇科腹腔镜手术、妇科加速康复外科、子宫内膜异位症的基础和临床研究、妇科肿瘤的治疗、妇科影像学及介入治疗等方面有一定的造诣。承担部级科研基金项目3项，其中《超声波引导下子宫内膜异位囊肿穿刺及乙醇注入治疗的研究》为国内首创，现已成为国内妇科常规治疗方法，该成果获得北京市科学技术奖二等奖（1998年）；《妇科单孔腹腔镜及经自然腔道内镜手术技术在妇科领域的应用研究》获得北京市科学技术奖三等奖（2017年）；参与课题《子宫内膜异位症的基础与临床研究》获得国家科学技术进步奖二等奖（2006年）、原卫生部科学技术进步奖二等奖（2005年）。主编医学专著《妇科单孔腹腔镜手术学》和《经阴道腹腔镜手术的探索与实践》等。

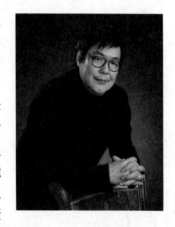

20 世纪 70 年代以来，外科治疗的发展日新月异，取得了诸多重大突破。其中，加速康复外科就是标志性进展之一，现已广泛应用于结直肠外科、心胸外科、肝胆外科、骨科、妇产科等领域。加速康复外科能够显著缩短平均住院日，降低术后并发症发生率和死亡率，降低住院费用，提高患者生活质量。

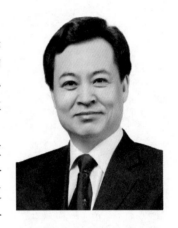

近年来，加速康复外科在国内得到迅速普及和应用，相关研究论文数量及质量都有大幅度提升，在部分领域也发布了我国的指南或专家共识，但我国加速康复外科研究主要集中在结直肠外科、胰腺外科、肝胆外科等领域。在妇产科领域，虽然已有初步临床实践和经验，但针对该专业的临床实施规范和研究还有很多需要完善之处。在此背景下，从我国临床实际情况出发，有必要编撰中国的妇产科加速康复外科专著，以期为妇产科的临床工作提供参考和指导，推动加速康复外科在我国妇产科手术领域规范、有序开展。

北京协和医院孙大为教授牵头组织国内近百名专家编撰了《妇产科手术加速康复外科的实践》一书，从细分专业妇产科的角度，总结了普通外科、麻醉科、营养科、康复治疗科及中医科等相关学科的最新研究成果，结合中国各级医院临床工作实际，全面、系统、深入地阐述了加速康复外科在妇产科围手术期的应用，是一本既有丰富理论知识，又有临床实践指导作用的著作。相信此书将成为临床医护人员和管理人员有用的指导参考资料，为推动我国妇产科手术加速康复外科的发展发挥重要作用。

中国科学院院士
中国科学技术协会副主席
中华医学会会长
2021 年 6 月

加速康复外科（ERAS）标识

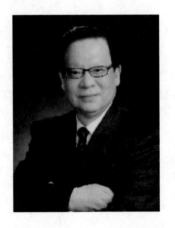

　　粉色的丝带飘扬，彰显关爱，是一个倒举的"R"。

　　蓝色的双鱼图是圣洁、和谐、平衡与促进，为了患者的医疗、管理与康复。

　　形成正"S"与反"S"（"E"），中间巧妙的连接，乃是"A"字。

　　这即是优美的 ERAS。

　　（郎大夫写于海拔 3600 米的青藏高原颠簸的汽车上）

郎景和
中国工程院院士
中国医师协会妇产科
医师分会主任委员

前　言

100 年前，医学先哲威廉·奥斯勒强调"损害人体的疾病，应该用对人体损害最小的方法去治疗"。这是在医疗诊治中，特别是外科实践中必须遵循的原则。加速康复外科（enhanced recovery after surgery，ERAS）由丹麦外科医师 Henrik Kehlet 于 1997 年首次提出，即通过基于循证医学证据的一系列围手术期优化处理措施，减少手术创伤与应激，减轻术后疼痛，促进患者早期进食及活动，缩短患者术后恢复时间。ERAS 能够显著缩短平均住院日，降低术后并发症发生率及死亡率，节省住院费用，提高患者生活质量，并可能使患者中长期获益。

本书的编者来自国内 42 所教学医院的妇产科、基本外科、麻醉科、营养科、中医科、康复外科及护理学的近百名临床医务工作者，他们均致力于加速康复外科的临床应用和研究，积累了一定的实践经验和心得。有的编者曾主持制定国内相关的专家指导意见，结合国外同行的资料，将自己的临床体会、探索及研究汇编成书，力求通过客观、全面、系统地讲解，为同道们开展临床妇产科加速康复外科提供借鉴和指导。本书内容贴近临床应用，但由于经验和能力有限，疏漏在所难免，万望阅者指正。

衷心感谢赵玉沛院士和郎景和院士的引领和指导，并亲自题写序言和书名！

感谢北京泰德制药股份有限公司市场部韩荣经理，葵花药业集团股份有限公司乔彬经理，以及江苏正大丰海制药有限公司夏文余总经理为本书提供支持。

部分研究得到国家高技术研究发展计划（863 计划）（2012AA021103）支撑。

本书写作得到苏州市临床医学专家团队引进项目 SZYJTD201707 支持。

衷心感谢广大患者的理解和支持。

孙大为

2021 年 5 月

目录

第二篇 常见妇科手术加速康复外科实施精要

第一篇　基础理论

第一章 妇产科手术加速康复外科的历史和现状

第一节 加速康复外科的发展历史和应用

一、加速康复外科概述

加速康复外科（enhanced recovery after surgery，ERAS）最早由丹麦麻醉科医师 Henrik Kehlet 首次提出并予以优化，因而，Henrik kehlet 被誉为加速康复外科之父。

ERAS 的定义：以循证医学证据为基础，外科学、麻醉学、护理学、营养学等多学科协作，通过优化围手术期处理的临床路径，减少手术患者生理的和心理的创伤应激，减少术后并发症，缩短住院时间，加速患者康复。这一优化的临床路径包含患者住院前、手术前、手术中、手术后及出院后完整的治疗过程。

ERAS 既往又称快速康复外科（fast track surgery，FTS）、加速康复路径（enhanced recovery pathways）或加速康复项目（enhanced recovery program）等。ERAS 是现代医学一项新的理念和治疗模式，其核心是强调以服务患者为中心，以循证医学证据为基础，多学科的合作与参与，以实现临床路径和流程的全面优化。ERAS 实现了社会、医院、患者及医疗人员的多赢，产生了重要的社会和经济效益。通过 20 多年的临床研究及推广，加速康复外科正在形成一门关注围手术期优化处理的新型学科——加速康复外科学。

ERAS 现已广泛应用于结直肠外科、骨科、泌尿外科等领域，同时逐渐被妇科医师重视。有研究表明，无论在妇科良性疾病还是恶性肿瘤手术中，ERAS 均能够减轻患者术后疼痛，降低术后恶心、呕吐发生率，促进术后肠道功能恢复，缩短住院日及减少住院费用，提高了患者满意度，同时不增加术后并发症和再次住院发生率。ERAS 的实施需要多学科紧密协作，同时，需要设计严谨科学的前瞻性研究提供高质量的证据支持，推动其不断发展和完善，使患者获益。

二、加速康复外科发展史

1997 年，Henrik Kehlet 教授首次提出快速康复外科。2001 年，Olle 教授及 Fearon 教授等在欧洲成立了加速康复外科研究小组，并且将 FTS 更名为 ERAS，Olle 教授担任小组的主席。ERAS 创始小组中大多数的专家都具有临床营养学的背景，Fearon 教授是国际著名的肿瘤营养学专家，Olle 教授是欧洲肠外与肠内营养学会前主席。因此，ERAS 与外科代谢和营养有着密切的关系，在实施与研究 ERAS 的过程中，高度关注营养和代谢的研究及临床应用是重要环节。妇科是国际上早期启动 ERAS 模式的学科之一。2001 年 Moller 等首次将 ERAS 理念应用于妇科手术，之后逐步用于妇科各种良、恶性肿瘤手术。2002 年 Kelhet 等研究发现，通过单一措施来减少围手术期应激反应的效果不尽如人意，从而多模式、多途径、集成综合地减少创伤及应激反应策略应运而生。其主要的策略是优化围手术期的管理，外科学、麻醉学、护理学等多学科相互合作。其中最核心的围手术期措施为多模式镇痛减轻术后疼痛，促进患者早期进食及活动，缩短患者术后恢复时间。随后，欧洲数个中心的外科医师成立了 ERAS 学组并在此基础上改进了 ERAS 策略，使 ERAS 的重心从康复速度转变为康复质量。2005 年，ERAS 小组发表了第一个 ERAS 的临床共识，即《结直肠手术应用加速康复外科专家共识》。2010 年，欧洲的创始专家们将 ERAS 小组更名为 ERAS 协会（ERAS Society），旨在国际范围内提升围手术期处理的质量，促进患者的快速康复。2014 年，欧洲 ERAS 协会发布首个指南——《胃切除术加速康复外科指南》，使 ERAS 的概念逐渐在国际上引起了广泛的重视并被推广，在外科的诸多领域获得了成功的应用。2016 年 ERAS 协会发表了《妇科 / 妇科肿瘤加速康复指南》。目前，欧洲 ERAS 协会已发布了胃切除手术、结直肠切除手术、减重手术、食管切除手术、妇科肿瘤切除等 15 个专家共识及指南。2010 年，召开了欧洲第一届 ERAS 学术大会，2018 年 5 月在瑞典召开了第四届 ERAS 大会。2010 年，英国政府发布了《促进术后康复的伙伴计划》。2013 年，美国成立美国加速康复外科协会，2015 年在美国召开了"第一届 ERAS 学术年会"。

2007 年黎介寿院士在国内首次将加速康复外科的概念引进中国。并通过《中华外科杂志》在国际上首次报道了胃癌患者应用加速康复外科的临床研究，同时，在结直肠癌领域进行 ERAS 的临床应用研究也在进行中。2007 年，江志伟发表在《中国实用外科杂志》的论文《快速康复外科的概念与临床意义》，目前在谷歌学术的引用已超过 800 次，为 ERAS 在中国的推广奠定了理论基础。2010年中国科学技术信息研究所发布的年度报告中，此文5年间在外科领域中引用率第一。2012年，"加速康复外科的概念及临床意义"被收录入赵玉沛院士与姜洪池教授主编的《普通外科学》。2015年在南京召开了"第一届中国加速康复外科学术年会"，成立了第一届加速康复外科协作组，发表了第一个中国加速康复外科领域的专家共识——《结直肠手术应用加速康复外科中国专家共识（2015版）》，以此为标志表明中国ERAS开始获得了外科领域的广泛关注。2015年，全国政协委员冯丹龙女士到南京总医院进行调研，向全国政协大会提交了政协提案——《加速康复外科能助力改善医疗服务》，此提案获得了国家卫生和计划生育委员会的重视与批复。2016年1月，国家卫生和计划生育委员会到南京总医院调研ERAS项目，确定在全国规范化开展ERAS。2016年12月在杭州成立了国家卫生和计划生育委员会医管中心的加速康复外科专家委员会，标志着ERAS项目成为国家推广的项目，其中黎介寿院士等7位外科领域院士担任顾问，王伟林教授担任主任委员。在我国，妇科手术较早践行了ERAS管理路径，通过临床实践和经验的总结，参考国内外临床研究，并结合其他学科ERAS指南，在2018年，北京协和医院孙大为教授组织发表文章《妇科加速康复外科管理路径》，旨在推动ERAS理念在国内妇科手术领域快速稳步发展，成为我国妇科ERAS早期应用的临床指导。2019年2月在孙大为教授组织编写下，中华医学会妇产科学分会加速康复外科协作组发表了《妇科手术加速康复的中国专家共识》，该共识提倡在精准、微创及损伤控制理念下完成手术，以减少创伤性应激，成为国内妇科手术ERAS应用的奠基石。

目前，在全国范围内陆续成立了一些ERAS的专业委员会：中国研究型医院学会加速康复外科专业委员会（梁廷波教授担任主任委员）；中国医师协会外科医师分会加速康复外科专家委员会（王伟林教授担任主任委员）；中国医疗保健国际交流促进会加速康复外科学分会（李宁教授担任主任委员）；中国医药教育协会加速康复外科专业委员会（江志伟教授担任主任委员）；在陈孝平院士的支持下国际肝胆胰协会成立了加速康复外科专业委员会（陈亚进教授担任主任委员）等。各专业委员会和学术组织陆续发表各个外科领域的ERAS中国专家共识，进一步推动了中国ERAS事业的蓬勃发展。中国研究型医院学会机器人与腹腔镜外科专业委员会与《中华消化外科杂志》编辑部共同组织本领域专家，结合文献、专家经验及ERAS在各医疗中心的临床研究结果，通过深入论证，按照循证医学原则制定了《胃癌胃切除手术加速康复外科专家共识（2016版）》并于2017年发表。2017年底，赵玉沛院士代表中华医学会外科学分会与Olle教授代表的国际加速康复外科学会在北京共同签订了双方的战略合作计划，此举表明中国ERAS项目从此走向国际舞台。2018年1月，在中华医学会外科学分会主任委员赵玉沛院士和中华医学会麻醉学分会前主任委员熊利泽教授的领导下，2个权威的专业学会首次合作发表了《加速康复外科中国专家共识及路径管理指南（2018版）》，首次提出 ERAS 实施的中国指南，此举标志中国 ERAS 的推广到达了一个崭新的高度。2019年，由江志伟教授、杨桦教授及石汉平教授牵头，中华医学会肠外肠内营养学分会与中国医药教育协会加速康复外科专业委员会共同组织营养学领域的专家，结合相关文献、专家经验及 ERAS 在各医疗中心的临床研究结果，深入论证，按照循证医学原则制定《加速康复外科围手术期营养支持中国专家共识（2019版）》，旨在为我国 ERAS 围手术期营养支持的广泛开展提供依据，该指南围绕手术与营养展开，将 ERAS 的临床应用更加专科化、精细化。期待未来会有麻醉、镇痛等更多 ERAS 相关共识及指南产生，为 ERAS 的推广提供更加细致、优化的临床路径。

三、加速康复外科应用现状

ERAS 的目的是减轻围手术期的应激反应所致的器官功能紊乱，从而减少术后并发症，缩短住院时间，这一理念逐渐被认可并扩展应用至其他外科领域。经过10余年发展，ERAS 在我国具有较为广泛的应用基础。目前，ERAS 已在骨科、乳腺外科、心胸外科、胃肠外科、妇产科等多个外科领域开展，并在减少手术应激、降低住院费用等方面取得显著的成就。现将各个外科的 ERAS 应用现状介绍如下。

1. 胃肠外科　2007年黎介寿院士首次将加速康复外科的概念引进中国，并于同年在国际上首次报道了胃癌患者应用加速康复外科的临床研究，同时在结直肠癌领域也进行 ERAS 的临床应用研究。经过10余年的发展，ERAS 在我国胃肠外科应用愈来愈普及，因其对术后恢复进程产生极为显著的影响而得到国内外专家学者的重视。

早期 ERAS 在胃肠外科具体实施方案包括术前宣教，术前戒烟、戒酒4周以上，不常规术前机械性肠道准备，术前6 h 可口服固体食物，术前2 h 口服摄入适量清饮料（推荐12.5%碳水化合物饮料，可选择复合碳水化合物，如含麦芽糖糊精的碳水化合物饮料，可促进胃排空），术前30~60分钟给予预防性抗生素，标准化麻醉方案，预防术后恶心、呕吐，微创手术，不常规给予术前镇静，术后不常规留置鼻胃管，不常规放置腹/盆腔引流管，优化术中/术后补液，术中保温，尽早拔除导尿管，术后镇痛，深静脉血栓预防，术后早期经口进食及术后早期下床活动等。这一系列措施实施通过术前宣教、优化营养、标准化无阿片类药物镇痛、最小化电解质和液体失衡、使用微创的方法使患者达到尽早下床活动和经口补充营养来减少患者围手术期的创伤和应激反应，从而减少并发症，使患者达到快速康复的目的。Kehlet 在既往工作基础上实施其提出的 ERAS 后，使结直肠术后患者的住院时间从 9～10 天缩短为 2 天。江志伟教授逐渐将这些措施优化为以微创技术为核心、术后早期经口进食、术后早期下床活动、多模式镇痛、限制性液体输注、鼻胃管管理共同施行的"5＋1"模式，在临床上获得了良好的效果且提高了患者的依从性。

ERAS 的目标之一是减弱胰岛素抵抗，与传统的方法不同，ERAS 从术前咨询开始，通过向患者提供清晰的医学信息，减少患者焦虑，提高患者的依从性，术后通过综合模式的疼痛控制及相关措施尽早经口补充营养等减轻胰岛素抵抗，从而使患者更快恢复和出院。有证据表明，限制术后液体输注和早期开始口服补液，甚至在术后第 1 天开始口服流质饮食，有利于缩短住院时间和减少术后并发症。腹腔镜微创技术在胃肠道手术的应用已被证明可减少患者创伤，而早期拔除导尿管及腹腔引流管等能减轻疼痛，降低并发症的发生率。通过多模式镇痛，减少阿片类药物的使用，避免此类药物应用导致的胃肠道功能恢复的延迟，以及恶心、呕吐等反应，尽快恢复经口服饮食。术前禁食是传统胃肠道手术前准备的一部分，其目的主要是避免肺部误吸，但现有的循证医学证据并不支持这一点，术前禁食反而加剧了术后的代谢压力。通过在术前 2～3 h 口服适量清饮料，可以减少术前口渴、饥饿及焦虑等，高糖代谢负荷有利于维持手术时的代谢平衡状态，从而减轻术后的胰岛素抵抗，并有利于维持合成代谢状态，减少术后氮和蛋白质的损失，更好地维持体重和肌肉强度，减少相关并发症。

2. 肝胆外科　2008 年，Dam 等率先报道了关于开腹肝切除术围手术期应用 ERAS 的研究。2009 年，Stoot 等首次将 ERAS 应用于腹腔镜肝切除术。一项 ERAS 肝切除应用的 Meta 分析的结果显示，ERAS 在肝切除中应用可以缩短患者肛门排气时间和减少术后并发症，肯定了 ERAS 在肝切除围手术期应用的安全性及有效性。我国已将 ERAS 理念应用于肝癌肝切除患者，并证明其在围手术期应用安全有效，可在不增加围手术期死亡率和再入院率的基础上缩短患者术后住院时间与降低住院费用，降低一般并发症发生率，促进患者术后全面恢复。

2016 年 10 月欧洲 ERAS 协会发布了第 1 个以循证医学为依据的肝脏外科 ERAS 指南，进一步推动了 ERAS 在肝脏外科的发展。基于我国肝炎、肝硬化等情况及肝切除手术的复杂性，综合国内外已有的 ERAS 在肝切除领域的临床应用研究和专家经验，中华医学会和中国医疗保健国际交流促进会联合制定了《肝切除术后加速康复中国专家共识（2017 版）》，包括术前项目、术中项目、术后项目，共 24 个条目，分为一般推荐和强烈推荐 2 个推荐等级。其中围手术期管理相关内容包括宣教、术前肠道准备、饮食指导、术后疼痛评估和疼痛控制、早期拔除管道、早期进食、早期活动等内容。

近年来，随着外科技术和外科器械的不断发展，腹腔镜肝切除术在肝脏肿瘤治疗中的作用与地位越显重要，与传统开腹肝切除术相比，其具有创伤小、恢复快的优势，更加符合 ERAS 理念。由于腹腔镜肝切除术有着与传统开腹肝切除术不同的手术风险和围手术期管理措施，因此，中国医师协会外科医师分会微创外科医师委员会为规范该类手术围手术期管理，于 2017 年制定了《腹腔镜肝切除术加速康复外科中国专家共识（2017 版）》。

胆道外科近 20 年的发展非常迅速，腹腔镜、胆道镜、经内镜逆行胆胰管成像等技术的广泛应用，使胆道外科在微创技术发展上处于外科尤其是普通外科的领先地位。微创外科的宗旨就是减少患者创伤、加快术后康复，与 ERAS 的目的完全一致。胆道外科疾病复杂，手术难度较大，手术方式标准化程度较低，由于胆道系统特殊的解剖学特点和胆道疾病复杂的病理生理学过程，因而胆道手术患者的并发症多、恢复慢和住院时间长。因此，临床亟须在多学科团队综合诊断与治疗模式下，通过 ERAS 理念加快患者康复，达到减轻应激、减少并发症、缩短住院时间、降低再入院风险及降低医疗费用的目的。中国医师协会外科医师分会胆道外科医师委员会组织相关专家，共同制定了《胆道手术加速康复外科专家共识（2016 版）》，为实现我国胆道外科 ERAS 的规范化、标准化提供参考。

随着 ERAS 在我国肝胆外科的应用增多，其在镇痛，营养等多方面取得显著成果。赖丹妮等在超前镇痛和多模式镇痛的快速康复理念指导下，定时评估患者疼痛情况，预防性镇痛的研究，结果显示，ERAS 组疼痛发生率低于对照组，在有效控制疼痛方面效果显著。ERAS 应用于肝癌肝切除术患者围手术期可促进胃肠功能恢复、缩短术后住院时间，能安全、有效地加速患者术后康复。术后早期肠内营养可加快蛋白质代谢，有利于肝功能的恢复，减少术后并发症，还可促进胃肠道功能的恢复、补充营养、提高体力、纠正电解质紊乱，对达到术后加速康复有重要促进作用。针对肝脏良性疾病，如肝内胆管结石与肝血管瘤，肝切除联合 ERAS 方案实施是安全有效的。

肝胆外科手术难度大、复杂性高，国内外报道的应用经验表明，ERAS 理念应用于肝胆外科手术安全而有效，但仍有较大的进步空间。随着肝胆手术 ERAS 专家共识的提出，会有更多医疗中心参与其中，并提供更多更可靠的循证医学证据来完善 ERAS 实施方案，提供更加完整优化的临床路径。ERAS 的应用将使越来越多的患者从中受益，达到真正加速康复的目的。

3. 妇科　2001 年 Moller 等首次将 ERAS 理念应用于妇科手术，之后逐步用于各种妇科良、恶性肿瘤手术。2016 年国际 ERAS 协会发表了《妇科 / 妇科肿瘤加速康复外科指南》。

根据患者的个体情况、所患疾病及术者的技术水平等，选择腹腔镜、机器人手术系统或开腹等手术路径。相比开腹手术，腹腔镜手术联合 ERAS 使患者获益更多，能加快患者术后康复并提高医疗效率。此外，ERAS 应用于阴式手术（如阴式子宫切除术），同样可以促进患者术后加速康复、缩短住院时间及提高患者满意度。

ERAS 在妇科不同手术的临床路经必须以循证医学和多学科合作为基础，考虑基础疾病、手术类别、围手术期并发症等具体情况，建立合理可行的个体化临床路径，保障 ERAS 在妇科规范、有序地开展。ERAS 的各项措施互为因果、互相促进、良性循环，能够有效减轻妇科手术患者的不适感、减少术后并发症，相信随着 ERAS 理念的广泛普及和相关临床研究的深入开展，ERAS 将成为妇科临床中的常规医疗模式，推动医疗质量不断提升。

4. 骨科　骨科方面，ERAS 在关节外科的应用相对较为成熟。2012 年四川大学华西医院关节外科开始进行髋、膝关节置换术 ERAS 的临床研究及应用。2015 年国家卫生和计划生育委员会行业科研专项"关节置换术安全性与效果评价"项目组成员在上海成立关节置换术加速康复协作组，随后发表了《中国髋、膝关节置换术加速康复——围手术期管理策略专家共识》。中国首部骨科 ERAS 专著《现代关节置换术加速康复与围手术期管理》于 2017 年出版，标志着 ERAS 在骨关节外科取得长足的进步。经过国内 68 位专家反复讨论，2017 年《中国脊柱手术加速康复——围手术期管理策略专家共识》在《中华骨与关节外科杂志》上发表。

由于骨科手术出血量大、异体输血率高，输血相关不良反应的风险大，增加了血液资源紧张局面及患者医疗负担。因此，2017 年基于国家卫生和计划生育委员会公益性行业科研专项《关节置换术安全性与效果评价》项目组数据库大样本数据分析，遵循循证医学原则，经过全国专家组反复讨论，制定了《中国骨科手术加速康复——围手术期血液管理专家共识》，供广大骨科医师在临床工作中参考应用。

目前，骨科 ERAS 领域中关节置换术的相关研究最多，相继有数篇专家共识发表，涉及血液管理、疼痛管理、睡眠管理、血栓防控等多个方面，表明 ERAS 在关节置换术中发展日趋成熟，已从加速康复的整体流程研究细化到对每一个环节、指标的管理。同时，专家制定的指南和共识也为加速康复在关节置换中的应用提供了借鉴和指导。而创伤外科、脊柱外科等加速康复相关应用研究数量少于关节外科，可能与发病性质、手术操作难度、术后并发症等原因有关，因此，ERAS 在这些亚专科的发展仍需进一步探索，相关的临床路径和指南等也待进一步完善。亟须多中心、大样本的前瞻随机对照试验去证实加速康复在骨科实施的广泛有效性、可行性，为循证提供支撑，并制定专科、专病、专项指南，为 ERAS 在我国骨科领域的发展提供经验指导和借鉴。

5. 急诊外科　急诊手术的创伤大，风险高，患者术前就已处于高应激状态，产生了大量炎症因子。手术的开展是一个巨大的挑战，急诊患者如何快速康复，仍然是一项需要优化及研究的领域。通过在普外科急诊初步开展 ERAS 已初见成效。

急诊胆囊切除术会严重影响患者消化系统功能，患者的差异性也会产生不同程度的应激反应。加速康复外科理念指导下的急诊胆囊切除术患者中应用效果确切，有效缩短住院时间，减少了患者在生理、心理上的创伤应激反应，且并发症少，值得临床推广应用。

消化道穿孔是普通外科常见疾病，良性疾病及外伤引起胃肠穿孔多见，一般需急诊行消化道穿孔修补术。目前，消化道穿孔修补术患者的围手术期管理多采用传统方法，很多治疗措施并无明确的循证医学证据，这可能使患者的治疗效果不能达到最佳临床效果。

有国外学者对 8 篇相关 ERAS 研究进行系统评价，得出的结论，ERAS 理念对老年急诊患者安全有益，可降低患者术后并发症发生率、住院时间和再住院率。Gonenc 等采用单盲随机对照研究方法入组了 47 例腹腔镜消化道穿孔修补术的病例，其中 ERAS 组 21 例，传统治疗组 26 例，结果发现，ERAS 组的住院时间明显缩短；2 组在术后切口感染、肺部感染、术后肠梗阻及术后肠瘘等方面差异无统计学意义，因此认为腹腔镜消化道穿孔修补术中应用 ERAS 理念具有可行性。谭黄业等对 27 例消化道穿孔修补和小肠切除吻合的患者进行围手术期加速康复管理，结果发现，ERAS 对创伤性消化道穿孔患者的围手术期处理安全、经济及有效。ERAS 理念应用于急诊消化道穿孔修补术患者的围手术期处理，可以缩短住院时间，节约住院费用，不增加手术并发症，安全可行，值得临床推广。

胃肠外科急诊手术的患者，大多缺乏必要的术前胃肠道准备，且就诊时多处于严重应激状态，研究发现，ERAS 模式运用于胃肠外科常见的急诊手术围手术期管理安全和有效，相较于传统的围手术期管理方法，在不增加术后并发症的前提下，可以有效地加快患者术后康复速度，提高患者术后的生活质量，并且能缩短住院时间，优化医疗资源配置，产生良好的社会经济效益，提升医院的公共服务能力，值得推广。

急诊的 ERAS 模式仍局限于普外科疾病，而在妇科、泌尿外科、骨科、神经外科等鲜见，未来仍需要大量多学科、多中心的研究，探究 ERAS 在急诊外科应用的循证依据，从而制定更加有效可靠的 ERAS 急诊临床路径，使更多患者获益。

6. 老年外科　随着社会老龄化，高龄手术患者日益增加，由于年龄、基础疾病等因素，高龄患者手术的风险、并发症发生率等升高，因此，如何将 ERAS

应用于高龄手术患者，降低术后并发症，缩短住院时间，加速患者术后康复已成为重点。目前，ERAS 应用于老年患者良恶性疾病的手术已初见成效。

腹股沟疝是普外科常见病之一。由于老年患者的自身因素，术后康复慢，住院时间长，家庭负担重。在老年腹股沟疝无张力修补术中，将 ERAS 的理念充分融入日间手术的管理模式，ERAS 的一系列优化措施付诸实践，大大提高了日间手术完成率，在不增加患者并发症前提下，一方面，使患者术后痛苦更小，恢复更快，住院时间更短，住院费用更少；另一方面，医院床位利用率增加，提高了经济效益和社会效益。因此，ERAS 在腹股沟疝的手术尤其是老年腹股沟疝无张力修补日间手术中值得进一步推广和应用。

在结直肠手术方面，老年患者的器官储备功能下降，术后并发症发生率高。老年患者的麻醉选择和围手术期的管理策略都对患者的预后情况有很大的影响。有研究结果显示，应用 ERAS 方案的患者在拔管时间、苏醒时间、液体使用量等方面缩短和减少，ERAS 方案能确保手术中给予患者稳定的镇痛效果，促进患者机体指标的快速恢复，减少应激反应的发生。此外，ERAS 强调术中减少阿片类麻醉药物的使用，尽量降低液体负荷，帮助患者达到良好的麻醉效果，缩短术后苏醒时间和麻醉后监测治疗室（post anesthesia care unit，PACU）停留时间。研究结果还证实，实施 ERAS 组患者在术后住院时间、首次排气时间、首次排便时间、首次下床时间及首次进食时间均较对照组更短，提示应用 ERAS 方案的患者术后恢复更快。

ERAS 能给患者获得更加良好的就诊体验，减轻术前的焦虑情绪与心理负担，减少由麻醉产生的不良反应，缩短术后的住院时间，加快机体恢复。

近年来，胃癌老年患者比例呈上升趋势，手术是其首选治疗，且多伴合并症，营养状况不佳，器官和免疫功能减退。因此，围手术期并发症和死亡发生风险高。程康文等研究 ERAS 组术后首次通气和排便时间缩短，说明 ERAS 有利于老年患者术后肠道消化和吸收功能的早期恢复，使早期经口进食成为可能。Tanaka 等将 142 例胃癌手术患者随机分为 ERAS 组（73 例）和传统组（69 例）进行研究，其中 ERAS 组患者中位年龄为 67 岁，传统组患者中位年龄为 68 岁，结果发现，2 组患者术后并发症 Clavien-Dindo 分级＞Ⅱ级发生率分别为 31.9% 和 19.2%。综上所述，ERAS 可促进老年腹腔镜辅助胃癌根治术患者的术后恢复，且降低术后 Clavien-Dindo 分级为Ⅰ级患者并发症的发生率。

ERAS 是基于循证医学证据的优化围手术期处理措施，可最大程度降低麻醉、手术创伤对患者产生的应激及心理刺激，维持正常生理功能，促进患者恢复。今后我们需继续探索各学科之间的精密合作，优化老年手术患者围手术期 ERAS 的应用方案，并加强与患者之间的交流，使患者临床管理的依从性提高，根据不同老年患者制订精准的 ERAS 方案，最终使老年手术患者从中受益。

7. **小儿外科** 加速康复外科理念的国内外研究重点集中于成人外科领域，在小儿外科领域中的应用研究相对较少，但小儿外科一般需要面对更为复杂的围手术期应激反应，所以改善小儿外科围手术期流程以促进康复十分重要。目前，对于小儿外科的 ERAS 研究主要集中于术前心理辅导、围手术期营养指导、麻醉及术后镇痛方面。

ERAS 理念认为，有效的围手术期心理辅导能够对临床治疗效果起到辅助与促进的效果。小儿属于较为特殊的群体，生理发育未完善，心智不成熟，导致其对于创伤应激反应与成人对比存在显著差异，不同年龄段小儿父母应对方式和心理特点都会直接影响患儿手术之前的心理状态。在术前，与患儿开展交流时需要保持亲切和蔼的态度，获得患儿的信赖和配合，依照患儿不同年龄段特点和心理接受程度，为其制订有针对性的心理辅导措施，给患儿家长介绍相关注意事项，缓解恐惧与不安情绪，降低生理应激反应。

由于婴幼儿多以乳制品为主食，因此术前禁食禁饮时间与成人有差异，婴幼儿需要保持禁水 2 h，禁食母乳 4 h，针对食用婴儿配方奶患儿需要保持禁食6 h。

2019 年 7 月，由中华医学会小儿外科学分会心胸外科学组牵头撰写的《基于快速康复的小儿外科围手术期气道管理专家共识》在《中华小儿外科杂志》上发表，旨在通过规范化的围手术期气道管理，减少围手术期的心肺并发症，加速患儿康复并减轻家庭和社会负担。

患儿对于疼痛更加敏感，所以小儿外科手术后的疼痛管理非常关键，需通过多模式镇痛的应用及根据患儿的实际情况制订有针对性的镇痛方案，完善手术之后镇痛管理措施，有效控制术后疼痛。

加速康复外科理念在小儿外科中的临床应用相对较少，在成人围手术期 ERAS 管理中所获得的成功经验也无法全部照搬到小儿这类特殊人群中，ERAS 理念在小儿外科围手术期中的应用仍需要进一步的探索与规范。

8. **泌尿外科** 1984 年 Wickham 等首次应用无管化经皮肾镜取石术（percutaneous nephrolithotomy，PCNL），研究显示术后无明显并发症，证实无管化 PCNL 术的可行性。无管化 PCNL 和标准 PCNL 在术后并发症和清石率方面相似，而在术后疼痛评分、早期活动、缩短住院时间及降低成本等方面具有优势，这与 ERAS 无管化理念符合。梁善玲等通过将 43 例实施无管化 PCNL 的患者术后参照 ERAS 围手术期模式，结果发现可提高手术效果，降低术后疼痛，减少手术及麻醉相关并发症，加速患者术后康复。

全膀胱切除术及尿流改道术的住院时间为 9～11 天，高龄患者住院时间甚至延长至 2 倍以上，为泌尿外科手术平均住院时间最长的术式，并发症、死亡率及再入院率明显高于其他手术，且并发症的发生率并不会随着术者经验的增加而减少，特别是回肠膀胱术及原位新膀胱术，由于术中需要处理肠道，这对于医师的手术技巧和患者围手术期的科学康复均是考验。Collins 等对 ERAS 在机器人膀胱全切术的应用进行了 Meta 分析统计，回顾性总结并形成将 ERAS 应用于机器人膀胱全切术的共识。Frees 通过随机对照的前瞻性研究发现，ERAS 组患者在住院时间、排气时间及肠道功能恢复时间均优于对照组，而且不增加并发症的发生率，体现了 ERAS 应用于泌尿外科的有效性。

近 20 年来，随着泌尿外科微创理念的普及、腔镜技术的广泛应用、循证医学模式等的建立，都为 ERAS 提供了临床应用的可能性与可行性。泌尿外科 ERAS 流程的实施是一项系统工程，涉及诊疗活动的各个环节，各科室专家共同参与并成立规范化的管理团队，制定明确、标准化的目标。要遵循循证医学证据及客观实际，践行 ERAS 仍需坚持个体化原则，以使患者最大获益。

9. 乳腺外科 乳腺癌是女性发病率较高的恶性肿瘤之一，手术是乳腺癌综合治疗的关键环节，乳腺癌改良根治术作为常用术式切除范围广、损伤大，极易导致患肢功能障碍、活动受限和肌力下降，严重影响患者的生存质量，快速恢复乳腺癌术后患者的患肢功能显得尤为重要。

近年来，对乳腺外科的加速康复理念也逐渐重视起来，在围手术期护理、麻醉后复苏等方面有大量相关文章报道，证实将加速康复外科理念应用于乳腺癌根治术中，能显著提高患者肢体功能康复的依从性，减少并发症。

陆军军医大学西南医院乳腺甲状腺外科从 2016 年开始应用 ERAS 模式对乳腺癌患者术后患肢功能恢复进行早期干预，取得了较好的临床效果。乳腺癌患者围手术期应用 ERAS 模式进行早期患肢功能锻炼，术后晚期结合力量训练，不但能提高患肢肌肉质量、力量及耐受力，预防和减少肌肉萎缩和肌无力，促进淋巴回流，减少淋巴水肿的发生，还能增进日常行为能力，减轻疼痛及相关心理疾病。综上所述，采用 ERAS 模式对乳腺癌患者术后进行患肢功能锻炼的干预，可以显著提高乳腺癌患者功能锻炼的依从性，提高其生活质量。

目前 ERAS 理念与乳腺癌手术仍需各个学科相互联系合作，从而发展出一套完整、详尽、个性化的乳腺手术 ERAS 方案，在安全有效的前提下，加快患者术后恢复速度、缩短患者术后住院时间、减少患者术后并发症等，真正达到加速康复的目的。

10. 神经外科 ERAS 理念在神经外科的实践中已初见成效，在麻醉、镇痛、体温及液体管理等多方面不断形成独特的神经外科 ERAS 体系。

推荐神经外科手术采用全身麻醉联合复合区域神经阻滞麻醉，以减少疼痛应激反应，减少术中麻醉药物及阿片类药物的用量，提供更稳定的全身和脑部血流动力学，促进患者早期恢复。0.5% 罗哌卡因局部头皮切口的浸润麻醉可有效减轻疼痛刺激，减少对麻醉药物的需求量。静脉给予右美托咪定、利多卡因、氯胺酮等也可减少对阿片类药物的需求量，增加麻醉效果，维持术中循环功能的稳定，减少术后早期疼痛发生率。一项荟萃分析表明，患者术中体温低于 36 ℃ 并无预期的脑保护作用。因此，在神经外科手术中维持中心体温不低于 36 ℃ 一直是 ERAS 强烈推荐的指导方针。与传统液体疗法相比，优化管理患者围手术期液体平衡，可使术后并发症降低，住院时间缩短。

ERAS 改善疾病预后、提高患者满意度、降低医疗费用的宗旨与神经外科围手术期麻醉管理的目标高度契合。目前对 ERAS 理念在神经外科运用仍需更多大范围、多中心研究，以进一步指导临床医疗方案及流程的改进，使患者获益。

11. 头颈外科　Bannister 和 Ah-See 从 3110 篇文献中挑选符合术后康复相关内容的 13 篇文献进行头颈手术加速康复项目系统回顾，文献分别涉及喉切除术、颈清扫术、消融手术及微血管重建术的术后康复疗效判定，其中 Arshad 等报道头颈手术的患者术后在或不在重症监护病房进行护理，其手术并发症差异无统计学意义。Coyle 等对头颈肿瘤患者实施 ERAS 结果发现，在营养优化、避免气管切除、目标导向液体治疗（goal-directed fluid therapy，GDFT）模式、头颈术后镇痛流程方面，总体依从性高。Hinther 等通过数字评定量表动态监测游离皮瓣重建的头颈肿瘤手术患者的疼痛强度，发现通过连续监测镇痛药物有效性的反馈可有效缓解患者围手术期的疼痛。头颈肿瘤手术创伤较大，术后恢复时间长，ERAS 在该领域的应用有较好的前景。宋瑞英等于 2017 年发表《加速康复外科理念在耳鼻喉科围手术期患者的实施应用》是国内耳鼻喉头颈外科领域第一篇 ERAS 经验总结。

甲状腺手术方面，ERAS 的一些普适性理念和措施同样适用于甲状腺手术，包括术前宣教、围手术期的饮食管理、麻醉的评估和优化、术中控制性输液、术后多模式镇痛治疗和术后恶心呕吐反应（postoperative nausea and vomiting，PONV）的预防等。ERAS 对甲状腺手术术前预康复、麻醉、术后引流管及疼痛管理等的优化已取得初步成果。有研究显示，甲状腺手术采用全身麻醉联合颈丛浸润麻醉，能明显减少甲状腺手术后伤口疼痛。甲状腺术后 PONV 常见，可能是由麻醉因素和颈部过伸的手术体位等原因所致。而术前的颈部过伸体位训练有助于减少 PONV 的发生率。麻醉过程的优化包括诱导前使用地塞米松、应用丙泊酚替代异氟烷进行麻醉维持等都有助于减少 PONV 的发生。研究显示，对于一些不太复杂的全甲状腺切除、腺叶切除和次全切除，术后放置引流管并不能降低伤口出血或血肿的发生率，早期观察颈部是否肿胀可以及时发现和处理伤口出血。

作为 ERAS 理念的集中体现和应用，一部分甲状腺手术可以在日间病房进行，使患者在更短时间内出院成为可能。随着 ERAS 的理念逐步深入和应用到甲状腺外科领域，必将对甲状腺外科的围手术期处理产生更大影响，从而加速术后康复过程。

在头颈肿瘤外科领域，手术复杂、创伤大，术后住院时间长，在头颈肿瘤外科开展 ERAS 项目，可达到术后快速康复，有较好的应用前景。头颈肿瘤快速康复措施主要包括疼痛控制、液体管理、营养支持、脏器功能锻炼及多种 ERAS 相关护理等方面，以加快患者术后康复，获得经济与社会效益。应在未来逐渐普及 ERAS 在头颈外科的应用，并根据不同的手术制订个体化的 ERAS 方案，达到缩短患者住院时间，减轻患者经济负担，降低并发症发生率，提高患者生活质量及满意度，以及节约医疗卫生资源的目的。

12. 心胸外科　随着 ERAS 的推广，ERAS 应用已涉及胸外科的多方面。无管单孔胸腔镜手术是一项契合 ERAS 理念的新技术，是指在自主呼吸麻醉下进行的单孔胸腔镜手术，且不留置导尿管及胸腔引流管。Gonzalez-Rivas 等认为这一概念还应包含不使用喉罩，不进行中心静脉置管及硬膜外置管。有研究结果表明，应用无管单孔胸腔镜技术进行肺大疱切除与传统单孔胸腔镜手术的临床效果相当，但前者在减轻患者不适、缩短住院时间、降低住院费用等方面具有明显优势。

胸腔镜肺癌手术 ERAS 的研究表明，ERAS 可有效减少术后疼痛，减少术后并发症尤其是肺不张或肺部感染的发生率，缩短术后住院时间，减少住院治疗费用。多模式镇痛是胸腔镜肺外科 ERAS 理念突出的观点之一，是患者早期下床活动的前提。

随着 ERAS 在胸外科应用的增多，相关指南也应运而生。为提高食管癌手术加速康复技术的推广应用，根据国内外的文献及专家经验，中国医师协会胸外科分会快速康复专家委员会于 2016 年拟定了《食管癌加速康复外科技术应用专家共识（2016）》，该共识包括术前准备和评估、加速康复食管癌外科术中处理策略、食管癌加速康复患者的术后管理、出院标准及术后随访 4 个部分。2018 年，中华医学会胸心血管外科学分会胸腔镜外科学组和中国医师协会胸外科医师分会微创外科专家委员会，结合国内胸外科专家的建议及临床证据制定了《中国胸外科围手术期疼痛管理专家共识（2018 版）》，为胸外科医师提供更为规范的术后疼痛诊疗实践指导。

心外科因其特殊性和风险性，在 ESAR 转化应用仍处于探索阶段。研究证实了 ERAS 在心外科围手术期的疗效。2019 年 5 月美国 *JAMA Surgery* 最新颁布了心外科专业第 1 部 ERAS 指南——*Guidelines for Perioperative Care in Cardiac*

Surgery: Enhanced Recovery After Surgery Society Recommendations。但目前尚无适合中国国情的心外科 ERAS 体系，且国内关于心外科 ERAS 研究报道较少。由于我国心外科患者情况及对于手术的接受度和认知均与国外有差异，仍需通过多中心的研究来建立适合我国国情的心外科 ERAS 体系。

ERAS 在各个外科的应用应当坚持"个体化"原则，以能有效改善手术患者的预后，使患者最大获益为前提。ERAS 在临床实践中必须以患者安全及利益为核心，根据实际情况制订符合患者利益的具体化、标准化临床路径。随着医疗技术理念的不断提升，手术经验的不断积累及多学科团队模式和愈来愈成熟的标准化、专科化临床路径的逐步建立，ERAS 作为未来医学发展的一大趋势，在外科的应用前景一定会越来越广阔，最终使更多的患者、医疗机构及社会三方获益。

经过 20 余载的发展，ERAS 已经从一个起初不为众多人接受的理念逐渐成为医学，尤其外科手术学发展中炙手可热的新星。目前已不再是争论 ERAS 是否可行的时代，而是致力于如何更好地开展及如何精益求精的时机。正如欧洲 ERAS 协会主席 Olle 所说，"ERAS 指南永远在变，加速康复外科永远在路上。"ERAS 突破了传统的住院时限，并同时能维持医疗安全的质量，实现外科手术的"既快又好"，同时降低住院费用，提高了医疗资源利用率，具备重要的社会经济学意义，必将在医学的发展中掀起新的篇章。

（孙大为　江志伟　成　汇　王　媛）

参 考 文 献

[1]　Kehlet H. Multimodal approach to control postoperative pathophysiology and rehabilitation. Br J Anaesth, 1997, 78: 606-617.

[2]　江志伟，李宁，黎介寿. 快速康复外科的概念及临床意义. 中国实用外科杂志，2007，27（2）：131-133.

[3]　Moller C, Kehlet H, Friland SG, et al. Fast track hysterectomy. Eur J Obstet Gynecol Reprod Biol, 2001, 98 (1): 18-22.

[4]　Kehlet H. Wilmore DW. Multimodal strategies to improve surgical outcome. Am J Surg, 2002, 183 (6): 630-641.

[5]　Fearon KC, Ljungqvist O, Von Meyenfeldt M, et al. Enhanced recovery after surgery: a consensus review of clinical care for patients undergoing colonic resection. Clin Nutr, 2005, 24 (3): 466-477.

[6]　Mortensen K, Nilsson M, Slim K, et al. Consensus guidelines for enhanced recovery after

gastrectomy: Enhanced Recovery After Surgery (ERAS (R)) Society recommendations. Br J Surg, 2014, 101 (10): 1209-1229.

［7］ Nelson G, Altman AD, Nick A, et al. Guidelines for pre-and intra-operative care in gynecologic/oncology surgery: Enhanced Recovery After Surgery (ERAS (R)) Society recommendations—Part I. Gynecol Oncol, 2016, 140 (2): 313-322.

［8］ 江志伟，黎介寿，汪志明，等. 胃癌患者应用加速康复外科治疗的安全性及有效性研究. 中华外科杂志，2007，45（19）：1314-1317.

［9］ 柳欣欣，江志伟，汪志明，等. 加速康复外科在结直肠癌手术患者的应用研究. 肠外与肠内营养杂志，2007，14（4）：205-208.

［10］ Liu XX, Jiang ZW, Wang ZM, et al. Multimodal optimization of surgical care shows beneficial outcome in gastrectomy surgery. JPEN J Parenter Enteral Nutr, 2010, 34 (3): 313-321.

［11］ 赵玉沛，姜洪池. 普通外科学. 2版. 北京：人民卫生出版社，2014.

［12］ 中华医学会肠外肠内营养学分会加速康复外科协作组. 结直肠手术应用加速康复外科中国专家共识（2015版）. 中国实用外科杂志，2015，35（8）：841-843.

［13］ 刘海元，任远，孙大为. 妇科加速康复外科管理路径. 协和医学杂志，2018，9（6）：501-507.

［14］ 中国研究型医院学会机器人与腹腔镜外科专业委员会. 胃癌胃切除手术加速康复外科专家共识（2016版）. 中华消化外科杂志，2017，16（1）：14-17.

［15］ 中华医学会外科学分会，中华医学会麻醉学分会. 加速康复外科中国专家共识及路径管理指南（2018版）. 中国实用外科杂志，2018，38（1）：1-20.

［16］ 中华医学会肠外肠内营养学分会，中国医药教育协会加速康复外科专业委员会. 加速康复外科围术期营养支持中国专家共识（2019版）. 中华消化外志，2019，18（10）：897-902.

［17］ 车国卫. 加速肺康复外科临床实践及证据. 中国肺癌杂志，2017，20（6）：371-375.

［18］ Ljungqvist O. ERAS--enhanced recovery after surgery: moving evidence-based perioperative care to practice. JPEN J Parenter Enteral Nutr, 2014, 38 (5): 559-566.

［19］ Lassen K, Soop M, Nygren J, et al. Consensus review of optimal perioperative care in colorectal surgery: En-hanced Recovery After Surgery (ERAS) Group recom-mendations. Arch Surg, 2009, 144 (10): 961-969.

［20］ Gustafsson UO, Scott MJ, Hubner M, et al. Guidelines for perioperative care in elective colorectal surgery: en-hanced recovery after surgery (ERAS) Society Recom-mendations: 2018. World J Surg, 2019, 43 (3): 659-695.

［21］ Melnyk M, Casey RG, Black P, et al. Enhanced recov-ery after surgery (ERAS) protocols: Time to change practice?. Can Urol Assoc J, 2011, 5 (5): 342-348.

［22］van Dam RM, Hendry PO, Coolsen MM, et al. Initial experience with a multimodal enhanced recovery programme in patients undergoing liver resection. Br J Surg, 2008, 95 (8): 969-975.

［23］Stoot JH, van Dam RM, Busch OR, et al. The effect of a multimodal fast-track programme on outcomes in laparoscopic liver surgery: a multicentre pilot study. HPB, 2009, 11 (2): 140-144.

［24］Lei Q, Wang X, Tan S, et al. Fast-track programs versus traditional care in hepatectomy: a meta-analysis of randomized controlled trials. Dig Surg, 2014, 31 (4/5): 392-399.

［25］骆鹏飞, 莢卫东, 许戈良, 等. 加速康复外科理念在原发性肝癌患者肝切除围术期中的应用. 中华普通外科杂志, 2015, 30（11）: 862-865.

［26］中华医学会外科学分会外科手术学学组, 中国医疗保健国际交流促进会, 加速康复外科学分会肝脏外科学组. 肝切除术后加速康复中国专家共识（2017 版）. 中华肝脏外科手术学电子杂志, 2017, 6（4）: 254-260.

［27］中国医师协会外科医师分会微创外科医师委员会. 腹腔镜肝切除术加速康复外科中国专家共识（2017 版）. 中国实用外科杂志, 2017, 37（5）: 517-524.

［28］赖丹妮, 马盈盈. 加速康复外科在肝癌肝切除术围手术期的应用与效果评价. 中华肝脏外科手术学电子杂志, 2019, 8（5）: 435-439.

［29］肖伟锴, 陈东, 李绍强, 等. 肝切除术后早期肠内肠外营养支持的系统评价. 中华普通外科学文献（电子版）, 2013, 7（1）: 61-69.

［30］程亚, 莢卫东. 加速康复外科理念在肝血管瘤手术中的应用. 中国普外基础与临床杂志, 2016, 23（2）: 147-150.

［31］彭创, 易为民, 谭朝霞, 等. 加速康复外科理念在肝胆管结石手术治疗中应用的前瞻性随机对照研究. 实用老年医学, 2016, 28（3）: 177-180.

［32］唐才喜, 赵志坚, 易波, 等. 快速康复外科理念在胆道探查术围手术期的应用. 中国现代医学杂志, 2011, 21（21）: 2604-2607.

［33］中华医学会妇产科学分会加速康复外科协作组. 妇科手术加速康复的中国专家共识. 中华妇产科杂志, 2019, 54（2）: 73-79.

［34］国家卫生计生委公益性行业科研专项《关节置换术安全性与效果评价》项目组, 中华医学会骨科学分会关节外科学组, 中国医疗保健国际交流促进会骨科分会关节外科委员会. 中国髋、膝关节置换术加速康复——围手术期管理策略专家共识. 中华骨与关节外科杂志, 2016, 9（1）: 1-9.

［35］沈彬, 翁习生, 廖刃, 等. 中国髋、膝关节置换术加速康复——围手术期疼痛与睡眠管理专家共识. 中华骨与关节外科杂志, 2016, 9（2）: 91-97.

［36］周宗科, 翁习生, 向兵, 等. 中国髋、膝关节置换术加速康复——围手术期贫血诊治专家共识. 中华骨与关节外科杂志, 2016, 9（1）: 10-15.

［37］康鹏德, 翁习生, 刘震宇, 等. 中国髋、膝关节置换术加速康复——合并心血管疾病患

者围手术期血栓管理专家共识. 中华骨与关节外科杂志, 2016, 9 (3): 181-184.

[38] 张少云, 曹国瑞, 裴福兴. 髋、膝关节置换术加速康复围手术期液体治疗方案. 中国矫形外科杂志, 2018, 26 (3): 234-237.

[39] 邢振波, 周建芳, 韩培金. 加速康复外科理念在急诊胆囊切除术中的应用效果观察. 临床合理用药, 2016, 9 (6C): 135-136.

[40] Paduraru M, Ponchietti L, Casas IM, et al. Enhanced Recovery After Surgery (ERAS)-The Evidence in Geriatric Emergency Surgery: A Systematic Review. Chirurgia, 2017, 112 (5): 546.

[41] Gonenc M, Dural AC, Celik F, et al. Enhanced postoperative recovery pathways in emergency surgery: a randomised controlled clinical trial. Am J Surg, 2013, 207 (6): 807-814.

[42] 谭黄业, 樊献军, 张立峰, 等. 快速康复外科在创伤性消化道穿孔围手术期应用安全性及有效性研究. 中国普通外科杂志, 2013, 22 (4): 512-515.

[43] 徐妙军, 唐黎明. 加速康复外科在老年腹股沟疝无张力修补日间手术中的应用. 中华疝和腹壁外科杂志 (电子版), 2020, 14 (1): 30-33.

[44] 祁彦伟, 朱斌. 加速康复外科管理对老年患者行腹腔镜结直肠癌根治术后恢复的影响. 老年医学与保健, 2020, 26 (1): 127-130.

[45] 程康文, 王贵和. 加速康复外科对腹腔镜胃癌根治术患者炎症因子和免疫功能的影响. 腹腔镜外科杂志, 2017, 22 (2): 30-35.

[46] Tanaka R, Lee SW, Kawai M, et al. Protocol for enhanced recovery after surgery improves short-term outcomes for patients with gastric cancer: a randomized clinical trial. Gastric Cancer, 2017, 20 (5): 861-871.

[47] Wickham JE, Miller RA, Kellett MJ, et al. Percutaneous nephrolithotomy: one stage or two?. Br J Urol, 1984, 56 (6): 582-585.

[48] Tirtayasa PMW, Yuri P, Birowo P, et al. Safety of tubeless or totally tubeless drainage and nephrostomy tube as a drainage following percutaneous nephrolithotomy: a comprehensive review. Asian J Surg, 2017, 40 (6): 419-423.

[49] 梁善玲, 饶青梅, 张玉琴, 等. 快速康复外科理念在无管化经皮肾镜取石术患者中的应用. 齐鲁护理杂志, 2016, 22 (10): 80-82.

[50] Mirvald C, Surcel C, Gingu C, et al. C134: early complication rates and perioperative mortality after radical cystectomy in the elderly. Eur Urol Suppl, 2014, 13 (6): 1319-1320.

[51] Collins JW, Patel HB, Adding CA, et al. Enhanced recovery after robot-assisted radical cystectomy: EAU robotic urology section scientific work-ing group consensus view. Eur Urol, 2016, 70 (4): 649-660.

[52] Frees SP. A prospective randomized single-centre trial evaluating an ERAS protocol versus a

standard protocol for patients treated with radical cystectomy and urinary diversion for bladder cancer. Eur Urol Suppl, 2017, 16 (3): 1024-1025.

［53］杨英，齐小梅. 加速康复外科模式在乳腺癌术后早期患肢功能恢复中的应用. 中华乳腺病杂志（电子版），2019，13（5）：290-295.

［54］Vadivelu N, Kai AM, Tran D, et al. Options for perioperative pain management in neurosurgery. J Pain Res, 2016, 9: 37-47.

［55］Kalra R, Arora G, Patel N, et al. Targeted Temperature Management After Cardiac Arrest: Systematic Review and Meta-analyses. Anesth Analg, 2018, 126: 867-875.

［56］Zhu AC, Agarwala A, Bao X. Perioperative Fluid Manage-ment in the Enhanced Recovery after Surgery (ERAS) Path-way. Clin Colon Rectal Surg, 2019, 32: 114-120.

［57］Bannister M, Ah-See KW. Enhanced recovery programmes in head and neck surgery: systematic review. J Laryngol Otol, 2015, 129 (5): 416-420.

［58］Arshad H, Ozer HG, Thatcher A, et al. Intensive care unit versus non-intensive care unit postoperative management of head and neck free flaps: comparative effectiveness and cost comparisons. Head Neck, 2014, 36 (4): 536-539.

［59］Coyle MJ, Main B, Hughes C, et al. Enhanced recovery after surgery (ERAS) for head and neck oncology patients. Clin Otolaryngol, 2016, 41 (2): 118-126.

［60］Hinther A, Nakoneshny SC, Chandarana SP, et al. Efficacy of postoperative pain management in head and neck cancer patients. J Otolaryngol Head Neck Surg, 2018, 47 (1): 29.

［61］宋瑞英，于咏红，刘志爽，等. 加速康复外科理念在耳鼻喉科围手术期患者的实施应用. 实用心脑肺血管病杂志，2017，25（S1）：186-187.

［62］Mayhew D, Sahgal N, Khirwadkar R, et al. Analgesic efficacy of bilateral superficial cervical plexus block for thyroid surgery: Meta-analysis and systematic review. Br J Anaesth, 2018, 120 (2): 241-251.

［63］Woods RS, Woods JFC, Duignan ES, et al. Systematic review and meta-analysis of wound drain after thyroid surgery. Br J Surg, 2014, 101 (5): 446-456.

［64］Xia Z, Qiao K, He J. Recent advances in the management of pulmonary tuberculoma with focus on the use of tubeless video-assisted thoracoscopic surgery. J Thorac Dis, 2017, 9 (9): 3307-3312.

［65］Gonzalez-Rivas D, Yang Y, Guido W, et al. Non-intubated (tubeless) uniportal video-assisted thoracoscopic lobectomy. Ann Cardiothorac Surg, 2016, 5 (2): 151-153.

［66］Cui F, Liu J, Li S, et al. Tubeless video-assisted thoracoscopic surgery (VATS) under non-intubated, intravenous anesthesia with spontaneous ventilation and no placement of chest tube postoperatively. J Thorac Dis, 2016, 8 (8): 2226-2232.

［67］ 张满，靳智勇，马英，等. 自主呼吸麻醉结合单孔非置管胸腔镜技术在肺大疱切除术中应用的随机对照试验. 中国胸心血管外科临床杂志，2018，25（3）：218-221.

［68］ 张振龙. 加速康复外科理念在胸腔镜肺癌根治术的应用. 中国康复医学杂志，2019，34（8）：950-953.

［69］ Gonfiotti A, Viggiano D, Voltolini L, et al. Enhanced recovery after surgery and video-assisted thoracic surgery lobectomy: the Italian VATS Group surgical protocol. J Thorac Dis, 2018, 10 (4): S564-S570.

［70］ 中国医师协会胸外科分会快速康复专家委员会. 食管癌加速康复外科技术应用专家共识（2016）. 中华胸心血管外科杂志，2016，32（12）：717-722.

［71］ Yanatori M, Tomita S, Miura Y, et al. Feasibility of the fasttrack recovery program after cardiac surgery in Japan. Gen Thorac Cardiovasc Surg, 2007, 55 (11): 445-449.

［72］ Ovrum E, Tangen G, Schiøtt C, et al. Rapid recovery protocol applied to 5658 consecutive"on-pump" coronary bypass patients. Ann Thorac Surg, 2000, 70 (6): 2008-2012.

第二节　加速康复外科在妇科的发展历史

20 世纪初，现代妇科手术的专科地位由约翰霍普金斯医学院的霍华德·爱特伍德·凯利教授建立。凯利教授不仅发明了诸多妇科手术方式和手术器械，而且制定了妇科手术的规范化流程，提高了妇科手术的安全性及患者的康复率。此后，各种类型的妇科手术得到广泛的开展，各种妇科良、恶性疾病均可通过规范化的手术来治疗。此后，如何使妇科手术后的患者更快速地康复成为妇科医师关注的问题。微创手术的应用是妇科手术在快速康复领域的初步尝试。20 世纪 70 年代起，腹腔镜开始应用于妇科手术。相比开腹手术，腹腔镜手术切口小，各种解剖结构显示清晰，加上各种电外科器械的应用，尽可能地避免了损伤和出血，因此得到快速的发展。迄今为止，腹腔镜手术已经广泛开展，并应用于绝大多数的妇科良、恶性疾病的手术治疗中，而且衍生出各种更加微创的腹腔镜手术，如达·芬奇机器人腹腔镜手术、单孔腹腔镜手术，以及经自然腔道腹腔镜手术等。

然而，手术方式的微创仅是快速康复的一部分。在长期的手术实践中，基于微创外科、疼痛控制及围手术期病理生理等领域的研究发现，手术后快速康复的关键是减少手术应激症和并发症，因此，围手术期对患者的宣教、手术的麻醉方式和术后镇痛、术后的早期营养支持和康复锻炼等对患者的恢复具有重要的影响。循证医学证据显示，ERAS 可明显加快患者术后恢复，降低术后并发症发生率，缩短住院时间，从而优化医疗资源的配置。ERAS 最早也是最成功的应用在结直肠切除术，而妇科手术的区域、手术方式与结直肠手术类似，更容易从结直肠外科的成功经验中借鉴并在妇科手术中实践 ERAS。2001 年，丹麦哈维德夫大学医院妇产科的 Charlotte Møller 等报道了 32 例全子宫切除术患者，分别在经腹子宫切除术和腹腔镜辅助经阴式子宫切除术应用了 ERAS 措施，包括详细的术前宣教、多模式围手术期镇痛、限制术后补液量、早期拔出导尿管及尽早下床活动等。这些患者术后恢复时间均较常规手术更短，这是 ERAS 在妇科手术中的首次应用。此后，妇科手术在围手术期的多方面进行了大量的 ERAS 实践，不断探索并形成了一套妇科手术较为完善的 ERAS 体系。

一、医患沟通：由"知情同意"到"患者教育"

既往妇科手术前，均由手术医师与患者进行医患沟通，并签署手术知情同意书。知情同意书的内容一般包括手术方式、手术中可能发生的风险及术中、术后可能发生的一些严重并发症等。在 ERAS 实施过程中发现，如果需要患者全程参与 ERAS，患者不仅需要了解手术相关内容，还需要对整个围手术期可能发生的由手术及麻醉导致的不适症状，以及相应 ERAS 建议及措施进行了解。将这些建议和措施告知得越是详细，越能够使患者术前紧张的心情得以放松，提高患者的满意度，同时积极配合各项 ERAS 措施。因此，ERAS 非常注重对患者的宣教，由术前简单的医患沟通逐渐转变为对患者在围手术期全程进行治疗措施的宣教。由于 ERAS 措施牵涉手术、麻醉、营养支持及术后护理等多方面，沟通也由手术医师与患者间发展为手术医师、麻醉医师、营养科医师及责任护士与患者"多对一"的沟通模式，使患者对围手术期所有的治疗措施及相关问题都能够得到充分的告知，从而积极配合，达到快速康复的目的。

二、肠道准备：由常规行肠道准备到避免行肠道准备

在既往的妇科手术中，一般将肠道准备，包括口服泻药及灌肠作为常规的术前准备。传统观点认为，肠道准备可以降低肠道的鼓胀，避免影响术中视野。若术中损伤肠道而进行修复，可以降低肠道吻合口感染及瘘的风险。而在 ERAS 实践中发现，肠道准备并没有起到改善手术视野及复杂手术操作效率，反而可能导致术前脱水及电解质紊乱，从而影响患者术后肠道功能的恢复。在妇科手术的研究中，未进行肠道准备也没有增加肠道损伤修补后吻合口感染率。此外，还有一些研究表明，在需要切除并吻合肠道的手术，如卵巢癌肿瘤减灭术，单独的灌肠

并未降低吻合口感染率及术后的死亡率。因此，目前在妇科的良、恶性手术的快速康复措施中均不再推荐术前进行肠道准备。

三、术前摄取碳水化合物：由"禁止"到"鼓励"

术前禁食、禁水仍然是大部分妇科全身麻醉手术前的常规措施。其实施可以追溯到 100 年前麻醉学启蒙时期。虽然很多研究证实，更短的禁食时间并未增加麻醉风险。若患者在手术前一天晚上 10 时后就不再摄入任何食物和水分。第 2 天手术前，饥饿与口渴加重了患者术前的焦虑，同时缺乏热量摄入不利于患者术后的早期恢复。在一些随机对照研究中证实，术前 2 h 摄入清饮料、术前 6 h 摄入易消化的食物对于普通全身麻醉均是安全的。基于这些研究，ERAS 措施在手术前 2 h 给予含碳水化合物饮料，以减轻患者术前的分解代谢过程。各项研究发现，术前给予碳水化合物可以有效降低患者术后胰岛素抵抗，减少蛋白质损耗，促进术后肌力与肠道功能的恢复，加速患者的康复过程，同时，并未增加麻醉的并发症。因此，在实践 ERAS 措施的手术中，需要避免整夜禁食、禁水。鼓励在术前 2 h 前摄入含碳水化合物饮料，这是 ERAS 在妇科手术发展中的一大变革。

四、麻醉：由"术中麻醉"到"围手术期多模式镇痛"

长期以来，麻醉学主要关注手术无痛及麻醉相关问题。麻醉医师认为只要手术结束，将患者送回病房，麻醉任务就完成了。而患者术后各种因素引起的疼痛及术后的恢复情况，是手术医师需要处理的事情，这显然不利于患者术后的康复。麻醉医师在围手术期尤其是促进患者恢复过程中，能够发挥至关重要的作用。2011 年，Xiromeritis 等首次在腹腔镜子宫肌瘤切除术进行了一项单中心的随机对照研究，采用了改良后的全身＋局部的围手术期多模式镇痛方案替代传统的麻醉方式，并比较患者术后疼痛及恢复情况。ERAS 改变了麻醉学过去以需求为导向的镇痛方式，以预防性镇痛为核心理念，将镇痛药物对患者术后功能恢复的影响最小化。多模式镇痛的核心是麻醉方法的联合应用，即全身麻醉联合区域阻滞麻醉及伤口浸润麻醉、术后全身性镇痛药物（非甾体抗炎药或阿片类）的联合使用，主要目标是降低镇痛药物的需要量，充分缓解患者术后疼痛，减少疼痛应激反应，促进术后康复。该研究结果提示，采用 ERAS 所倡导的围手术期多模式镇痛方案，可使患者术后疼痛评分明显降低，肠道功能恢复早，住院时间缩短。还有一些研究使用类似的多模式镇痛方案得到类似的结论。在 ERAS 的发展过程中，疼痛的处理至关重要，疼痛不仅增加了患者的应激反应，阻碍了患者早期下床活动，且增加了患者的焦虑及心理负担，因此，麻醉学的发展开始由术中麻醉向术后恢复的方向延伸，主动参与患者术后的恢复工作，致力于围手术期并发症的防治和降低死亡率，促进患者的快速康复。

五、术后补液：由"充分补液"到"目标导向液体治疗"

在传统的妇科手术中，手术医师习惯于术后给予患者充分的补液量（2500～3000 ml）。因传统手术术前禁食，术后也需禁食至少6 h。然而，过多的补液量可能造成肠道水肿，导致肠梗阻、恶心及呕吐，从而延缓患者术后恢复的时间。因此，在妇科 ERAS 早期实践中，避免术后补液，如果需要补液，补液量一般不超过1500 ml，并鼓励患者早期进食，以促进肠道功能恢复。

另一方面，术中出血量较多的低血容量患者也易并发各种并发症，如急性肾损伤、伤口感染及精神萎靡，导致患者术后康复时间增加。此时需要围手术期对患者的液体量进行精确的管理，于是目标导向液体治疗措施应运而生。目标导向液体治疗是通过微创性的传感器检测患者术中及术后的血流动力学改变，精确计算患者的液体负荷，并给予针对性的液体治疗，从而改善器官血流灌注，同时也避免液体过量引起相关并发症。多项研究证实，目标导向液体治疗可以改善手术中高风险患者的短期和长期预后。实施 ERAS 相关措施的患者由于术前未长时间进食、术前2 h 摄入碳水化合物饮料，以及未行肠道准备等优势，使目标导向液体治疗执行起来更为简单，且患者的血流动力学不会有非常大的偏倚。目前，妇科 ERAS 提倡的是精细、个性化的围手术期液体治疗方案，并根据客观医学证据制订患者术后补液计划，避免补液过多和过少带来的风险。

六、手术类型：由良性疾病到恶性肿瘤

ERAS 在妇科的早期应用集中于良性疾病，尤其是子宫切除术。由于子宫切除手术患者一般情况类似，术式固定，术中较少发生特殊情况，ERAS 路径可被更严格的执行从而取得更好的效果。而妇科恶性肿瘤患者因一般情况较差，手术范围较大，所以被认为不能快速康复。

然而，在妇科 ERAS 不断实践中发现，ERAS 相关措施更加适用于妇科恶性肿瘤手术。妇科恶性肿瘤手术范围较大，患者术后疼痛更明显，肠道功能恢复缓慢，肠梗阻发生率高，尤其是卵巢恶性肿瘤手术，由于术式绝大部分为开腹手术，术后约30%的患者发生不同程度的肠梗阻，直接影响了患者术后恢复，甚至导致患者死亡。而 ERAS 的核心内容就是多模式镇痛方案及加速肠道功能恢

复。一些专家认为，肠道功能的快速恢复是 ERAS 使患者快速康复的核心机制。因此，妇科肿瘤手术患者更加迫切需求 ERAS 相关措施的引入。

2006 年，Charlotte 等首次报道了 ERAS 模式在卵巢癌手术患者中的应用，在 69 例卵巢癌患者的围手术期采取 ERAS 模式（ERAS 组），与另外 72 例采用传统手术的患者相比，患者平均住院天数由 7.3 天缩短为 5.4 天，且 ERAS 组患者发生严重并发症的病例更少，再入院率比传统手术组低，结果提示，卵巢癌手术的患者可以从 ERAS 相关措施中获得更快的康复。

腹腔热灌注化疗被证实可以显著改善卵巢癌患者的远期预后，然而腹腔热灌注化疗最大的并发症之一是肠梗阻。既往研究报道该手术术后肠梗阻发生率为 30%～50%，因肠梗阻导致的死亡率为 1%～5%。2011 年，Cascales Campos 等报道了 ERAS 在卵巢癌肿瘤减灭术及术中腹腔热灌注化疗中的首次应用。46 例卵巢癌 III c 期患者或复发性卵巢癌患者在肿瘤减灭术同时进行了腹腔热灌注化疗。术后患者平均住院天数为 6.94 天，术后并发症发生率为 15.3%，主要并发症为麻痹性肠梗阻，无因该手术死亡的患者。该研究的数据优于既往报道，结果提示，ERAS 用于卵巢癌肿瘤减灭术及术中腹腔热灌注化疗是可行的。

近年来，ERAS 在妇科恶性肿瘤手术中的应用逐渐增多。相比妇科良性疾病手术，ERAS 给恶性肿瘤手术的患者带来更多的益处，患者可更快速地康复并尽快进行术后辅助治疗，提高了患者满意度和生存质量，延长了患者的生存期，值得进一步推广。

七、临床应用：由"缩短住院时间"到"更好的卫生经济学效益"

在 ERAS 应用于妇科手术的早期阶段，评价 ERAS 临床效果的主要指标是术后住院时间。临床医师常将住院时间减少作为患者快速康复的指标。术后住院时间虽然是衡量手术患者康复的重要标志。但是，它也受到诸多因素的影响，如科室常规、患者意愿等，不能全面、客观地反映 ERAS 的临床疗效。

ERAS 除了可缩短住院时间，还可减少术后并发症、降低再入院率、增加患者的满意度等。对患者而言，住院时间缩短和并发症减少可节约医疗费用，使患者更快地恢复工作和生活。对医疗工作者和医院管理者而言，住院时间缩短可减少床位需要量，加速病床周转，增加手术量，降低住院均次费用。对于社会保障部门而言，可节约医保费用，避免医保资金的浪费。从宏观上看，ERAS 在临床应用可带来卫生经济学效益。

2013 年，Sophie 等首次研究了 ERAS 在经阴道全子宫切除术应用中的卫生经济学效益，得出结论：应用 ERAS 相关措施后，在患者满意度提高、术后并发症未有升高的情况下，平均每例患者节约了 15.2% 的医疗费用（约 164.86 欧元）。同年，另一项研究比较了腹腔镜全子宫切除术与应用 ERAS 的经腹全子宫切除术的医疗费用，发现应用 ERAS 的经腹全子宫切除术的住院总费用依然较高，推荐在微创手术中结合 ERAS 措施以节约更多的医疗费用。

目前来看，ERAS 的主要研究方向逐渐由患者的临床获益转移到 ERAS 带来的卫生经济学效益，从而使政府及医院管理部门积极推广并应用，使其覆盖更多手术患者，从而使社会、医院、患者三方的利益最大化。

八、总结

21 世纪以来，全世界广大妇科医师对于快速康复进行了不断的探索与循证。2016 年 1 月，《妇科 / 妇科肿瘤加速康复外科指南》发布，代表着妇科手术中应用 ERAS 的临床价值被广泛认可，ERAS 的应用进入崭新的阶段。此后，许多妇科手术医师发表了 ERAS 在妇科各种良性及恶性疾病中应用的临床数据。基于这些数据，欧洲 ERAS 协会在 2019 年更新了《妇科肿瘤围手术期管理指南》。

虽然 ERAS 在妇科领域已经获得了越来越广泛的应用，但是相对于 ERAS 开展较早的专业如结直肠外科，ERAS 在妇科的应用仍然处于初级阶段，涉及的病种主要为子宫切除术，而在附件手术、盆底功能障碍手术中应用不多，仍需要大量高质量的随机对照研究及循证医学证据来证明它的应用优势。另一方面，ERAS 在妇科手术应用中的效果取决于 ERAS 路径能否彻底执行，执行的越差则效果越不理想，因此，ERAS 还需要医护人员和患者的互相配合。在当前医疗环境下，ERAS 的广泛推势必能提高医疗效率，部分缓解医疗资源不足的问题。同时，ERAS 的理念契合现代外科手术最先进的发展方向，减少手术应激，为妇科术后患者的快速康复奠定基础，提高患者的生活质量。

（王　育）

参 考 文 献

[1]　Wilmore DW, Kehlet H. Management of patients in fast track surgery. BMJ, 2001, 322 (7284): 473-476.

[2]　Moller C, Kehlet H, Friland SG, et al. Fast track hysterectomy. Eur J Obstet Gynecol Reprod Biol, 2001, 98 (1): 18-22.

[3]　Arnold A, Aitchison LP, Abbott J. Preoperative Mechanical Bowel Preparation for Abdominal,

Laparoscopic, and Vaginal Surgery: A Systematic Review. J Minim Invasive Gynecol, 2015, 22 (5): 737-752.

[4] Zhang J, Xu L, Shi G. Is Mechanical Bowel Preparation Necessary for Gynecologic Surgery? A Systematic Review and Meta-Analysis. Gynecol Obstet Invest, 2015.

[5] Mulayim B, Karadag B. Do We Need Mechanical Bowel Preparation before Benign Gynecologic Laparoscopic Surgeries A Randomized, Single-Blind, Controlled Trial. Gynecol Obstet Invest, 2018, 83 (2): 203-208.

[6] Kalogera E, Bakkum-Gamez JN, Jankowski CJ, et al. Enhanced recovery in gynecologic surgery. Obstet Gynecol, 2013, 122 (2 Pt 1): 319-328.

[7] Kalogera E, Nitschmann CC, Dowdy SC, et al. A prospective algorithm to reduce anastomotic leaks after rectosigmoid resection for gynecologic malignancies. Gynecol Oncol, 2017, 144 (2): 343-347.

[8] Lippitt MH, Fairbairn MG, Matsuno R, et al. Outcomes Associated With a Five-Point Surgical Site Infection Prevention Bundle in Women Undergoing Surgery for Ovarian Cancer. Obstet Gynecol, 2017, 130 (4): 756-764.

[9] Brady M, Kinn S, Stuart P. Preoperative fasting for adults to prevent perioperative complications. Cochrane Database Syst Rev, 2003 (4): CD004423.

[10] Smith MD, Mccall J, Plank L, et al. Preoperative carbohydrate treatment for enhancing recovery after elective surgery. Cochrane Database Syst Rev, 2014 (8): CD009161.

[11] Xiromeritis P, Kalogiannidis I, Papadopoulos E, et al. Improved recovery using multimodal perioperative analgesia in minimally invasive myomectomy: a randomised study. Aust N Z J Obstet Gynaecol, 2011, 51 (4): 301-306.

[12] Wodlin NB, Nilsson L, Arestedt K, et al. Mode of anesthesia and postoperative symptoms following abdominal hysterectomy in a fast-track setting. Acta Obstet Gynecol Scand, 2011, 90 (4): 369-379.

[13] Acheson N, Crawford R. The impact of mode of anaesthesia on postoperative recovery from fast-track abdominal hysterectomy: a randomised clinical trial. BJOG, 2011, 118 (3): 271-273.

[14] Wodlin NB, Nilsson L, Kjolhede P. Health-related quality of life and postoperative recovery in fast-track hysterectomy. Acta Obstet Gynecol Scand, 2011, 90 (4): 362-368.

[15] Hansen CT, Sorensen M, Moller C, et al. Effect of laxatives on gastrointestinal functional recovery in fast-track hysterectomy: a double-blind, placebo-controlled randomized study. Am J Obstet Gynecol, 2007, 196 (4): 311. e1-e7.

[16] Oscarsson U, Poromaa IS, Nussler E, et al. No difference in length of hospital stay between laparoscopic and abdominal supravaginal hysterectomy--a preliminary study. Acta Obstet

Gynecol Scand, 2006, 85 (6): 682-687.

［17］ Michard F. The burden of high-risk surgery and the potential benefit of goal-directed strategies [J]. Crit Care, 2011, 15 (5): 447.

［18］ Pearse R, Dawson D, Fawcett J, et al. Early goal-directed therapy after major surgery reduces complications and duration of hospital stay. A randomised, controlled trial. Crit Care, 2005, 9 (6): R687-693.

［19］ Gungorduk K, Ozdemir IA, Gungorduk O, et al. Effects of coffee consumption on gut recovery after surgery of gynecological cancer patients: a randomized controlled trial. Am J Obstet Gynecol, 2017, 216 (2): 145. e1-e7.

［20］ 江志伟，黎介寿．我国加速康复外科的研究现状．中华胃肠外科杂志，2016，19（3）：246-249.

［21］ Marx C, Rasmussen T, Jakobsen DH, et al. The effect of accelerated rehabilitation on recovery after surgery for ovarian malignancy. Acta Obstet Gynecol Scand, 2006, 85 (4): 488-492.

［22］ van Driel WJ, Koole SN, Sikorska K, et al. Hyperthermic Intraperitoneal Chemotherapy in Ovarian Cancer. N Engl J Med, 2018, 378 (3): 230-240.

［23］ Cascales Campos PA, Gil Martínez J, Galindo Fernández PJ, et al. Perioperative fast track program in intraoperative hyperthermic intraperitoneal chemotherapy (HIPEC) after cytoreductive surgery in advanced ovarian cancer. Eur J Surg Oncol, 2011, 37 (6): 543-548.

［24］ Relph S, Bell A, Sivashanmugarajan V, et al. Cost effectiveness of enhanced recovery after surgery programme for vaginal hysterectomy: a comparison of pre and post-implementation expenditures. Int J Health Plann Manage, 2014, 29 (4): 399-406.

［25］ Rhou YJ, Pather S, Loadsman JA, et al. Direct hospital costs of total laparoscopic hysterectomy compared with fast-track open hysterectomy at a tertiary hospital: a retrospective case-controlled study. Aust N Z J Obstet Gynaecol, 2015, 55 (6): 584-587.

［26］ Nelson G, Altman AD, Nick A, et al. Guidelines for pre-and intra-operative care in gynecologic/oncology surgery: Enhanced Recovery After Surgery (ERAS (R)) Society recommendations--Part I. Gynecol Oncol, 2016, 140 (2): 313-322.

［27］ Modesitt SC, Sarosiek BM, Trowbridge ER, et al. Enhanced Recovery Implementation in Major Gynecologic Surgeries: Effect of Care Standardization. Obstet Gynecol, 2016, 128 (3): 457-466.

［28］ Wan KM, Carter J, Philp S. Predictors of early discharge after open gynecological surgery in the setting of an enhanced recovery after surgery protocol. J Obstet Gynaecol Res, 2016, 42 (10): 1369-1374.

［29］ Melamed A, Katz Eriksen JL, Hinchcliff EM, et al. Same-Day Discharge After Laparoscopic

Hysterectomy for Endometrial Cancer. Ann Surg Oncol, 2016, 23 (1): 178-185.

[30] Chapman JS, Roddy E, Ueda S, et al. Enhanced Recovery Pathways for Improving Outcomes After Minimally Invasive Gynecologic Oncology Surgery. Obstet Gynecol, 2016, 128 (1): 138-144.

[31] Dickson EL, Stockwell E, Geller MA, et al. Enhanced Recovery Program and Length of Stay After Laparotomy on a Gynecologic Oncology Service: A Randomized Controlled Trial. Obstet Gynecol, 2017, 129 (2): 355-362.

[32] Lambaudie E, de Nonneville A, Brun C, et al. Enhanced recovery after surgery program in Gynaecologic Oncological surgery in a minimally invasive techniques expert center. BMC Surg, 2017, 17 (1): 136.

[33] Batista TP, Carneiro VCG, Tancredi R, et al. Neoadjuvant chemotherapy followed by fast-track cytoreductive surgery plus short-course hyperthermic intraperitoneal chemotherapy (HIPEC) in advanced ovarian cancer: preliminary results of a promising all-in-one approach. Cancer Manag Res, 2017, 9: 869-878.

[34] Mendivil AA, Busch JR, Richards DC, et al. The Impact of an Enhanced Recovery After Surgery Program on Patients Treated for Gynecologic Cancer in the Community Hospital Setting. Int J Gynecol Cancer, 2018, 28 (3): 581-585.

[35] Nelson G, Bakkum-GAmez J, Kalogera E, et al. Guidelines for perioperative care in gynecologic/oncology: Enhanced Recovery After Surgery (ERAS) Society recommendations-2019 update. Int J Gynecol Cancer, 2019, 29 (4): 651-668.

第三节　加速康复外科在妇产科的应用现状

近年来，ERAS 路径得到快速而广泛的发展。目前，ERAS 已广泛应用于结直肠外科、肝胆外科、心胸外科、骨科、妇产科等专业学科，且已发布了相应的应用指南。2016 年，首次颁布《妇科 / 妇科肿瘤加速康复外科指南》（2019 年已更新），2018 年颁布部分产科指南。在国内，2019 年孙大为教授协同妇科学界的专家从临床实际出发，参考国内外临床研究的结果，并结合其他学科的 ERAS 指南，制定出中国《妇科手术加速康复的中国专家共识》，为推动 ERAS 在我国妇科领域的开展提供了理论依据和指导性意见。相对于妇科来说，产科 ERAS 路径的实施相对滞后，目前尚无国内的指南或专家共识。无论是妇科还是产科，在实际开展过程中，都存在一定的问题和困难，阻碍了 ERAS 向纵深发展。

目前，无论是国外还是国内，对于实际进入 ERAS 路径患者的数量或规模均无从得知，有关 ERAS 在妇产科开展的情况主要来自发表的文献。根据这些文献，对于涉及的范围、内容及程度，可以对 ERAS 发展情况做出大致的判断。截至 2020 年 4 月，在 Pubmed 数据库中搜索与妇产科有关的 ERAS 文献共 110 余篇。其中妇科 100 篇，涉及的内容几乎涵盖了妇科的大部分内容，如肿瘤、普通妇科疾病、盆底、麻醉、护理、饮食营养等；产科 10 余篇，主要涉及剖宫产的围手术期管理。而在国内文献中，以中国知网为例，搜索加速康复与妇科，共有文献 83 篇，涉及妇科 ERAS 要素的大部分内容，以北京协和医院所做的工作较为全面和深化。与国外文献相比，国内增加了中西医结合的内容，而中医的参与丰富和促进了妇科 ERAS 的内容和效果，例如，中医穴位刺激促进胃肠功能的恢复效果良好。以中国知网为例，搜索加速康复或快速康复与产科，仅 8 篇文献，限于剖宫产术，其实际应用情况尚未普及。

一、《妇科 / 妇科肿瘤加速康复外科指南（2019）》

ERAS 基于循证医学证据，通过一系列围手术期优化处理措施，可达到减少手术创伤及应激，减轻术后疼痛，促进患者早期进食及活动，加速患者术后康复之目的。得益于对胃肠外科开展 ERAS 的成功借鉴，以及前期 ERAS 在妇科的应用经验，ERAS 在妇科领域得到较快的发展，明显降低了的妇科 / 妇科肿瘤患者的住院时间、死亡率、肠梗阻发生率及其他并发症的发生率，节省了住院费用，提高了生命质量。ERAS 的基本原则和内容包括：术前宣教、取消常规肠道准备、合理调整术前禁食水时间、术前摄入含碳水化合物饮料、多模式镇痛、术中保温、优化液体管理、避免放置引流、术后早期进食及下床活动。指南及共识汇总如下。

1. 术前评估　妇科、麻醉医师应在手术前详细了解现病史、既往史、合并症、营养状况、有无贫血，评估手术指征、麻醉和手术的风险，甄别进入 ERAS 相关路径的基础和条件。

2. 术前宣教与咨询　术前宣教应当由主管医师、麻醉医师及护理人员共同完成，与患者沟通手术、麻醉和护理的相关信息，推荐发放宣传手册来实现。术前宣教可缓解患者术前焦虑及紧张情绪，提高患者的参与度及配合度，有助于围手术期疼痛管理、术后早期进食、早期活动。多数研究表明，术前咨询是有益的。

3. 术前优化措施　患者术前 4 周应开始戒烟、戒酒。同时应识别贫血及其原因，并予以纠正。术前应对患者的营养状态进行全面评估，警惕重度营养不良。重度营养不良的患者术前需进行营养支持。对于恶性肿瘤，需审慎评估优化措施导致手术延后带来的风险。

4. 术前预康复　术前预康复为 2019 年新增内容。癌症的术前预康复是指在癌症诊断和治疗开始之间的一个连续护理过程，旨在优化患者的身心健康，提前预防干预即将到来的应激源，减少可能的继发性损害。基于在结直肠手术的经验推断，一些患者在临床上可从术前预康复中获益，但是在妇科领域需进一步开展相关研究来证实其有效性。

5. 术前肠道准备　传统的肠道准备（包括机械性灌肠或口服泻药）并不能减少感染和肠道吻合口瘘，而且可增加脱水、电解质紊乱等不良反应。妇科微创手术和开腹手术不推荐肠道准备，仅在计划行结直肠切除的患者中考虑单独使用口服抗生素或与机械性肠道准备相结合的方案。

6. 术前饮食安排　鉴于术前口服碳水化合物物质有助于减少术后胰岛素抵抗、可使肠道功能恢复加速及缩短住院时间，且对术后并发症的发生率无影响。因此，对于非糖尿病患者来说，在麻醉开始前 6 h 可进食乳制品及淀粉类固体食物，麻醉开始前 2 h 可饮用清饮料。对于存在胃排空障碍的患者应在术前 8 h 禁食，油炸、脂肪及肉类食物也需禁食 8 h 以上。目前的数据不足以对糖尿病患者提供建议。

7. 术前镇静药物的使用　因使用镇静药物可延迟术后苏醒和活动，不推荐术前 12 h 使用。而对于严重焦虑的患者，可使用短效镇静药物，但需注意短效镇静药物作用时间可持续至术后 4 h，可能影响患者早期进食及活动。

8. 静脉血栓的预防　对于手术时间超过 30 分钟、恶性肿瘤手术、辅助化疗者及应用雌激素者均是静脉血栓栓塞症（venous thromboembolism，VTE）的高危因素。这些患者都应接受机械性（弹力袜和或压力泵）和药物（低分子肝素或普通肝素）的双重预防措施，并且持续至整个住院期间。对于符合美国胸科医师学院（American College of Chest Physicions，ACCP）标准高风险的患者，包括晚期卵巢癌患者，应延长药物预防的时间（至术后 28 天）。

9. 手术部位感染降低的预防　为预防术后 30 天内可能发生的手术切口部位或组织器官感染，推荐如下。

（1）预防性使用抗生素：推荐第一代头孢作为子宫切除术预防性使用抗生素的首选。在盆腔癌症手术或涉及肠道手术中增加覆盖厌氧菌的抗生素。术中应根据手术时间和出血量决定是否增加剂量。

（2）皮肤准备：根据Ⅰ级证据表明，相对于聚维酮碘，更建议患者在术前使用氯己定抗菌肥皂进行淋浴，并且在手术室手术开始前用醋酸氯己定 - 酒精进行皮肤准备。

（3）预防低体温：ⅠA 类证据表明手术中的低体温与手术部位感染及心脏事件的风险增加有关。推荐应维持常温，有助于 ERAS 的顺利实施。

（4）避免引流或插管：没有足够的证据表明放置皮下或腹腔引流管可减少手术部位感染。鼻胃部插管增加了腹部手术术后发生肺炎的风险，且不降低伤口裂开或肠瘘。因此，腹部手术后应个体化使用皮下、腹腔引流管及鼻胃管，建议尽量避免使用。

（5）控制围手术期高血糖：建议无论是否为糖尿病患者，围手术期血糖应保持＜11.1 mmol/L。有助于预防手术部位感染。同时也应预防低血糖的发生。

10. 强调微创的手术方式　加速康复的关键原则是减少手术损伤所导致的应激反应和对代谢反应的改变。与开腹手术相比，腹腔镜、阴式手术等在精准、微创及损伤控制理念下完成，能减小创伤应激。建议在可行的情况下，对于合适的患者应优选微创手术。

11. 麻醉的配合　麻醉的实施直接关系到患者的安危和恢复，关系到 ERAS 实施的成败。因此，建议标准化的麻醉方案：短效麻醉剂、监测神经肌肉阻滞深度和完全逆转。通气应采用保护策略，即潮气量为 6～8 ml/kg，呼气末正压为 6～8 cmH$_2$O。

12. 术后恶心呕吐的预防和治疗　恶心呕吐在妇科手术后较为常见，其高危因素包括，年龄＜50 岁、腹腔镜手术、晕动病、既往有恶心史、非吸烟者、使用吸入性麻醉剂或一氧化氮、使用阿片类药物、麻醉时间长及肥胖等。首先应尽量减少高危因素，其次对于接受腹部手术、致吐性麻醉剂、镇痛药治疗的患者，建议在术中预防性使用止吐剂，推荐 2 种止吐剂联合应用的多模式预防方案。恶心呕吐发生后，推荐使用 5-羟色胺 3 受体抑制药，必要时联用其他止吐剂。

13. 围手术期液体管理和治疗　针对不同手术而进行的围手术期补液需要适当的补液方案，静脉注射液体过多与过少都有可能引发并发症，影响康复，延长住院时间。对于高风险的手术患者，推荐目标导向液体治疗（GDFT），即建立连续血流动力学监测，适时调整补液量，管理血流动力学以改善组织灌注和氧合功能。围手术期 GDFT 可缩短腹部手术高风险患者的住院时间及减少并发症，改善患者近期及远期结局。

14. 留置尿管　留置尿管影响患者早期下床活动，且增加尿路感染的风险，延长住院时间。因此建议，术后导尿管使用时间应＜24 h。除广泛性全子宫切除术外，应根据实际情况留置尿管。

15. 围手术期营养的管理　研究表明，术后早期开始进食有助于康复，而且并不增加术后的并发症。建议对于一般妇科手术患者，术后 4～6 h 开始进食；对于妇科恶性肿瘤患者，术后 24 h 内恢复常规饮食，推荐术后患者采用高蛋白饮食。

16. 术后肠道功能的恢复与肠梗阻的预防　妇科手术，特别是开腹的妇科肿瘤手术，术后肠梗阻的发生率较高。研究表明，尽早进食、饮用咖啡、嚼口香糖、维持正常血容量及给予较少阿片类镇痛药物等干预措施可缩短肠道功能恢复的时间，且便宜、安全、可操作。外周阿片受体拮抗药爱维莫潘（alvimopan）不仅可以减少阿片类药物对肠道功能的不良反应，而且也不会拮抗肌镇痛作用。爱维莫潘已获美国 FDA 批准，可缩短接受计划性肠切除患者的肠功能恢复时间和减少术后肠梗阻发生率。脂质体丁哌卡因可减少阿片类药物的消耗及降低术后肠梗阻发生率。

17. 多模式镇痛　围手术期术后疼痛可加重胰岛素抵抗、延迟术后活动时间、增加术后并发症、延长住院时间，并可能发展为慢性疼痛。因此，疼痛的管理是 ERAS 的重要内容。指南推荐多模式术后镇痛方案，减少阿片类药物使用。通过使用口服非阿片类药物，如对乙酰氨基酚、塞来昔布和加巴喷丁。丁哌卡因或脂质体丁哌卡因的局部浸润也可镇痛。减少阿片类药物的方法包括药物基因组学评估和给出阿片类药物处方意愿，均可改善阿片类药物的管理。

18. 术后早期活动　术后早期活动有利于减少呼吸系统并发症、减轻胰岛素抵抗、降低 VTE 风险、缩短住院时间，从而加速康复。建议术后 24 h 内尽早离床活动，并逐渐增加活动量，同时配合宣教、镇痛、早拔管等措施。

19. 追踪与检测患者报告结局（包括功能恢复）　建议将患者检测报告结果或结局进行收集和记录，对患者功能恢复进行追踪监测和比较研究。患者检测报告结果，包括症状负担评估，也可用于指导个体化的术后护理。关于 ERAS 依从性、结果和研究要素的清单概括出了报告 ERAS 研究结果的最佳模式。

20. 加速康复外科在盆腔清除术和腹腔热灌注化疗中的应用　最新指南新增了关注盆腔廓清术和腹腔热灌注（hyperthermic intraperitoneal chemotherapy，HIPEC）这 2 种围手术期并发症和预后不良的风险较高的处理。目前一些研究提示，在接受盆腔廓清术或 HIPEC 治疗的患者中，实施全面血糖控制措施可使伤口部位感染。但目前缺少专门针对 ERAS 路径对盆腔廓清术或腹腔热灌注患者的数据。需要针对性大样本的研究进一步证实其价值。

21. 出院路径　ERAS 的开展，必将减少患者的住院时间，因此恢复过程延伸至家庭环境中。建议患者和护理人员应常规接受详细的教育学习如何管理患者的出院路径。建议在术前就诊期间就对患者开始出院宣教。提供量身定制的信息以满足各个患者的需求，让其了解相关注意事项。这些干预措施可有利于减少出院后即刻的计划外的医院就诊。

22. 加速康复外科的审计及报告　ERAS 的实施需要多学科、多团队的相互协调，涵盖了从术前咨询到恢复至正常功能的整个范围。评价对 ERAS 指南的依从性是 ERAS 路径的重要组成部分。研究表明，对 ERAS 指南依从性的增加与手术并发症的降低和住院时间的缩短之间的相关性强。ERAS 报告应包括足够的依从性信息，明确各个 ERAS 要素对结果的影响。依从性不充分的报告可能导致错误的结论。为了提高 ERAS 报告的质量，美国 ERAS 协会和 ERAS 协会发布了 ERAS 的依从性、结果和要素研究报道（RECOvER）清单。审计也是 ERAS 路径的重要组成部分。ERAS 路径的报告应包括关于各个 ERAS 要素与依从性和结果的详细信息。

二、加速康复在产科的指南现状

随着外科和妇科等专业 ERAS 路径的推广应用，也促进了产科 ERAS 路径的逐步开展。但无论是国外还是国内，其进度相对滞后，所涉及的手术也限于剖宫产术。2018—2019 年《美国妇产科杂志》发布了关于剖宫产围手术期 ERAS 的指南。该指南分为三部分，即术前、术中和术后。术前和术后指南的内容，与《妇科 / 妇科肿瘤围手术期加速康复指南》基本相似，但产科同时含胎儿和新生儿的内容。

三、妇产科加速康复所面临的问题

加速康复外科在国外实施 20 余年，取得了巨大的成就，发表了 10 多部指南，国内 10 多年发展也经历了积极的尝试。但是由于理念、制度、文化、习惯、政策等多方面的原因，实际进入 ERAS 路径的患者较少，也没有形成常规的处理方案。特别是妇产科领域，目前各医疗机构还处在起步阶段。

1. 传统的理念、观点和习惯不易纠正　ERAS 是近 20 多年来重要的外科进展之一，其实施和应用取得了良好的效果，但 ERAS 围手术期的处理措施与传统围手术期处理有很大不同。例如，传统的措施包括禁饮禁食、置鼻胃管减压、机械性肠道准备、术后 6 h 去枕平卧、术后大量补液等都不符合 ERAS 的理念，在实施过程中难以推行。虽然 ERAS 的提议都经过了循证医学的验证，但受到传统理念和习惯推广尚未普及。

2. 相关科室、学科缺乏统一、协调　ERAS 的顺利开展离不开管理、妇产科、外科、麻醉学、护理学、营养学、康复学等多个学科协同合作。但是各个学科所关注的重点不同，对 ERAS 每一项措施的认识和要求也不同。例如，对于术前 2 h 口服清饮料，医师认为术前给予能缓解患者的口渴、焦虑情况，减轻术后胰岛素抵抗，患者可以从中获益。而麻醉医师则认为增加了术中反流误吸的风险，增加麻醉医师所承担的责任，导致围手术期难以很好地配合，ERAS 路径就容易中断。这就需要医院管理部门组织每个学科加强理论更新，使每个学科和部门在 ERAS 框架下各司其职，顺利运转。因此需要成立完整的

ERAS 项目，包括团队、流程、审计系统 3 个部分。也应当建立完整的数据库，对每一要素的执行情况、住院日、围手术期并发症、再次住院率等指标进行统计，并重点关注 ERAS 中完成率较低的部分，予以积极改进。

3. 国际指南需要本土化　目前最新的指南及共识的制定，大多数是根据国外的数据，如果直接本土化应用，必定存在一定的问题。首先，欧美患者种族、体质、生活习惯、依从性与国内有很大不同；其次，欧美的医患环境，使得医师敢于基于最新的循证医学证据，去实施科学的治疗而不是"最保险"的治疗；最后，即使是国外的数据也缺乏多中心的随机临床研究，而国内数据尚不足。因此，国内专家、医院、机构需要共同努力探索出适合国情的 ERAS 路径。

4. 如何兼顾效率和安全　EARS 路径的实施，缩短了住院时间、减少了医疗费用和医疗资源的占用，提高了效率。但是这种入院、住院、出院快速操作的模式，似乎增加了一定的安全隐患。例如，担心术前进食增加术中反流误吸；担心不放腹腔引流管增加内出血延迟发现的风险；担心快速出院减少术后并发症观察的时间，尽管已有部分文献提示 ERAS 患者围手术期并发症发生率和再住院率与传统患者并无明显不同。但在医患关系紧张的今天，这种担忧似乎也有合理的地方。因此，如何确保围手术期安全（ERAS 最为核心和关键的目标），同时兼顾效率成为 ERAS 开展中必须应对的课题。

5. 医患双方对于新模式的开展动力不足，缺乏政策和规则的配套　从医方来说，ERAS 的开展意味着更快的节奏、更多的解释、更多的宣教、更细致及时的处理及更多的术后随访等更高的要求，也意味着更大的压力和风险。对于原本压力较大的医护人员来说，这种情况可能抵消其工作热情和动力。对于患方来说，虽然大多数时候是尊重医师的意见，但同样也存在固守传统观点的问题，例如，术后不愿意尽早下床活动、术后要求过多的静脉补液、因担心在家休养不安全、担心感染使用抗生素、要求延长在医院休养观察的时间。要调动医患双方的动力，需要从薪酬制度、医保制度、三级诊疗制度、医患矛盾处理制度等方面进行完善。

6. 需要加大对患者中长期生存获益及心理干预的关注　已有研究对 ERAS 的中期获益进行了调查。例如，有学者认为 ERAS 能够通过缩短术后康复时间、减少并发症，帮助肿瘤患者更早以更好的状态接受术后化疗，从而提高患者长期生存率。但目前尚缺乏 ERAS 妇科领域的长期资料。另外，在采用 ERAS 干预的开腹全子宫切除术中，患者术后疼痛、乏力等症状更轻微，持续时间更短，能更快地恢复日常工作、生活。通过实施针对性的术前咨询及干预措施，提高患者的心理调节能力，可有助于更好地达到快速康复效果。

四、加速康复在妇产科发展的展望

显而易见，ERAS 路径的实施将使患者得到快速的康复，减少对医疗资源的消耗，提高医师诊治效率。但仍存在一些问题，需要医务工作者进一步努力克服 ERAS 相关的困难和问题。这种新的就医模式将给广大患者带来好处，为医改提供一种新的途径。

（华克勤　陈义松）

参 考 文 献

［1］ Kehlet H. Multimodal approach to control postoperative pathophysiology and rehabilitation. Br J Anaesth, 1997, 78 (5): 606-617.

［2］ Nelson G, Altman AD, Nick A, et al. Guidelines for pre-and intra-operative care in gynecologic/oncology surgery: enhanced Recovery after Surgery (ERAS®) Society recommendations-Part I. Gynecol Oncol, 2016, 140 (2): 313-322.

［3］ Nelson G, Altman AD, Nick A, et al. Guidelines for postoperative care in gynecologic/ oncology surgery: enhanced Recovery after Surgery (ERAS®) Society recommendations-Part II. Gynecol Oncol, 2016, 140 (2): 323-332.

［4］ Nelson G, Bakkum-Gamez J, Kalogera E, et al. Guidelines for perioperative care in gynecologic/oncology: Enhanced Recovery after Surgery (ERAS) Society recommendations— 2019 update. Int J Gynecol Cancer, 2019, 29 (4): 651-668.

［5］ Wilson RD, Caughey AB, Wood SL, et al. Guidelines for Antenatal and Preoperative care in Cesarean Delivery: Enhanced Recovery After Surgery Society Recommendations (Part 1). Am J Obstet Gynecol, 2018, 219 (6): 523. e1-523. e15.

［6］ Macones GA, Caughey AB, Wood SL, et al. Guidelines for postoperative care in cesarean delivery: Enhanced Recovery After Surgery (ERAS) Society recommendations (part 3). Am J Obstet Gynecol, 2019, 221 (3): 247. e1-247. e9.

［7］ 中华医学会妇产科学分会加速康复外科协作组. 妇科手术加速康复的中国专家共识. 中华妇产科杂志，2019，54（2）：73-79.

［8］ 王刚，江志伟. 加速康复外科推广过程中面临的挑战与对策. 山东大学学报（医学版），2019，57（9）：24-27.

［9］ 朱斌，黄建宏. 加速康复外科在我国发展现状、挑战与对策. 中国实用外科杂志，

2017, 37（1）: 26-29.

[10] Thomsen T, Villebro N, Møller AM. Interventions for preoperative smoking cessation. Cochrane Database Syst, 2014, 2014 (3): CD002294.

[11] Oppedal K, Møller AM, Pedersen B, et al. Preoperative alcohol cessation prior to elective surgery. Cochrane Database Syst, 2012 (7): CD008343.

[12] Arnold A, Aitchison LP, Abbott J. Preoperative Mechanical Bowel Preparation for Abdominal, Laparoscopic, and Vaginal Surgery: A Systematic Review. J Minim Invasive Gynecol, 2015, 22 (5): 737-752.

[13] Walker KJ, Smith AF. Premedication for anxiety in adult day surgery. Cochrane Database Syst Rev, 2009, 2009 (4): CD002192.

[14] Gan TJ, Diemunsch P, Habib AS, et al. Consensus guidelines for the management of postoperative nausea and vomiting. Anesth Analag, 2014, 118 (1): 85-113.

[15] Yeung SE, Hilkewich L, Gillis C, et al. Protein intakes are associated with reduced length of stay: a comparison between enhanced recovery after surgery (ERAS) and conventional care after elective colorectal surgery. Am J Clin Nutr, 2017, 106 (1): 44-51.

[16] Elias KMStone AB, McGinigle K, et al. The Reporting on ERAS Compliance, Outcomes, and Elements Research (RECOvER) Checklist: A Joint Statement by the ERAS and ERAS USA Societies. World J Surg, 2019, 43 (1): 1-8.

[17] Kjolhede P, Borendal WN, Nilsson L, et al. Impact of stresscoping capacity on recovery from abdominal hysterectomy in a fast-track programme: a prospective longitudinal study. BJOG, 2012, 119 (8): 998-1006, discussion 1006-1007.

第一节　中国手术加速康复外科的开展状况

10 余年来，ERAS 在中国外科学界受到越来越多的关注，相继成立了 ERAS 协会，其中，结直肠手术应用 ERAS 策略最早最成功。2015 年，中华医学会肠外肠内营养学分会加速康复外科协作组发布《结直肠手术应用加速康复外科中国专家共识（2015 年版）》。2016 年，以赵玉沛院士为首的中国加速康复外科专家组进一步推出了《中国加速康复外科围手术期管理专家共识（2016 年版）》，以指导国内的 ERAS 相关临床研究和应用。麻醉学科也发表了《促进术后康复的麻醉管理专家共识》及《岭南结直肠外科手术麻醉的加速康复外科临床操作规范专家共识（2016 年版）》。2018 年初由中华医学会外科学分会和中华医学会麻醉学分会联合发布了《加速康复外科中国专家共识及路径管理指南（2018 年版）》，特别强调了围手术期 ERAS 措施多学科协作的重要性。这些专家共识的形成集中体现了 ERAS 在我国的蓬勃发展。随后 ERAS 在骨科、泌尿外科、胰腺外科、甲状腺外科、妇产科等领域临床应用相继获得成功。不同领域共识及指南对 ERAS 的共性问题如术前宣教、术前营养评估、麻醉前访视、围手术期抗生素应用、镇痛、术后饮食及引流管的管理等进行详细阐述，同时，根据学科特色，重点针对不同术式的特殊性问题进行深入讨论，结合我国临床实际情况及实践经验，以循证医学为基础，以问题为导向，以多学科合作为模式，个体化对待。

一、加速康复外科在我国普通外科的应用

1. 结直肠、胃和甲状腺外科　临床实施 ERAS，最突出的问题是在结直肠、胃疾病外科手术的术前肠道准备方面，《加速康复外科中国专家共识及路径管理指南（2018）》建议，对择期右半结肠切除及腹会阴联合切除手术的患者，不常规进行术前机械性肠道准备；而择期左半结肠切除及直肠前切除手术的患者，建议行机械性肠道准备并联合口服抗生素。在执行"择期手术前禁食 6 h，禁饮 2 h"时，强调应除外术后胃排空延迟（delayed gastric empty，DGE）、胃肠蠕动

异常和急诊手术等情况。在胃手术部分还强调，ERAS 术前饮食管理的上述原则不适用于存在胃肠功能紊乱如 DGE、消化道梗阻、胃食管反流或胃肠道手术史等患者，同时指出这一原则是否适用肥胖及糖尿病患者需要进一步的研究。对进食及进饮的食物类别进行了细化，如不可进食油脂及鱼肉类固体食物，不可饮酒精类饮料，强调清流质饮食。预防术后恶心、呕吐，以增强患者经口摄食摄饮的耐受性，可预防性给予地塞米松或高选择性的 5- 羟色胺拮抗剂（如昂丹司琼、托烷司琼）。ERAS 的具体实施过程中，手术野引流管的留置问题最具有争议；国外指南对某些特定手术如结肠部分切除术建议不留置引流管，而国内多数单位目前尚无法全面接受这一理念，因而实施这一措施的依从性不高。专家组参照最新的循证医学证据，还结合了自身的临床经验，建议应根据术中具体情况选择性放置引流管，并在总论部分中指出，对存在吻合口漏的危险因素如血供、张力、感染、吻合不满意等情况时，建议留置腹腔引流管；术后在排除吻合口漏与感染的情况下应早期拔除腹腔引流管。

《甲状腺外科 ERAS 中国专家共识（2018 版）》指出甲状腺疾病属于内分泌系统疾病，受疾病特点影响，患者围手术期易出现紧张、焦虑等情绪，术前应给予患者充分的专业宣教和心理指导。术中应注重识别并有效保护喉返 / 喉上神经外支，必要时可选用神经监测技术。患者术后完全清醒即可少量饮水，无特殊不适可逐步给予流质饮食。推荐患者术后清醒即可半卧位或适量床上活动，术后第 1 天无特殊不适可开始下床活动。术后出现咽痛的患者可适当应用局部镇痛药。术后声音嘶哑的患者可适当应用营养神经药。

2. 肝胆胰外科 肝胆胰手术较复杂、创伤大，术后并发症发生率高，但近年来随着外科技术和 ERAS 理念的不断发展和深入，国内越来越多的中心引入 ERAS 理念。目前，多家医疗中心开始在肝胆胰手术患者中施行 ERAS，并取得了一定成效。《肝胆胰外科术后加速康复专家共识（2015 版）》为实现我国肝胆胰外科手术 ERAS 的规范化、标准化提供了指导意见。该指南推荐肝胆外科手术酌情放置手术区引流管，胰腺手术常需放置引流管。腹腔镜肝切除术作为肝外科中的一种特殊术式，与传统开腹肝脏切除术相比，具有创伤小、恢复快的优势，但同时也存在特殊的手术风险和围手术期不同的管理方法。因此，《腹腔镜肝切除术加速康复外科中国专家共识（2017 版）》指出应严格按照手术适应证选择腹腔镜手术患者，根据手术医师操作熟练程度及患者病情，选择合适的手术方式，做好手术质量的控制。患者应常规接受个体化的术前宣教和专业咨询，术前由术者与患者沟通，告知腹腔镜肝切除术的技术优势、手术方式、预后，普及腹腔镜肝切除术知识，消减患者的负面情绪。宣教需贯穿整个围手术期，并延续至出院。腹腔镜肝切除术前不需常规行肠道准备。腹腔镜肝切除术中应用精准理念，可降低手术风险、减少术中出血、加快术后恢复。建议腹腔镜肝切除患者术后麻醉复苏即可进水，术后第 1 天开始经口饮食，先进食流质或半流质饮食，能耐受者逐步开放正常饮食。《加速康复外科中国专家共识及路径管理指南（2018）》建议肝手术部分强调术中控制性低中心静脉压技术，建议在保证器官灌注基本正常的前提下实施控制性低中心静脉压，以减少术中出血；根据肝胆外科特点制定了手术后并发症（胆瘘、腹水、凝血功能紊乱、肝功能不全）的防治策略；根据肝胆手术的特点和肝脏功能状态，不仅应关注术后血栓风险，还应根据具体情况监测凝血指标，个体化合理应用抗凝治疗措施。肝胆外科和胰十二指肠切除术的 ERAS 措施中均涉及术前胆道引流，建议对黄疸严重（＞200 μmol/L）的患者在术前行术前减黄治疗，而胰十二指肠切除术患者还建议对合并胆管炎等感染表现或行胰腺癌新辅助治疗前，应行胆道引流。术后 DGE 是胰十二指肠切除术后常见并发症，共识及指南专门针对 DGE 防治提出建议，分析相关危险因素并指出减少胰瘘等腹部并发症有助于降低 DGE 的发生率。

为了更好地将 ERAS 理念用于优化重型肝炎、肝移植围手术期管理，2017年发布的《加速康复外科优化重型肝炎肝移植围手术期管理临床实践的专家共识》从 ERAS 优化重型肝炎肝移植术前、术中、术后治疗策略 3 个方面，总结各移植中心的临床经验，提出为临床优化重型肝炎、肝移植围手术期管理提供参考方案。重型肝炎是我国肝移植面临的难治病种之一，其早期主要表现为严重乏力及消化道症状，大量腹水，黄疸迅速加深（血清胆红素＞171 μmol/L），凝血功能紊乱（凝血酶原活动度≤30%）等。重型肝炎患者肝移植术前全身重要器官功能的评估至关重要，心肺储备功能的监测应作为基本要求。强调评估肾功能状态，针对肾功能不全的原因进行治疗，并行持续性血液净化（continuous blood purifcation，CBP）。重型肝炎患者需补充维生素 K 和血制品（血小板和冷沉淀），控制胶体溶液的输注。对于合并肝性脑病的患者，需查找诱因和病因，降低血氨，Ⅲ度以上者需要术前积极降低颅内压。对需行肝移植的患者，尤其是重度营养不良者，建议术前给予肠内营养，有利于患者的康复。可以在术中留置空肠营养管，在肝移植手术后 24～48 h 开始实施肠内营养，尽快使食糜与肠道绒毛接触，如果肠内营养不能实施，应尽快开始肠外营养。

二、加速康复外科在我国骨外科的应用

2019 年针对骨科手术不同术式相继出版了多个骨科 ERAS 专家共识，包括《腰椎后路短节段手术加速康复外科实施流程专家共识》《腰椎后路长节段手术加

速康复外科实施流程专家共识》《颈椎前路手术加速康复外科实施流程专家共识》《颈椎后路手术加速康复外科实施流程专家共识》《青少年特发性脊柱侧凸后路矫形融合手术加速康复外科实施流程专家共识》《急性成人胸腰段脊柱脊髓损伤后路手术加速康复外科实施流程专家共识》《加速康复外科理念下跟骨关节内骨折诊疗规范专家共识》《椎体成形术和椎体后凸成形术加速康复实施流程专家共识》。绝大多数的骨科手术 ERAS 共识均强调疼痛评分（可采用视觉模拟评分）。绝经后女性和 65 岁以上男性，需在围手术期进行骨密度测量。关于骨质疏松的治疗，《原发性骨质疏松症诊疗指南（2017 版）》中强调对于所有患者都应进行康复评估，目的是为了更好地制订分阶段、个体化的康复治疗方案。《经皮腰椎内镜手术加速康复外科实施流程专家共识》指出随着经皮脊柱内镜技术的发展和器械的改进，经皮腰椎内镜手术逐步成为治疗腰椎间盘突出症和腰椎管狭窄症的主要微创术式。与传统开放手术相比，腰椎内镜手术近年来得到迅速发展具有软组织损伤小、术中出血少、术后脊柱功能恢复快等优势。但由于脊柱内镜技术临床应用时间相对较短，各地技术水平参差不齐，缺乏相关的技术准入标准和系统培训等，临床实际应用过程中存在手术适应证把握不严，围手术期处理草率，发生手术并发症的问题，这导致部分患者临床疗效欠佳。《加速康复外科理念下肱骨髁间骨折诊疗规范专家共识》适用于采用手术治疗的新鲜、闭合肱骨髁间骨折（受伤至手术时间＜3 周）患者。大部分肱骨髁间骨折首选手术治疗，并建议患者在急诊时给予石膏或支具临时固定；术后给"背景剂量"的 NSAIDs 药物，必要时可行臂丛留置麻醉，以营造术后无痛锻炼环境。《ERAS 理念下踝关节骨折诊疗方案优化的专家共识》适用于行择期手术治疗的成年新鲜踝关节骨折（受伤至手术时间＜3 周）患者。对需要手术的踝关节骨折急诊麻醉下进行必要的复位、临时固定。围手术期软组织肿胀是指受伤部位周围肌肉、皮肤或黏膜等软组织由于充血、水肿、出血和炎症等因素而出现体积增大的情况。术后切口周围肿胀会加重疼痛、降低周围肌肉强度、延迟术后康复进程。围手术期预防、控制及减轻踝关节肿胀的方法包括骨折周围制动、冷敷、弹性绷带加压适当抬高患肢等。鼓励患者活动足趾、小腿肌肉等长收缩，术后在指导和保护下进行功能锻炼亦有助于减轻肿胀。建议根据患者具体情况，采用多种物理方法进行围手术期消肿处理。《加速康复外科理念下开放性骨折诊疗规范专家共识》指出开放性骨折最初从伤口部位培养出的细菌与最终导致临床感染的病原菌之间的相关性较低，常见感染的病原菌为金黄色葡萄球菌、铜绿假单胞菌、大肠埃希菌等，多为院内污染所致。因此，不推荐在清创术前及术后常规行细菌培养。

三、加速康复外科在我国泌尿外科的应用

ERAS 已广泛用于前列腺癌根治手术、膀胱根治性切除术等手术的围手术期管理，我国已有多家中心开始了相关的临床应用及研究。《ERAS 中国专家共识暨路径管理指南（2018）：前列腺癌根治手术部分》提出机器人辅助的腹腔镜前列腺癌根治手术因采用极端的头低足高体位会造成眼内压升高，升高幅度随手术时间延长和呼气末二氧化碳分压升高而加重，并伴随眼灌注压的进行性下降；患者恢复平卧位后眼内压力会迅速降低。因此建议，在极端头低足高体位时，应关注患者眼内压升高的情况。应尽量减小头低位的角度、缩短手术时间和避免高碳酸血症。因需要进行膀胱颈和尿道的吻合，术后需要常规留置导尿管。尿管保留时间可由术者根据术中情况自行决定。目前，国内临床上术后尿管保留时间多为 2～3 周，但国外许多中心行腹腔镜前列腺癌根治术后 6～8 天即可拔除尿管，并未增加尿道吻合口并发症。共识建议由术者根据手术情况决定导尿管保留时间，情况允许时宜尽早拔除导尿管。

2018 年发布的《根治性膀胱切除及尿流改道术加速康复外科专家共识》指出根治性膀胱切除术及尿流改道术由于手术创面大，盆腔淋巴结清扫和肠吻合等术后有淋巴漏和肠瘘风险，新膀胱有漏尿可能性，一般需留置盆腔引流管，术后如无肠瘘、漏尿，且每日引流量＜200 ml 时，推荐尽早拔除盆腔引流管，输尿管支架可改善上尿路引流，促进肠道功能恢复，减少代谢性酸中毒的发生，建议行原位新膀胱手术的患者留置输尿管支架外引流，术后如无吻合口瘘，1 周左右拔除。如采用内引流，术后 1 个月左右拔除，尿管留置 2 周，术后需每天间歇冲洗新膀胱，避免黏液堵塞，不建议常规留置膀胱造瘘管，病情稳定后尽早拔除深静脉置管和各类导管，避免发生医源性感染。

四、加速康复外科在我国小儿外科的应用

目前，ERAS 的国内外研究主要集中在成人外科相关领域，适用于青壮年或无严重并发症的患者，无一例外地把儿童等特殊患者排除，而儿童人群围手术期应激往往更为复杂的，传统围手术期处理带来的应激损害也更为严重。因此，对患儿来说，优化围手术期处理措施显得更为重要和迫切，而目前在成人择期手术中已取得的成功经验不可能全部照搬应用至小儿这一特殊人群，而这一人群中如何实施 ERAS，急切需要去探索和规范，进一步推动 ERAS 在小儿外科领域的发展。

五、加速康复外科理念指导下的外科与麻醉科协作

ERAS 的核心内容在于减少手术患者的应激反应。一方面，外科医师可通过缩短术前禁饮时间、避免机械性灌肠、微创手术等操作减少围手术期应激；另一方面，麻醉医师需要采取抗应激、抗炎、维持重要脏器灌注防止脏器缺血、缺氧的发生、维护围手术期肠道功能及采用低阿片/去阿片多模式镇痛等措施，防止围手术期外科操作、麻醉操作等伤害性刺激对重要脏器功能的伤害。在此过程中，麻醉科与外科等多学科通力合作是实现 ERAS 的前提与基础，实现上述目标是对传统麻醉学管理提出的挑战。《岭南结直肠外科手术麻醉的加速康复外科临床操作规范专家共识（2016 版）》要求麻醉医师在手术结束后，在手术间拔除气管导管，并经麻醉后监测治疗室（PACU）而非 ICU 将患者送回外科病房。肺保护是确保快速气管导管拔管的核心。通过实施目标导向液体治疗（GDFT）联合预防性缩血管药物防止容量过负荷导致肺静水压型肺水肿的发生，大型手术实施抗炎管理可预防肺内皮细胞通透性增加相关的渗透性肺水肿的发生。采用低阿片/去阿片多模式镇痛方案以加速患者术后早期下床活动，避免阿片类药物导致的恶心呕吐、头晕及肠梗阻影响下床活动进程；优化围手术期管理措施以保护患者的肠道功能，为术后快速恢复经口摄食摄饮创造条件；停止麻醉药物使用后，患者意识可快速恢复。《加速康复外科中国专家共识及路径管理指南（2018 版）》推荐使用短效镇静和镇痛药物，并通过复合椎管内/外周神经阻滞麻醉以降低阿片类药物用量，给予充分镇痛，达到视觉模拟评分（visual analogue score，VAS）评分<3 分的目标。麻醉药物和麻醉方式选择影响术后谵妄发生率，而谵妄是影响患者术后住院时间、费用及围手术期死亡的高危因素，麻醉药物和麻醉方式影响患者拔管后严重并发症的发生率，影响患者术后康复进程。

《多学科围手术期气道管理中国专家共识（2018 版）》指出气道管理作为 ERAS 的重要环节之一，应用于临床可减少肺部并发症、降低死亡风险、再入院率和住院费用。随着《胸外科围手术期气道管理专家共识（2012 年版）》和《多学科围手术期气道管理专家共识（2016 年版）》的临床推广应用，促进了围手术期气道管理与 ERAS 紧密结合，改善临床疗效。基于临床实践经验并结合国内外最新研究证据，ERAS 围手术期气道管理在临床实践中的应用更加合理和规范。

六、加速康复外科指导下的外科与营养科的协作

营养管理贯穿于围手术期 ERAS 的整个过程，术前营养不良可增加术后并发

症的风险，延缓术后胃肠道功能的恢复，延长住院时间；合理的营养支持可降低手术应激，降低围手术期并发症的发生率和死亡率，为围手术期 ERAS 措施的顺利实施"保驾护航"。在 2020 年的欧洲肠外肠内营养学学会（European Society for Parenteral and Enteral Nutrition，ESPEN）、美国肠外肠内营养学会（American Society or Parenteral and Enteral Nutrition，ASPEN）、中华医学会肠外肠内营养学分会（Chinese Society for Parenteral and Enteral Nutrition，CSPEN）均推荐营养支持治疗首选口服营养补充（oral nutritional supplements，ONS）。ONS 是指除了正常食物以外，经口摄入微量营养素或宏观营养素的营养配方，以补充日常饮食的不足。然而，我国医师对临床上使用 ONS 的认识较缺乏，《口服营养补充对结直肠手术患者加速康复的全程管理岭南专家共识（2018 版）》及《加速康复外科围术期营养支持中国专家共识（2019 版）》均指出，ONS 具有简便、符合生理功能、性价比高等优势，是具有营养不良风险和营养不良患者的首选营养支持治疗手段。在常规日常饮食的基础上，建议术前 7～14 天每日补充 400～900 kcal 的 ONS 可改善结直肠疾病患者的临床结局。术后推荐早期进食并循序渐进进行 ONS，建议从住院过渡至出院后的家庭营养支持均给予 ONS。在临床实践过程中，ONS 的实施需要医护的充分宣传教育，遵循个体化原则，以使患者获得最大利益。对经过规范的营养咨询且经口摄食仍无法达到目标营养摄入量的患者，推荐给予 ONS。

七、加速康复外科现存的问题

ERAS 是我国目前着力推动的围手术期医疗新模式，其卫生经济学获益来源于实施 ERAS 后所获得较低的并发症发生率和死亡率，显著缩短的住院时间，较低的 ICU 入住率，医源性消耗及再入院率。我国虽然进行了一些 ERAS 临床疗效研究，但关于 ERAS 对卫生经济学的影响，仍然缺乏相关研究数据。

目前，我国 ERAS 临床实践在各学科已不同程度的开展，但临床研究数据较少，实施过程不够规范，存在执行不足或简单化等现象。近年来，我国 ERAS 的临床研究虽然在逐渐增加，但多为单中心回顾性研究，循证意义有限，对 ERAS 的认知必须体现出学科的不断发展与进步，体现出临床证据的积累与更新。

ERAS 的核心理念是患者快速康复，涉及有关围手术期处理的多个学科和环节，贯穿患者入院至出院的全过程，任何单一学科不可能独立完成。ERAS 路径包括患者入院前、术前、术中及术后处理等多项内容，必须打破学科壁垒，以多学科合作为基础，建立多学科专业人员团队，借鉴国外的先进经验，开展专业性培训，提高对 ERAS 路径的认知水平和执行力。医务人员对 ERAS 认识程度不同，会导致开展 ERAS 工作的效果和程度不同。目前国内在开展 ERAS 工作普遍存在麻醉医师和手术医师对 ERAS 认识不一而难以协作的困境。在开展 ERAS 工作时，要高度重视 ERAS 多学科合作机制建设，加强医务人员培训，需要相关学科的医务人员积极学习并掌握 ERAS 理念和措施，规范 ERAS 临床操作流程，最终达到多学科良好协作，医护和医患之间密切配合，从而更好地开展 ERAS 工作。医院行政管理部门在实施 ERAS 协调及组织中十分重要。

我国各地区经济水平、医疗条件、医保政策等存在较大差异。因此，国外指南中的部分 ERAS 项目未必适用于我国医疗现状。ERAS 执行过程中必须与国情、医院、患者的实际情况相结合，实事求是，客观评价。国内临床实践中对"术前预康复""评估和审查制度"的重视和执行力普遍不够，术前戒烟、戒酒并对可能影响术后康复的状态进行治疗与调整对减少术后并发症、促进术后康复非常重要。应兼顾医院特别是患者的具体情况，如有无内科基础疾病、手术复杂性、潜在并发症等，选择性应用相关路径。临床实践中不可一概而论，不可囿于一种模式，应坚持在一般原则指导下个体化地实施 ERAS 路径。

（彭 瑾 孔北华）

参 考 文 献

［1］ 江志伟，李宁. 结直肠手术应用加速康复外科中国专家共识（2015 版）. 中国实用外科杂志，2015，35（8）：841-843.

［2］ 中国加速康复外科专家组. 中国加速康复外科围手术期管理专家共识（2016）. 中华外科杂志，2016（6）：413-418.

［3］ 中国医师协会麻醉学医师分会. 促进术后康复的麻醉管理专家共识. 中华麻醉学杂志，2015，35（2）：141-148.

［4］ 陈创奇，冯霞. 岭南结直肠外科手术麻醉的加速康复外科临床操作规范专家共识（2016 版）消化肿瘤杂志（电子版），2016，8（4）：209-219.

［5］ 陈凛，陈亚进，董海龙，等. 加速康复外科中国专家共识及路径管理指南（2018 版）. 中国实用外科杂志，2018，38（1）：1-20.

［6］ 白雪莉，梁廷波. 肝胆胰外科术后加速康复专家共识（2015 版）. 临床肝胆病杂志，2016，32（6）：1040-1045.

［7］ 刘连新，陈亚进，曹铭辉，等. 腹腔镜肝切除术加速康复外科中国专家共识（2017 版）.

中国实用外科杂志, 2017, 37（5）: 517-524.

［8］易述红, 罗刚健, 易慧敏. 加速康复外科优化重型肝炎肝移植围手术期管理临床实践的专家共识. 器官移植, 2017, 8（4）: 251-259.

［9］张志成, 杜培, 孟浩, 等. 腰椎后路短节段手术加速康复外科实施流程专家共识. 中华骨与关节外科杂志, 2019, 12（6）: 401-409.

［10］孙浩林, 越雷, 王诗军, 等. 腰椎后路长节段手术加速康复外科实施流程专家共识. 中华骨与关节外科杂志, 2019, 12（8）: 572-583.

［11］丁琛, 洪瑛, 王贝宇, 等. 颈椎前路手术加速康复外科实施流程专家共识. 中华骨与关节外科杂志, 2019, 12（7）: 486-497.

［12］周非非, 韩彬, 刘楠, 等. 颈椎后路手术加速康复外科实施流程专家共识. 中华骨与关节外科杂志, 2019, 12（7）: 498-508.

［13］蔡思逸, 陈峰, 王树杰, 等. 青少年特发性脊柱侧凸后路矫形融合手术加速康复外科实施流程专家共识. 中华骨与关节外科杂志, 2019, 12（9）: 652-662.

［14］郑博隆, 张志成, 高杰, 等. 急性成人胸腰段脊柱脊髓损伤后路手术加速康复外科实施流程专家共识. 中华骨与关节外科杂志, 2019, 12（12）: 939-949.

［15］王金辉, 李庭, 孙志坚, 等. 加速康复外科理念下跟骨关节内骨折诊疗规范专家共识. 中华骨与关节外科杂志, 2020, 13（2）: 97-108.

［16］毛海青, 周非非, 蔡思逸, 等. 椎体成形术和椎体后凸成形术加速康复实施流程专家共识. 中华骨与关节外科杂志, 2019, 12（8）: 561-571.

［17］毛海青, 周非非, 蔡思逸, 等. 经皮腰椎内镜手术加速康复外科实施流程专家共识. 中华骨与关节外科杂志, 2019, 12（9）: 641-651.

［18］李庭, 孙志坚, 陈辰, 等. 加速康复外科理念下肱骨髁间骨折诊疗规范专家共识. 中华骨与关节外科杂志, 2019, 12（10）: 737-746.

［19］李庭, 孙志坚, 柴益民, 等. ERAS 理念下踝关节骨折诊疗方案优化的专家共识. 中华骨与关节外科杂志, 2019, 12（1）: 3-12.

［20］张伯松, 顾航宇, 孙志坚, 等. 加速康复外科理念下开放性骨折诊疗规范专家共识. 中华骨与关节外科杂志, 2020, 13（2）: 89-96.

［21］中国医师协会泌尿外科医师分会, 中国医师协会麻醉学医师分会. ERAS 中国专家共识暨路径管理指南（2018）: 前列腺癌根治手术部分. 现代泌尿外科杂志, 2018, 23（12）: 902-909.

［22］中华医学会泌尿外科学分会膀胱癌联盟加速康复外科专家协作组. 根治性膀胱切除及尿流改道术加速康复外科专家共识. 中华泌尿外科杂志, 2018, 39（7）: 481-484.

［23］高明, 葛明华. 甲状腺外科 ERAS 中国专家共识（2018 版）. 中国肿瘤, 2019, 28（1）: 26-38.

［24］ 陈创奇，姜海平，陈剑辉，等. 口服营养补充对结直肠手术患者加速康复的全程管理岭南专家共识（2018 版）——广东省医师协会加速康复外科医师分会. 消化肿瘤杂志（电子版），2018，10（4）：167-172.

［25］ 中华医学会肠外肠内营养学分会，中国医药教育协会加速康复外科专业委员会. 加速康复外科围手术期营养支持中国专家共识（2019 版）. 中华消化外科杂志，2019，18（10）：897-902.

［26］ 车国卫，吴齐飞，邱源，等. 多学科围手术期气道管理中国专家共识（2018 版）. 中国胸心血管外科临床杂志，2018，25（7）：545-549.

第二节 中国妇产科手术加速康复外科的开展状况

自 2007 年黎介寿院士将 ERAS 理念引入中国以来，经过 10 余年的探索与尝试，加速康复外科理念已逐渐在妇产科手术中开展应用。ERAS 可让患者在最舒适的状态下，接受微创手术，产生最弱的应激并可获得最快速的康复。它的终极目标是提高患者的舒适度与满意度，符合现代医学的治疗理念。近 3 年来，ERAS 在妇产科领域得到蓬勃发展。2018 年 3 月，中国医科大学附属盛京医院成立全国首家 ERAS 妇科示范病房。同年 8 月中国医师协会妇产科医师大会首次设立 ERAS 专场，由北京协和医院孙大为教授牵头，多位专家主题演讲分享 ERAS 开展情况。2019 年 2 月，中华医学会妇产科学分会加速康复外科协作组发布的《妇科手术加速康复的中国专家共识》及北京协和医院妇产科和中国医科大学附属盛京医院妇产科联合发布的《加速康复妇科围手术期护理中国专家共识》为我国妇产科手术中加速康复外科的开展提供了可靠指导，其中《妇科手术加速康复的中国专家共识》获 2019 年阅读量第 5 位。同年 8 月，由北京协和医院孙大为教授牵头成立了中国医师协会妇产科分会 ERAS 专业委员会，这是国内第一个国家级妇科 ERAS 的专业委员会，ERAS 专家共识和专业委员会的出现，极大提升国内妇产科医护人员对 ERAS 的热情和认知，对 ERAS 理念在妇产科领域的推广起到了巨大的推动作用。

一、加速康复外科在中国妇科良性疾病中的应用

ERAS 在妇科良性疾病相关手术中开展相对较为深入、顺畅，获得医护人员的认可。多项研究证明，ERAS 通过核心内容的实施及个体化、精准的手术方案的选择等措施，有效减弱了手术的应激，降低了手术的并发症及再入院风险，缩

短住院日及降低住院费用，最终提高了患者的舒适度与满意度，使患者、医院及社会多方获益。

1. ERAS在子宫良性疾病中的应用 对于妇科良性疾病ERAS路径中的禁食水理念的改变，已被部分麻醉科和妇科医师所接受。一项采用前瞻性随机单盲对照的研究，纳入306例妇科良性疾病腹腔镜手术患者，分3组进入ERAS路径，分别于术前给予口服甘露醇、密闭式灌肠与无肠道准备。结果显示，无肠道准备组的满意度高于口服甘露醇组和密闭式灌肠组。口服甘露醇组和密闭式灌肠组患者出现难以服用灌肠剂、腹胀、呕吐、乏力、睡眠质量下降等不良反应。三组患者手术中视野暴露满意程度、肠管可控性差异无统计学意义。无肠道准备组术后首次排气时间短（2.17 d *vs.* 2.29 d *vs.* 2.06 d，$P=0.05$）。提示妇科良性疾病腹腔镜术前机械性肠道准备对于手术过程并无益处，并且易引起患者的不适症状，延长术后首次排气时间。因此，妇科良性疾病腹腔镜术前禁食水及肠道准备理念的改变是可行和安全的。

微创技术是ERAS顺利实施的关键。ERAS理念指导下腹腔镜全子宫切除术和阴式全子宫切除术，因其"操作简单，安全性高，创伤小，恢复快"等特点，也符合了ERAS管理理念，成为目前较为广泛应用的手术方式。进入ERAS路径的微创全子宫切除术可以有效缩短术后排气时间，促进胃肠功能恢复，减少恶心呕吐等术后并发症的发生，同时术后镇痛效果明显。有效降低住院费用，减少住院时间，提高患者治疗满意度。一项纳入133例因子宫肌瘤行腹腔镜手术治疗患者的研究探讨了ERAS理念在子宫肌瘤腹腔镜手术围手术期的应用价值。与传统组相比，ERAS组术后禁食时间、下床活动时间、首次排气时间、术后住院时间均缩短，手术当天、术后1~2天疼痛评分均降低，提示子宫肌瘤腹腔镜手术治疗患者在围手术期中应用ERAS理念，能加快各脏器恢复、减少术后并发症发生、减轻术后疼痛及手术创伤带来的应激反应，缩短住院时间，加速患者康复。另有一项对98例接受阴式全子宫切除术患者进行的随机对照研究显示，应用ERAS理念围手术期管理的干预组（49例）与对照组相比，术后C反应蛋白（C-reactive protein，CRP）、白细胞介素（interleukin，IL）6等感染指标显著低于对照组，而CD3、CD4等免疫因子水平明显高于对照组，可见ERAS理念联合阴式全子宫切除能够减轻术后炎症反应，同时对机体免疫功能具有一定的保护作用，值得临床推广。

2. ERAS在卵巢输卵管良性疾病中的应用 近年来，ERAS模式下卵巢输卵管良性疾病腹腔镜手术逐渐受到越来越多的关注。目前，大多数研究主要集中在ERAS管理模式对患者术后康复进程的改善和优化。一项对102例因卵巢疾病行腹腔镜手术治疗的患者进行的回顾性分析（其中ERAS组52例）发现，ERAS管理组的患者较对照组在留置引流管时间（2.04 d *vs.* 3.80 d，$P<0.05$）、术后首

次下床活动时间（21.63 h vs. 29.12 h，P＜0.05）、术后首次排气时间（40.28 h vs. 49.34 h，P＜0.05）及术后住院时间（2.64 d vs. 4.02 d，P＜0.05）均明显缩短了。术后当天至术后 2 d 的疼痛评分也明显低于对照组。患者满意度和舒适度均更高。另有研究通过焦虑（SAS）、抑郁（SDS）自评量表比较了 120 例行手术治疗的卵巢囊肿患者术后的心理状态，两组各 60 例。研究发现，ERAS 组患者术后焦虑、抑郁评分明显低于对照组（42.13 分 vs. 51.88 分；41.29 分 vs. 49.97 分），从另一个角度证实了，ERAS 对促进患者心理康复的积极作用。ERAS 理念指导腹腔镜异位妊娠手术，在患者中收到了较好的反馈。ERAS 理念通过优化围手术期的一系列措施，减轻患者的应激反应，缓解患者生理心理创伤，达到快速康复的目的。一项比较 ERAS 护理模式（50 例）与常规护理模式（50 例）对异位妊娠患者康复情况的研究显示，ERAS 护理模式不仅缩短了住院时间（3.8 d vs. 5.2 d，P＜0.05），减少住院费用，而且减少了恶心呕吐、寒战、切口渗液等术后并发症的发生，同时提高患者住院期间及术后的生活质量，并有着一定的安全性和可行性，值得临床参考借鉴。

二、ERAS 在中国妇科恶性肿瘤中的应用

1. ERAS 在卵巢癌中的应用　研究指出，严谨的术前评估是降低手术并发症的重要措施。个体化的围手术期宣教是 ERAS 成功与否的独立预后因素。一项研究对 56 例因早期卵巢癌行腹腔镜手术的患者资料进行了回顾性分析，其中 ERAS 组 30 例，对照组 26 例，虽然在术中出血量，淋巴结清扫情况，术后并发症发生情况的比较中，ERAS 组与对照组之间差异无统计学意义，但 ERAS 组患者术后排气时间（1.96 d vs. 3.19 d，P＜0.05），术后化疗间隔时间（7.93 d vs. 10.63 d，P＜0.05）明显较对照组缩短，具有一定积极意义。在晚期卵巢癌方面，一项在 82 例因卵巢癌行肿瘤减灭术患者中进行的临床试验显示，41 例观察组在术后排气时间（1.96 d vs. 2.56 d，P＜0.001），术后首次排便时间（2.75 d vs. 3.29 d，P＝0.003），输液治疗时间（2.83 d vs. 3.29 d，P＜0.001），并发症发生率（2.4% vs. 17.1%，P＜0.05）方面均明显低于对照组。提示将 ERAS 理念应用于卵巢癌围手术期具有一定优越性。但由于目前进行的的临床研究相对较少，禁食、禁水及肠道准备的理念尚不被多数临床实践接受，有待更多循证医学证据来验证。

2. ERAS 在子宫颈癌中的应用　一项针对 ERAS 理念下子宫颈癌手术中麻醉管理的研究显示，若采取麻醉前给予患者术能口服液干预，术中保温，监测各项身体功能，术后多模式阵痛及预防呕吐等手段，可明显减轻术后各时段患者的疼痛感觉，同时降低术后当天及术后 1 天的 CRP 水平。2017 年的一项回顾性研究

分析了 46 例 I B1～ II A2 期子宫颈癌资料，与传统围手术期管理方法比较 ERAS 组术后排气时间缩短（57.7 h *vs.* 68.9 h，*P*=0.036），术后即刻、6 h、24 h 及 48 h 疼痛评分降低，住院时间缩短 2～6 天。提示 ERAS 理念应用于子宫颈癌根治术，可以促进术后胃肠功能的恢复，减轻术后疼痛，缩短住院时间。多项研究表明，ERAS 指导下的子宫颈癌围手术期管理不仅能缩短患者术后恢复时间，还能减少肺部感染、尿道感染、腹腔出血等并发症的发生，抑制氧化应激反应，改善免疫功能及缓解患者焦虑抑郁情绪。这对于恶性肿瘤患者术后的康复具有积极促进作用。

3. ERAS 在子宫内膜癌中的应用　手术治疗仍是目前治疗子宫内膜癌的主要方法。随着微创外科理念在临床应用中的不断更新，腹腔镜子宫内膜癌全面分期手术在临床中正逐渐取代传统开腹手术。与传统手术相比，腹腔镜虽然创伤小，恢复快，但仍无法避免手术应激反应及术后并发症的发生，进而影响术后早期功能的恢复，不利于患者术后生存质量的改善。因此，ERAS 在妇科肿瘤围手术期的应用具有重要意义。但目前我国报道的 ERAS 指导下的子宫内膜癌围手术期管理相对较少，临床实践经验不足。一项针对 54 例行腹腔镜子宫内膜癌全面分期手术的回顾性研究指出，ERAS 组（27 例）在术后住院时间（2.22 d *vs.* 4.19 d，*P*<0.001），引流管放置时间（1.85 d *vs.* 3.89 d，*P*<0.001）及引流量（187.44 ml *vs.* 363.33 ml，*P*=0.006）方面明显低于对照组，值得临床借鉴。另有研究通过比较 ERAS 模式与传统模式管理下腹腔镜子宫内膜癌患者术后恢复情况（各 40 例），发现 ERAS 模式组患者术后在首次排气时间（22.5 h *vs.* 42.2 h，*P*<0.05），住院时间（5.6 d *vs.* 8.1 d，*P*<0.05）明显短于传统模式组，术后疼痛、呕吐、下肢静脉血栓的发生率明显低于传统模式，ERAS 管理模式具有一定的安全性和可行性。

高龄患者在妇科恶性肿瘤患者中占据了一定的比例，随着年龄的增长，患者高血压，糖尿病等合并症发生率相应增加，且恶性肿瘤手术本身时间长、创面大、范围广。即使在 ERAS 理论指导下，老年患者仍需引起特别注意，对围手术期的准备与护理进行相应调整。如相关合并症的术前控制，呼吸功能的评价，静脉血栓的预防，围手术期的液体管理等都有一定特殊性，值得进一步探索和思考。虽然 ERAS 理念引入妇科已久，但在妇科肿瘤方面仍缺乏大样本，多中心的可靠的研究报道。ERAS 指导下的妇科肿瘤手术路径需要更全面、更具体的指南。特别是妇科肿瘤微创手术，机器人手术方面，值得更多的关注和研究，这在一定程度上可能代表着未来的研究方向。

三、加速康复外科在中国产科中的应用

1. ERAS 在剖宫产中的应用　2018 年，国际 ERAS 协会推出了产前，剖宫

产围手术期临床指南，为 ERAS 在剖宫产围手术期的应用提供了理论指导。而我国目前尚未有针对剖宫产围手术期的成熟管理模式，临床实践仍处于探索阶段。剖宫产围手术期应用 ERAS 策略，对促进产妇康复，提高医疗资源利用率都是非常必要的。2019 年，已有研究报道了在 ERAS 理念指导下，将多模式阵痛应用于剖宫产术后的临床实践。该措施能够有效缓解术后疼痛，提高产妇母乳喂养率（66.67% *vs.* 42.22%，$P<0.05$），缓解术后焦虑情绪（11.78% *vs.* 15.60%，$P<0.05$），获得了满意的康复效果。另有临床实践在常规围手术期 ERAS 措施的基础上，结合产科特点，进行了创新性的改良，如创新术前营养管理，术前晚睡前进食高能量餐，术前 6 h 进食全营养均衡餐，术前 2 h 进食含碳水化合物清饮料。产科亲密母婴结合，母婴持续不间断地皮肤接触 1 h 以上等措施，同样收到了良好反馈。产妇的消极情绪明显低于对照组，积极情绪则相反。同时，母乳喂养的依从性（96.88% *vs.* 76.56%，$P<0.05$）及产后 1～6 个月母乳喂养率均高于对照组。

2. **ERAS 在会阴侧切围手术期中的应用**　调查数据显示，我国会阴侧切率达 50% 以上。但随着会阴侧切术的广泛应用，其相关并发症，如出血，尿潴留，感染的发生率也相应增加，不利于产妇的恢复和母乳喂养的开展。目前已有临床研究将 ERAS 理念应用于会阴侧切术中。其中包括术前心理护理，呼吸方法训练。术中采用多种方式阵痛，缝合后立即用安而碘纱布冷湿敷处理。术后给予饮食与排尿指导等。明显缓解了患者术后疼痛，减少尿潴留等并发症的发生率（6.67% *vs.* 25.56%，$P<0.05$），在患者中获得了较高的满意度，具有相当的借鉴意义。

四、加速康复外科促进中国妇产科医疗技术的提高与新技术的产生

医疗质量是保证 ERAS 路径顺利完成的决定因素。为了减少应激和并发症，降低再入院风险，缩短住院日、降低医疗费用，提高患者的舒适度与满意度，要求医务人员为患者提供最适合的、规范的、个体化手术方案，在此过程中促进了手术技术的改良和新技术诞生。日间手术模式是对临床手术过程的进一步优化，不仅可以缓解病房患者积压，提高床位使用率，也可以缩短患者无效住院时间，减轻患者经济负担。2017 年，中国医科大学附属盛京医院杨清教授团队开始探索与尝试妇科单孔腹腔镜日间手术，至今已完成百余例。其疗效与安全性与常规腹腔镜手术相当，无严重并发症发生，在住院时间和人均医疗费用方面显著优于常规腹腔镜手术。2018 年，广州市妇女儿童医院成立跨学科团队，以循证医学为基础，构建并实施了 ERAS 理念指导下的日间腹腔镜手术实践方案，其治疗涵盖了子宫肌瘤、子宫内膜异位症、卵巢及输卵管良性疾病等多种病种。结果显示，基于 ERAS 的日间手术在保证手术质量的前提下，与传统住院手术相比，

明显缩短了住院时间（1.02 d *vs.* 5.93 d，$P<0.001$）和减少了住院费用（16.34 千元 *vs.* 22.15 千元，$P<0.001$）。中国医科大学附属盛京医院欧阳玲教授团队对腹腔镜全子宫切除术进行优化改良，将切开阴道前穹隆的时机调整至凝断子宫动脉之前，并将切开的阴道前穹隆作为凝断子宫动脉的标志，改良后手术时间缩短（83.2 min *vs.* 103.2 min，$P=0.001$）、术中出血量减少（39.4 ml *vs.* 56.5 ml，$P=0.009$）、术后排气时间提前（37.1 h *vs.* 41.3 h，$P=0.038$），可见改良的腹腔镜全子宫切除术更安全、有效，更符合 ERAS 理念。此外，单孔腹腔镜辅助下巨大卵巢囊肿剥除术及经自然腔道腹膜外骶骨子宫固定术都是一种更符合 ERAS 理念的术式，能够使患者、医院和社会多方获益。

五、加速康复外科促进中国妇产科与麻醉、护理、营养和中医等多学科协作

1. **ERAS 理念促进妇产科与麻醉科的协作** 作为手术中关键的一环，麻醉的满意程度直接影响着患者的术中、术后体验及术后康复进程。女性为疼痛易感人群，妇科手术涉及范围广，生理损伤大，手术本身常对患者生理心理造成很大打击。因此，良好的镇痛对妇科手术的顺利实施尤为关键。传统镇痛模式中常广泛使用阿片类药物，其在发挥镇痛作用的同时常伴随难以纠正的不良反应，且易诱发痛觉过敏和耐受，在临床实践中存在一定的弊端。在 ERAS 指导下进行的麻醉优化则主张术中联合麻醉，可减少全身麻醉用药量，阻断损伤信号传入，有利于呼吸循环稳定。同时，术中预防低体温，加强液体管理，维持血流动力学稳定等措施。此外，ERAS 指导下的妇科手术提倡预防性镇痛和术后多模式镇痛。麻醉前镇痛通过阻止外周损伤冲动向中枢传递，从而减轻疼痛，减少镇痛药物使用，能够有效减少外周和中枢敏化。术后多模式镇痛则力求使用最小剂量的麻醉药物，达到理想的镇痛效果，并最大幅度地减少不良反应。随着 ERAS 理念不断被更多麻醉医师认可和接受，有更多麻醉医师改进了麻醉方法并取得了一定的成效。有研究显示，对择期行妇科全身麻醉下腹腔镜手术的患者，在术后静脉镇痛方式的选择上，曲马多联合酮咯酸氨丁三醇（TK 组）在术后恶心呕吐、头晕、嗜睡等不良反应方面明显低于单独应用曲马多组（T 组）。在术后各时段的疼痛评分中 TK 组明显优于单独使用酮咯酸氨丁三醇组（K 组）。三组按压镇痛泵次数比较 TK 组明显少，结果提示，改良后的多药联合镇痛更加安全舒适，有利于患者术后恢复。北京协和医院的孙大为、刘海元专家团队同样肯定了 ERAS 理念指导下的术前、术后多种麻醉方式联合应用对患者术后减轻器官应激，加速胃肠道功能恢复的显著作用。且与静脉吸入复合麻醉相比，单纯静脉维持麻醉可使术

后恶心呕吐的发生率明显降低。

2. **ERAS 理念促进妇产科医疗与护理的协作**　加速康复外科是一种基于循证医学，多学科合作的治疗体系，是一个团队的项目，其中护理团队作为许多环节的执行者，在 ERAS 理念执行中起到了不可或缺的作用。但在目前的临床工作中，时常会有护理人员对 ERAS 理念理解不清晰，对 ERAS 要求的护理环节不够重视，而造成患者的康复进程受到影响，ERAS 理念不能完整实现。四川大学华西医院一项针对手术室护士对 ERAS 理念理解情况的研究发现，71.6% 的护士认为 ERAS 的临床现状是理念大于实践，国外优于国内。78.1% 的护士认为，团队建设是 ERAS 成功的关键，认为 ERAS 的共识与规范是临床推广与应用的关键（91.2%），会议或论坛的主要内容应是宣传共识与规范（94.4%）。这也在一定程度上反映了 ERAS 在国内的发展现状与发展方向。相信随着妇产科领域专家共识的发布，ERAS 在妇产科的推广将会更加规范和确切。随着团队组建的完善，团队中各部门的 ERAS 理解的深入，ERAS 理念的实践和推广将会更加得心应手。

3. **加速康复外科理念促进妇产科与中医科的协作**　中医理论的阴阳平衡、辨证施治理念和以人为本的人文精神，与 ERAS 理论在许多方面不谋而合。将中医的诊疗方法应用于 ERAS 理论下的围手术期实践，必将发展出具有中国特色的快速康复理论体系，意义深远。近年来，在妇产科领域中，也有越来越多的医疗团队进行了临床实践。如将八段锦应用于 60 例妇科肿瘤患者术后康复中（试验组 30 例），发现其能有效改善患者焦虑情绪（44.2% *vs.* 49.1%，$P<0.05$），促进睡眠（7.2% *vs.* 13.8%，$P<0.05$），提高生活质量（80.3% *vs.* 69.7%，$P<0.05$），改善预后。将多种中医治疗方法辨证应用于妇科术后腹胀的患者，患者的腹胀症状均有效缓解，并发症减少。将当归建中汤应用于剖宫产术后的患者，与对照组相比，能缩短术后排气时间（13 h *vs.* 20 h，$P<0.05$），术后出血量减少（230 ml *vs.* 450 ml，$P<0.05$），从而达到快速康复的目的。众多成功经验表明，中医学与中医理论在 ERAS 指导下的妇产科手术中具有广阔的应用前景。

六、问题与前景

1. **指南与共识不可或缺，团队建设仍需加强**　总体来说，ERAS 在我国妇产科领域的应用方面仍滞后于外科，现行的一些具体措施仍直接借鉴于胃肠外科等的研究经验。由于加速康复外科是一种针对围手术期管理理念的革新，各个环节的顺利完成需要多学科之间的密切配合，其确切的实施和坚持是存在一定难度的。2018 年 9 月，一项关于我国 25 个省份三甲医院妇科 ERAS 应用情况调查研究表明，《妇科 / 妇科肿瘤加速康复外科指南》中各项策略在我国三级甲等医院实施率低于 30% 的项目包括：术前不常规备皮、术前不常规机械性灌肠、禁食禁饮时间、改良术后咀嚼口香糖及术中使用保暖装置；实施率为 30%～70% 的项目包括设立术前教育与咨询部门、术前 4 周停止吸烟/酗酒、深静脉血栓形成高危患者术前使用抗血栓药物、术前/术中使用弹力袜或压力泵，以及术后 24 h 停静脉输液和给予常规饮食策略。实施率>70% 的项目包括术前预防性使用抗菌药物、术后应用弹力袜或压力泵，以及术后 24 h 拔除导尿管和起床活动。可见，ERAS 的理念虽然正逐渐深入指导妇科手术过程，但在应用与推广中仍有很大进步的空间。而且，目前有关 ERAS 应用于妇科手术中的文献多为回顾性研究或非随机对照试验（randomized control trial，RCT）前瞻性研究，缺乏循证医学证据支持，需要更多设计严谨科学的 RCT 研究及真实世界研究进一步评价 ERAS 在中国妇产科疾病围手术期的应用价值。与此同时，也应重视将临床实践经验转化为更加精确与规范的共识与指南，制订不同术式，不同疾病的统一标准，指导各级医院的临床实践。实际临床应用中有了可依据可参考的标准方案，才能加快团队组建，完善团队合作。在 ERAS 体系中，也要不断加强妇产科医师与麻醉科医师，病房及手术室护士，中医科医师乃至辅助科室医师的多学科密切配合，尽快使团队中的每个成员了解自己的角色和定位，确保围手术期的每个环节都能落实到患者身上，达到应有效果。这样才能保证 ERAS 体系顺利运转，并逐渐应用到临床治疗的方方面面。随着 2019 年多篇妇产科 ERAS 专家共识的发布，相信 ERAS 理念在中国妇产科中的应用会越来越规范，并逐渐优化围手术期程序，切实改善患者的手术体验，实现快速康复。

2. 建立完善 ERAS 数据库监测系统　完整的 ERAS 路径是由围手术期的一系列举措组成的，ERAS 理念革新所带来的观念转变如取消肠道准备，缩短术前禁食、禁水时间等可能与传统诊疗思路甚至与现行的医疗规范相冲突，成为其广泛应用的又一阻力。研究显示，良好的依从性（70%～80% 或以上）与住院日的缩短，围手术期并发症及再次住院率的降低显著相关。因此，应当建立 ERAS 数据库，对围手术期各个环节的执行情况、住院时间、围手术期的并发症、再次住院率等指标进行统计，并重点关注 ERAS 中完成率较低的部分，有针对性的解决现存的主要问题，才能从根本上促进 ERAS 理念的推广。另外，大数据的统计也有利于 ERAS 理念自身的不断进步和优化。

3. 关注患者中长期获益及心理干预　目前，国内妇产科领域对 ERAS 理念关注的重点仍停留在术后首次排气时间、首次进食时间、住院时间等术后恢复阶段。而国外已有一些研究肯定了 ERAS 理念对患者术后中长期的获益情况。一项对 4500 例髋关节或膝关节置换术为期 2 年的随访显示，接受 ERAS 干预的患者死亡率显著下降。另有学者认为，ERAS 能够通过缩短术后康复时间，帮助肿瘤患者更早接受术后化疗，从而提高患者长期生存率。但在妇产科领域，相关的长期随访资料较为缺乏，ERAS长期获益情况尚不明确，值得后续的关注和研究。此外，一些研究认为，心理抗压能力强的患者术后疼痛、乏力等不适症状更轻微，持续时间更短，恢复日常工作、生活更快。通过术前的心理咨询和针对性干预，提高患者的心理调节能力，进而促进患者术后恢复，或可成为今后的研究方向，为ERAS理念做出补充和发展。

（欧阳玲　王玉东）

参 考 文 献

［1］　李博，倪莎，吴晓蕾，等. 加速康复外科理念在妇科围手术期的应用与价值. 中国妇产科临床杂志，2018，19（6）：554-556.

［2］　中华医学会妇产科学分会加速康复外科协作组. 妇科手术加速康复的中国专家共识. 中华妇产科杂志，2019，54（2）：73-79.

［3］　薄海欣，葛莉娜，刘霞，等. 加速康复妇科围手术期护理中国专家共识. 中华现代护理杂志，2019，25（6）：661-668.

［4］　刘海元，任远，孙大为. 妇科加速康复外科管理路径. 协和医学杂志，2018，9（6）：501-507.

［5］　任远，刘海元，孙大为. 加速康复外科在妇科手术领域的进展. 协和医学杂志，2019，10（6）：621-626.

［6］　梁琼心，冯子懿，刘琦芳，等. 无机械性肠道准备对妇科良性疾病腹腔镜手术影响的研究. 现代妇产科进展，2020，29（5）：38-43.

［7］　姜丽丽，佟德明，冯子懿，等. ERAS在子宫肌瘤腹腔镜手术治疗中的应用. 现代妇产科进展，2018，27（9）：686-688.

［8］　韩蕾，殷荣华，潘亚娟. 加速康复干预对全子宫切除术后机体免疫功能的影响. 河北医药，2019，41（15）：2328-2331.

［9］　王丹妮，刘岿然. 加速康复外科在腹腔镜手术治疗卵巢良性疾病中的效果分析. 腹腔镜外科杂志，2019，24（2）：152-156.

［10］　赵金艳. 加速康复护理干预应用于卵巢囊肿手术患者围手术期的临床效果观察. 中国现代药物应用，2019，13（18）：187-189.

［11］　汪俊红，邱忠君，陈莹. 加速康复外科理念在异位妊娠患者围手术期的应用. 中国煤炭工业医学杂志，2016，19（8）：1158-1160.

［12］　Ge LN, Wang F. Prognostic significance of preoperative serum albumin in epithelial ovarian cancer patients: a systematic review and dose-response meta-analysis of observational studies. Cancer Manag Res, 2018, 10: 815-825.

[13] Kehlet H. Multimodal approach to control postoperative pathophysiology and rehabilitation. Br J Anaesth, 1997, 78 (5): 606-617.

[14] 范洁琳，李鑫，夏易曼娜，等. 加速康复外科联合腹腔镜治疗早期卵巢癌的临床研究. 现代妇产科进展，2019，28（2）：105-108.

[15] 邱婷婷，张一琼. 快速康复外科理念对卵巢癌术后康复的影响. 实用临床医学，2016，17（8）：47-49.

[16] 苏怀轩，江伟航，黄政通，等. 加速康复外科理念在宫颈癌手术麻醉管理中的应用效果. 实用临床医学，2018，19（8）：41-43.

[17] 张弛远，欧阳玲. 加速康复外科理念在宫颈癌根治术中的应用. 中国微创外科杂志，2019，19（2）：145-148.

[18] 毛文娟，郅伟桃. 加速康复外科理念对腹腔镜下子宫广泛切除术宫颈癌患者术后的临床疗效评价. 实用妇科内分泌电子杂志，2019，6（8）：91，96.

[19] 蒙玉莲，谭菊花，韦秀，等. 加速康复外科护理对宫颈癌根治术患者氧化应激的影响. 护理管理杂志，2019，19（7）：517-520.

[20] 刘艳，马燕玲，谢秀华. 加速康复干预对腹腔镜下宫颈癌根治术患者术后恢复及感染的影响. 癌症进展，2019，17（10）：1233-1236.

[21] 吕桂荣，李魏，王华. 加速康复外科干预模式对宫颈癌根治术后患者围手术期指标及预后的影响. 癌症进展，2019，17（16）：1978-1981.

[22] 王留利，侯凡，聂夏子，等. ERAS 理念在腹腔镜子宫内膜癌全面分期手术围手术期应用的效果分析. 中华腔镜外科杂志（电子版），2019，12（3）：146-149.

[23] 雷杰，金凤斌，王志芳，等. ERAS 在腹腔镜治疗早期子宫内膜癌围手术期的临床应用. 中国现代医生，2018，56（32）：45-47.

[24] 双婷，马佳佳，陈必良. 加速康复外科在妇科及妇科恶性肿瘤手术中的应用及研究进展. 实用妇产科杂志，2018，34（1）：22-26.

[25] 石英娜，苏江涛，毛慧敏，等. 基于加速康复外科理念的多模式镇痛在剖宫产术中的应用. 山东医药，2019，59（10）：90-92.

[26] 杨亚丽，于素贞. 基于 ERAS 理念护理措施优化对剖宫产初产妇情绪状态和母乳喂养的影响. 临床医药实践，2019，28（1）：66-69.

[27] 王蕾，王志萍. 加速康复外科护理在会阴侧切初产妇中的应用. 齐鲁护理杂志，2019，25（18）：73-75.

[28] 王光伟，杨清. 妇科单孔腹腔镜日间手术：加速术后康复. 协和医学杂志，2018，9（6）：508-511.

［29］ 刘美玲，龚桂芳，肖玉梅，等. 日间病房妇科腹腔镜手术患者快速康复循证护理实践. 护理学报，2019，26（15）：31-35.

［30］ 张弛远，高山，陈英汉，等. 改良腹腔镜全子宫切除术的临床应用. 中国微创外科杂志，2019，19（4）：311-313.

［31］ 王丹莹，刘海元. 单孔腹腔镜在巨大卵巢囊肿剔除术中的应用. 中华腔镜外科杂志（电子版），2018，11（6）：331-334.

［32］ 王延洲，徐惠成，李宇迪，等. 单中心经自然腔道腹膜外骶骨子宫固定术临床研究. 中华腔镜外科杂志（电子版），2018，11（5）：286-289.

［33］ 孔北华. 重视加速康复外科理念在妇科围手术期的应用. 中国妇产科临床杂志，2018，19（6）：483-484.

［34］ 余宛潼，邱圣杰，吴秀英. 加速康复外科理念下妇科手术患者围手术期镇痛的研究进展. 临床麻醉学杂志，2019，35（9）：925-928.

［35］ 傅志玲，张泽. 曲马多联合酮咯酸氨丁三醇尼松用于妇科腹腔镜手术后患者静脉自控镇痛30例. 医药导报，2019，38（2）：213-217.

［36］ 邱姝婷，张祥蓉，车国卫，等. 加速康复外科团队中手术室护士的观点——问卷调查结果分析. 中国胸心血管外科临床杂志，2017，24（7）：543-546.

［37］ 邱红海. 八段锦对妇科肿瘤术后快速康复的应用研究. 中国继续医学教育，2018，10（19）：165-167.

［38］ 张云. 妇产科术后腹胀患者的中医外治护理干预体会. 基层医学论坛，2015，19（17）：2391-2392.

［39］ 董宇. 当归建中汤在剖宫产手术康复治疗中的作用. 长春中医药大学学报，2011，27（4）：649.

［40］ 金颖，李幸霞，齐佳燕，等. 加速康复外科指南在我国25个省份三级甲等医院妇科的应用情况调查. 中华护理杂志，2018，53（9）：1084-1088.

［41］ Ljungqvist O, Scott M, Fearon KC, et al. Enhanced Recovery After Surgery: A Review. JAMA Surg, 2017, 152 (3): 292-298.

［42］ SavaridasT, Serrano-PedrazaIgnacio I, Khan SK, et al. Reduced medium-term mortality following primary total hip and knee arthroplasty with an enhanced recovery program. A study of 4, 500 consecutive procedures. Acta orthopaedica, 2013, 84 (1): 40-43.

第三章 《妇科手术加速康复的中国专家共识》解读

第一节 《妇科手术加速康复的中国专家共识》纲要

加速康复外科（ERAS）是通过基于循证医学证据的一系列围手术期优化处理措施，旨在减少手术创伤及应激，减轻术后疼痛，促进患者早期进食及活动，加速患者术后康复。ERAS 能够显著缩短住院时间，降低术后并发症发生率及死亡率，节省住院费用，提高患者的生活质量，并可能使患者中长期获益。

ERAS 的基本原则包括：术前宣教、取消常规肠道准备、合理调整术前禁食水时间、术前摄入含碳水化合物饮料、多模式镇痛、术中保温、优化液体管理、避免放置引流、术后早期进食及下床活动。ERAS 的成功实施需要多学科间的密切合作，同时需充分结合各医疗中心的实际条件与患者的具体情况，在标准化的同时做到个体化、最优化，使患者实际获益。

中华医学会妇产科学分会加速康复外科协作组从我国妇产科临床实际出发，参考国内外临床研究的结果，并结合其他学科的 ERAS 指南，制定了《妇科手术加速康复的中国专家共识》，以期为临床工作提供参考和指导，推动 ERAS 在我国妇科手术领域规范有序开展。

本节简述本共识的基本纲领。

一、术前处理

入院前流程见图 3-1，术前处理措施见图 3-2。

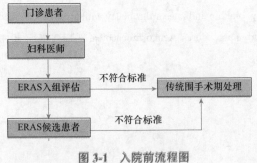

图 3-1 入院前流程图

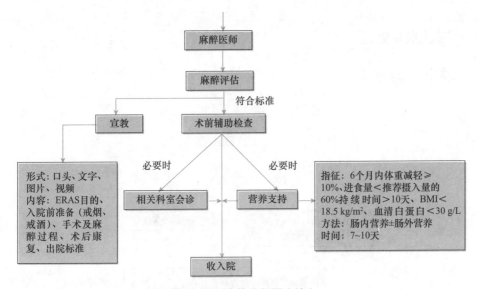

图3-1　入院前流程图（续）

注：BMI. 体重指数；ERAS. 加速康复外科

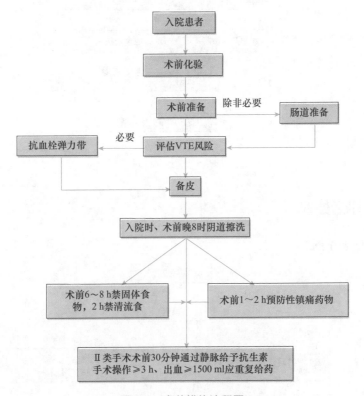

图3-2　术前措施流程图

注：VTE. 静脉血栓栓塞症

二、术中处理

术中处理见图 3-3。

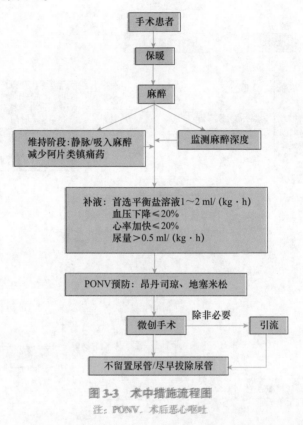

图 3-3　术中措施流程图

注：PONV. 术后恶心呕吐

三、术后处理

术后处理见图 3-4。

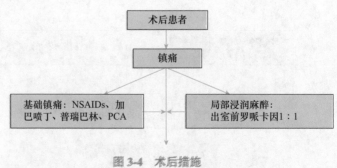

图 3-4　术后措施

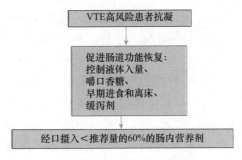

图 3-4 术后措施（续）

注：NSAIDs. 非甾体抗炎药；PCA. 患者自控镇痛；VTE. 静脉血栓栓塞症

四、出院标准

出院标准及随诊见图 3-5。

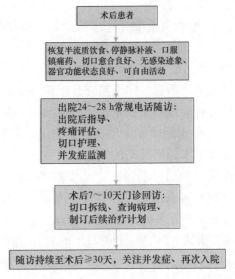

图 3-5 出院标准及随诊

（任 常 张俊吉）

第二节 《妇科手术加速康复的中国专家共识》逐条解读

一、术前部分

1. **术前评估** 妇科手术医师与麻醉医师应在术前仔细询问患者病史，全面筛查患者营养状态及术前合并症，评估手术指征，麻醉及手术风险，初步确定患者是否具备进入 ERAS 相关路径的基础和条件，必要时请相关科室会诊并予以针对性治疗。

一般来讲，能够接受择期手术的患者都可进入 ERAS 临床路径。术前评估的目的在于及时发现并纠正术前合并症，以及筛查 ERAS 个别要素的使用禁忌，如患者存在消化性溃疡、阿司匹林哮喘、非甾体抗炎药（nonsteroidal anti-inflammatory drugs，NSAID）过敏等病史，需要对多模式镇痛方案进行调整，去除 NSAIDs，为安全实施 ERAS 提供基础，保证患者围手术期充分获益。

2. 术前宣教　术前宣教可缓解患者术前焦虑、恐惧与紧张情绪，提高患者的参与度及配合度，有助于围手术期疼痛管理、术后早期进食、早期活动等 ERAS 要素的顺利实施。

理想的术前宣教应当由手术医生、麻醉医生和护士共同完成，采用口头、文字、图片及视频等多种形式，包括向患者发放宣传手册，对 ERAS 预期目的、围手术期处理流程，患者需要配合完成的步骤、出院标准等内容进行详细介绍。

3. 术前优化措施　建议患者术前 4 周开始戒烟、戒酒。贫血是增加围手术期并发症及延长住院日的主要因素，术前应充分识别贫血的原因并予以纠正，对于择期手术的患者，推荐静脉或口服铁剂作为一线治疗方案，术前输血及应用促红细胞生成素并不能改善手术结局，应尽量避免使用。对于妇科恶性肿瘤患者，需审慎评估术前优化导致手术延后带来的风险。

术前营养状态与围手术期结局密切相关，术前应对患者营养状态进行全面评估，当患者合并以下任何一种情况时，需警惕重度营养不良：6 个月内体重减轻 $\geqslant$ 10%；进食量 < 推荐摄入量的 60%，持续 > 10 天；体重指数 < 18.5 kg/m^2；血清白蛋白 < 30 g/L。对严重营养不良患者进行术前营养支持，术后并发症发生率可降低 50%。营养支持首选肠内营养，如无法满足基本营养需求，可考虑联合肠外营养，治疗时间一般为 7～10 天。

4. 避免术前常规机械性肠道准备　术前肠道准备可导致患者焦虑、脱水及电解质紊乱，其必要性一直存在争议。一系列随机对照试验均证明在结直肠及胰、十二指肠手术中，术前单纯机械性肠道准备（口服泻剂或清洁灌肠）不能减少手术部位感染（surgical site infections，SSI）及吻合口瘘的发生。在妇科良性疾病手术中，建议取消术前常规肠道准备，若预计有肠道损伤可能，如深部浸润型子宫内膜异位症、晚期卵巢恶性肿瘤，病变可能侵及肠管，或者患者存在长期便秘时，可给予肠道准备，建议同时口服覆盖肠道菌群的抗生素（用药方案尚无定论，可选择红霉素、甲硝唑、喹诺酮类药物）。

5. **术前禁食、禁饮及碳水化合物饮料的摄入**　传统的禁食、禁水时间，如术前 12 h 禁食，8 h 禁饮，并不能降低术中反流及误吸风险，反而增加患者口渴、紧张及焦虑情绪，加重围手术期胰岛素抵抗及机体应激反应，不利于术后恢复。研究表明，清流质在人体胃部完全排空需 2 h，淀粉类食物需 6 h，而油炸、脂肪及肉类食物需 8 h 或更长时间。基于上述数据，对于无胃肠功能紊乱（如胃排空障碍、消化道梗阻、胃食管反流或胃肠道手术史等）的非糖尿病患者，推荐术前（麻醉诱导前）6 h 禁食淀粉类固体食物，术前 2 h 禁食清流质食物，同时在术前 2 h 摄入适量清饮料（推荐 12.5% 的碳水化合物饮料，饮用量应≤5 ml/kg，或者总量≤300 ml，可选择复合碳水化合物，如含麦芽糖糊精的碳水化合物饮料，可促进胃排空）。对于糖尿病患者，特别是血糖控制欠佳的患者，目前尚无证据支持摄入含碳水化合物饮料的安全性。

6. **术前镇静药物使用**　镇静药物可延迟术后苏醒，影响患者下床活动，应避免在术前 12 h 常规使用。对于存在严重焦虑症状的患者，可使用短效镇静药物，其作用时间可持续至术后 4 h，对于服用此类药物的患者，应做好术后看护，避免患者在下床活动及出院后发生意外。

7. **静脉血栓风险评估及术前抗凝治疗**　妇科恶性肿瘤患者术后深静脉血栓（deep venous thrombosis，DVT）的风险明显升高，子宫内膜癌为 8%，而卵巢癌上升至 38%，主要发生在术后 6 周内。对于手术时间超过 1 h 的妇科恶性肿瘤患者，以及其他 VTE 中、高危患者（如 Caprini 评分>3 分），建议穿着抗血栓弹力袜，并在术前皮下注射低分子肝素。对于接受激素补充治疗的患者，建议术前 4 周停用治疗或改为雌激素外用贴剂，正在口服避孕药的患者应更换避孕方式。对于持续使用激素的患者，应当按照 VTE 高风险人群处理，给予预防性抗凝治疗。术中可考虑使用间歇性充气压缩泵促进下肢静脉回流，在使用肝素 12 h 内应避免进行椎管内麻醉操作。

8. **术前皮肤准备及预防性使用抗生素**　皮肤准备和预防性使用抗生素的主要目的是预防及减少手术部位感染（SSI）的发生率。与 SSI 密切相关的高危因素依次是手术时间延长、抗生素选择不当、年龄、切口分类、急诊手术、ASA 分级、肺部基础疾病等。应在手术当天进行备皮，操作应轻柔，避免皮肤损伤。清洁手术（Ⅰ类切口）无须预防性应用抗生素，但妇科手术多为清洁-污染切口（Ⅱ类切口），预防性使用抗生素可有助于减少 SSI。应按照原则选择抗生素，妇科手术中常用阿莫西林克拉维酸钾、头孢呋辛钠、头孢美唑钠等，并建议在切皮前后 1 h 内静脉滴注完毕。对于肥胖（体重指数>35 kg/m² 或体重>100 kg）患者，应增加抗生素的剂量。当手术时间超过 3 h 或超过抗生素半衰期 2 倍，或者术中出血>1500 ml 时，应重复给药。

二、术中部分

1. **手术方式**　微创手术是 ERAS 的重要组成部分，是缩短住院日的独立影响因素。需要强调的是，微创是一种理念，而不是某种特定术式，微创手术包括但不局限于腹腔镜手术，还包括阴式手术、横切口开腹手术等。应当根据患者个体情况、疾病种类及术者技术等，选择合适的手术路径。

ERAS 临床路径与腹腔镜手术叠加的必要性，特别是简单妇科腹腔镜手术（卵巢囊肿剥除、子宫肌瘤剥除及全子宫切除）能否使患者进一步获益，目前尚缺乏高质量证据支持，也是阻碍 ERAS 推广的重要因素之一。一项在北京协和医院普通妇科中心进行的随机对照研究结果显示，完整 ERAS 临床路径可以进一步缩短腹腔镜手术患者住院时间，提高患者术后生活质量。本研究将通过进一步分析数据，识别与改善围手术期结局密切相关的 ERAS 要素，为简化 ERAS 流程提供参考。

2. **麻醉方式**　麻醉方式可采用全身麻醉、区域阻滞或两者联合。目前妇科手术中区域阻滞麻醉使用较少，全身麻醉为常规麻醉方案。其中静脉麻醉因可显著减少术后恶心呕吐的发生率。应尽量避免使用吸入性麻醉药，同时减少阿片类镇痛药物用量，必要时可以给予小剂量短效阿片药物，如瑞芬太尼。骨骼肌松弛药推荐使用罗库溴铵、维库溴铵及顺阿曲库铵等中效药。

应对麻醉深度进行监测，避免麻醉过浅导致术中知晓，麻醉过深导致苏醒延迟以及麻醉药品不良反应增加。维持脑电双频指数（bispectral index，BIS）为 40~60，或者维持吸入麻醉剂呼气末浓度 0.7~1.3 个最低肺泡有效浓度，老年患者 BIS<45。

使用肺功能保护通气策略可减少术后呼吸系统并发症，如保持潮气量为 6~8 ml/kg，正压通气压力为 5~8 cmH_2O，吸入气中的氧浓度分数（FiO_2）<60%，维持动脉血二氧化碳分压（$PaCO_2$）为 35~45 mmHg。使用间断肺复张性通气可有效防止肺不张。

3. **术中体温管理**　无论是全身麻醉还是轴索神经阻滞，均可影响体温调节中枢，加之术野暴露，患者术中中心体温可下降 1~2 ℃。在中国，虽然术中低体温常被术者及麻醉医师所忽略，但其与围手术期并发症密切相关，因此术中体温管理是 ERAS 重点关注的内容。

ERAS 的体温管理包括体温监测及保温两部分。对于麻醉时间超过 30 分钟的手术，应进行体温监测，推荐持续体温监测，需要注意的是应测量患者中心体温，常测量部位包括肺动脉、食管远端、鼻咽部及鼓膜。目前妇科手术普遍采用全身麻醉，使用气管插管或喉罩气道，此时，使用体温电极测量鼻咽部体温较为方便，并可连接监护仪实时显示体温数值。ERAS体温管理的另一项重要内容是保温，保温措施分为被动保温与主动保温，前者通过加盖毛毯等措施减少患者热量散失，后者通过主动向患者输送热量，保温效果更加显著，具体措施包括暖风机、液体加温仪、电热毯。其中电热毯因不影响手术操作，可持续提供热量，在国外被常规采用，但因造价较高限制了其在国内的普及。术前即应给予预保暖，手术结束后应继续使用保温措施，以保证患者手术室全程中心体温≥36 ℃。此外，还需警惕术中体温过高，手术时间较长特别是接受肿瘤细胞减灭术的患者，可能因继发全身炎症反应出现体温过高，同样会导致围手术期不良结局。

4. 术中补液　液体治疗是围手术期处理的重要组成部分，目的在于维持血流动力学稳定，保证器官及组织有效灌注，避免容量不足及容量负荷过多。

补液首选平衡盐溶液，可减少高氯性代谢酸中毒的发生；应限制胶体溶液的使用，鉴于其潜在的出血及肾功能障碍风险，如确有需要使用，推荐使用羟乙基淀粉（HES：130/0.4），其分子质量相对集中且较小，降解快，安全性更好，对凝血功能和肾功能的影响较小。

理想的术中补液应遵循"目标导向液体治疗"策略，特别是在大型妇科肿瘤手术中，如肿瘤细胞减灭术，通过建立有创血流动力学监测（有创动脉压测定收缩压变异率、脉压变异率及术中经食管超声监测心脏每搏输出量、心排血量、每搏输出量变异率等），以 1～2 ml/（kg·h）平衡盐晶体液为基础，动态监测和调整补液量，维持血液下降幅度≤正常的20%，心率加快幅度≤正常的20%，CVP< 5 cmH$_2$O，尿量维持在＞0.5 ml/（kg·h），血乳酸≤2 mmol/L，中心静脉血氧饱和度（ScvO$_2$）＞65%，每搏输出量变异度≤13%。但是对于妇科中、小型手术，有创血流动力学监测并不可行，可给予 1～2 L 平衡盐溶液，并根据患者的血压、呼吸频率、心率和血氧饱和度调整补液量及补液速度。对于采用椎管内麻醉引起血管扩张导致的低血压，可以使用血管活性药进行纠正，避免盲目补液。腹腔镜手术中的头高足低位及气腹压力可干扰血流动力学监测结果的判断，该类手术中补液量常少于开腹手术。

5. 术后恶心与呕吐的预防与治疗　术后恶心呕吐（postoperative nausea and vomiting，PONV）常被妇科医师所忽略，但PONV是影响术后患者恢复、降低患者主观满意度的重要因素。特别是妇科手术患者常具有PONV的多个高危因素，包括年龄<50岁、女性、妇科手术、腹腔镜手术、晕动病、非吸烟者。此外，国内静吸复合麻醉在妇科手术中应用较为普遍，吸入性麻醉剂的暴露也可增加PONV发生率。

PONV一旦发生，治疗较为困难，因此预防更加重要，包括减少高危因素和预防性用药。减少高危因素的措施包括减少吸入性麻醉药使用，推广全静脉麻醉，缩短手术时间，术中使用短效和超短效阿片类药物，以及使用多模式镇痛减少围手术期阿片类药物暴露，目前预防性用药的主要方案是术中联合使用昂丹司琼及地塞米松，后者对镇痛有协同作用。PONV 发生后，推荐使用 5- 羟色胺 3 受体抑制剂，如用药后效果欠佳，可联合应用其他止吐剂。

6. 鼻胃管放置　在妇科手术中，鼻胃管使用频率相对较低，如术中胃肠胀气明显时，可考虑置入鼻胃管，便于术者操作及减少胃肠道损伤，但应在手术结束前取出，以减轻患者不适，降低术后肺部感染风险。

7. 腹腔引流管放置　腹腔引流管常用来引流创面积血积液，以及早期发现腹腔内出血和无症状肠瘘。但是来自结直肠外科领域的多项研究表明，腹腔引流并不能显著改善围手术期结局，反而会影响患者术后早期活动，延长住院时间。在一些与泌尿系统解剖密切相关的妇科手术中，如子宫颈癌根治术，同样会放置引流管来观察有无发生尿瘘，但缺乏高质量证据支持。基于已有研究，建议在根治性子宫切除术中，以及存在手术创面感染、吻合口张力较大、血供不佳或其他影响切口愈合的不良因素时，可考虑留置引流管，但术后应尽早拔除。

8. 留置尿管　留置尿管影响患者术后活动，延长住院时间，并且增加泌尿系感染风险。除根治性子宫切除术外，应尽早拔除尿管。对于个别时间短、术式简单、膀胱损伤小的手术，可不放置尿管。

三、围手术期疼痛管理

理想的疼痛管理有利于减少手术应激及器官功能障碍，促进术后胃肠功能恢复及早期活动，加速术后恢复，因此，疼痛管理是 ERAS 的重要内容。阿片类药物曾经是术后镇痛的基础用药，但可引起 PONV、头晕、肠梗阻、呼吸抑制，并有潜在成瘾可能。因此，ERAS 通过多模式镇痛，即多种镇痛方式、多种非阿片类药物联合应用，贯穿术前、术中及术后 3 个阶段，在达到理想术后镇痛的前提下，尽量减少阿片类药物的使用。

多模式镇痛的标准方案可归纳总结为：术前 1～2 h 给予预防性镇痛，嘱患者口服对乙酰氨基酚、NSAIDs（建议使用选择性 COX-2 抑制剂）及加巴喷丁类药物。术中尽量使用非阿片类或短效阿片类麻醉药物，可以考虑区域阻滞麻醉，包括硬膜外麻醉、蛛网膜下腔麻醉等轴索神经麻醉及联合应用腹横肌平面麻醉、切口周围皮下浸润等周围神经麻醉。术后继续使用对乙酰氨基酚、NSAIDs、加巴喷丁联合用药方案，必要时使用曲马多等阿片类药物缓解急性锐痛。

预防性镇痛是 ERAS 疼痛管理中的新观点，即术前预先给予镇痛药物，抑制中枢和外周痛觉敏化，从而预防或减轻术后疼痛，并抑制急性疼痛向慢性疼痛转化。多采用联合用药方案，如术前 1~2 h 口服对乙酰氨基酚（650 mg）＋塞来昔布（200 mg）、加巴喷丁（300 mg）/普瑞巴林（75 mg）。需要注意各种药物的禁忌证，如 65 岁以上患者应慎重使用加巴喷丁，塞来昔布禁用于消化道活动性出血、肌酐清除率＜30 ml/min、肝功能 Child-Puge C 级以上的患者。此外，少数患者服用加巴喷丁类药物后可产生严重的头晕症状，为安全起见，预计手术当日出院时，应避免使用加巴喷丁/普瑞巴林。

术中可采用切口周围皮下浸润麻醉（可使用罗哌卡因、丁哌卡因、利多卡因等）或腹横筋膜平面阻滞，研究表明，上述方法可显著降低患者术后疼痛评分，同时可操作性强，风险低。椎管内麻醉虽然镇痛效果理想，但因其可能引起血流动力学改变，延迟患者术后活动，抵消疼痛管理带来的收益，因此其应用仍存在争议。

术后建议继续联合使用对乙酰氨基酚、NSAIDs、加巴喷丁/普瑞巴林作为基础镇痛方案。需注意的是 ERAS 疼痛管理原则是少用阿片类药而不是去阿片类镇痛，最终目的是达到满意的镇痛效果，即运动相关性疼痛视觉模拟评分法≤3分。对于镇痛效果欠佳或急性爆发痛，可考虑加用阿片类药物（如曲马多、羟考酮等），若口服无效，可升级为静脉给药。当患者 24 h 内阿片类药物静脉给药超过 2 次时，可考虑使用患者自控镇痛（patient control analgesia，PCA）。此外，对于妇科开腹恶性肿瘤手术，特别是肿瘤细胞减灭术因手术范围广泛，患者术后疼痛更为严重，此时，口服 NSAIDs 等药物或间断使用阿片类药物难以达到满意的镇痛效果，也可考虑使用 PCA。

四、术后部分

所有外科患者的术后目标是共同的，即复苏、疼痛控制和恢复日常活动。妇科手术加速康复的目标是为了缩短这一过程。为此专家共识中就术后的一系列问题给出了意见。

手术麻醉后胃肠功能受到一定程度的抑制。腹腔内手术后，肠神经元活动异常通常会干扰正常的肠蠕动。通常胃蠕动和小肠收缩运动出现在术后 24 h 内，但正常功能恢复可能延迟 3~4 天。节律性的结肠蠕动恢复最慢，在腹腔手术后 4 天左右。排气标志着胃肠功能的恢复，通常在 1~2 天后出现排便。妇科手术患者术后肠麻痹及肠梗阻是影响患者术后恢复的主要因素之一，因此术后需促进肠道功能快速恢复。

共识中提出促进肠道功能恢复的措施包括：①多模式镇痛。包括静脉注射 NSAIDs 和（或）对乙酰氨基酚，可减少疼痛或增强镇痛效果，降低麻醉需求，减少术后 30% 恶心呕吐的发生，缩短住院时间；阿片类药物由于有共同的不良作用，即呼吸抑制、恶心及呕吐，故需尽量减少药物用量。②术后早期进食。这不但有利于伤口愈合，促进肠道运动，减少肠内淤积，同时增加内脏血流，并刺激胃肠反射，引起胃肠道分泌激素，减少术后肠梗阻发生，且可减少术后补液量。因此对于常规妇科手术患者，建议术后 4～6 h 开始进食；对于妇科恶性肿瘤患者，包括接受肠切除吻合术的患者，建议术后 24 h 内开始饮食过渡。术后口服营养能满足多数患者的需要，包括消化道手术患者。如口服摄入无法达到目标营养量时，可依次考虑肠内营养和肠外营养。不推荐术后早期应用肠外营养。③不留置鼻胃管。多项前瞻性随机试验对常规放置鼻胃管进行胃肠减压以促进肠道休息的观点提出质疑。一项 Meta 研究分析了近 5240 例患者，发现不放置鼻胃管者，术后能更早地恢复正常的肠功能，降低伤口感染和腹疝的风险。此外，可减少了鼻胃管引起的不适、恶心，并缩短了住院时间。仅推荐术后使用鼻胃管以缓解腹胀和反复呕吐等症状。④术后鼓励患者尽早下床活动。一方面增加肠蠕动有利于术后胃肠功能恢复并减少术后粘连，另一方面早期下床活动可减少下肢静脉血栓形成，减少术后血栓性疾病的发生，尤其是妇科肿瘤患者术后更易出现高凝状态，容易发生栓塞。术后早期离床活动还有助于减少呼吸系统并发症、减轻胰岛素抵抗、缩短住院时间。⑤其他辅助措施。咀嚼口香糖（一些小样本、随机的研究发现咀嚼口香糖能早期改善肠道运动，平均可提前几个小时）、服用缓泻药（对于术后体弱或既往有便秘的患者，术后可给予番泻叶、硫酸镁、乳果糖等缓泻剂，增加肠蠕动及帮助排便）。

近年来血栓性疾病患病风险逐年上升，尤其手术麻醉及术后一段时间内活动减少等均为 VTE 的诱发因素。因此，共识中强调了术后抗凝治疗的重要性。归纳起来可分以下 4 个方面：①尽管 ERAS 鼓励患者术后早期下床活动，但早期活动并不是预防静脉血栓栓塞的主要策略。②分级弹力袜可以防止血液淤积在小腿部。如果单独使用并正确穿着，DVT 发生率可降低 50%。因此，对于肥胖、糖尿病、恶性肿瘤等患者，术中术后均建议穿着弹力袜来预防 VTE。③间歇充气加压主要通过改善静脉血流而发挥作用。如果在麻醉诱导前就开始使用，并持续到患者能完全走动，则对中度和高危患者有较好疗效。④药物预防 VTE，包括低剂量普通肝素、低分子肝素和直接口服抗凝剂（direct oral anticoagulants, DOACs）。对于接受开腹手术的妇科恶性肿瘤患者，建议使用低分子肝素至术后 28 天。妇科微创手术中，如患者无恶性肿瘤、肥胖、VTE 病史及高凝状态时，不推荐延长抗凝治疗。

对于肥胖、糖尿病患者或有胰岛素抵抗者，围手术期需要密切控制血糖。手术和麻醉的应激反应会提高儿茶酚胺水平、导致相对胰岛素缺乏和血糖升高。虽然手术中血糖会波动，但可以避免血糖显著升高，以减少 1 型糖尿病患者脱水、电解质紊乱、伤口愈合不良、甚至酮症酸中毒等相关的术后并发症的发生，术后由于饮食摄入和代谢需求的不断变化，需密切加强血糖检测。对于单纯饮食治疗 2 型糖尿病，术后必要时皮下注射常规胰岛素。口服降糖药治疗的 2 型糖尿病患者，手术当天停用所有药物，术后补充皮下注射胰岛素直到恢复正常饮食，此时可以恢复到术前治疗。对于 1 型或 2 型糖尿病用胰岛素治疗，则用胰岛素滑尺根据血糖进行调整。

共识中提出围手术期血糖 >11.1 mmol/L 与不良手术结局相关。建议将血糖控制在 10.0～11.1 mmol/L 或以下。当血糖超过上述范围时，可考虑胰岛素治疗，并监测血糖，警惕低血糖。由于强化胰岛素治疗可诱发心律失常、癫痫及脑损伤，因此不做推荐。

共识对于术后出院随访也提出相应的建议。应结合患者的病情及术后恢复情况，制订个体化的出院标准。包括：恢复半流质饮食；停止静脉补液；口服镇痛药物可良好镇痛；伤口愈合良好，无感染迹象；器官功能状态良好，可自由活动。合理缩短住院天数，降低住院费用，获得良好的社会经济效益。

共识中建议 ERAS 患者出院后分为 2 个时间段进行随访。术后 24～48 h 第一次随访，可采用电话随访的方式，主要针对手术后的近期情况进行询问，包括疼痛评分、伤口护理、体温有无异常及其他手术相关的并发症，并再次宣教出院后指导和注意事项。第二次随访在术后 7～10 天，建议患者至门诊回访，回访内容包括检查伤口愈合情况、伤口拆线、查询病理学检查结果、制订后续治疗计划。随访至少应持续至术后 30 天，重点关注出院后并发症及再次住院事件。

总之，手术后实施 ERAS，需经过多学科团队合作，包括术前宣教团队、麻醉医师、手术医师、住院管理人员、营养师、康复医师、护士及项目培训人员等多个部门相互协调配合。所有参与部门需经过适当培训，制定标准化流程，以确保 ERAS 的顺利进行。目前已有多个学科制定了关于 ERAS 的中国专家共识，包括加速康复妇科围手术期护理、加速康复外科围手术期营养支持、外科加速康复等，为 ERAS 的临床推广和实施提供了理论依据。同时，ERAS 的诸多内容与现行的医疗常规有冲突。因此，ERAS 运行过程中的监督及管理尤为重要。ERAS 医疗团队应定期召开会议，对项目的依从性、患者满意度、围手术期结局，包括 30 天内并发症及再次住院率进行总结，针对完成度较低的内容制订整改措施。良好的依从性（≥70%）与住院时间的缩短、围手术期并发症及再次住院事件的减少显著相关。

（任 远 刘海元 葛蓓蕾 孙 静）

参 考 文 献

［1］ Thomsen T, Villebro N, Moller AM. Interventions for preoperative smoking cessation. Cochrane Database Syst Rev, 2014, 2014 (3): D2294.

［2］ Oppedal K, Moller AM, Pedersen B, et al. Preoperative alcohol cessation prior to elective surgery. Cochrane Database Syst Rev, 2012, 11 (7): D8343.

［3］ Kotze A, Harris A, Baker C, et al. British Committee for Standards in Haematology Guidelines on the Identification and Management of Pre-Operative Anaemia. Br J Haematol, 2015, 171 (3): 322-331.

［4］ Amato A, Pescatori M. Perioperative blood transfusions for the recurrence of colorectal cancer . Cochrane Database Syst Rev, 2006, 2006 (1): D5033.

［5］ Tonia T, Mettler A, Robert N, et al. Erythropoietin or darbepoetin for patients with cancer. Cochrane Database Syst Rev, 2012, 12: D3407.

［6］ Jie B, Jiang ZM, Nolan MT, et al. Impact of preoperative nutritional support on clinical outcome in abdominal surgical patients at nutritional risk. Nutrition, 2012, 28 (10): 1022-1027.

［7］ Cannon JA, Altom LK, Deierhoi RJ, et al. Preoperative oral antibiotics reduce surgical site infection following elective colorectal resections. Dis Colon Rectum, 2012, 55 (11): 1160-1166.

［8］ Arnold A, Aitchison LP, Abbott J. Preoperative Mechanical Bowel Preparation for Abdominal, Laparoscopic, and Vaginal Surgery: A Systematic Review. J Minim Invasive Gynecol, 2015, 22 (5): 737-752.

［9］ Practice Guidelines for Preoperative Fasting and the Use of Pharmacologic Agents to Reduce the Risk of Pulmonary Aspiration: Application to Healthy Patients Undergoing Elective Procedures: An Updated Report by the American Society of Anesthesiologists Task Force on Preoperative Fasting and the Use of Pharmacologic Agents to Reduce the Risk of Pulmonary Aspiration. Anesthesiology, 2017, 126 (3): 376-393.

［10］ Walker KJ, Smith AF. Premedication for anxiety in adult day surgery. Cochrane Database Syst Rev, 2009, 2009 (4): D2192.

［11］ Sweetland S, Green J, Liu B, et al. Duration and magnitude of the postoperative risk of venous thromboembolism in middle aged women: prospective cohort study. BMJ, 2009, 339: b4583.

［12］ Jennifer H, Tom T. Venous Thromboembolism: Reducing the Risk of Venous Thromboembolism (Deep Vein Thrombosis and Pulmonary Embolism) in Patients Admitted to Hospital. London: Royal College of Physicians (UK), 2010, 96: 879-882.

［13］ Tanner J, Norrie P, Melen K. Preoperative hair removal to reduce surgical site infection. Cochrane Database Syst Rev, 2011, 2011: D4122.

［14］ Hawn MT, Richman JS, Vick CC, et al. Timing of surgical antibiotic prophylaxis and the risk of surgical site infection. JAMA Surg, 2013, 148 (7): 649-657.

［15］ Sessler DI. Perioperative thermoregulation and heat balance. Lancet, 2016, 387 (10038): 2655-2664.

［16］ Gan TJ, Diemunsch P, Habib AS, et al. Consensus guidelines for the management of postoperative nausea and vomiting. Anesth Analg, 2014, 118 (1): 85-113.

［17］ Cutillo G, Maneschi F, Franchi M, et al. Early feeding compared with nasogastric decompression after major oncologic gynecologic surgery: a randomized study. Obstet Gynecol, 1999, 93 (1): 41-45.

［18］ Jesus EC, Karliczek A, Matos D, et al. Prophylactic anastomotic drainage for colorectal surgery. Cochrane Database Syst Rev, 2004 (4): D2100.

［19］ Wick EC, Grant MC, Wu CL. Postoperative Multimodal Analgesia Pain Management With Nonopioid Analgesics and Techniques: A Review. JAMA Surg, 2017, 152 (7): 691-697.

［20］ Khan JS, Margarido C, Devereaux PJ, et al. Preoperative celecoxib in noncardiac surgery: A systematic review and meta-analysis of randomised controlled trials. Eur J Anaesthesiol, 2016, 33 (3): 204-214.

［21］ Nelson G, Dowdy SC, Lasala J, et al. Enhanced recovery after surgery (ERAS (R)) in gynecologic oncology-Practical considerations for program development. Gynecol Oncol, 2017, 147 (3): 617-620.

［22］ Zohar E, Fredman B, Phillipov A, et al. The analgesic efficacy of patient-controlled bupivacaine wound instillation after total abdominal hysterectomy with bilateral salpingo-oophorectomy. Anesth Analg, 2001, 93 (2): 482-487, 4th contents page.

［23］ Carney J, McDonnell JG, Ochana A, et al. The transversus abdominis plane block provides effective postoperative analgesia in patients undergoing total abdominal hysterectomy. Anesth Analg, 2008, 107 (6): 2056-2060.

［24］ Wu CL, Cohen SR, Richman JM, et al. Efficacy of postoperative patient-controlled and continuous infusion epidural analgesia versus intravenous patient-controlled analgesia with opioids: a meta-analysis. Anesthesiology, 2005, 103 (5): 1079-1088, quiz 1109-1110.

［25］ Massicotte L, Chalaoui KD, Beaulieu D, et al. Comparison of spinal anesthesia with general anesthesia on morphine requirement after abdominal hysterectomy. Acta Anaesthesiol Scand, 2009, 53 (6): 641-647.

［26］ Catro-Alves LJ, De Azevedo VL, De Freitas BT, et al. The effect of neuraxial versus general anesthesia techniques on postoperative quality of recovery and analgesia after abdominal hysterectomy: a prospective, randomized, controlled trial. Anesth Analg, 2011, 113 (6): 1480-1486.

[27] Nelson G, Kalogera E, Dowdy SC. Enhanced recovery pathways in gynecologic oncology. Gynecol Oncol, 2014, 135: 586-594.

[28] Condon RE, Frantzides CT, Cowles VE, et al. Resolution of postoperative ileus in humans. Ann Surg, 1986, 203 (5): 574-581.

[29] Huge A, Zittel TT, Kreis ME, et al. Effects of tegaserod (HTF 919) on gastrointestinal motility and transit in awake rats. Gastroenterology, 2000, 118 (4): a403.

[30] 中华医学会肠外肠内营养学分会，中国医药教育协会加速康复外科专业委员会. 加速康复外科围手术期营养支持中国专家共识（2019版）. 中华消化外科杂志，2019，18（10）：897-902.

[31] Nelson R, Edwards S, Tse B. Prophylactic nasogastric decompression after abdominal surgery. Cochrane Database Syst Rev, 2007, 18 (3): CD004929.

[32] Nunley JC, FitzHarris GP. Postoperative ileus. Curr Surg, 2004, 61 (4): 341-345.

[33] Michota FA Jr. Preventing venous thromboembolism in surgical patients. Cleve Clin J Med, 2006, 73 Suppl 1: S88-94.

[34] Rasmussen MS, Jørgensen LN, Wille-Jørgensen P. Prolonged thromboprophylaxis with low molecular weight heparin for abdominal or pelvic surgery. Cochrane Database Syst Rev, 2009 (1): CD004318.

[35] Devereaux PJ1, Goldman L, Cook DJ, et al. Perioperative cardiac events in patients undergoing noncardiac surgery: a review of the magnitude of the problem, the pathophysiology of the events and methods to estimate and communicate risk. CMAJ, 2005, 173 (6): 627-634.

[36] Jacober SJ, Sowers JR. An update on perioperative management of diabetes. Arch Intern Med, 1999, 159 (20): 2405-2411.

[37] Kiran RP, Turina M, Hammel J, et al. The clinical significance of an elevated postoperative glucose value in nondiabetic patients after colorectal surgery: evidence for the need for tight glucose control?. Ann Surg, 2013, 258 (4): 599-604; discussion 604-605.

[38] Finfer S, Chittock DR, Su SY, et al. Intensive versus conventional glucose control in critically ill patients. N Engl J Med, 2009, 360 (13): 1283-1297.

[39] Ljungqvist O, Scott M, Fearon KC. Enhanced recovery after Surgery: a review. JAMA Surg, 2017, 152 (3): 292-298.

《加速康复妇科围手术期护理中国专家共识》解读

加速康复外科（ERAS）可有效减少患者术后并发症，缩短住院时间，节省住院费用，降低再住院风险和死亡风险的优势，得到患者及医务人员的一致认可，并在国内迅速普及和应用。2018年初，全国妇科护理同仁从临床实际出发，参考国内外临床护理研究现状，经过文献回顾、循证护理及专家讨论，制定了《加速康复妇科围手术期护理中国专家共识》。该共识适用于妇科开腹手术、阴式手术、腹腔镜等微创手术等，护理内容包括术前、术中、术后共3个部分。

一、术前护理

手术患者的康复速度与围手术期应激程度呈显著负相关，即应激越弱，康复越快。有效的术前宣教，预见性的术前优化干预，有助于保持机体最舒适状态，减少手术创伤应激，促进生理功能恢复，加速康复。因此，良好的术前管理策略是ERAS项目顺利实施的关键因素。

ERAS术前管理模式标准化方案归纳总结如下。

1. 术前健康教育　推荐个体化术前健康教育作为常规项目开展，且应从门诊开始进行全面的、多形式的宣教。

2. 术前优化措施

（1）纠正贫血：贫血可使机体处于缺氧状态，影响人体组织器官功能和机体的抗感染能力，也是患者术后不良结局的独立影响因素。研究表明，围手术期术前贫血比例高达30%，术前贫血与术后并发症的发病率和病死率有关，术前应充分识别贫血，查找贫血原因并予以纠正。贫血患者推荐静脉或口服铁剂作为一线治疗方案。对于口服铁剂者，护理人员应嘱患者服用铁剂时不宜饮奶、饮茶，并嘱患者餐后服药，以减少铁剂对胃肠道的刺激，同时可服用维生素C或胃蛋白酶合剂，可有利于铁的吸收。口服铁剂时，应告知患者大便颜色会改变，避免增加患者的焦虑和恐惧心理。对于静脉补铁患者，根据血红蛋白（Hb）含量遵医嘱给予静脉补铁。输注铁剂前注意核查药物剂量，避免超量引起铁中毒。铁剂需要现配现用，输注过程中注意输液速度，输注过快、预防性使用抗组胺药如苯海拉明患者可出现低血压。静脉输注时合理选择输液通路，防止药物外渗，当药物外渗时，应立即拔除输液管路，在外渗部位使用药物、敷料或马铃薯薄片外敷，并重新建立静脉通路。

（2）营养状况评估：患者术前营养状态与围手术期结局密切相关。据统计，热能摄入不平衡和微量元素缺乏可能会延长通气时间和重症监护病房的住院时间，同时败血症发生风险升高。研究表明，营养不良的患者可出现凝血功能障碍，且术前营养不良还会影响免疫系统、运动系统等，对临床结局产生不利影响。因此，术前应采用营养风险筛查 2002（nutritional risk screening 2002，NRS 2002）对患者进行全面的营养风险评估。当患者合并以下任何一种情况时，应当警惕重度营养不良的发生，① 6 个月内体重减轻＞10%；②进食量＜推荐摄入量的 60%，持续＞10天；③ NRS2002 评分＞5 分；④体重指数＜18.5 kg/m²；⑤血清白蛋白＜30 g/L。对严重营养不良患者进行术前营养支持，术后并发症发生率可降低 50%。营养支持首选肠内营养，如无法满足基本营养需求，可考虑联合肠外营养，营养支持治疗的时间一般为 7～10 天，可视患者个体情况延长治疗时间。

（3）血糖控制：围手术期血糖异常（包括高血糖、低血糖和血糖波动）增加手术患者病死率，导致患者感染、切口不愈合及心脑血管事件等并发症发生率升高，延长了患者住院时间，影响其远期预后。围手术期血糖管理是 ERAS 重要组成部分之一，护理人员应密切监测患者术前血糖值的变化，血糖维持在10.0～11.1 mmol/L 较为理想。围手术期血糖＞11.1 mmol/L 与不良手术结局相关，当血糖升高超过理想范围时，应及时报告医师，遵医嘱使用胰岛素。术后应结合患者的饮食、活动及用药等情况，密切监测血糖值变化，调整治疗方案，并警惕低血糖的发生。糖尿病或高血糖患者在出院后短期内，建议接受内分泌专科评估，进行降糖方案调整并制订长期随访方案。

（4）血压管理：既往有高血压病史，特别是舒张压＞110 mmHg 的患者易出现围手术期血流动力学不稳定，存在较高的心血管风险，可能引起脑血管破裂和急性左心功能衰竭等严重并发症。因此，高血压患者应遵医嘱监测血压，如患者血压维持稳定，围手术期应继续常规口服降压药物；如血压不稳定，及时与医师沟通，调整用药，并加强血压监测。因心理因素致血压过高的患者，护理人员要与患者耐心沟通，帮助其了解手术相关知识，并通过图片或视频观摩手术室环境和麻醉流程，必要时请心理医学科会诊协助，缓解患者紧张情绪。

（5）皮肤准备：传统的术前皮肤准备一般包括淋浴、剃毛、皮肤消毒液的使用等。术前沐浴有助于降低手术部位感染的发生率。证据表明，使用普通肥皂清洁皮肤，在减少手术部位感染方面的效果与氯己定相同。2016 年 11 月，WHO 发布的《预防手术部位感染全球指南》强调接受任何外科手术的患者不应去除毛发，如果有绝对必要，应只使用剪刀去除毛发，任何时候都不能使用剃刀剃除毛发。目前尚未有明确证据表明，剃除毛发可减少手术部位感染的发生。研究发现，采用剃刀剃除毛发方式，如果在手术开始前进行，切口感染率为3.1%；在术前24 h内进行，感染率为7.1%；超过术前24 h感染率可高达20%。因此，如必须剃毛，应在手术当天实施，操作应当轻柔，避免皮肤损伤。术中使用氯己定乙醇溶液与10%的聚维酮碘溶液相比能减少40%的外科手术感染，氯己定乙醇溶液优于聚维酮碘溶液，推荐术中皮肤消毒剂首选使用氯己定乙醇溶液。

（6）肠道准备：术前机械性肠道准备是患者的应激因素，特别是老年人，可致脱水及电解质失衡。术前机械性肠道准备仅适用于需要术中结肠镜检查或有严重便秘的患者，相关研究尚未证明其他手术的患者可从肠道准备中获益。因此，在妇科良性疾病手术中，推荐取消术前肠道准备；若手术范围涉及肠道，如深部浸润型子宫内膜异位症和晚期卵巢恶性肿瘤，可遵医嘱给予短程肠道准备联合口服覆盖肠道菌群的抗生素，可进一步减轻肠道内的细菌负荷。

（7）术前禁食禁饮及口服碳水化合物：传统观点认为，术前10～12 h应开始禁食，但长时间禁食使患者处于代谢的应激状态，可致胰岛素抵抗，不利于降低术后并发症发生率。术前2 h之前摄入清质液体不会增加胃内容物，不降低胃液 pH，也不会增加并发症发生率。缩短术前禁食时间，有利于减少手术前患者的饥饿、口渴、烦躁、紧张等不良反应，有助于减少术后胰岛素抵抗，缓解分解代谢，甚至可以缩短术后住院时间。此外，合并胃排空延迟、胃肠蠕动异常和急诊手术等患者，建议禁饮时间延后至术前2 h，术前可口服清饮料，包括清水、糖水、无渣果汁、碳酸类饮料、清茶及黑咖啡，不包括含酒精类饮品；禁食时间延后至术前6 h，之前可进食淀粉类固体食物，牛奶、肉汤等乳制品，胃排空时间与固体食物相当。但油炸、脂肪及肉类食物则需要更长的禁食时间。术前口服含碳水化合物饮料不仅能有效地改善患者饥饿和术前焦虑，而且通过术前给予足够的糖负荷，刺激胰岛素分泌，可增加胰岛素的敏感性，从而降低术后胰岛素抵抗的发生率，因此推荐术前无糖尿病史患者口服含碳水化合物的饮料。

（8）术前镇静药物使用：证据表明，术前12 h应避免使用镇静药物，因其可延迟术后苏醒及活动。然而，良好的睡眠可促进伤口愈合，同时提高免疫力、增强机体抵抗疾病的能力。因此，对于存在严重焦虑症状和睡眠紊乱的患者，可遵医嘱使用短效镇静药物，需注意短效镇静药物作用时间可持续至术后4 h，会影响患者早期进食和活动，护理人员应做好用药安全指导，术后注意观察患者的意识及活动情况。

（9）静脉血栓栓塞症的预防：静脉血栓栓塞症（VTE）包括深静脉栓塞（DVT）和肺栓塞（pulmonary embolism, PE）。VTE初期可能导致患者腓肠肌疼痛或腹股沟出现疼痛和压痛，继而导致下肢凹陷性疼痛。一旦血栓脱落可引起肺动脉栓塞，从而导致死亡。国内妇科手术后无预防措施的患者中，DVT 的发生率为 9.2%～15.6%，DVT 者中 PE 的发生率高达 46%。因此，VTE 的预防工作在围手术期显得尤为重要。患者入院后 24 h 内，护理人员协助医师进行 VTE 风险评估并核实，评估工具建议使用 Caprini 血栓风险评估表。Caprini 评分 0～1 分为低危患者；2 分为中危患者；3～4 分为高危患者；＞5 分为极高危患者。预防 VTE 具体措施包括：

1）参照 Caprini 血栓风险评估表的结果，建议低危患者采取基本预防。内容包括，向患者宣教预防知识；建议患者改善生活方式，如戒烟、戒酒、控制血糖及血脂等；在病情允许的情况下，鼓励患者多饮水；正确指导和协助患者床上活动；避免下肢行静脉穿刺；定时评估患者双下肢情况，发现异常及时通知医师进行处理等。中危患者采取基本预防和物理预防，包括弹力袜或间歇充气加压装置的使用，并根据病情需要遵医嘱采取药物预防。高危和极高危患者在病情允许的情况下，3 种预防方法联合使用。

2）对于手术时间＞60 分钟、妇科恶性肿瘤患者，以及其他 VTE 中、高危患者（Caprini 评分≥2 分），建议使用梯度压力袜（又名"弹力袜"）或间歇充气加压装置。根据产品说明书测量患者下肢尺寸，选择合适型号的弹力袜，使用期间定时检查弹力袜穿着是否正确及下肢皮肤情况，发现肿胀、疼痛、皮肤温度和色泽变化及感觉异常等情况，及时与医师沟通并处理；在患者耐受的情况下，建议全天穿着，可间歇脱下。此外，遵医嘱给予患者预防性皮下注射低分子肝素。用药期间做好患者用药健康指导，密切观察患者注射部位皮肤状况及有无出血倾向和寒战、发热、荨麻疹等过敏反应；同时遵医嘱定期监测凝血功能、肝肾功能等。

3）对于接受激素补充治疗患者，建议术前 4 周停用治疗或改为雌激素外用贴剂；正在口服避孕药的患者应更换为其他避孕方式。对于持续使用激素的患者，应当按照 VTE 高风险人群处理，给予预防性抗凝治疗。术中可考虑使用弹力袜或间歇充气加压装置促进下肢静脉回流。

（10）预防性使用抗生素：在预防性使用抗菌药物用药原则中，清洁手术（Ⅰ类切口）无须预防性应用抗生素，但妇科手术多为清洁-污染切口（Ⅱ类切口），预防性使用抗菌药物可减少手术部位感染。应按照规范选择抗生素，最佳应用预防性抗生素的时间是麻醉开始诱导之前，并在切皮前 30～60 分钟静脉滴注完毕。研究表明，体脂比例较高的患者手术部位感染的风险增加数倍，所以建议调整肥胖患者抗生素的剂量。对于肥胖（体重指数＞35 kg/m² 或体重＞100 kg）患者，应增加剂量。研究表明，失血量增加（＞1500 ml）可能导致药物浓度降低。因此，建议当手术时间超过 3 h 或超过抗生素半衰期 2 倍，或者术中出血＞

1500 ml 时，应遵医嘱重复给药。

（11）术前疼痛护理：疼痛是手术应激的主要因素之一，可加重胰岛素抵抗、延迟患者术后早期活动、增加术后并发症发生率、延长住院时间，并可能发展为慢性疼痛，降低患者术后的生命质量。因此，围手术期疼痛管理是 ERAS 的重要内容。护理人员在疼痛管理中应担当评估者、实施者、协调者和教育者等重要角色。术前护理人员应对患者进行疼痛宣教，患者通过阅读疼痛宣教材料，了解术后无痛的重要性。指导患者了解疼痛评估方法，如视觉模拟评分法（VAS）、数字等级评分法及面部表情评分等。遵医嘱预防性镇痛，即术前预先给予患者镇痛药，达到预防中枢和外周敏感化的效果，从而减少急性疼痛向慢性疼痛的转化。镇痛方案可考虑术前 1~2 h 联合口服对乙酰氨基酚、塞来昔布、曲马多、加巴喷丁/普瑞巴林。

3. 术前健康宣教 术前不良情绪是术后并发症发生、疼痛、认知障碍、延迟恢复的影响因素。因此，详细的术前宣教和预康复辅导是快速康复过程的重要环节。术前健康教育应由主管医师、麻醉医师及责任护士共同完成，可采用口头、展板、宣传册、多媒体、手机终端等多种形式对患者、家属或照顾者进行个体化宣教。健康宣教应贯穿围手术期的整个过程，建议从门诊就诊即进行相关宣教，介绍 ERAS 的概念、手术麻醉的诊疗过程及围手术期护理流程，并建议患者术前 2~4 周开始戒烟、戒酒，避免增加围手术期并发症的发生率。入院后可根据患者病情和手术方式采用适宜形式一对一宣教，缓解患者焦虑、恐惧与紧张情绪，获得患者、家属或照顾者的理解、配合，且有助于 ERAS 术前准备、术后早期进食、早期下床活动、疼痛控制及早期出院等项目的顺利实施。

二、术中护理

ERAS 术中护理管理模式主要配合妇科医师、麻醉师做好术中保温、优化液体管理，以确保在精准、微创及损伤控制理念下完成手术，减少创伤性应激。

1. 术中低体温预防 术中低体温是指在麻醉期间，由于暴露和正常体温调节反应受损导致的体温异常，是外科全身麻醉手术中较为常见的并发症。低体温会导致患者的神经传导、心血管系统、神经肌肉反应时间、呼吸系统、代谢率等出现功能加速，引发精神错乱、心搏减速、嗜睡等症状，对患者健康造成影响，并延长术后苏醒的时间。术中低体温的常见风险因素主要包括术中术野暴露、体温调节机制障碍、麻醉等。建议术中持续监测体温，并采用主动保暖措施，保证核心体温>36.0 ℃。在妇科全身麻醉手术期间测量核心温度的最理想部位是鼻咽部。应常规使用适当的主动加温装置维持常温，具体包括以下措施：①术前及术中调节室温为 24～26 ℃，给予预保暖。有研究指出，患者在麻醉诱导后体核温度呈现 3 个变化时相，在第 1 时相即麻醉诱导后第 1 小时内患者体核温度会下降 1～1.5 ℃，主要原因是由于机体温度再分布引起，而预保温是目前唯一被证明能够有效预防第 1 时相体核温度变化的措施，在麻醉诱导前应至少采取 10 分钟的预保温，推荐主动使用皮肤加温系统（暖风机和保温毯）。此外，静脉补液前应当对液体适当加温。②术后继续使用保温措施，保证患者离开手术室时体温＞36 ℃。回病房后需要继续监测体温，采取全身保暖措施。

2. **术中液体管理** 液体治疗是围手术期处理的重要组成部分，目的在于维持血流动力学稳定，保证器官及组织有效灌注，避免容量不足及容量负荷过多。容量不足可导致机体灌注不足和器官功能障碍，而水钠潴留则是术后肠麻痹和相关并发症发生的主要原因。因此，护理人员应遵医嘱进行液体治疗，一般输液量＜1.2 ml/（kg·h）。

在液体选择方面，首选平衡盐溶液，可减少高氯性代谢酸中毒的发生；限制胶体溶液的使用，鉴于其潜在的出血和肾功能损伤风险，如确有需要使用，推荐使用羟乙基淀粉，其分子质量相对集中且较小，降解快，安全性更好，对凝血及肾功能的影响较小。根据手术类型与范围制订个体化液体治疗方案：①对于妇科中小型手术，遵医嘱给予 1～2 L 平衡盐溶液，并监测和记录患者的血压、呼吸频率、心率和血氧饱和度，如有异常，报告医师，调整补液量及补液速度。②对于大型手术应采用目标导向液体治疗。目标导向液体治疗目前被认为是围手术期液体治疗的"金标准"。对患者围手术期的血管内容量进行实时动态监测与处理，始终维持容量负荷在适宜水平，确保患者液体按需输注，以实现组织良好灌注和充足氧供的目标。具体实施中，常通过脉搏压变异度（pulse pressure variation，PPV）、每搏输出量变异度（stroke volume variation，SVV）等动态指标来间接反映心脏前负荷状态，并预测液体治疗对每搏输出量（stroke volume，SV）的潜在影响。对预估心脏前负荷不足的患者，采用快速少量液体静脉填充（每 5～10分钟 200～250 ml），其后通过 SV、每搏量指数（stroke volume index，SVI）等增加幅度来反映前负荷是否已达最佳。对于区域阻滞引起血管扩张导致的低血压，可遵医嘱使用血管活性药物进行纠正。妇科腹腔镜手术中的头高足低位，以及气腹压力可干扰血流动力学监测结果的判断，该类手术中补液量常少于开腹手术。

三、术后护理

术后疼痛、禁食及应激反应等均可导致患者生理、心理负担加重，从而影响术后创口恢复，并且可能引起术后恶心呕吐（PONV）、静脉血栓栓塞症、尿潴留、腹胀等多种并发症。良好的术后管理有利于减轻术后疼痛与不适，减少并发症的发生，促进生理功能恢复，加速患者康复。因此，术后管理是 ERAS 的重要内容。ERAS 通过关注风险因素，利用有效风险评估量表评估，协助医师采取一定预防措施，在减轻术后疼痛的同时减少并发症的发生。

ERAS 理念术后管理模式标准化方案归纳总结如下。

1. 疼痛管理　鼓励患者主动表达疼痛感受并动态评估是 ERAS 术后护理的重要内容。疼痛护理具体措施如下。

（1）疼痛评估：麻醉清醒后即行疼痛评估。鼓励患者主动表达疼痛感受、根据实际情况综合选择 VAS、数字等级评分法，以及面部表情评分等多种方法持续性动态评估、准确记录患者疼痛感受，为医师进行无痛治疗提供依据。若患者出现疼痛症状，观察患者疼痛时间、部位、性质及规律，遵医嘱给予镇痛药。静脉给药后 15～30 分钟和口服用药 1～2 h 后评估疼痛缓解情况。

（2）多模式镇痛：ERAS 倡导多模式镇痛，即多种镇痛方式和多种非阿片类药物联合使用，在达到理想术后镇痛的前提下，减少阿片类药物的使用，保证其他 ERAS 内容的效果，包括术后早期活动、早期进食、减少术后恶心呕吐的发生率。推荐术后遵医嘱给予患者对乙酰氨基酚、NSAIDs（如氟比洛芬酯）、加巴喷丁/普瑞巴林作为基础镇痛方案，若镇痛效果欠佳，可遵医嘱加用羟考酮/曲马多。建议大手术后 1～2 天或患者 24 h 内阿片类药物静脉给药超过 2 次时，使用自控式镇痛泵缓解疼痛。除药物镇痛外，尽可能满足患者的舒适需要，如协助变换体位、减轻压迫等。

2. 术后恶心呕吐　PONV 在妇科手术患者中非常普遍，发生率为 40%～80%，并且术后恶心呕吐不同程度上增加了患者的不适，甚至可能引发伤口开裂、电解质紊乱、反流误吸等并发症，降低了患者的满意度，增加医疗费用，浪费医疗资源，因此，护理人员应当重视 PONV 的发生，推荐 PONV 的预防及发生后护理从两方面处理。

（1）术后恶心呕吐预防措施：女性患者、年龄<50 岁、妇科手术、腹腔镜手术，有 PONV 或晕动病病史、无吸烟史、使用吸入性麻醉剂或一氧化氮、麻醉时间长、使用阿片类药物、肥胖等均会增加 PONV 发生风险，一部分高危患者中，PONV 的发生率可高达 80%。因此推荐利用有效的风险评估量表，如 Apfel 成人 PONV 简易风险评估表（simplified risk score for PONV）对妇科手术患者进行评估。评估表包含 4 个危险因素，根据危险因素的危险度将患者分为低危（评分≤1 分）、中危（评分 2～3 分）及高危（评分>3 分）3 个人群。根据不同危险程度遵医嘱采取不同预防措施。术后遵医嘱减少阿片类药物的使用。

对于中度 PONV 风险人群，建议遵医嘱联合使用 1～2 种干预措施进行 PONV 预防。对于 PONV 高风险人群，建议采取 2 种以上预防措施或使用多模式止吐方法。

（2）术后恶心呕吐发生后护理措施：呕吐时，首先，将患者头偏向一侧，及时清除口腔呕吐物防止反流误吸，其次，推荐遵医嘱给予 5- 羟色胺 3 受体抑制剂（如昂丹司琼等），观察患者恶心呕吐症状是否减轻或消失。若用药效果欠佳，报告医师，推荐遵医嘱使用 5- 羟色胺 3 受体抑制剂联合氟哌利多或地塞米松止吐，研究证实，这 2 种组合最佳且疗效相当。若患者持续性呕吐无法缓解，应加强症状观察，及时查明病因并做出相应处理。

3. 静脉血栓栓塞症的预防　加强 VTE 预防是术后护理的重要部分。推荐术后继续使用 Caprini 血栓风险评估表协助医师持续评估患者血栓风险。推荐根据评估结果使用基本、物理及药物预防。首先，保证充足的饮水量，推荐每日饮水量（ml）＝1500＋20×［体重（kg）－20］。其次，对于 VTE 高风险患者，术后住院期间应继续穿着弹力袜，在患者耐受的情况下，建议日夜均穿着，可间歇脱下，至术后 1～2 个月，或者使用间歇性充气压缩泵，联合使用肝素会增强抗凝效果。药物预防推荐遵医嘱给予患者预防性皮下注射低分子肝素，用药期间，密切观察患者注射部位皮肤状况和有无出血倾向和其他用药不良反应，同时定期监测凝血、肝肾功能等。妇科腹腔或盆腔恶性肿瘤剖腹术后预防 VTE 应延长至 28 天。密切观察患者肢体皮肤情况，若出现一侧肢体皮温明显高于或低于正常温度，或者下肢明显肿胀及时报告医师。严禁经患肢静脉输液、局部按摩。应抬高患肢、制动，局部给予 50% 硫酸镁湿热敷，此外，严密观察患者有无呼吸急促、呼吸困难、胸痛、咯血、血压不稳定、血氧饱和度下降等症状，若出现上述症状及时报告医师，遵医嘱治疗和护理。

4. 管路护理

（1）引流管的护理：传统腹腔引流的主要功能为排出血液、浆液，防止液体聚积或感染，在结直肠手术中被认为可以防止吻合口瘘，然而在妇科手术中腹腔引流尚未被证明能预防吻合口瘘或改善整体预后。并且引流管可导致活动性疼痛，导致患者因疼痛拒绝功能锻炼及相关活动，影响术后康复。建议留置引流管的患者术后尽早拔出引流管。留置引流管时，护理人员应注意引流管是否妥善安置，应保持引流管通畅，避免扭曲、压迫或堵塞。采取利于引流液排出的体位，留置阴道引流管患者采取半坐卧位，留置腹腔引流管患者采取患侧卧位。同时观察并准确记录引流液的量、颜色及性状。若使用引流瓶注意无菌操作，每日更换引流瓶装置。每日与医师一同评估保留引流管的必要性，及时拔出引流管。

（2）尿管护理：术后留置尿管的主要功能为监测尿量和防止尿潴留。但留置尿管为侵入性操作，插管造成的刺激性疼痛和不适感可能影响患者早期开始功能恢复锻炼，影响术后恢复，拔管后发生排尿困难、尿路感染、尿频等影响患者的舒适度并造成非计划性拔管。推荐除根治性子宫切除术外，应避免留置导尿管，或者在术后 24 h 内拔除尿管。若留置尿管，应注意尿管固定，避免压迫、扭曲，集尿袋不得高于耻骨联合，防止逆行性感染。集尿袋内尿液低于 2/3 为佳，当尿液达 2/3 时及时排空尿袋。排空尿袋时集尿袋下方排尿阀不得接触便器及地面，防止细菌逆行感染，保持通道无菌。在留置尿管期间，保持会阴部清洁，需每日进行会阴部护理 2 次。在病情允许的情况下鼓励患者多饮水，常规推荐每日摄入 1500～2000 ml，维持尿量 >50 ml/h。

5. 饮食与补液 术后早期进食能够保护肠黏膜功能，防止菌群失调及异位、促进肠道功能恢复、减少围手术期并发症，同时不会增加肠瘘、肺部感染发生率及影响切口愈合。因此，护理人员应遵医嘱对患者进行恰当的饮食指导，进行早期饮食安排。①建议常规妇科术后患者麻醉清醒后无恶心、呕吐即可饮温开水 10～15 ml/h 至可进食，4～6 h 开始进流质饮食或半流质饮食。已排气者可进食软食，至次日逐渐恢复正常饮食。但注意正常饮食不代表与住院前生活饮食相同，仍需禁食辛辣、刺激性食物，少食产气类食物，多食含优质蛋白质食物、饮食宜清淡。对于妇科恶性肿瘤患者，推荐在术后 24 h 内开始进食流质饮食并逐渐过渡到普通饮食。②建议术后患者清醒后咀嚼口香糖，可促进肠蠕动的恢复，进而缩短首次排气时间，预防肠梗阻。③对身体虚弱、有严重并发症或合并症者及经口能量摄入不足（少于推荐摄入量的 60%）时，遵医嘱添加口服肠内营养制剂。④对经口进食困难、无法耐受肠内营养者或术前存在严重营养不良的危重患者，建议术后给予肠外营养支持，以利于术后及早康复。在治疗期尽可能减少输液量，有利于防止心力衰竭、高血糖，以及组织水肿，有利于创面和伤口愈合。若患者可以耐受经口进食，且口服镇痛药达到理想镇痛效果，推荐在术后 24 h 遵医嘱撤除静脉通路。

6. 体位与活动 术后尽早恢复活动有助于减少呼吸系统并发症、减轻胰岛素抵抗、促进胃肠道功能恢复、减少肌肉萎缩、降低 VTE 发生的风险、预防腹胀及缩短住院时间。充分的术前宣教、理想的术后镇痛、早期拔除尿管或引流管等均有助于患者术后早期下床活动。

（1）体位：患者返回病房后，无须去枕平卧，可根据患者病情及实际情况平卧或适当抬高床头，鼓励患者进行床上活动。麻醉清醒后 6 h，可逐渐协助患者根据实际情况取舒适体位如半卧位或患侧卧位等。

（2）活动：麻醉清醒、生命体征平稳后即可进行早期的床上活动。协助患者进行双下肢肌肉的主动或被动运动，以加快恢复下肢血循环及下肢肌力，减少 VTE 发生风险。术后 6 h，指导患者主动进行深呼吸或有效咳嗽，以提高患者自主咳嗽能力，降低肺部感染风险。鼓励患者在术后 24 h 内尽早离床活动。离床前，护理人员需仔细评估患者的情况，在确保安全的前提下帮助患者制订合理的活动计划，协助患者有计划、合理离床活动。活动安排推荐术后护理人员与家属协助患者进行翻身及下肢弯曲训练，待患者适应翻身后，与家属协助患者进行坐起练习，协助患者逐渐沿床边坐下双腿下垂，逐渐过渡到缓慢站立。若站立后可承受切口疼痛，且无明显眩晕、心慌等不适症状，可搀扶患者进行缓慢室内活动。协助患者每天完成计划活动量，推荐量化记录每日累计活动时间和活动量（如活动步数与活动距离等）。携带引流管或尿管的患者，需妥善固定管路集尿袋及引流袋，必要时提供合适活动辅具，保障患者安全。

7. 出院标准及出院后随访 妇科 ERAS 患者基本出院标准如下：①恢复半流质饮食，停止静脉补液；口服镇痛药物可达到良好效果；②伤口愈合良好，无感染；③器官功能状态良好，患者可自由活动。但应注意此出院标准为基本标准，实际评估时医护人员应结合患者身体恢复情况（如是否有眩晕症状和是否具备独立自由活动能力等）和出院准备情况（如能经受经口进食且进食量较满意、出院后有专人护理等）综合进行评估是否达到出院标准。推荐使用由 Weiss 等编制的出院准备度评估表（readiness for hospital discharge scale，RHDS），该表从个人状态（personal status）、疾病知识（knowledge）、应对能力（cope ability）和预期支持（excepted support）4 个维度，共 23 个条目全面评估患者出院准备度。

护理人员应做好患者出院后的延续性护理服务，主要方法如下。

（1）成立延续性小组：小组成员包括主治医师、康复医师、主管护士、营养师、心理医师等。

（2）根据患者情况制订出院后延续性护理内容：推荐①患者出院后 24～48 h 进行电话随访，内容为患者目前疼痛情况、伤口情况、用药情况、排尿排便情况及并发症情况，以及根据当下情况做好出院后指导，指导内容为个性化生活指导，包括饮食、用药、性生活等，以及提醒术后 7～10 天按时至门诊复查，包括伤口拆线、查询病理报告、制订后续治疗计划等。②随着网络信息化的推进，推荐建立护患出院延续性护理 APP。30 天内持续使用相应医患互动型平台指导患者记录出院后日记，内容可包括每日的生命体征、排尿排便次数、疼痛、饮食、运动、用药情况、心情等。医护通过 APP 云端数据了解患者出院后情况，及时给予个性化指导。良好的出院后延伸服务对降低妇科 ERAS 患者再入院风险、普及健康保健知识，改善生活质量具有重要意义。

（薄海欣　葛丽娜　吴治敏　陈　洁）

参 考 文 献

［1］ 陈凛，陈亚进，董海龙，等. 加速康复外科中国专家共识及路径管理指南（2018 版）. 中国实用外科杂志，2018，38（1）：1-20.

［2］ Ljungqvist O, Scott M, Fearon KC. Enhanced recovery aftersurgery: a review. JAMA Surg, 2017, 152 (3): 292-298.

［3］ Hubner M, Addor V, Slieker J, et al. The impact of an enhanced recovery pathway on nursing workload: a retrospective cohort study. Int J Surg, 2015, 24 (Pt A): 45-50.

［4］ Gustafsson UO, Scott MJ, Schwenk W, et al. Guidelines for perioperative care in elective colonic surgery: Enhanced recovery after surgery (ERAS) society recommendations. World J Surg, 2013, 37 (2): 259-284.

［5］ Mortensen K, Nilsson M, Slim K, et al. Consensus guidelines for enhanced recovery after gastrectomy: Enhanced recovery after surgery (ERAS) society recommendations. Br J Surg, 2014, 101 (10): 1209-1229.

［6］ Nygren J, Thacker J, Carli F, et al. Guidelines for perioperative care in elective rectal/pelvic surgery: Enhanced recovery after surgery (ERAS) Society recommendations. World J Surg, 2013, 37 (2): 285-305.

［7］ Lassen K, Coolsen MM, Slim K, et al. Guidelines for perioperative care for pancreatico-duodenectomy: Enhanced recovery after surgery (ERAS) Society recommendations. World J Surg, 2013, 37 (2): 240-258.

［8］ 江志伟，李宁. 结直肠手术应用加速康复外科中国专家共识（2015 版）. 中华胃肠外科杂志，2015，18（8）：785-787.

［9］ Nelson G, Altman AD, Nick A, et al. Guidelines for pre-and intra-operative care in gynecologic/oncology surgery: Enhanced recovery after surgery (ERAS) society recommendations-Part I. Gynecol Oncol, 2016, 140 (2): 313-322.

［10］ Nelson G, Altman AD, Nick A, et al. Guidelines for postoperative care in gynecologic/oncology surgery: Enhanced recovery after surgery (ERAS) society recommendations--Part Ⅱ. Gynecol Oncol, 2016, 140 (2): 323-332.

［11］ Aarts MA, Okrainec A, Glicksman A, et al. Adoption of enhanced recovery after surgery (ERAS) strategies for colorectal surgery at academic teaching hospitals and impact on total length of hospital stay. Surg Endosc, 2012, 26 (2): 442-450.

［12］ Møller AM, Villebro N. Interventions for preoperative smoking cessation. Cochrane Database Syst Rev, 2014, 20 (3): CD002294.

［13］ Oppedal K, Moller AM, Pedersen B, et al. Preoperative alcohol cessation prior to elective surgery. Cochrane Database Syst Rev, 2012, 18 (7): CD008343.

［14］ Kotzé A, Harris A, Baker C, et al. British Committee for Standards in Haematology Guidelines on the Identification and Management of Pre-Operative Anaemia. Br J Haematol, 2015, 171 (3): 322-331.

［15］ Muñoz M, Acheson AG, Auerbach M, et al. International consensus statement on the perioperative management of anaemia and iron deficiency. Anaesthesia, 2017, 72 (2): 233-247.

［16］ Bozzetti F, Mariani L. Perioperative nutritional support of patients undergoing pancreatic surgery in the age of ERAS. Nutrition, 2014, 30 (11-12): 1267-1271.

［17］ Cederholm T, Bosaeus I, Barazzoni R, et al. Diagnostic criteria for malnutrition-An ESPEN Consensus Statement. Clin Nutr, 2015, 34 (3): 335-340.

［18］ Jie B, Jiang ZM, Nolan MT, et al. Impact of preoperative nutritional support on clinical outcome in abdominal surgical patients at nutritional risk. Nutrition, 2012, 28 (10): 1022-1027.

［19］ 中华医学会麻醉学分会. 围手术期血糖管理专家共识（快捷版）. 临床麻醉学杂志, 2016, 32（1）: 93-95.

［20］ Kiran RP, Turina M, Hammel J, et al. The clinical significance of an elevated postoperative glucose value in nondiabetic patients after colorectal surgery: evidence for the need for tight glucosecontrol. Ann Surg, 2013, 258 (4): 599-604.

［21］ Webster J, Osborne S. Preoperative bathing or showering with skin antiseptics to prevent surgical site infection. Cochrane Database Syst Rev, 2012, 2 (3): CD004985.

［22］ Tanner J, Norrie P, Melen K. Preoperative hair removal to reduce surgical site infection. Cochrane Database Syst Rev, 2011, 9 (11): CD004122.

［23］ Darouiche RO, Wall MJ, Itani KM, et al. Chlorhexidine-Alcohol versus Povidone-Iodine for Surgical-Site Antisepsis. N Engl J Med, 2010, 362 (1): 18-26.

［24］ Kalogera E, Dowdy SC. Enhanced recovery pathway in gynecologic surgery: improving outcomes through evidence-based medicine. Obstet Gynecol Clin North Am, 2016, 43 (3): 551-573.

［25］ Guenaga KF, Matos D, Wille-Jørgensen P. Mechanical bowel preparation for elective colorectal surgery. Cochrane Database Syst Rev, 2011, 7 (9): CD001544.

［26］ Nelson G, Dowdy SC, Lasala J, et al. Enhanced recovery after surgery (ERAS®) in gynecologic oncology-practical considerations for program development. Gynecol Oncol, 2017, 147 (3): 617-620.

［27］ Nygren J, Thorell A, Ljungqvist O. Preoperative oral carbohydrate therapy. Curr Opin Anaesthesiol, 2015, 28 (3): 364-369.

［28］ 中国加速康复外科专家组. 中国加速康复外科围手术期管理专家共识（2016）. 中华外科杂志，2016，54（6）：413-418.

［29］ Smith I, Kranke P, Murat I, et al. Perioperative fasting in adults and children: guidelines from the European Society ofAnaesthesiology. Eur J Anaesthesiol, 2011, 28 (8): 556-569.

［30］ Hausel J, Nygren J, Thorell A, et al. Randomized clinical trial of the effects of oral preoperative carbohydrates on postoperative nausea and vomiting after laparoscopic cholecystectomy. Br J Surg, 2005, 92 (4): 415-421.

［31］ Walker KJ, Smith AF. Premedication for anxiety in adult day surgery. Cochrane Database Syst Rev, 2009, 4 (4): CD002192.

［32］ Qu H, Li Z, Zhai Z, et al. Predicting of venous thromboembolism for patients undergoing gynecological surgery. Medicine, 2015, 94 (39): e1653.

［33］ 刘玉珍，张震宇，郭淑丽，等. 妇科盆腔手术后下肢深静脉血栓形成的临床研究. 中华妇产科杂志，2006，41（2）：107-110.

［34］ Caprini JA. Thrombosis risk assessment as a guide to quality patient care. Dis Mon, 2005, 51 (2-3): 70-78.

［35］ 马玉芬，成守珍，刘义兰，等. 卧床患者常见并发症护理专家共识. 中国护理管理，2018，18（6）：740-747.

［36］ National clinical guideline centre-acute and chronic conditions. Venous thromboembolism: reducing the riskof venous thromboembolism (deep vein thrombosis and pulmonary embolism) in patients admitted to hospital. London: Royal College of Physicians (UK), 2010.

［37］ Guideline Summary: Prevention of venous thromboembolism. AORN J, 2018, 107 (6): 750-754.

［38］ Einstein MH, Kushner DM, Connor JP, et al. A protocol of dual prophylaxis for venous thromboembolism prevention ingynecologic cancer patients. Obstet Gynecol, 2008, 112 (5): 1091-1097.

［39］ Rampinelli F. ACOG practice bulletin No. 104: antibioticprophylaxis for gynecologic procedures. Obstet Gynecol, 2009, 113 (5): 1180-1189.

［40］ Hawn MT, Richman JS, Vick CC, et al. Timing of surgicalantibiotic prophylaxis and the risk of surgical site infection. JAMA Surg, 2013, 148 (7): 649-657.

［41］ Straube S, Derry S, McQuay HJ, et al. Effect of preoperative Cox-Ⅱ-selective NSAIDs (coxibs) on postoperative outcomes: a systematic review of randomized studies. Acta Anaesthesiol Scand, 2005, 49 (5): 601-613.

［42］ Sessler DI. Perioperative thermoregulation and heat balance. Ann N Y Acad Sci, 1997, 813:

757-777.

［43］ Chou R, Gordon DB, de Leon-Casasola OA, et al. Management of postoperative pain: a clinical practice guideline from the american pain society, the American society of regional anesthesia and pain medicine, and the american society of anesthesiologists' committee on regional anesthesia, executivecommittee, and administrative counci. J Pain, 2016, 17 (2): 131-157.

［44］ Hristovska AM, Kristensen BB, Rasmussen MA, et al. Effect of systematic local infiltration analgesia on postoperative pain in vaginal hysterectomy: a randomized, placebo-controlled trial. Acta Obstet Gynecol Scand, 2014, 93 (3): 233-238.

［45］ Mraovic B, Simurina T, Sonicki Z, et al. The dose-response of nitrousoxide in postoperative nausea in patients undergoing gynecologic laparoscopic surgery: a preliminary study. Anesth Analg, 2008, 107 (3): 818-823.

［46］ Gan TJ, Diemunsch P, Habib AS, et al. Consensus guidelines for the management of postoperative nausea and vomiting. Anesth Analg, 2014, 118 (1): 85-113.

［47］ Apfel CC, Heidrich FM, Jukar-Rao S, et al. Evidence-based analysis of risk factors for postoperative nausea and vomiting. Br J Anaesth, 2012, 109 (5): 742-753.

［48］ Apfel CC, Laara E, Koivuranta M, et al. A simplified risk score for predicting postoperative nausea and vomiting: conclusions from cross-validations between two centers. Anesthesiology, 1999, 91 (3): 693-700.

［49］ Apfel CC, Bacher A, Biedler A, et al. A factorial trial of six interventions for the prevention of postoperative nausea and vomiting. Anaesthesist, 2005, 54 (3): 201-209.

［50］ 梁廷波. 加速康复外科理论与实践. 北京：人民卫生出版社，2018.

［51］ Frey UH, Scharmann P, Löhlein C, et al. P6 acustimulation effectively decreases postoperative nausea and vomiting in highriskpatients. Br J Anaesth, 2009, 102 (5): 620-625.

［52］ Gould MK, Garcia DA, Wren SM, et al. Prevention of VTE in nonorthopedic surgical patients: Antithrombotic Therapyand Prevention of Thrombosis, 9th ed: American College of Chest Physicians Evidence-Based Clinical Practice Guidelines. Chest, 2012, 141 (2 Suppl): e227S.

［53］ Griffiths R, Fernandez R. Policies for the removal of short-term indwelling urethral catheters. Cochrane Database Syst Rev, 2005, 25 (1): CD004011.

［54］ Charoenkwan K, Matovinovic E. Early versus delayed oral fluids and food for reducing complications after major abdominal gynaecologic surgery. Cochrane Database Syst Rev, 2014, 12 (12): CD004508.

［55］ Ertas IE, Gungorduk K, Ozdemir A, et al. Influence of gum chewing on postoperative bowel activity after complete staging surgery for gynecological malignancies: a randomized controlledtria. Gynecol Oncol, 2013, 131 (1): 118-122.

[56] Van LM, Huijsmans R, Geleijn E, et al. Early enforced mobilisation following surgery for gastrointestinal cancer: feasibility and outcomes. Physiotherapy, 2016, 102 (1): 103-110.

[57] Lassen K, Soop M, Nygren J, et al. Consensus review of optimal perioperative care in colorectal surgery: Enhanced recovery after surgery (ERAS) group recommendations. Arch Surg, 2009, 144 (10): 961-969.

第五章　加速康复外科方案的要素

第一节　术前宣教

ERAS 的终极目标为"无痛和无风险手术"，术前宣教是 ERAS 的一个重要环节，据文献报道，详细告知患者手术和康复计划能够减轻焦虑、减少疼痛、提高其依从性、提升满意度及改善临床指标（如缩短术后住院时间）。近年来，ERAS 在国内逐渐普及和应用，由中华医学会妇产科学会加速康复外科协作组于 2019 年发布的"妇科手术加速康复的中国专家共识"推动了 ERAS 在我国妇科手术领域的规范开展。妇科医师及麻醉医师对住院患者的病史、营养状况等进行风险评估后初步确定满足进入 ERAS 相关路径的患者，并对其和家属进行术前宣传教育。理想的术前宣教是由妇科主管医师、麻醉医师及护士通过口头、书面文字、图片及视频等形式向患者及其家属介绍 ERAS 预期目的、入院前准备、围手术期处理流程（包括手术和麻醉过程）、患者需要配合完成的步骤、术后康复、出院标准等内容。Thomsen T 等学者提出术前宣教不应限于患者住院时进行，而应从患者就诊时就由门诊医师展开多形式、全面的教育。

术前宣教的形式可多种多样。Walker JA 和 Moult B 等提出，若仅采用口头形式给予术前宣教，患者可能会在 5 分钟内忘记近 50% 的宣教内容，最终仅能记住 20% 的信息。同样，Macfarlane J 等建议在口头术前宣教的同时给予书面形式告知，能够使患者对信息的保留率提高至 50%。Watson DJ 等经过一系列调查研究发现大部分患者并不能完全理解书面告知书中的全部内容，因此，建议在使用书面信息告知的基础上可以配合使用图片或视频信息，以便帮助各个知识层面的患者理解所患疾病和相关医学建议。总的来说，术前宣教不应拘泥于单一形式，应以多种多样的教育方式来帮助各个知识层面的人群获得足够且准确的信息。ERAS 方案术前宣教的内容如下。

一、护理方面

由主管护士详细告知患者及其家属入院需要准备的物品（如洗漱用品、护理垫、弹力袜等）、术前停止吸烟饮酒、术后康复各阶段可能需要的时间，并鼓励患者术后尽早下床活动（针对不同的患者个性化制订每日的活动目标，如术后第

1天开始下床活动1~2 h，逐日增加至出院时每天下床活动4~6 h）、提出进食过渡建议（饮水—流质饮食—半流质饮食—正常饮食）、术前和术后进行一对一心理疏导以缓解恐惧及焦虑情绪、告知围手术期营养支持方式，并给予出院后康复建议。Thomsen T等学者建议患者术前2~4周开始戒烟、戒酒，可降低围手术期并发症的发生率。

二、麻醉方面

由麻醉医师针对患者病情、手术部位及拟定手术时间向患者和家属提供个体化的指导，一对一地说明麻醉风险评估结果、麻醉方式（如全身麻醉、连续硬膜外麻醉、腰硬联合麻醉、神经阻滞麻醉等）和术前禁食、水时间。麻醉指南表明，术前2 h前摄入清饮料并不会增加胃内容物及降低胃液pH，也不会增加并发症的发生率；对于无胃肠功能紊乱（如胃排空障碍、消化道梗阻、胃食管反流等）的非糖尿病患者，建议麻醉诱导前6 h禁食乳制品和淀粉类固体食物，术前2 h禁食清流质食物，以减少麻醉中可能出现的意外或并发症（如心脑血管意外、呕吐、误吸、苏醒延迟等）。由于术后疼痛会影响患者正常休息、活动及康复时间，严重时会导致患者产生抑郁、沮丧等情绪，因此，可采取多模式镇痛的方式以最大限度地降低麻醉药物的不良反应提高镇痛效果。对于个别术前焦虑较严重的患者，及时进行精神心理科等相关科室会诊。

三、手术方面

由妇科主管医师向患者说明手术名称、手术方式（开腹手术、阴式手术、传统腹腔镜手术或达·芬奇机器人辅助腹腔镜手术）、拟定手术时间、术中术后可能出现的并发症、术后尿管拔除时间、术后预防血栓措施、术前/术后抗生素的应用及手术可能达到的疗效等。对于手术时长超过60分钟、妇科恶性肿瘤或其他静脉血栓栓塞症中、高风险患者，建议术中及术后下床活动前穿抗血栓弹力袜，并在术前皮下注射低分子肝素。

多数患者在术前存在不同程度的恐慌与焦虑情绪，担心手术安全性，害怕术中、术后发生疼痛及并发症，个别患者还会产生不良的应激反应，影响手术的顺利进行和术后康复。Aarts MA等针对336例结直肠手术患者的回顾性队列研究显示，个性化术前宣教是ERAS成功与否的独立预后因素。Cavallaro M等的研究显示，与对照组相比，进行术前宣教的患者住院时间显著缩短、术后并发症发生率显著降低。此外，术前宣教可以降低医疗成本，因为患者在术前甚至入院前通过术前宣教得到了简明且准确的信息，了解疾病治疗步骤和原理，使患者依从性提高。

综上所述，术前宣教可以帮助患者对手术应激有一定的心理准备，缓解术前和术后恐惧、焦虑及紧张的情绪，提高患者和家属的参与度与依从性，增进医护人员与患者之间的相互信任，减轻术后疼痛，减少术后并发症发生率，有助于术前准备、围手术期疼痛管理，提升患者满意度，最终给患者带来益处。

（纪　妹）

参 考 文 献

［1］ Kehlet H. Multimodal approach to control postoperative pathophysiology and rehabilitation. Br J Anaesth, 1997, 78 (5): 606-617.

［2］ Kehlet H. Enhanced postoperative recovery: good from afar, but far from good?. Anaesthesia, 2020, 75 (Suppl 1): e54-e61.

［3］ Ljungqvist O, Scott M, Fearon KC. Enhanced recovery after surgery: a review. JAMA Surg, 2017, 152 (3): 292-298.

［4］ Kehlet H. Enhanced Recovery After Surgery (ERAS): good for now, but what about the future?. Can J Anaesth, 2015, 62 (2): 99-104.

［5］ McDonald S, Page MJ, Beringer K, et al. Preoperative education for hip or knee replacement. Cochrane Database Syst Rev, 2014, 2014 (5): CD003526.

［6］ Sjoling M, Nordahl G, Olofsson N, et al. The impact of preoperative information on state anxiety, postoperative pain and satisfaction with pain management. Patient Educ Couns, 2003, 51 (2): 169-176.

［7］ Forsmo HM, Erichsen C, Rasdal A, et al. Randomized controlled trial of extended perioperative counseling in enhanced recovery after colorectal surgery. Dis Colon Rectum, 2018, 61 (6): 724-732.

［8］ Gardner TF, Nnadozie MU Sr, Davis BA, et al. Patient anxiety and patient satisfaction in hospital-based and freestanding ambulatory surgery centers. J Nurs Care Qual, 2005, 20 (3): 238-243.

［9］ Schmidt M, Eckardt R, Scholtz K, et al. Patient empowerment improved perioperative Quality of care in cancer patients aged ≥65 years-a randomized controlled trial. PLoS One, 2015, 10 (9): e0137824.

［10］ 中华医学会妇产科学分会加速康复外科协作组. 妇科手术加速康复的中国专家共识. 中

华妇产科杂志，2019，54（2）：73-79.

[11] Thomsen T, Villebro N, Moller AM. Interventions for preoperative smoking cessation. Cochrane Database Syst Rev, 2014, 2014 (3): CD002294.

[12] Walker JA. Emotional and psychological preoperative preparation in adults. Br J Nurs, 2002, 11 (8): 567-575.

[13] Moult B, Franck LS, Brady H. Ensuring quality information for patients: development and preliminary validation of a new instrument to improve the quality of written health care information. Health Expect, 2004, 7 (2): 165-175.

[14] Macfarlane J, Holmes W, Gard P, et al. Reducing antibiotic use for acute bronchitis in primary care: blinded, randomised controlled trial of patient information leaflet. BMJ, 2002, 324 (7329): 91-94.

[15] Watson DJ. The role of the nurse coordinator in the enhanced recovery after surgery program. Nursing, 2017, 47 (9): 13-17.

[16] Watson DJ. Nurse coordinators and ERAS programs. Nurs Manage, 2018, 49 (1): 42-49.

[17] 欧阳振波，王存孝. 加速康复外科在妇科的应用进展. 现代妇产科进展，2017，26（5）：390-392.

[18] Oppedal K, Moller AM, Pedersen B, et al. Preoperative alcohol cessation prior to elective surgery. Cochrane Database Syst Rev, 2012 (7): CD008343.

[19] 薄海欣，葛莉娜，刘霞，等. 加速康复妇科围手术期护理中国专家共识. 中华现代护理杂志，2019，25（6）：661-668.

[20] 陶凝，陈昌贤，李力. 快速康复外科理念在妇科肿瘤手术中的应用. 中华妇产科杂志，2015，8：632-636.

[21] Kehlet H, Buchler MW, Beart RW Jr, et al. Care after colonic operation--is it evidence-based? Results from a multinational survey in Europe and the United States. J Am Coll Surg, 2006, 202 (1): 45-54.

[22] 孙霞. 外科术后患者镇痛的满意度调查及护理对策. 临床研究，2017，25（1）：9-10.

[23] 冷希圣，韦军民，刘连新，等. 普通外科围手术期疼痛处理专家共识. 中华普通外科杂志，2015，30（2）：166-173.

[24] Horosz B, Nawrocka K, Malec-Milewska M. Anaesthetic perioperative management according to the ERAS protocol. Anaesthesiol Intensive Ther, 2016, 48 (1): 49-54.

[25] Selby LV, Sovel M, Sjoberg DD, et al. Preoperative Chemoprophylaxis is Safe in Major Oncology Operations and Effective at Preventing Venous Thromboembolism. J Am Coll Surg, 2016, 222 (2): 129-137.

[26] Hawn MT, Richman JS, Vick CC, et al. Timing of surgical antibiotic prophylaxis and the risk

of surgical site infection. JAMA Surg, 2013, 148 (7): 649-657.

［27］ 中国加速康复外科专家组. 中国加速康复外科围手术期管理专家共识（2016）. 中华外科杂志，2016，54（6）：413-418.

［28］ Aarts MA, Okrainec A, Glicksman A, et al. Adoption of enhanced recovery after surgery (ERAS) strategies for colorectal surgery at academic teaching hospitals and impact on total length of hospital stay. Surg Endosc, 2012, 26 (2): 442-450.

［29］ Cavallaro PM, Milch H, Savitt L, et al. Addition of a scripted pre-operative patient education module to an existing ERAS pathway further reduces length of stay. Am J Surg, 2018, 216 (4): 652-657.

［30］ Guo P, East L, Arthur A. A preoperative education intervention to reduce anxiety and improve recovery among Chinese cardiac patients: a randomized controlled trial. Int J Nurs Stud, 2012, 49 (2): 129-137.

［31］ Edwards PK, Mears SC, Lowry BC. Preoperative education for hip and knee replacement: never stop learning. Curr Rev Musculoskelet Med, 2017, 10 (3): 356-364.

第二节 术前肠道准备与围手术期饮食管理

机体的营养状态和肠道菌群失调常导致机体免疫力降低，加之手术创伤、术后感染、禁食等会进一步加重肠屏障的损伤，造成菌群移位、内毒素血症、感染性腹泻等并发症。而手术应激和创伤后机体处于高代谢状态、体内营养物质被大量消耗、淋巴细胞计数下降、sIgA 分泌减少等均可造成机体营养状况和免疫系统功能下降，这将严重影响临床治疗效果及患者的预后。因此，术前肠道准备与饮食管理是 ERAS 的核心，其宗旨为，使肠功能得到快速恢复，做好肠道准备和饮食管理是实现快速康复的重要工作。

一、术前肠道准备

传统的理念认为机械性肠道准备（mechanical bowel preparation，MBP）是必不可少的，这一方法减少了肠内粪便负荷，并通过减少吻合口的粪便冲击来防止吻合口破裂，因此，普遍认为 MBP 可以减少腹腔和腹部口感染的风险。但这一观点已被现有的一些研究证据改变，MBP 不仅不能在预防并发症发生上使患者获益，而且实施 MBP 后由于粪便液化，可能会增加术中污染物溢出的风险。Miettinen 等的研究将开腹结直肠手术的成年患者随机分配到口服聚乙二醇组和无肠道准备组，研究发现，两者在术后并发症和吻合口漏等方面没有差异，结果显示，术前肠道准备似乎在选择性开腹结直肠手术中没有任何益处。另一项纳入 23 篇随机对照试验和 13 篇观察性试验的系统评价结果也证实，MBP 对于减少择期结直肠手术患者的一些术后并发症，如手术部位感染、吻合口瘘、术后肠梗阻等，与不行 MBP 的患者相比，并无优势。同时妇科微创手术前 MPB 尚未显示可改善术中的可视化结果。因此 ERAS 建议：①妇科微创手术不建议术前行 MBP；②在妇科 / 妇科肿瘤开腹手术前，尤其在已建立 ERAS 的患者中，同样不鼓励行术前 MBP；③对于预计有肠道损伤可能，如深部浸润型子宫内膜异位症、晚期卵巢恶性肿瘤病变可能侵及肠管、患者存在长期便秘等情况，应考虑单独使用口服抗生素或与肠道准备联合使用。一些结直肠文献的高质量数据表明，仅靠肠道准备并不能减少术后并发症，因此建议放弃。

综合目前的研究报道，术前不再应用 MBP 的原因为：① MBP 会损害肠黏膜屏障并破坏内源性的微生物屏障，造成结肠黏膜上大量短链脂肪酸的丢失，从而直接或间接加重肠道黏膜的损伤；② MBP 并未改变肠道内菌群的浓度，只是轻微改变了粪便表面菌群的相对构成比例；③ MBP 更易形成液状粪便致术中粪水溢出；④ MBP 易引起患者不适，会给患者带来恶心、呕吐、腹痛、腹泻、腹胀、肛门刺激感、头晕及失眠等不适反应。

营养不良是导致患者术后预后不良的独立危险因素。患者手术后长时间处于分解代谢阶段，尤其是针对一些肿瘤患者，肿瘤组织的恶性生长特性导致其对营养和能量的消耗巨大，很多肿瘤患者在术前就已经处于营养缺乏的状态，良好的营养状态能够改善患者的临床结局，减少感染性并发症发生率和病死率。

二、术前营养状况评估

术前营养状态与围手术期结局密切相关，术前采用营养风险筛查 2002（NRS 2002）对患者进行全面的营养风险评估。当患者合并下列任何一种情况时，应当警惕重度营养不良的发生：6 个月内体重减轻＞10%；进食量＜推荐摄入量的 60%，持续时间＞10 天；NRS 2002 评分＞5 分；体重指数（body mass index，BMI）＜18.5 kg/m²；血清白蛋白＜30 g/L。对严重营养不良患者进行术前营养支持，术后并发症发生率可降低 50%。营养支持首选肠内营养，如无法满足基本营养需求，可考虑联合肠外营养，营养支持治疗时间一般为 7～10 天，可视患者个体情况延长治疗时间。对于妇科恶性肿瘤患者，需审慎评估术前优化措施导致手术延后带来的风险。另外，术前应充分识别贫血和其原因，并予以纠正；对于择期手术的患者，推荐静脉或口服铁剂作为贫血的一线治疗方案；针对糖尿病患者，应密切监测患者术前血糖值的变化，饮食调整，使血糖水平控制在＜10.0 mmol/L。

三、术前禁食和禁饮的要求

术前禁食和禁饮目的在于减少胃内容物，预防麻醉期间的误吸和呕吐。但若手术前禁食、禁饮时间过长，易造成患者机体水电解质紊乱和营养失调、增加胰岛素抵抗，同时因患者有强烈的口渴、饥饿及焦虑感，易增加应激反应。

对于无胃肠功能紊乱（如胃排空障碍、消化道梗阻、胃食管反流或胃肠道手术史等）的非糖尿病患者，推荐术前（麻醉诱导前）6 h 禁食乳制品及淀粉类固体食物（油炸、脂肪及肉类食物需禁食＞8 h），术前 2 h 禁食清流质食物。术前 2 h 摄入适量清饮料（推荐 12.5% 碳水化合物饮料，饮用量应≤5 ml/kg，或者总量≤300 ml，可选择复合碳水化合物，如含麦芽糖糊精的碳水化合物饮料，可促进胃排空），有助于缓解术前口渴、紧张及焦虑情绪，减轻围手术期胰岛素抵抗，减少术后恶心呕吐和其他并发症的发生。对手术时间未确定的患者则可通过静脉补充葡萄糖减轻手术创伤导致的胰岛素抵抗，同时减少了对胃肠道功能的干扰，更有利于患者术后肠道蠕动的恢复。

四、术后饮食管理

传统观念对于腹部手术术后的进食标准是在胃肠道功能恢复、肛门排气后才可进食。临床中经常出现患者由于各种原因引起肛门未排气而不敢经口进食，导致患者出现营养摄入不足低于机体需要量，胃肠功能恢复延迟，影响术后康复。ERAS 理念主张早期恢复肠内营养，通过食物刺激可以增加内脏血流量促进肠蠕动，减少肠管淤胀。

术后早期进食能够保护肠黏膜功能，防止菌群失调和异位、促进肠道功能恢复、减少围手术期并发症，同时不会增加肠瘘、肺部感染发生率及影响切口愈合。建议：①常规妇科术后患者麻醉清醒后无恶心、呕吐即可饮温开水 10～15 ml/h 至可进食，4～6 h 开始进流质饮食或半流质饮食。对于妇科恶性肿瘤患者，包括接受肠切除吻合术的患者，建议在术后 24 h 内开始进食流质食物逐渐过渡到普通饮食。②术后患者清醒后咀嚼口香糖，可促进肠蠕动功能恢复，缩短首次排气排便时间，预防肠梗阻。③经口能量摄入不足（少于推荐摄入量的 60%）时，应遵医嘱添加口服肠内营养制剂，缩短术后恢复正常饮食的时间，必要时遵医嘱静脉补液。④如果患者能耐受经口进食，同时口服镇痛药能达到理想的镇痛效果，可考虑在术后 24 h 撤除静脉通路。

规范的术前肠道准备和围手术期良好的饮食管理对患者实现快速康复意义明显，这已被越来越多的循证医学证据证明。从患者的实际情况出发，制订个性化的饮食管理方案，为患者的快速康复保驾护航。

（许天敏）

参 考 文 献

［1］ Irving AD, Scrimgeour D. Mechanical bowel preparation for colonic resection and anastomosis. Br J Surg, 1987, 74 (7): 580-581.

［2］ Mahajna A, Krausz M, Rosin D, et al. Bowel preparation is associated with spillage of bowel contents in colorectal surgery. Dis Colon Rectum, 2005, 48 (8): 1626-1631.

［3］ Miettinen RP, Laitinen ST, Makela JT, et al. Bowel preparation with oral polyethylene glycol electrolyte solution vs. no preparation in elective open colorectal surgery: prospective, randomized study. Dis Colon Rectum, 2000, 43 (5): 669-675; discussion 675-667.

［4］ Rollins KE, Javanmard-Emamghissi H, Lobo DN. Impact of mechanical bowel preparation in elective colorectal surgery: A meta-analysis. World J Gastroenterol, 2018, 24 (4): 519-536.

［5］ 中华医学会妇产科学分会加速康复外科协作组. 妇科手术加速康复的中国专家共识. 中华妇产科杂志，2019，54（2）：73-79.

［6］ Nelson G, Bakkum-Gamez J, Kalogera E, et al. Guidelines for perioperative care in gynecologic/oncology: enhanced recovery after surgery (ERAS) society recommendations—2019 update. Int J Gynecol Cancer, 2019, 29 (4): 651-668.

［7］ Lyell NJ, Kitano M, Smith B, et al. The effect of preoperative nutritional status on postoperative complications and overall survival in patients undergoing pelvic exenteration: A multi-disciplinary, multi-institutional cohort study. Am J Surg, 2019, 218 (2): 275-280.

［8］ Na BG, Han SS, Cho YA, et al. Nutritional Status of Patients with Cancer: A Prospective Cohort Study of 1588 Hospitalized Patients. Nutr Cancer, 2018, 70 (8): 1228-1236.

［9］ Jie B, Jiang ZM, Nolan MT, et al. Impact of preoperative nutritional support on clinical outcome in abdominal surgical patients at nutritional risk. Nutrition, 2012, 28 (10): 1022-1027.

［10］ Kotzé A, Harris A, Baker C, et al. British committee for standards in haematology guidelines on the identification and management of pre-operative Anaemia. Br J Haematol, 2015, 171 (3): 322-331.

［11］ 高卉. 围手术期血糖管理专家共识（快捷版）. 临床麻醉学杂志，2016，32（1）：99-101.

[12] Practice Guidelines for Preoperative Fasting and the Use of Pharmacologic Agents to Reduce the Risk of Pulmonary Aspiration. Anesthesiology, 2017, 126 (3): 376-393.

[13] Gustafasson UO, Scott MJ, Schwenk W, et al. Guidelines for perioperative care in elective colinic surgery: enhanced recovery after surgery (ERAS) society recommendations. World J Surg, 2012, 31 (6): 783-800.

[14] Charoenkwan K, Matovinovic E. Early versus delayed oral fluids and food for reducing complications after major abdominal gynaecologic surgery. Cochrane Database Syst Rev, 2014, 12 (12): CD004508.

[15] Nelson G, Altman AD, Nick A, et al. Guidelines for postoperative care in gynecologic/oncology surgery: Enhanced recovery after surgery (ERAS) society recommendations-Part Ⅱ. Gynecol Oncol, 2016, 140 (2): 323-332.

[16] Ertas I E, Gungorduk K, Ozdemir A, et al. Influence of gum chewing on postoperative bowel activity after complete staging surgery for gynecological malignancies: A randomized controlled trial. Gynecologic Oncology, 2013, 131 (1): 118-122.

第三节　术前备皮和预防性抗生素应用

在妇科手术中，手术部位感染（SSI）并不少见。SSI 是指手术过程中暴露的组织、器官或腔隙发生的感染。SSI 分为切口感染和器官间隙感染。切口感染包括浅表（发生在皮肤或皮下组织）和深部感染，其时间范围在术后 30 天内。2005—2009 年美国外科医师学会的大型横断面分析中，全子宫切除术和次全子宫切除术后浅表切口感染率分别为 2.3% 和 2.6%；而在不同类型的腹腔镜子宫切除术后发生率为 0.6%～0.8%；深部切口和器官/间隙感染（阴道残端蜂窝织炎、阴道残端脓肿、腹膜炎及盆腔脓肿）在不同入路的子宫切除术中发生率为 0.5%～1.2%；而在妇科肿瘤手术中发生率达 20%～30%。SSI 会导致术后发病率、死亡率升高，并会产生庞大的医疗费用支出，国外报道这一费用每年高达 16 亿美元，因此，术前准备显得尤为重要。

SSI 与手术中的细菌污染程度、手术持续时间和患者的基础条件有关。SSI 的高危因素众多，包括：高龄、糖尿病、免疫抑制、肥胖、营养不良、器官衰竭、贫血、慢性炎症、皮肤准备不良、预防性抗生素使用不当、低氧、低体温、手术时间长、住院时间长等。目前已证实以下 3 个因素可预测切口部位感染：①手术部位固有污染菌数目；②手术类型和手术持续时间；③患者自身因素：如糖尿病、吸烟史、肥胖、营养状况。由此可见，SSI 的预防应针对多因素，采用多方法的管理，其中皮肤准备与预防性抗生素是极其重要的环节，以下进行简要介绍。

一、皮肤准备

1. **皮肤清洁** 术前应用洗涤剂进行全身沐浴或淋浴，使皮肤保持清洁，去除皮肤上短暂附着或长期定植微生物。目前证据提示，术前用氯己定沐浴与不进行术前沐浴相比，相对风险（RR）值为 0.36（95%CI 0.17~0.79），这一数据证实了术前进行皮肤清洁的重要意义。但应用何种洗涤剂进行行术前皮肤清洁更佳，暂时还没有确切的答案。一项 Meta 分析纳入了 7 项临床试验，共 10 157 例参与者，与安慰剂相比，使用氯己定沐浴并未导致 SSI 显著降低（RR 0.91，95%CI 0.80~1.04）；与肥皂对比，发生 SSI 的风险差异无统计学意义（RR 1.02，95%CI 0.57~1.84）。

2017 年美国疾病控制与预防中心（CenterS for Disease Control and Prevention, CDC）《手术部位感染预防指南》、2018 年美国妇产科医师协会（The American College of Obstetricians and Gynecologists, ACOG）《妇科手术感染预防指南》均建议患者至少在手术前 1 天晚上用肥皂（抗菌或非抗菌）或清洁剂淋浴或沐浴（全身）。虽然 CDC 指南中没有就氯己定的使用、洗涤的最佳时机或应用次数作出推荐，ACOG《妇科手术感染预防指南》指出，基于有限的证据表明，使用氯己定的效果较肥皂或安慰剂更佳，因此，认为采用氯己定洗涤是一个合理的选择。

2. **毛发去除** 人们常把体毛和缺乏清洁联系在一起，另外，毛发会干扰手术部位的切开、手术视野的暴露，并影响切口缝合、黏合材料或敷料的使用。因此，临床实践中常把毛发去除作为术前的常规操作，且认为这一做法能降低 SSI。但一些研究提出了相反的观点，认为术前毛发去除有可能增加 SSI 的发生，不应该作为术前常规操作。

针对这一具有争议的话题，Tanner 等对术前毛发去除与 SSI 的发生进行了 Meta 分析，该研究纳入了 14 项临床试验。研究中对比术前进行毛发去除（剃刀、剪刀、脱毛剂）与未进行毛发去除，发现两组 SSI 的发生率差异无统计学意义；对剃刀与剪刀去除毛发进行比较，发现剃刀去除毛发 SSI 的发生率更高（RR 2.09，95%CI 1.15~3.80），这可能是由于剃刀去除毛发会导致显微镜下皮肤的割伤和擦伤，破坏皮肤对微生物的防御屏障；剃刀与脱毛剂去除毛发相比，两者 SSI 发生率差异无统计学（RR 1.53，95%CI 0.73~3.21）。而毛发去除时间的选择，研究发现，对比手术当日和术前日进行毛发去除（剃刀或剪刀），两者 SSI 发生率差异无统计学意义。

　　基于目前的证据，各大指南都不推荐术前常规进行毛发去除。1999 年美国 CDC 发布的《手术部位感染预防指南》建议，"除非毛发妨碍手术操作，否则应保留术区的毛发；如需去除毛发，推荐使用剪刀或脱毛剂"。2018 年 ACOG 在《妇科手术感染预防指南》中同样指出，"除非切口处或周围的毛发会干扰手术，否则术前不应去除毛发。任何必要的毛发去除都应在术前立即进行，最好是用电子剪刀，不应该用剃刀。患者应该被告知不要自己刮除手术部位毛发，因为使用剃刀刮会增加感染的风险"。

　　3. 术中皮肤消毒　2018 年 ACOG《妇科手术感染预防指南》建议，在非禁忌的情况下，应使用含酒精的消毒剂。葡萄糖酸氯己定和碘伏都具有广谱的抗微生物活性的作用。尽管 2 种抗菌活性物质都有醇基和水基类型，氯己定是最常见的醇基类型，碘伏为水基类型。目前有研究对比不同消毒剂对 SSI 的影响，结果显示，① Meta 分析提示应用氯己定 - 酒精或碘酒进行术中皮肤消毒，两者 SSI 的发生率差异无统计学意义。② Meta 分析提示，氯己定 - 酒精与水基的碘伏相比能降低 SSI 的发生率（OR 0.59，95%CI 0.42～0.83）。聚维碘酮是最常见的水基碘伏消毒剂。2010 年 Rabih 等发表在 *New England Journal of Medicine* 的前瞻性随机对照研究发现，氯己定 - 酒精组手术部位感染的总发生率显著低于聚维酮碘组（9.5% *vs.* 16.1%，$P=0.004$，RR 0.59，95%CI 0.41～0.85），其中浅表切口感染、深部切口感染率均更低（4.2% *vs.* 8.6%，$P=0.008$，1% *vs.* 3%，$P=0.05$），而对器官间隙感染未观察到明显的保护作用（4.4% *vs.* 4.5%）。该研究提示，应用氯己定 - 酒精进行术中皮肤消毒的效果优于聚维酮碘，这可能与其能更快速起效、暴露在体液中时活性更好，并具有残留效应相关。此外，与聚维酮碘不同，氯己定不会被血液或血清蛋白灭活。

　　阴道穹隆的细菌污染是引起子宫切除术后发热和感染性并发症（如阴道残端蜂窝织炎和盆腔脓肿）的主要原因。这些感染导致术后其他干预、抗生素治疗和住院时间增加。虽然预防性使用抗生素可使术后感染率有所下降，但即使如此，术后感染率仍高于"清洁"切口。这是由于阴道细菌"溢出"至手术部位、污染手术区域引起的。Eason 等的研究发现，使用聚维酮碘阴道凝胶消毒阴道可降低经腹子宫切除术后盆腔脓肿的风险。近年有文献回顾了不同消毒剂进行阴道准备与 SSI 关系的研究，指出在阴式子宫切除术、腹腔镜子宫切除术中使用葡萄糖酸氯己定较使用聚维碘酮 SSI 的发生率更低。而在美国，4% 葡萄糖酸氯己定皂常超出适应证范围被应用于碘过敏女性的阴道准备。高浓度的葡萄糖酸氯己定具有刺激性，禁用于术前阴道准备，但低浓度的情况下（如 4% 酒精的 4% 葡萄糖酸氯己定皂）通常具有良好耐受性。2018 年 ACOG《妇科手术感染预防指南》建议，在进行子宫切除或阴道手术前，应使用 4% 氯己定葡萄糖酸盐或聚维酮碘消毒阴道。

4. 预防性抗生素　对于大多数妇科手术部位感染，病原体主要来源于患者皮肤或阴道的内源性菌群。当切开皮肤或阴道时，组织可暴露于有菌环境中。在皮肤上，病原体通常是需氧革兰阳性菌（如葡萄球菌），但当切口位于会阴或腹股沟附近时，可能会有粪菌群（如厌氧菌和革兰阴性菌）。在阴道内有多种细菌定植，包括革兰阳性菌和革兰阴性菌和厌氧菌。阴道的正常菌群包括葡萄球菌、链球菌、肠球菌、乳酸杆菌、白喉类、大肠埃希菌、厌氧链球菌、拟杆菌属及梭杆菌属。术后阴道菌群与术前菌群不同；术后肠球菌、革兰阴性菌和拟杆菌种类的数量增加。术后菌群变化可能独立于预防性抗生素给药而发生，但其本身不能预测术后感染。

由于切口位置、涉及的组织不同，各种手术、入路的 SSI 致病菌群是不相同的。以子宫切除术为例，阴式子宫切除术相关的 SSI 通常是多种微生物导致的，最常分离到的菌种为肠球菌、需氧革兰阴性菌和拟杆菌等；腹式和根治性子宫切除术后的 SSI 同样也是多种微生物所致，但其菌种则以革兰阳性菌和肠道革兰阴性菌占优势，也可分离出厌氧菌。而其他不会破坏阴道细菌定植面的妇科手术（如卵巢囊肿剥除术），其 SSI 通常仅由污染皮肤细菌引起。因此，对于不同的手术，推荐的预防性抗生素也有所不同。

二、抗生素的选择

1. 子宫切除术　腹式、阴式、腹腔镜、机器人子宫切除术中，应使用预防性抗生素以减少 SSI 的发生。对 25 项随机对照试验的 Meta 分析表明，抗生素预防（包括第一代和第二代头孢菌素和甲硝唑）在预防腹式子宫切除术后感染方面具有重要作用，在未使用预防性抗生素的患者中 SSI 感染率为 21.1%，应用抗生素的患者感染率为 9.0%。另一项 meta 分析发现，在行阴式子宫切除术的女性中，接受预防性抗生素者术后感染率为 10%，而接受安慰剂或不接受预防性抗生素治疗患者术后感染率为 14%～57%。

在抗生素种类的选择上，2018 年 ACOG《妇科手术感染预防指南》、2019 年 ERAS 指南均推荐第一代头孢菌素作为子宫切除术的预防性抗生素（头孢唑林）。在盆腔恶行肿瘤手术或涉及肠道的手术中应用的抗生素应覆盖厌氧菌。

一项回顾性研究发现，使用 β- 内酰胺类抗生素（如头孢菌素、氨苄西林舒巴坦、厄他培南）预防的接受子宫切除术的患者，术后感染率较使用 β- 内酰胺类抗生素替代药品（如克林霉素与庆大霉素或喹诺酮类药物联合使用）或非标准治疗者更低（1.8% *vs.* 3.1% *vs.* 3.7%）。一项多中心，随机，双盲，安慰剂对照研究比较了单剂量氨苄西林、头孢唑林及安慰剂在腹式子宫切除术预防术后感染的效果，该研究发现，头孢唑林组（10.3%）女性的感染率显著低于安慰剂组（26.9%）和氨苄西林组（22.6%），而氨苄西林组和安慰剂组之间差异无统计学意义。该研究认为，头孢唑林比氨苄西林能更有效地预防腹式全子宫切除术术后感染。

不同的头孢菌素对术后感染的预防效果是否不同，也是常见的临床问题。目前有一系列研究直接比较不同头孢菌素对预防术后感染的作用，这些研究发现，第一代头孢菌素（主要是头孢唑林）在预防阴式子宫切除术的SSI效果与第二代头孢菌素和第三代头孢菌素无显著差异；在腹式子宫切除术中，使用第二代和第三代头孢菌素方案之间的严重感染率无显著差异；头孢唑林在预防感染性并发症方面至少与第二代和第三代头孢菌素对比无显著常异。然而，一项双盲对照研究发现，接受腹式子宫切除术的女性患者术前应用头孢唑林1 g组SSI风险显著高于头孢替坦1 g（11.6% *vs.* 6.3%）治疗的患者。根据阴道内微生物和不同类别头孢菌素的比较研究，头孢唑林、头孢替坦、头孢西丁、头孢呋辛及氨苄西林-舒巴坦可作为阴道或腹部子宫切除术中预防的一线选择。

2. 其他开腹手术或腹腔镜手术　尽管很多妇科开腹手术被归类为清洁手术，但基于有限的提示获益的证据，可考虑在开腹手术上使用单剂量预防性抗生素。一项3臂、双盲、安慰剂对照试验中，1350例接受小切口输卵管结扎术的女性在术后5天内随机接受四环素、氨苄西林或安慰剂治疗，评估术后感染或炎症迹象，四环素组的感染率明显低于安慰剂组（1.8% *vs.* 5.8%），氨苄西林组与安慰剂组、氨苄西林组与四环素组的感染率差异无统计学意义。Bhatia等的研究纳入26例接受耻骨后尿道固定术的女性患者，随机分配至头孢唑林组和无抗生素使用组，头孢唑林组的患者中未发生脓肿，而未使用抗生素组的12例患者中3例发生了创口脓肿。但与此相反的是，有研究发现妇科开腹手术（未进入阴道或肠道）术前应用氨苄西林联合舒巴坦或甲硝唑与安慰剂相比并不能减少术后感染。

对于接受诊断性腹腔镜，非子宫切除术、预计手术不会突破阴道或肠道的其他腹腔镜手术，不建议使用预防性抗生素。Kocak等的研究中，将以不孕症、子宫内膜异位症、输卵管结扎术及慢性盆腔疼痛等为指征行腹腔镜手术的450例女性随机分为2组，一组是术前使用单剂量第一代头孢菌素，另一组不使用抗生素，结果发现2组之间的感染率差异无统计学意义。而对于术中转开腹风险较高的腹腔镜手术，因为考虑到与开腹手术相关的潜在益处，可以考虑预防性使用抗生素。

3. 其他侵入性操作 ACOG《妇科手术感染预防指南》对其他侵入性操作的预防性抗生素应用也做了相关推荐。下列操作建议使用或可预防性使用抗生素：①接受人工流产的女性（应使用）；②有盆腔炎性疾病病史或操作中发现合并输卵管异常的行子宫输卵管造影、输卵管通液的女性（建议使用，最常用药物为多西环素）；③外阴切除术（通常给予单剂量头孢唑林）；④阴道前后壁修补或阴道网片植入术（可使用）。

下列操作不建议预防性使用抗生素：超声子宫腔造影术、常规子宫腔镜检查术、子宫内膜活检或消融、子宫内节育器放置、子宫颈组织活检；行尿动力学检测及膀胱镜检查，尿培养阴性的女性；接受胚胎移植的女性。

4. 青霉素过敏 对青霉素过敏患者，如何选择术前预防性抗生素，是另一个常见的临床问题。2018 年 ACOG《妇科手术感染预防指南》根据患者对青霉素的过敏反应情况给出了相应建议。如果患者对青霉素没有速发型超敏反应（过敏反应、荨麻疹、支气管痉挛），可接受头孢菌素治疗；而患者对青霉素可有速发型超敏反应或剥脱性皮炎表现，则不应接受头孢菌素类抗生素治疗，这类患者可以选择甲硝唑或克林霉素，联合庆大霉素或氨曲南作为替代方案。关于青霉素过敏患者选择联合用药作为替代方案，指南也做出了解释，"单用克林霉素或甲硝唑可减少子宫切除术后的感染，但广谱覆盖可进一步降低感染率"。由于应用一线头孢菌素预防可能比用二线药物更有效，很有必要正确地评估过敏史，以确保所有患者得到适当的一线治疗。

三、抗生素给药时间、剂量、次数

抗菌预防的定义是：在手术开始前 1 h 内开始的短暂抗生素疗程。一项回顾性队列研究发现，与术前 1 h 内应用预防性抗生素相比，超过术前 1 h 应用者的 SSI 发生率更高。2018 年 ACOG《妇科手术感染预防指南》推荐，对于包括头孢唑林在内的大多数抗生素，应在皮肤切开前 1 h 内给药，可使切口处达到最高的药物浓度；如果需要使用喹诺酮类或万古霉素，可以在切皮前 2 h 应用。

比较单剂量与多剂量抗生素给药的研究表明，2 种方案在降低阴式和腹式子宫切除术后感染率方面同样有效。关于单剂量头孢唑林或氨苄西林 - 舒巴坦的有限证据表明，单剂量抗菌剂足以预防阴道子宫切除术后 SSI。其他研究提示，单剂量头孢替坦、头孢唑肟或头孢噻肟似乎与多剂量头孢西丁一样有效。

患者在肥胖、手术时间长、失血过多情况下，可能需要增加额外的抗生素剂量或次数。①肥胖：肥胖患者应增加预防性抗生素用量。对于成人患者，头孢唑林推荐的常规剂量为 2 g，以确保手术部位达到足够的药物浓度；对于体重≥120 kg 患者，头孢唑林推荐的常规剂量为3g；体重≤80kg的女性患者，可考虑选择1g的剂量。②手术时间长：如果手术超过3h或超过抗生素半衰期的2倍（从首次给药开始计算），应重复给药。③失血过多：药代动力学研究表明，当失血量超过1500ml，头孢唑林需要增加剂量。因此，指南建议当失血量超过1500ml时，应重复给药。

对于清洁和清洁-污染手术，在手术室内关闭手术切口后，即使留置引流管，也不需要使用额外的预防性抗生素。

（冯 云）

参 考 文 献

［1］ Alexander JW, Solomkin JS, Edwards MJ. Updated recommendations for control of surgical site infections. Ann Surg, 2011, 253 (6): 1082-1093.

［2］ Cairncross ZF, Nelson G, Shack L, et al. Guidelines for perioperative care in gynecologic/oncology: Enhanced Recovery After Surgery (ERAS) Society recommendations-2019 update. Int J Gynecol Cancer, 2019, 29 (4): 651-668.

［3］ Magill SS, Edwards JR, Bamberg W, et al. Multistate point-prevalence survey of health care-associated infections. N Engl J Med, 2014, 370 (13): 1198-1208.

［4］ Steiner HL, Strand EA. Surgical-site infection in gynecologic surgery: pathophysiology and prevention. Am J Obstet Gynecol, 2017, 217 (2): 121-128.

［5］ de Lissovoy G, Fraeman K, Hutchins V, et al. Surgical site infection: incidence and impact on hospital utilization and treatment costs. Am J Infect Control, 2009, 37 (5): 387-397.

［6］ Barie PS. Surgical site infections: epidemiology and prevention. Surg Infect (Larchmt), 2002, 3 Suppl 1: S9-S21.

［7］ Garibaldi RA, Cushing D, Lerer T. Risk factors for postoperative infection. Am J Med, 1991, 91 (3B): 158S-163S.

［8］ Malone DL, Genuit T, Tracy JK, et al. Surgical site infections: reanalysis of risk factors. J Surg Res, 2002, 103 (1): 89-95.

［9］ Scott JD, Forrest A, Feuerstein S, et al. Factors associated with postoperative infection. Infect Control Hosp Epidemiol, 2001, 22 (6): 347-351.

［10］ Wihlborg O. The effect of washing with chlorhexidine soap on wound infection rate in general surgery. A controlled clinical study. Ann Chir Gynaecol, 1987, 76 (5): 263-265.

［11］ Webster J, Osborne S, Preoperative bathing or showering with skin antiseptics to prevent surgical site infection. Cochrane Database Syst Rev, 2015, 20 (2): CD004985.

［12］ Berríos-Torres SI, Umscheid CA, Bratzler DW, et al. Centers for disease control and prevention guideline for the prevention of surgical site infection, 2017. JAMA Surg, 2017, 152 (8): 784-791.

［13］ American College of Obstetricians and Gynecologists' Committee on Practice Bulletins—Gynecology. ACOG practice bulletin No. 195: prevention of infection after gynecologic procedures. Obstet Gynecol, 2018, 131 (6): e172-e189.

［14］ Tanner J, Norrie P, Melen K. Preoperative hair removal to reduce surgical site infection. Cochrane Database Syst Rev, 2011, 9 (11): CD004122.

［15］ Alexander JW, Fischer JE, Boyajian M, et al. The influence of hair-removal methods on wound infections. Arch Surg, 1983, 118 (3): 347-352.

［16］ Reichman DE, Greenberg JA. Reducing surgical site infections: a review. Rev Obstet Gynecol, 2009, 2 (4): 212-221.

［17］ Mangram AJ, Horan TC, Pearson ML, et al. Guideline for prevention of surgical site infection, 1999. Hospital infection control practices advisory committee. Infect Control Hosp Epidemiol, 1999, 20 (4): 250-278; quiz 279-280.

［18］ Darouiche RO, Wall MJ Jr, Itani KM, et al. Chlorhexidine-Alcohol versus Povidone-Iodine for Surgical-Site Antisepsis. N Engl J Med, 2010, 362 (1): 18-26.

［19］ Eason E, Wells G, Garber G, et al. Antisepsis for abdominal hysterectomy: a randomised controlled trial of povidone-iodine gel. BJOG, 2004, 111 (7): 695-699.

［20］ Cruse PJ, Foord R, The epidemiology of wound infection. A 10-year prospective study of 62, 939 wounds. Surg Clin North Am, 1980, 60 (1): 27-40.

［21］ Lee ASD. Conversion to chlorhexidine gluconate for perioperative vaginal preparation: an evidence-based process improvement project. AORN J, 2019, 110 (2): 145-152.

［22］ Mittendorf R, Aronson MP, Berry RE, et al. Avoiding serious infections associated with abdominal hysterectomy: a meta-analysis of antibiotic prophylaxis. Am J Obstet Gynecol, 1993, 169 (5): 1119-1124.

［23］ Duff P. Antibiotic prophylaxis for abdominal hysterectomy. Obstet Gynecol, 1982, 60 (1): 25-29.

［24］ Uppal S, Harris J, Al-Niaimi A, et al. Prophylactic antibiotic choice and risk of surgical site infection after hysterectomy. Obstet Gynecol, 2016, 127 (2): 321-329.

［25］ Bratzler DW, Dellinger EP, Olsen KM, et al. Clinical practice guidelines for antimicrobial prophylaxis in surgery. Surg Infect (Larchmt), 2013, 14 (1): 73-156.

［26］ Akhter HH, Ahmed YH, Faisel AJ, et al. The need for prophylactic antibiotics after female sterilization: tetracycline in Bangladesh. Contraception, 1990, 42 (3): 297-308.

［27］ Periti P, Mazzei T, Orlandini F, et al. Comparison of the antimicrobial prophylactic efficacy of cefotaxime and cephazolin in obstetric and gynaecological surgery. A randomised multicentre study. Drugs, 1988, 35 Suppl 2: 133-138.

［28］ Houang ET, Watson C, Howell R, et al. Ampicillin combined with sulbactam or metronidazole for single-dose chemoprophylaxis in major gynaecological surgery. J Antimicrob Chemother, 1984, 14 (5): 529-535.

［29］ Kocak I, Ustün C, Emre B, et al. Antibiotics prophylaxis in laparoscopy. Ceska Gynekol, 2005, 70 (4): 269-272.

第四节　围手术期的抗凝措施

妇科手术常见的并发症包括泌尿系统损伤、盆腔感染、消化道损伤、术中或术后大出血、静脉血栓栓塞症（venous thromboembolism，VTE）等。静脉血栓栓塞症是一种由于静脉内血栓形成而引起静脉阻塞性回流障碍及其一系列相关病理生理改变的潜在致死性疾病，包括肺血栓栓塞症（pulmonary embolism，PE）和深静脉血栓形成（deep vein thrombosis，DVT）2 种临床表现形式，VTE 多数情况下发病隐匿，但其危害性往往致命，对于手术患者，由于自身、术后卧床及手术创伤等因素，术后发生 VTE 的风险增加，围手术期有效的抗凝措施的使用能够降低手术并发症及死亡率，因此，ERAS 极其重视围手术期静脉血栓的预防和管理，以下内容主要参考《中国普通外科围手术期血栓预防与管理指南》。

一、手术患者 VTE 发病率

VTE 是外科手术常见的并发症之一。一项国外流行病学调查显示，在亚洲人群中，未进行抗凝预防的患者普通外科手术后 DVT 发生率是 13%，症状性 PE 发生率为 1%，而患者中 PE 的病死率为 31%；我国一项研究显示，普通外科未使用预防措施的患者术后 DVT 发生率为 6.1%，PE 为 1.4%；如采取合适的抗凝预防措施，DVT 相对风险可降低 50%～60%，PE 相对风险可降低近 2/3。VTE 发生率与手术复杂程度及手术时间长短相关，肿瘤患者围手术期的 VTE 风险还与肿瘤类型、辅助放化疗、静脉置管等因素相关。恶性肿瘤大大增加了围手术期 VTE 的风险，肿瘤手术 DVT 风险是非肿瘤手术的 2 倍，致死性 PE 风险更上升至 3 倍以上。

二、血栓风险因素评估

推荐使用进行血栓风险因素评估表（Caprini 模型）（表 5-1），依据风险评分判断患者的风险等级（表 5-2）。

表 5-1　血栓风险因素评估表（caprini 模型）

下列每项 1 分
年龄 41～60 岁
下肢肿胀
静脉曲张
体重指数＞25 kg/m^2
计划小手术
脓毒血症（＜1 个月）
急性心肌梗死
充血性心力衰竭（＜1 个月）
需卧床休息的内科疾病
炎性肠病病史
大手术史（＜1 个月）
肺功能异常（慢性阻塞性肺气肿）
严重肺部疾病（包括肺炎）（＜1 个月）
口服避孕药或激素替代疗法
妊娠或产后状态（＜1 个月）
不明原因死胎、反复流产（≥3 次）、因毒血症或胎儿生长停滞造成早产
其他风险因素
下列每项 2 分
年龄 61～74 岁
中心静脉置管
大手术（＞45 分钟）
恶性肿瘤
腹腔镜手术（＞45 分钟）
限制性卧床（＞72 h）
石膏固定（＜1 个月）

（待续）

（续表）

下列每项 3 分
年龄≥75 岁
DVT/PE 病史
V 因子 Leiden 突变
血栓家族史
凝血酶原 20210A 突变
狼疮样抗凝物质
高半胱氨酸血症
肝素引起的血小板减少症（避免使用普通肝素或低分子肝素）
抗心磷脂抗体升高
其他先天性或获得性易栓症

下列每项 5 分
脑卒中（＜1 个月）
多处创伤（＜1 个月）
择期下肢主要关节成形术
髋部、盆腔或下肢骨折（＜1 个月）
急性脊髓损伤（瘫痪）（＜1 个月）

注：DVT. 深静脉血栓形成；PE. 肺血栓栓塞症

表 5-2　患者风险等级

风险等级	普通外科手术	无预防措施时，预计 VTE 基线风险（%）
非常低危	Caprini 评分为 0	＜0.5
低危	Caprini 评分为 1～2	＜1.5
中危	Caprini 评分为 3～4	＜3.0
高危	Caprini 评分为≥5	6.0

注：VTE. 静脉血栓栓塞症

三、预防血栓的常用方法

1. **机械预防**　①弹力袜：为初级预防方法，多使用过膝弹力袜。②间歇充气压力泵：建议每天使用时间至少 18 h。

2. **药物预防**　①普通肝素：可在术前 2 h 开始给药。②低分子肝素：皮下注射，每天 1 次。对于合并恶性肿瘤的患者，建议术前 12 h 开始给药；对于肥胖患者，适当给予更大剂量的低分子肝素。可给予磺达肝癸钠，2.5 mg 皮下注射，每天 1 次，术后 6～8 h 开始给药。该药物在降低 DVT 的同时，大出血的风险增加，因此不作为一线的预防用药。

基于 Caprini 评分结合出血风险评估，非常低危患者（Caprini 0 分）无须使用机械或药物预防措施；低危患者（Caprini 0～1 分）仅使用机械预防措施，优先推荐使用充气压力泵；中危患者（Caprini 2～3 分）在无高出血风险的情况下，推荐使用药物预防；而高危患者（Caprini≥4 分）不伴高出血风险的情况下，在采取药物预防措施的同时建议加上机械措施进行预防。

四、预防血栓措施的禁忌证

1. 机械预防禁忌证

（1）弹力袜：①腿部局部情况异常的患者（如皮炎、坏疽、近期接受皮肤移植手术）；②下肢血管严重动脉硬化或其他缺血性血管疾病；③腿部严重畸形；④患肢存在大的开放或引流伤口；⑤心力衰竭；⑥安装心脏起搏器的患者；⑦肺水肿；⑧腿部严重水肿。

（2）间歇充气压力泵：下肢深静脉血栓症、血栓性静脉炎或肺栓塞，其他禁忌证同弹力袜。

2. 药物预防禁忌证

（1）肝素类药物：活动性出血、活动性消化道溃疡、凝血功能障碍、恶性高血压、细菌性心内膜炎、严重肝肾功能损害、既往有肝素诱导的血小板减少症（HIT）和对肝素过敏者。

（2）磺达肝癸钠：对磺达肝癸钠过敏，肌酐清除率<20 ml/min，除可用于有血小板减少症病史的患者外，其余禁忌证同肝素类药物。

五、手术因素引起的静脉血栓栓塞症药物选择及抗凝治疗时间

1. 药物选择 急性期 DVT（发病后 14 天以内），建议使用 VKA 联合 LMWH 或 UFH；在 INR 达标且稳定 24 h 后，停 LMWH 或 UFH。合并癌症患者，长期（前 3 个月）抗凝治疗推荐 LMWH。妊娠期 DVT 患者的长期（前 3 个月）治疗中，可考虑皮下注射普通肝素。

2. 抗凝期限 对于手术引起的近端、孤立远端 VTE，推荐 3 个月的治疗期。癌症相关的 VTE，不论是否存在出血风险，均推荐无限期抗凝治疗，且定期（如 1 年）重新评估是否继续抗凝治疗。

六、长期服用抗凝或抗血小板药物患者行急诊手术的建议

1. 术前应仔细询问病史和查体，以了解患者血小板和凝血功能，如刷牙时是否有出血，皮下有无瘀斑，术前抽血后压迫是否较易止血等。

2. 术前应常规检查凝血功能，一般 INR＜1.5，大部分手术均可安全进行，而无须特殊处理。

3. 对于术前口服华法林等药物的患者，若需急诊手术，而 INR 明显延长，可以给予输注新鲜冷冻血浆（5～8 ml/kg）或凝血酶原复合物。

4. 术前口服氯吡格雷等药物的患者，若需急诊手术或发生大量出血，可以给予输注单采血小板或其他止血药物（如抗纤溶药物、重组凝血因子）。

5. 对于联合服用阿司匹林和氯吡格雷等抗血小板药物的患者，可测定血小板动态功能（血栓弹力图）和静态功能（血小板聚集）。但检测结果仅供临床参考，不作为手术依据。

血栓预防措施属于 ERAS 的重要措施之一，一定要重视并规范抗凝措施，针对不同患者采取个体化的预防和管理，切实降低患者 VTE 发生率，从而降低死亡风险。

（杨　清）

参 考 文 献

［1］ 中华医学会外科学分会. 中国普通外科围手术期血栓预防与管理指南. 中国实用外科杂志，2016，36（5）：469-474.

［2］ Leizorovicz A. Epidemiology of post-operative venous thrombo-embolism in Asian patients. Results of the SMART venography study. Haematologica, 2007, 92 (9): 1194-1200.

［3］ 夏锡仪，谭玉林，孙亚伟，等. 低分子肝素预防外科术后患者的肺栓塞. 中国危重病急救医学，2011，23（11）：661-664.

［4］ Hill J, Treasure T. Reducing the risk of venous thromboembolism in patients admitted to hospital: summary of NICE guidance. BMJ, 2010, 340: c95.

［5］ Ytter YF, Francis CW, Johanson NA. Prevention of VTE in Orthopedic Surgery Patients. Chest, 2012, 141 (2): e278S-e325S.

［6］ De Martino RR, Goodney PP, Spangler EL, et al. Variation in thromboembolic complications among patients undergoing commonly performed cancer operations. J Vasc Surg, 2012, 55 (4):

1035-1040.

［7］ Lyman GH, Khorana AA, Falanga A, et al. American Society of Clinical Oncology Guideline: recommendations for venous thromboembolism prophylaxis and treatment in patients with cancer. J Clin Oncol, 2007, 25 (34): 5490-5505.

［8］ Agnelli G, Bolis G, Capussotti L, et al. A clinical outcomebased prospective study on venous thromboembolism after cancer surgery: the @RISTOS project. Ann Surg, 2006, 243 (1): 89-95.

［9］ Caprini JA. risk assessment as a guide for the prevention of the many faces of venous thromboembolism. Am J Surg, 2010, 1991 (1 suppl): S3-S10.

［10］ Gould MK, Garcia DA, Wren SM. Prevention of VTE in nonorthopedic surgical patients: antithrombotic therapy and prevention of thrombosis, 9th ed. Chest, 2012, 141: e227S.

［11］ Turpie AG, Bauer KA, Caprini JA, et al. Fondaparinux combined with intermittent pneumatic compression vs. intermittent pneumatic compression alone for prevention of venous thromboembolism after abdominal surgery: a randomized, double-blind comparison. J Thromb Haemost, 2007, 5 (9): 1854-1861.

［12］ Kearon C, Akl EA, Ornelas J, et al. Antithrombotic Therapy for VTE Disease: CHEST Guideline and Expert Panel Report. Chest, 2016, 149 (2): 315-352.

［13］ Heffner JE. Update of antithrombotic guidelines: medical professionalism and the funnel of knowledge. Chest, 2016, 149 (2): 293-294.

［14］ 中华医学会外科学分会血管外科学组. 深静脉血栓形成的诊断和治疗指南. 中华普通外科杂志，2012，27（7）：235-238.

［15］ Kearon C, Akl EA, Comerota AJ, et al. Antithrombotic therapy for VTE disease: antithrombotic therapy and prevention of thrombosis, 9thed: American college of chest physicians evidence-based clinical practice guidelines. Chest, 2012, 141 (Suppl 2): e419S-e496S.

第五节 术中体温监测和处理措施

体温作为人体五大体征之一，是保证新陈代谢和生命活动正常进行的必要条件。也是人体内产热与散热平衡的结果。正常人腋下温度为 36～37 ℃，口腔温度比腋下高 0.2～0.4 ℃，直肠温度比口腔温度高 0.3～0.5 ℃。腋温低于 36 ℃称为低体温，其中 34～36℃为轻度低体温，30～34℃为中度低体温，30 ℃以下为重度低体温。术中低体温发生概率为 50%～70%，是一种可预防、与手术和麻醉相关的并发症。

一、术中低体温发生的常见原因

1. **患者自身因素** 体温与患者体质、年龄、体重指数等有关。年龄＞60岁的患者代谢率低，机体产热减少，且机体热储降低，体温调节易受干扰，更易发生低体温；小儿体温调节中枢发育不完善，有效调节和保持恒温能力差，易受环境影响。如患者体质较弱，或者合并糖尿病、外周血管疾病、甲状腺功能减退、内分泌失调、心脏病等更易发生术中低体温。

2. **麻醉因素** 麻醉损害体温调节中枢功能，所有的麻醉药物呈现剂量依赖性抑制体温调节。肌松药导致肌肉松弛，机体产热减少。吸入性麻醉气体引起血管舒张，导致散热增加。麻醉诱导后，为了平衡"温暖"的人体环境和"冷"的外周环境温度差，热量从人体向外周环境转移，而麻醉药物通过血管扩张加速了这一过程。通常麻醉后核心温度会下降1～3℃，在麻醉后第1小时体温下降速度最快，此后数小时，核心温度呈缓慢、线性下降直至达到平稳期。

3. **手术操作** 手术消毒范围大，消毒剂蒸发带走大量热量。手术区域皮肤的暴露、手术切口大、手术时间长、常温溶液冲洗，尤其是开胸、开腹及大面积烧伤手术等，均会导致热量丢失。随着妇科微创手术的广泛应用，腹腔镜术中气腹建立所使用的二氧化碳干冷气体是引起术中低体温的独立危险因素。

4. **术中输液输血** 手术中不可避免地需要输注大量液体或血制品，这些液体基本上为室温状态。大量输注冷溶液或血液制品会降低患者核心温度。

5. **手术环境** 要求手术室温度范围为22～25℃，湿度为55%～60%，当手术室温度较低时，可导致下丘脑对温度调节能力下降。手术室温度＜21℃时人体散热明显增加。

二、术中低体温的危害

1. **术后伤口感染** 手术部位感染（SSI）占医院获得性感染的14%～16%，是手术患者中医院感染的主要原因。围手术期低体温至少通过三方面影响机体抵抗感染的过程。首先，低体温触发术后血管收缩，将代谢产生的热量控制在核心部位并加快升温。血管收缩减少了受伤部位组织的灌注，导致组织氧分压下降（血氧饱和度可能是正常的）。由于中性粒细胞的氧化杀伤功能需要分子氧，氧分压下降使其功能受阻，伤口局部抵抗力下降。其次，低体温会抑制全身免疫激活，包括抑制T细胞介导的抗体产生，以及减弱包括巨噬细胞在内的吞噬细胞的运动。最后，血管收缩引起的组织缺氧会损害组织愈合和蛋白质代谢。以上过程可导致术后伤口感染率升高。

2. 术后寒战发生　寒战是机体受到冷刺激后产生的一种体温调节反应，主要表现为肌肉震颤，目的是产生热量以维持体温，剧烈寒战会使代谢热产生提高600%以上。尽管麻醉药物可使寒战阈值降低，由于肌松药应用，患者术中很少发生寒战，手术结束后，随着麻醉药的作用消失，寒战常可发生。寒战时机体代谢率升高，耗氧量增加约40%，心肺负担增加，严重者出现心肺衰竭。手术中加温可有效减少术后寒战发生的强度和持续时间。

3. 心血管事件　围手术期心血管事件发生概率与住院期间死亡率相关，且使平均住院时间增加。低体温时，血清儿茶酚胺水平升高、血管收缩和血压升高，导致心排血量及心脏做功增加，易引发心律失常及心肌缺血等反应。有研究表明，围手术期低体温的发生，导致心血管事件发生率升高近5倍，术后心肌缺血发生率升高3倍，严重者甚至会引起心搏骤停。

4. 影响凝血功能　由于大多数细胞功能和酶活性具有温度依赖性，温度过低会引起全身反应，其中一些反应可能会对患者身体造成伤害。围手术期体温过低会引起凝血障碍。这是血栓烷A2释放减少，导致血小板聚集的可逆性受损，从而减少了初始血小板栓塞的形成。另外，低体温损害凝血级联反应中几种酶的功能，并最终减少血凝块的形成。由于血小板功能受损和酶损伤，术中出血量及输血的相对风险增加。

5. 热不适　术中体温过低可导致术后热不适，术后感到寒冷、恶心、呕吐、疼痛，虽然不会危及患者生命，但患者体验极差。手术结束后，体温下降2℃的患者，未经治疗需要2 h方能恢复正常体温。通过主动的保暖措施虽然可以改善体温过低患者的热不适，加快升温速度，但预防体温过低显然是更可取的策略。

6. 其他　低体温可抑制全身血液循环，体温每降低1℃，脑血流量减少6%～7%，可导致意识障碍。由于麻醉药要经肝代谢，肝血流量减少，使药物代谢速度减慢，手术中人体体温每下降3℃，血浆丙泊酚浓度增加约28%，体温每下降1℃，血浆芬太尼浓度增加约5%。麻醉药物在体内停留时间越长，麻醉后复苏时间越长，术后麻醉后监测治疗室（PACU）停留时间延长。低体温还可导致代谢性酸中毒、延长住院时间、增加住院费用等。

因此，关注患者术中体温及预防低体温成为围手术期十分重要的一环，对患者快速康复至关重要，是实施ERAS非常重要的一个环节。

三、围手术期低体温预防措施

1. 术前评估　采用低体温风险概率评分表（Predictors评分），评估患者术中发生低体温的风险概率。该评分表是基于我国全身麻醉患者围手术期低体温流行病学研究结果建立的患者低体温风险评估模型，目前在临床尚未广泛应用，但仍具有一定参考价值。

2. **术中体温监测**　一般来讲，大型手术、体腔手术，全身麻醉期间、手术时间超过 30 分钟，老年患者和小儿等容易发生围手术期低体温，需进行体温监测。人体不同部位温度并不相同，体温监控的精确性与准确性依赖于体温监测系统与监测部位。核心体温是体温调节系统重要的输入量，可通过测量核心温度评估患者情况。临床上最常用的是测量舌下温度，可以用来估计核心体温。目前，临床上常用的监测方法有电子体温计和红外线体温计，以前者更为普遍。术中体温监测应当持续不断，或者每 15 分钟测量一次，以术前 1～2 h 的体温为基础值，出现低体温及时保温处理，记录术中、术后体温变化情况，评估患者术后恢复情况。

3. **术前预保温**　预保温意味着在诱导麻醉之前先加热患者的皮肤和周围组织，这虽不会升高患者的核心温度，但会降低中心到周围的温度梯度。因此，可以将麻醉开始后因热量再分布而导致的核心体温损失降至最低。在患者入手术室前提前 30 分钟将手术室温度保持在 22～25℃以对抗术中体温下降。若预计麻醉时间超过 30 分钟的手术，麻醉诱导前 10～30 分钟进行术前保温，可采用主动保温，也可给予血管扩张药物。若麻醉时间＜1 h，在采取预保温措施后，不需要继续术中保温。通常，预保温患者的核心温度较比未采取预保温患者的体温高约 0.4℃。

4. **术中保温**　术中保温设备形式多样，主要分为被动绝缘和主动保温。被动绝缘采用减少术野暴露的方式，在患者身上覆盖中单、毛毯、棉被等。覆盖单层的毛毯可以将热量损失降低 30%。主动保温包括充气加温系统、电阻加热系统、循环水床垫等。妇产科手术中常用加热毯（温度可调控在 35～40℃）、暖风机（有 3 个温度挡可调控，即 32℃、38℃、43℃挡）等。充气加温系统如暖风机是临床中最常用、最有效的加温系统，易于使用，价格便宜。电阻加热系统如电热毯的功效与充气加温系统不相上下。但是，在大型腹部手术期间采用循环水床垫较前两者效果更佳。

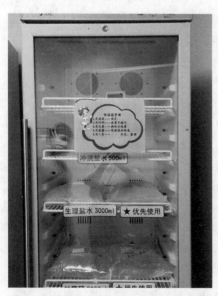

图 5-1　手术室中的恒温箱，可将术中输注的液体和体腔冲洗液预加温至 37℃

5. **术中输血输液与体腔冲洗液**　当术中以高于 500 ml/h 的速度输注液体时，对输液和血液制品进行预加热，应用加温输液器、恒温箱（图 5-1），使其温度控制在38~40℃。输注加热液体几乎不能使患者体温升高，其重要作用是减少热量流失，每输入1 L室温晶体溶液或1个单位冷冻血液制品会使核心温度降低0.25℃。冲洗液温度是另一个影响围手术期体温的因素。一项针对术中体腔冲洗液温度对患者体温影响的研究，纳入13项随机对照研究共计686例患者，研究结果表明，与温暖的冲洗液相比，室温冲洗液引起患者核心体温下降的幅度更大（$P<0.000\,01$），且室温冲洗液更易造成患者寒战与低体温。

6. 腹腔镜手术中冲入的CO_2气体 郑州大学第一附属医院谢云霞等设计了一种能够实时显示与调节温度的气腹管装置，可以和已有的不具备加温加湿功能的气腹机配合使用，提高医用气体的温度和湿度，该装置结构简单、操作使用方便、价格低廉、小巧轻便，避免在腹腔镜手术过程中，因输入大量低于人体温度的CO_2，导致手术切口抗感染能力下降、伤口愈合延迟、失血量增加、心血管疾病的发病率增加并诱发寒战引起酸中毒等并发症的发生（图5-2）。

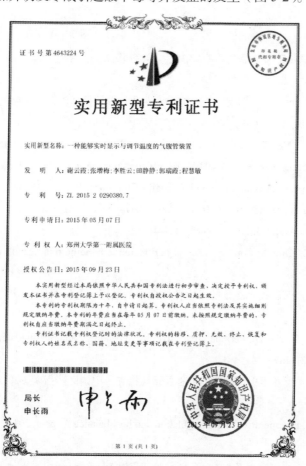

图5-2 实用专利证书：一种能够实时显示与调节温度的气腹管装置

随着 ERAS 理念愈加深入人心，术中体温控制是 ERAS 的一个重要环节。临床上围手术期低体温时常发生但却容易被忽略。一项报道在医疗水平较发达的北京地区，术中患者低体温发生率达 39.9%，但术中接受主动保温的患者却低至 10%，维持或恢复正常体温对所有外科手术患者都是必不可少的。预防术中患者低体温发生，应当是一个整体管理，需加强医护人员预防意识，加深对低体温护理的认知，以患者为核心，以整体护理贯穿围手术期，多种预防措施协同综合应用。迄今为止，对围手术期低体温的研究涵盖评估、预警、预防方面，但还缺乏高质量关于围手术期保温对减少术中出血量、降低患者死亡率、远期生存质量影响等方面的随机对照研究和分析。

（郭瑞霞）

参 考 文 献

［1］ 侯俊侠. 胸腔镜肺癌手术患者术中低体温的预防措施. 养生保健指南，2020（4）：289-290.

［2］ 黄培培，米元元，吴白女，等. 围手术期非计划性低体温预防策略的研究进展. 护理与康复，2019，18（8）：33-35.

［3］ Torossian A, Van Gerven E, Geertsen K, et al. Active perioperative patient warming using a self-warming blanket (BARRIER EasyWarm) is superior to passive thermal insulation: a multinational, multicenter, randomized trial. J Clin Anesth, 2016, 34: 547-554.

［4］ Giuliano KK, Hendricks J. Inadvertent Perioperative Hypothermia: Current Nursing Knowledge. AORN J, 2017, 105 (5): 453-463.

［5］ Ruetzler K, Kurz A. Consequences of perioperative hypothermia. Handb Clin Neurol, 2018, 157: 687-697.

［6］ 赵晶. 综合保温技术在预防术中低体温中的应用. 全科护理，2017，15（11）：1314-1316.

［7］ De Witte J, Sessler DI. Perioperative shivering: physiology and pharmacology. Anesthesiology, 2002, 96 (2): 467-484.

［8］ 邢云. 手术患者术中低体温的危害及预防措施. 中国医药指南，2018，16（13）：296-297.

［9］ Sessler DI. Perioperative thermoregulation and heat balance. Lancet, 2016, 387 (10038): 2655-2664.

［10］ Alfonsi P, Nourredine KE, Adam F, et al. Effect of postoperative skin-surface warming on oxygen consumption and the shivering threshold. Anaesthesia, 2003, 58 (12): 1228-1234.

［11］John M, Crook D, Dasari K, et al. Comparison of resistive heating and forced-air warming to prevent inadvertent perioperative hypothermia. Br J Anaesth, 2016, 116 (2): 249-254.

［12］李蕾，李凌霄. 围手术期低体温护理的研究进展. 临床医药文献电子杂志，2017，4（21）：4151-4152.

［13］Yi J, Zhan L, Lei Y, et al. Establishment and validation of a prediction equation to estimate risk of intraoperative hypothermia in patients receiving general anesthesia. Sci Rep. 2017, 7 (1): 13927.

［14］Torossian A, Brauer A, Hocker J, et al. Preventing inadvertent perioperative hypothermia. Dtsch Arztebl Int, 2015, 112 (10): 166-172.

［15］马正良，易杰. 围手术期患者低体温防治专家共识 (2017). 协和医学杂志, 2017, 8 (6): 352-358.

［16］Brandt S, Mühlsteff J, Imhoff M. Diagnosis, prevention and treatment of accidental and perioperative hypothermia. Biomed Tech (Berl), 2012, 57 (5): 307-322.

［17］牛稳. 预防低体温在围手术期中的作用及其研究进展. 实用临床护理学电子杂志，2019，4（20）：59-60.

［18］Jin Y, Tian J, Sun M, et al. A systematic review of randomised controlled trials of the effects of warmed irrigation fluid on core body temperature during endoscopic surgeries. J Clin Nurs, 2011, 20 (3-4): 305-316.

［19］Yi J, Lei Y, Xu S, et al. Intraoperative hypothermia and its clinical outcomes in patients undergoing general anesthesia: National study in China. PLoS One, 2017, 12 (6): e177221.

第六节 围手术期液体管理

围手术期液体管理是 ERAS 的重要组成部分。ERAS 中的液体管理应视为贯穿术前、术中及术后各个阶段的一个连续过程。每个阶段对于改善患者的预后都很重要，一个阶段的次优护理可能会破坏其他 ERAS 途径中的最佳实践。

一、术前液体管理

术前液体管理的目的是让患者在充分水化和正常血容量状态下进入手术室。因此，不建议长期禁食，且应避免常规机械肠道准备。应鼓励患者在术前晚正常饮食，术前 2~3 h 摄入含碳水化合物清饮料。

1. 术前饮食 传统的标准建议患者术前一夜保持禁食，可降低肺误吸风险。但是长期的禁食可能会导患者致血容量不足，代谢应激和胰岛素抵抗增加。有研究证实，误吸风险与禁食时间短和胃内容物体积大无关。目前，对于无胃肠功能紊乱和糖尿病的患者，主要遵循由美国麻醉医师协会（American Society of Anesthesiologists，ASA）发布的指南：建议在麻醉诱导前 8 h 开始禁食固体食物，前 2 h 禁清流质食物。麻醉诱导前 90 分钟内，给予 400 ml 含 12.5% 碳水化合物饮料［主要含麦芽糊精（没有脂肪或蛋白质）完全从胃排空］，因此，在麻醉诱导前 2 h 内可以安全地给予。而且术前 2 h 摄入含碳水化合物的清饮料有利于缓解患者术前口渴、饥饿、紧张和焦虑等不适，并有助于减轻术后胰岛素抵抗和术后不良反应，缩短住院时间。

2. 肠道准备 机械性肠道准备仍然是外科医师争论的问题，传统观点认为机械肠道准备可以减少术中术后并发症的发生。然而，研究结果表明，术前的机械性肠道准备常会导致患者紧张、脱水和电解质紊乱，相对血容量不足，增加术后感染的风险，甚至可能有更高的肠内容物溢出的发生率的趋势，因为成形的大便被液体状的肠内容物所取代。

因此，ERAS 理念建议，妇科良性疾病的手术患者取消术前肠道准备；而病变涉及肠道的疾病，例如，深部浸润型子宫内膜异位症和晚期卵巢恶性肿瘤等，可给予短程肠道准备，并同时口服服覆盖肠道菌群的抗生素以减少术后感染的发生。

得益于 ERAS 的术前液体管理，与术前接受传统液体管理的患者相比，在 ERAS 指导下接受手术的患者在麻醉诱导后极大程度的避免了剧烈的血流动力学波动。

二、术中液体管理

术中液体管理的目的是维持中心性低血容量，尽量避免过多的盐和水。为了达到这个目的，在 ERAS 下接受手术的患者应该有个性化的液体管理计划。作为这个计划的一部分，所有患者都应避免输入过多晶体溶液。对于接受低风险手术的低风险患者，"零平衡"方法可能就足够了。此外，对于大多数接受大手术的患者来说，建议采用目标导向液体治疗。然而，最终目标导向液体疗法应该根据手术和患者的风险因素来确定。

1. 补液量的确定 ERAS 液体管理目标为尽量减少机体体液量的改变。容量不足可导致机体灌注不足和器官功能障碍，而水钠潴留则是导致术后肠麻痹和相关并发症发生的主要原因。因此，术中应用平衡液维持出入量平衡，避免容量过度和不足，辅以血管收缩药物防止术中低血压，降低低血压相关急性心肌损伤、急性肾损伤及术后肠梗阻的发生率。对于无肾功能损害的患者，术中可以考虑给予胶体溶液。近期有证据表明，腹部手术给予羟乙基淀粉 130/0.4 溶液，在维持围手术期体液平衡方面可能具有潜在优势。多数学者认为，液体治疗能够影响外科患者的预后，既应避免因低血容量导致的组织灌注不足和器官功能损害，也应注意容量负荷过多所致的组织水肿。

GDFT 的监测指标主要包括无创检查和有创检查。对于一般择期手术多采用无创检查，如心电监护和脉搏血氧饱和度监测（吸空气 SpO_2＞90%，吸氧时 SpO_2＞95%）、血压＞90/60 mmHg、脉搏为 60～100 次/分、呼吸为 12～20 次/分等，在多数情况下可完成对一般患者的容量评估。少数择期大手术患者可能需要有创检查，这些指标包括中心静脉压（CVP）、每搏输出量（SV：50～80 ml）、心排血量（CO：4500～6000 ml）、每搏量变异度（SVV：＜13%）、脉搏压变异度（PPV：10.5%）和中心静脉血氧饱和度（$ScvO_2$：60%～80%）等。

2. 液体的选择

（1）晶体溶液与胶体溶液：目前晶体溶液与胶体溶液在液体治疗中的地位仍有争论。晶体溶液可有效补充人体生理需要量及电解质，但扩容效果差，维持时间短，大量输注可致组织间隙水肿和肺水肿等不良反应。人工胶体溶液扩容效能强，效果持久，有利于控制输液量和减轻组织水肿，但存在过敏、干扰凝血功能及肾损伤等不良反应。天然胶体溶液在具备安全优势的同时，也存在价格、来源短缺、血源性疾病等不足。没有临床研究证据表明，使用人工胶体溶液在临床转归方面优于晶体溶液。临床实践中，应根据液体治疗的不同目的、疾病的种类、功能性血流动力学状态、围手术期的不同阶段等多方面因素，个体化地选择液体种类与治疗方案。

（2）平衡液与生理盐水：与平衡晶体溶液相比，输注过量生理盐水会导致肾水肿，降低肾动脉血流速，减少肾皮质组织血流灌注，增加术后并发症发生率。平衡盐溶液的电解质浓度与血浆相仿，包括乳酸林格液和醋酸平衡盐溶液。生理盐水中 Na^+ 和 Cl^- 浓度均高于血浆，特别是输注富含 Cl^- 的液体不仅可致高氯性酸中毒，还可促进肾血管收缩、减少肾脏血流灌注并致肾小球滤过率降低，有增加肾损伤的风险；生理盐水中不含钾、钙、镁等电解质，缺乏维持血浆 pH 所需的碳酸氢盐或其前体缓冲剂，大量输注不利于患者内环境的稳定。研究表明，对择期腹部开放手术的患者，平衡盐液具备更小的风险和术后病死率，应作为复苏和液体治疗的基础。

在妇产科临床工作中，提倡以目标为导向的液体治疗理念，根据不同的治疗目的、疾病状态及阶段个体化制订并实施合理的液体治疗方案。术中补液首选平衡盐溶液，对于妇科中大型手术，可配合适量的胶体溶液。对于妇科中小型手术，应以 1~2 L 的平衡盐液作为基础治疗，并根据患者的血压、呼吸频率、心率和血氧饱和度调整补液量及补液速度。对于耗时长、操作复杂、出血量多的大型手术，推荐建立连续血流动力学监测（每搏输出量、心排血量、收缩压变异率、脉压变异率及每搏输出量变异率等），以 1~2 ml/（kg·h）的平衡盐晶体溶液为基础，动态监测和调整补液量，维持血压下降幅度≤正常的 20%，心率加快幅度≤正常的 20%，尿量＞0.5 ml/（kg·h），血乳酸≤2 mmol/L，中心静脉血氧饱和度（ScvO$_2$）＞65%，每搏出量变异度≤13%。另外，腹腔镜手术中的头高足低位及气腹压力可干扰血流动力学监测结果的判断，该类手术中补液量常少于开腹手术。

3. 术中血糖的管理　围手术期高血糖与患者不良事件的发生有关，如术后感染、切口延迟愈合等。研究表明，术中血糖波动或低血糖比高血糖更具有危险性。对于非糖尿病患者，术中补充适量的葡萄糖或葡萄糖 - 胰岛素能够减轻术前禁食、麻醉、手术带来的应激反应和胰岛素的抵抗程度。麻醉后以 4.1 g/h 的速度输注含 1% 葡萄糖复方乳酸钠，术中及术后血糖维持在 8.3 mmol/L 以下，可抑制蛋白分解，利于术后康复及伤口愈合。

三、术后液体管理

ERAS 建议手术日维持静脉输液 1 ml/（kg·h），一旦患者口服摄入量达到 600 ml，或者静脉输液到术后第 1 天早上 8 时，2 项中先满足的为准，即开始正常饮食。

术后鼓励患者早期口服液体。对于没有持续性液体不足或流失的普通患者，应鼓励患者在恢复期每天摄入 25~35 ml/kg 的水。术后早期口服补水可改善愈合和术后恢复的条件，从而改善患者体验和早期出院，而不会增加发病率。

一旦确定口服液体摄入量，就可以停止静脉输液，只有在出现临床症状时才重新开始静脉输液。静脉输液治疗目的应该是给低钠低容量液体，使患者在围手术期内钠和液体平衡恢复到零。对于高危患者，应考虑将目标导向液体治疗持续到术后。

术后少尿是对手术应激引起的一种正常和可预测的生理反应。其原因可能是由于创伤应激导致的加压素释放所致。虽然传统上少尿被认为是低血容量和随后肾灌注减少的标志，但围手术期少尿并不总是异常的表现，尤其是在没有其他低灌注迹象的情况下，少尿与术后肾衰竭之间没有显著的相关性，但急性肾损伤的增加与术后液体平衡的增加有关。虽然无尿是不正常的，应予以重视，但通过合理的液体管理，围手术期少尿是正常的。在没有其他问题的情况下，避免术后输入液体过量，容忍"允许性少尿"。最近的研究表明，0.3 ml/（kg·h）的输液速度是导致腹部大手术中急性肾损伤风险增加的阈值。

四、改进液体管理的术后益处

改善围手术期液体治疗的管理可提高患者的预后，减少并发症，并降低医疗支出。可预防与液体过多和静脉过度输液有关的不必要的并发症。这些益处包括改善肺功能、组织氧合、胃肠道运动及伤口愈合。

静脉输液过量通常会导致血管内液体增多，间质液体积聚，最终导致器官功能障碍。例如，肺水肿会导致肺泡动脉氧梯度增加导致氧合不良。健康志愿者输注 40 ml/kg 的乳酸林格液后，即使是亚临床肺水肿也会导致明显的肺功能障碍，功能性残余容量降低 10%，弥散容量降低 6%，肺水肿也可因组织氧合不良而引起全身效应。另外，静脉输液过量引起的肠水肿可导致细菌移位、肠梗阻时间延长、胃肠功能及肠内营养耐受性受损，这些都影响了患者术后胃肠道对液体的吸收，导致向口服补液的过渡的延迟。组织水肿、局部氧合灌注降低也会影响伤口愈合。减少组织水肿，改善氧合及氧合灌注，可改善伤口术后愈合。

五、小结

围手术期液体管理应包括术前、术中和术后。术前 2 h 内适当口服复合碳水化合物饮料有多种益处，包括降低术后胰岛素抵抗、改善代谢状态、降低住院花费及减少恶心呕吐。为了维持正常血容量和避免盐和水的过量，术中 GDFT 采用液体和正性肌力药物的组合来优化手术期间的灌注。同样，术后应鼓励患者尽早开始口服补液，并避免过度静脉输液。

建议在 ERAS 方案下接受手术的患者应该有个性化的液体管理计划。所有的患者晶体溶液过量应用零平衡液体策略来避免。对于大多数接受大手术的患者，推荐使用 GDFT 的个体化方法。然而，GDFT 不应单独使用，应始终考虑患者的趋势、液体及血流动力学的优先顺序。

（吴素慧）

参 考 文 献

[1]　Parks L, Routt M, De Villiers A. Enhanced Recovery After Surgery. Adv Pract Oncol, 2018, 9 (5): 511-519.

［2］ Nelson G, Altman AD, Nick A, et al. Guidelines for pre-and intra-operative care in gynecologic/oncology surgery: Enhanced Recovery After Surgery (ERAS) Society recommendations--Part I. Gynecol Oncol, 2016, 140 (2): 313-322.

［3］ Thorell A, Nygren J, Ljungqvist O. Insulin resistance: a marker of surgical stress. Curr Opin Clin Nutr Metab Care, 1999, 2 (1): 69-78.

［4］ Keane P, Murray P. Intravenous fluids in minor surgery. Their effect on recovery from anaesthesia. Anaesthesia, 1986, 41 (6): 635-637.

［5］ Brady M, Kinn S, Stuart P. Preoperative fasting for adults to prevent perioperative complications. Cochrane Database Syst Rev, 2003 (4): CD004423.

［6］ American Society of Anesthesiologists Task Force on sedation and analgesia by non-anesthesiologists. Anesthesiology, 2002, 96 (4): 1004-1017.

［7］ Smith I, Kranke PM. Perioperative fasting in adults and children: guidelines from the European society of anaesthesiology. Eur J Anaesthesiol, 2011, 28 (8): 556-569.

［8］ Practice guidelines for preoperative fasting and the use of pharmacologic agents to reduce the risk of pulmonary aspiration: application to healthy patients undergoing elective procedures: an updated report by the American society of anesthesiologists task force on preoperative fasting and the use of pharmacologic agents to reduce the risk of pulmonary Aspiration. Anesthesiology, 2017, 126 (3): 376-393.

［9］ Smith M, McCall J, Plank L, et al. Preoperative carbohydrate treatment for enhancing recovery after elective surgery. Cochrane Database Syst Rev, 2014, 14 (8): CD009161.

［10］ Awad S, Varadhan K, Ljungqvist O, et al. A meta-analysis of randomised controlled trials on preoperative oral carbohydrate treatment in elective surgery. Clin Nutr, 2013, 32 (1): 34-44.

［11］ Toneva GD, Deierhoi R, Morris M. Oral antibiotic bowel preparation reduces length of stay and readmissions after colorectal surgery. J Am Coll Surg, 2013, 216 (4): 756-762.

［12］ Junghans T, Neuss H, Strohauer M, et al. Hypovolemia after traditional preoperative care in patients undergoing colonic surgery is underrepresented in conventional hemodynamic monitoring. Int J Colorectal Dis, 2006, 21 (7): 693-697.

［13］ de Groot JJ, van Es LE, Maessen JM, et al. Diffusion of Enhanced Recovery principles in gynecologic oncology surgery: is active implementation still necessary?. Gynecol Oncol, 2014, 134 (3): 570-575.

［14］ Miller TE, Roche AM, Mythen M. Fluid management and goal-directed therapy as an adjunct to enhanced recovery after surgery (ERAS). Can J Anaesth, 2015, 62 (2): 158-168.

［15］ Manning MW, Dunkman WJ, Miller TE. Perioperative fluid and hemodynamic management within an enhanced recovery pathway. Surg Oncol, 2017, 116 (5): 592-600.

［16］ Makaryus R, Miller TE, Gan TJ. Current concepts of fluid management in enhanced recovery pathways. Br J Anaesth, 2018, 120 (2): 376-383.

［17］ Simmons JW, Dobyns JB, Paiste J. Enhanced Recovery After Surgery: Intraoperative Fluid Management Strategies. Surg Clin North Am, 2018, 98 (6): 1185-1200.

［18］ 赵玉沛，杨尹默，楼文晖. 外科患者围手术期液体治疗专家共识（2015）. 中国实用外科杂志，2015，35（9）：960-966.

［19］ Navarro LH, Bloomstone JA, Kramer GC, et al. Perioperative fluid therapy: a statement from the international Fluid Optimization Group. Perioper Med (Lond), 2015, 4: 3.

［20］ Hydroxyethyl starch or saline for fluid resuscitation in intensive care. N Engl J Med, 2016, 374 (13): 1298.

［21］ Shaw AD, Bagshaw SM, Kellum JA, et al. Major complications, mortality, and resource utilization after open abdominal surgery: 0. 9% saline compared to Plasma-Lyte. Ann Surg, 2012, 255 (5): 821-829.

［22］ 中华医学会妇产科学分会加速康复外科协作组. 妇科手术加速康复中国专家共识. 中华妇产科杂志，2019，54（2）：1-7.

［23］ van den Berghe G, Wouters P, Weekers F, et al. Intensive insulin therapy in critically ill patients. N Engl J Med, 2001, 345 (19): 1359-1367.

［24］ Agus MS, Steil GM, Wypij D, et al. Tight glycemic control versus standard care after pediatric cardiac surgery. N Engl J Med, 2012, 367 (13): 1208-1219.

［25］ Yamasaki K, Inagaki Y, Mochida S. Effect of intraoperative acetated Ringer's solution with 1% glucose on glucose and protein metabolism. Anesth, 2010, 24 (3): 426-431.

［26］ McClave SA, Taylor BE, Martindale RG, et al. Guidelines for the provision and assessment of nutrition support therapy in the adult critically ill patient: Society of Critical Care Medicine (SCCM) and American Society for Parenter Enteral Nutrition. (A. S. P. E. N.). JPEN J Parenter Enteral Nutr, 2016, 40 (2): 159-211.

［27］ Miller KR, Wischmeyer PE, Thylor B, et al. An evidence-based approach to perioperative nutrition support in the elective surgery patient. JPEN J Parenter Enteral Nutr, 2013, 37 (5 suppl): 39S-50S.

［28］ Thom O, Taylor DM, Wolfe RE, et al. Pilot study of the prevalence, outcomes and detection of occult hypoperfusion in trauma patients. Emerg Med J, 2010, 27 (6): 470-472.

［29］ Miller TE, Thacker JK, White WD, et al. Reduced length of hospital stay in colorectal surgery after implementation of an enhanced recovery protocol. Anesth Analg, 2014, 118 (5): 1052-1061.

［30］ Adesanya A, Rosero E, Timaran C, et al. Intraoperative fluid restriction predicts improved outcomes in major vascular surgery. Vasc Endovascular Surg, 2009, 42 (6): 531-536.

[31] Mizota T, Yamamoto Y, Hamada M, et al. Intraoperative oliguria predicts acute kidney injury after major abdominal surgery. Br J Anaesth, 2017, 119 (6): 1127-1134.

第七节 术后恶心呕吐管理

术后恶心呕吐（PONV）是手术和麻醉后常见的并发症之一，是仅次于疼痛的第二大常见术后并发症。PONV 在妇科手术后较常见，发生率明显高于一般手术的整体发生率，也有文献报道其发生率分别为 22%～80%（恶心）和12%～30%（呕吐）。对于 PONV 的高危患者，PONV 发生率可达 80%。

PONV 在一定程度上是机体的一种正常的生理性反应，但其会引起患者的主观不舒适感，降低患者术后对手术医疗服务的满意度，持续时间较长者会导致水电解质异常，剧烈的恶心呕吐会使术区创口裂开，形成切口疝，严重者会导致吸入性肺炎或窒息等，从而延长患者的住院时间增加了医疗成本。同时因 PONV 的发生而致患者早期停用静脉自控镇痛泵致药物浪费，进而出现疼痛控制不佳。

一、发生机制

呕吐中枢位于第四脑室腹侧面极后区化学触发带和孤束核上方。实际上是位于脑干的多个神经核参与了效应信号的发出，包括小细胞网状结构，Botzinger复合体和孤束核。化学感受器触发带（chemoreceptor trigger zone，CTZ）包括5-HT3、5-HT4、阿片受体、胆碱能受体、大麻受体、多巴胺受体等多种与恶心呕吐相关的作用部位，位于第四脑室底面血脑屏障外。5-HT3 受体位于迷走神经传入纤维终止处的脑干化学感受带中央。CTZ 通过神经投射到呕吐中枢而产生呕吐。

除 CTZ 以外，还有 3 种途径神经信号会兴奋呕吐中枢：①药物直接或间接刺激胃或近端小肠黏膜，神经递质释放刺激肠壁迷走神经和内脏神经传入纤维，直接将信号传入呕吐中枢神经核或通过 CTZ 启动呕吐反射。②前庭系统传入信号刺激呕吐中枢。③来自中枢神经系统的直接刺激引发呕吐。恶心呕吐的传出途径包括迷走神经、交感神经、膈神经和肋间神经。

二、危险因素

女性、使用阿片类镇痛药、非吸烟人群、有 PONV 史或晕动病史、腹腔镜手术等是 PONV 发生的主要危险因素。预期发生 PONV 的简单计分方法为：无以上 5 种情况，发生率为 10%；每具备以上 1 种情况者发生率增加 20%；如具备以上 2~4 种情况者，PONV 发生率分别为 50%、70%、90%。而用丙泊酚全凭静脉麻醉可降低 20%~30% PONV 的发生率。

女性被认为是 PONV 最重要的高危因素，成年女性比男性更容易发生 PONV，成年女性 PONV 的风险增加了 2~4 倍。女性患者青春期前 PONV 的发生率并未增加，且女性患者 80 岁以后 PONV 的发生率显著下降，因此推断，PONV 的发生与性激素或其他激素有关。有研究指出，月经期的黄体期血浆中雌二醇、孕酮水平增高可导致 PONV 的发生率增加。另外，女性体重指数较高，麻醉药物在脂肪蓄积后释放相对缓慢也有可能是女性 PONV 发生率高的原因之一。腹腔镜手术由于创伤小、手术时间短、术后恢复快等优点近年来被广泛应用，但腹腔镜手术由于 CO_2 气腹、手术过程中的牵拉、疼痛刺激及麻醉药物的应用使 PONV 的发生率非常高，因此，妇科腹腔镜手术 PONV 的防治显得尤为重要。

三、术后恶心呕吐程度的评分

根据《术后恶心呕吐防治专家意见（2012）》，可采取视觉模拟评分法（VAS）及语言表达法来评估 PONV 的程度。

1. *视觉模拟评分法* 以 10 cm 直尺作为标尺，一端表示无恶心呕吐，另一端表示为极其严重的恶心呕吐，4 cm 以下为轻度 PONV，对日常活动影响不大，一般不影响睡眠；7 cm 以上为重度 PONV，可导致患者不能入睡，严重妨碍日常生活。

2. *语言表达法* 分为无、轻、中、重 4 度。与 VAS 相对应，1~4 分为轻度，5~6 分为中度，7~10 分为重度。

四、预防及处理

1. *预防原则* Tramer 提出的预防 PONV 的 3 个原则：①确定高危患者；②保持最低的基准风险；③预防性使用有效止吐药。

首先根据 PONV 危险度简化评分表评估患者发生 PONV 的风险，对于低危 PONV 患者，由于患者并不能从用药中获益，且增加医疗费用，因此无须应用预防性止吐药；中危 PONV 患者可选用 1 种或 2 种抗恶心呕吐药物预防；高危 PONV 患者可选用 2~3 种药物或联合其他方式预防 PONV，多模式干预方案已被临床应用。妇科腹腔镜手术的患者由于同时具备女性、腹腔镜手术、全身麻醉 3 个危险因素，因此均为高危患者，更应防 PONV 的发生。

低、中危 PONV 患者，手术结束前采用下列单一药物静脉注射预防，根据药物作用时间定时给药：①甲泼尼龙 20～40 mg 或地塞米松 2.5～5 mg（每天 2 次）；②氟哌利多 1～1.5 mg（每天 2 次）；③昂丹司琼 4 mg（每天 4 次），或者阿扎司琼 10 mg（每天 1 次），或其他 5-HT3 受体拮抗药，根据作用时间每天 1 次或多次给药。中或高危 PONV 患者，以上 3 种药物之间任选 2 种甚至 3 种组合。

2. 多模式干预措施　PONV 的多模式干预措施包括药物和非药物治疗。非药物治疗与止吐药物联合应用能更有效预防和治疗 PONV。多模式干预方案在术前制订并实施直至患者出院可以显著降低 PONV 的发生率，提高患者的舒适度，增加满意度。

（1）优化液体管理：手术患者术前禁食、水及麻醉后血管扩张造成血容量不足，血压下降可以导致胃肠黏膜低灌注，胃肠黏膜的缺血诱发 5-HT 的释放诱发恶心呕吐。围手术期补充液体的缺失可有效降低 PONV 的发生率。优化液体管理可满足术中容量治疗的个体化需要，有利于早期机体功能恢复，而脉搏压变异度（PPV）是实现优化液体管理的主要容量监测指标，并且具有操作便捷，价格便宜的优点。

（2）镇静、抗焦虑：小剂量右美托咪定能明显降低妇科腹腔镜手术 PONV 的发生率，有研究显示，麻醉诱导结束时给予右美托咪定用于妇科腹腔镜患者术后镇痛预防 PONV 的适宜剂量为 1 μg/kg，右美托咪定复合用于术后镇痛时可改善镇痛效果，降低阿片类药物用量，这是其降低 PONV 发生率的可能原因。

（3）吸氧：有研究发现术后常规给予鼻导管吸氧可显著减少 PONV 的发生率，原因可能为缺氧刺激了肠壁黏膜的化学感受器，经传入神经将冲动传递到呕吐中枢引起 PONV，吸氧明显提高氧分压，改善组织（包括胃肠道）的供氧情况，从而减少 PONV 的发生。

（4）其他：包括穴位按压、敷贴、针刺、电针、芳香疗法等，均在一定程度上可降低 PONV 的发生率。

3. 药物治疗　发生 PONV 的患者，应使用与预防用药不同种类的抗呕吐药物，达到多种药物的联合使用。药物选择仍以糖皮质激素、中枢性止吐药（如氟哌利多）及 5-HT3 受体拮抗药 3 类药物的联合应用为第一线选择，但也可使用东莨菪碱透皮贴剂、甲氧氯普胺等。对于顽固性 PONV 可合并使用小剂量吩噻嗪类药物（氯丙嗪、异丙嗪）或静脉注射小剂量丙泊酚。

高选择性 5-HT3 受体拮抗药如昂丹司琼、多拉司琼、托烷司琼、阿扎司琼、格拉司琼等，防治 PONV 效果相近，口服和静脉给药效应相似，只是作用时间不同，等效剂量不一。相同的不良反应包括轻度头痛，短暂无症状的转氨酶升高和便秘。昂丹司琼、格拉司琼、多拉司琼可能会引起 QT 间期延长，并导致致命性心律失常，帕洛诺司琼和阿扎司琼等此类不良反应少见。

PONV 临床治疗的"金标准"是达到 24 h 有效和完全的无恶心呕吐，不需要临时使用治疗药物，但需要遵循个体化治疗。

（王光伟）

参 考 文 献

［1］ Gan TJ, Diemunsch P, Habib As, et al. consensus guidelines for the management of postoperative nausea and vomiting. Anesth Analg, 2014, 118 (1): 85-113.

［2］ 张鸿，吴新民. 妇科手术术后患者恶心呕吐的发生率及其影响因素. 中华医学杂志，2009，89（11）：758-762.

［3］ Halliday TA, Sundqvist J, Hultin M, et al. Post-operative nausea and vomiting in bariatric surgerypatients: anobservational study. Acta Anaesthesiol Scand, 2017, 61 (5): 471-479.

［4］ 刘进，邓小明. 中国麻醉学指南与专家共识 // 王英伟，王国林，田玉科. 术后恶心呕吐防治专家共识（2014）. 北京：人民卫生出版社，2014：305.

［5］ 吴新民，罗爱伦，田玉科，等. 术后恶心呕吐防治专家意见（2012）. 临床麻醉学杂志，2012，28（4）：413-416.

［6］ Ryu JH, Chang JE, Kim HR, et al. Ramosetron vs. ramosetron plus dexamethasone for the prevention of postoperative nausea and vomiting (PONV) after laparoscopic cholecystectomy: prospective, randomized, and double-blind study. Int J Surg, 2013, 11 (2): 183-187.

［7］ Höhne C. Postoperative nausea and vomiting in pediatric anesthesia. Curr Opin Anaesthesiol, 2014, 27 (3): 303-308.

［8］ Kim KO, Roh JW, Shin EJ, et al. Factors affecting unused remaining volume of intravenous patient-controlled analgesia in patients following laparoscopic gynecologic surgery. Asian Nurs Res, 2014, 8 (4): 300-304.

［9］ Pierre S, Benais H, Pouymayou J. Apfel's simplified score may favourably predict the risk of post operative nausea and vomiting. Can J Anaesth, 2002, 49 (3): 237-242.

［10］ Coburn R, Lane J, Harrison K, et al. Postoperative vomiting factors in IVF patien. Aust N Z J Obstet Gynaecol, 1993, 33 (1): 57-60.

［11］ Fujii Y. Postoperative nausea and vomiting and their sex differences. Masui, 2009, 58 (1): 59-66.

［12］ Tramer MR. Rational control of PONV: the rule of three. Can J Anaesth, 2004, 51 (4): 283-285.

［13］ 刘振菁，陈易，邢学宁，等. 右美托咪定用于妇科腹腔镜术后镇痛预防恶心呕吐的适

宜剂量，中华麻醉学杂志，2019，39（9）：1095-1098.

[14] Greif R, Laciny S, Rapf B, et al. Supplemental oxygen reduces the incidence of postoperative nausea and vomiting. Anesthesiology, 1999, 91 (5): 1246-1252.

第八节　引流管的管理

一、鼻胃管的管理

放置鼻胃管可降低胃肠道的压力，但一项 Meta 分析发现，择期腹部手术后放置鼻胃管会增加患肺炎的风险，而且胃肠减压也不会降低切口裂开或肠瘘的风险。另一项前瞻性研究将行较大开腹妇科肿瘤手术后的患者随机分成 2 组，一组术后留置鼻胃管，另一组术后较早进食，研究者发现 2 组间术后出现恶心呕吐的情况差异无统计学意义，其中 10% 较早进食的患者术后由于出现不全梗阻的症状需要插入鼻胃管。相反，88% 术后放置鼻胃管的患者却出现了中重度的不适症状。而且早期进食组术后排气或排便的时间及住院时间均较术后留置鼻胃管组有所缩短。

但在腹腔镜或机器人手术中，为了降低穿刺过程中胃穿孔的风险，事先放置鼻胃管可降低胃部压力，不过应在穿刺结束后立即把鼻胃管拔除。

鼻胃管的使用的要点如下：①成人插入鼻胃管的长度一般为 45～55 cm，即为自发际至剑突的距离，或者鼻尖经耳垂至剑突的距离；②插鼻胃管时动作要轻柔，确保是从鼻腔通畅的鼻孔侧插入，边插边嘱患者吞咽，若患者出现恶心应暂停操作，待患者深呼吸后再迅速插入；③插的过程中检查鼻胃管是否盘在口中，若盘在口中应立即拔出，重新插入；④若鼻胃管达到胃的下部，安装负压吸引装置后，胃管中即可见胃内容物流出。也可将胃管末端置于盛水的碗中，观察是否有气泡溢出，或者用注射器抽吸胃管末端，检查是否能抽出胃液，也可以向胃管末端注入空气，用听诊器在上腹部听是否有气过水声等方法判断胃管是否安置正确。

二、腹腔引流管的管理

传统的腹腔引流管是用来排出积血积液，预防感染。结直肠手术中，留置腹腔引流管是为了预防吻合口瘘。然而，一些结直肠手术的研究表明，术后留置腹腔引流管并不能降低吻合口瘘的风险也不能改善患者的总体结局。目前由于有关妇科手术中涉及结肠或直肠吻合术后留置引流管的研究还无报道，尚不能将结直肠手术后留置引流管的经验直接推广到所有的妇科手术中。转移性卵巢癌患者因手术范围越大，切除的器官越多，如果患者术后营养状态差，出现腹水或腹膜种植性转移，手术时间延长及术后化疗等，均会增加术后出现并发症的风险。然而，有些文章指出卵巢癌手术中同时行结直肠部位的手术，术后出现吻合口瘘的概率仅为1%～7%，尚未发现妇科手术后留置引流管会改善结局。一项汇总了4篇文献，共计571例患者的系统综述发现，盆腔淋巴结切除术后留置盆腔引流管不会预防淋巴囊肿的形成，反而与淋巴囊肿形成的高风险因素有关。有关腹主动脉旁淋巴结切除术研究较少，暂无研究建议术后应留置腹腔引流管。在一些大的妇科肿瘤手术中也会涉及泌尿道的手术，传统的引流管放置在膀胱切除或重建、输尿管再植、输尿管改道的部位，目的是尽早发现尿瘘。目前还没有研究评价这类患者使用引流管的利弊。根治性膀胱切除术相关的ERAS指南中也指出尚没有证据支持或反驳引流管的使用问题，这一方面还需进一步研究。

总之，放置腹腔引流管不能减少吻合口瘘等并发症的发生，也不能早期识别手术部位的感染及腹腔内出血，反而会影响患者术后的早期活动，延长住院时间。因此，不推荐常规放置引流管，在子宫广泛性切除术中，以及存在手术创面感染、吻合口张力较大，血供不佳或其他影响切口愈合的不良因素时，可考虑留置引流管，观察有无活动性出血、感染、吻合口瘘等并发症，但术后应尽早拔除。

腹腔引流管使用的注意事项如下：①妥善固定腹腔引流管，防止受压、扭曲或折叠。②采取患侧卧位，并使引流管低于出口平面，预防逆行感染。③间断挤捏管道，判断引流管是否通畅。④保持切口部位的清洁，定期对切口部位进行常规消毒。⑤注意观察引流液的性状、颜色、量等，记录24 h引流量。

三、尿管的管理

术后留置尿管的主要适应证是监测尿量和预防尿潴留。然而，妇科肿瘤手术后留置尿管的方式和持续时间有很大的差异，且手术本身术后出现下生殖道与膀胱相关并发症的概率较大，如排尿困难或憋尿困难等。有研究讨论了导尿管拔除的时间问题，与清晨拔除导尿管相比，半夜拔除导尿管，第一次排尿发生时间更久但尿量也更多，住院时间也明显缩短。一篇单中心的研究将开腹全子宫切除术后患者分成术后立即拔除尿管组、术后6 h拔除尿管组及术后24 h拔除尿管组。结果表明，术后6 h拔除尿管组和术后立即拔除尿管组相比，重新置管的风险降低，而且和术后24 h拔除尿管组相比，尿道感染的风险减低。另一篇综述指出，和经尿道导尿相比，耻骨上导尿后重新置管的风险降低。还有2项小样本基于子宫颈癌行广泛性全子宫切除术的研究表明，耻骨上留置尿管与较低的膀胱感染率有关，其中 1 篇研究还表明，间歇性导尿会增加感染的风险。

留置尿管可影响患者术后活动，延长住院时间，并且增加泌尿系统感染的风险，因此，除子宫广泛性切除术外，其余妇科手术不推荐常规留置尿管。一些特殊情况，如术中盆腔粘连重，分离过程中可能涉及膀胱的损伤，或者阴式子宫切除术及阴道前壁修补术后，需留置纱布压迫止血，或者阴式部位的手术因疼痛而反射性引起排尿困难等，可放置尿管，但建议术后 24 h 内拔除。

导尿管的使用的注意事项如下：①妥善固定导尿管，防止受压、扭曲或折叠；②导尿管尾端连接的引流袋需每日更换，导尿管需 7～10 天更换，注意无菌操作，避免逆行感染；③用消毒液棉球每日清洗尿道口分泌物 1～2 次；④子宫广泛性切除术后患者，可采用间歇性夹管方式阻断引流，每 3～4 h 定时开放，促进膀胱排尿功能的恢复；⑤对于长期留置尿管的患者，易出现尿管堵塞致引流不畅及尿路感染，可通过膀胱冲洗保持尿管通畅，预防和控制感染，并鼓励患者多饮水；⑥拔除尿管过程中应轻柔，应将气囊中注入的灭菌生理盐水吸净再拔除尿管，不可强行拔出。

（王翠翠　马晓欣）

参 考 文 献

[1] Cheatham ML, Chapman WC, Key SP, et al. A meta-analysis of selective versus routine nasogastric decompression after elective laparotomy. Ann Surg, 1995, 221 (5): 469-476; discussion 476-478.

[2] Cutillo G, Maneschi F, Franchi M, et al. Early feeding compared with nasogastric decompression after major oncologic gynecologic surgery: a randomized study. Obstet Gynecol, 1999, 93 (1): 41-45.

[3] Karliczek A, Jesus EC, Matos D, et al. Drainage or nondrainage in elective colorectal anastomosis: a systematic review and meta-analysis. Colorectal Dis, 2006, 8 (4): 259-265.

[4] Jesus EC, Karliczek A, Matos D, et al. Prophylactic anastomotic drainage for colorectal surgery. Cochrane Database Syst Rev, 2004 (4): CD002100.

[5] Petrowsky H, Demartines N, Rousson V, et al. Evidence-based value of prophylactic drainage in gastrointestinal surgery: a systematic review and meta-analyses. Ann Surg, 2004, 240 (6): 1074-1084; discussion 1084-1085.

[6] Kalogera E, Dowdy SC, Mariani A, et al. Utility of closed suction pelvic drains at time of large bowel resection for ovarian cancer. Gynecol Oncol, 2012, 126 (3): 391-396.

[7] Kalogera E, Dowdy SC, Mariani A, et al. Multiple large bowel resections: potential risk factor for anastomotic leak. Gynecol Oncol, 2013, 130 (1): 213-218.

[8] Jurado M, Alcazar JL, Baixauli J, et al. Low colorectal anastomosis after pelvic exenteration for gynecologic malignancies: risk factors analysis for leakage. Int J Gynecol Cancer, 2011, 21 (2): 397-402.

[9] Charoenkwan K, Kietpeerakool C. Retroperitoneal drainage versus no drainage after pelvic lymphadenectomy for the prevention of lymphocyst formation in patients with gynaecological malignancies. Cochrane Database Syst Rev, 2014, 2014 (6): CD007387.

[10] Morice P, Lassau N, Pautier P, et al. Retroperitoneal drainage after complete Para-aortic lymphadenectomy for gynecologic cancer: a randomized trial. Obstet Gynecol, 2001, 97 (2): 243-247.

[11] Cerantola Y, Valerio M, Persson B, et al. Guidelines for perioperative care after radical cystectomy for bladder cancer: Enhanced Recovery After Surgery (ERAS®) society recommendations. Clin Nutr, 2013, 32 (6): 879-887.

[12] Ahmed MR, Sayed Ahmed WA, Atwa KA, et al. Timing of urinary catheter removal after uncomplicated total abdominal hysterectomy: a prospective randomized trial. Eur J Obstet Gynecol Reprod Biol, 2014, 176: 60-63.

[13] Phipps S, Lim YN, McClinton S, et al. Short term urinary catheter policies following urogenital surgery in adults. Cochrane Database Syst Rev, 2006 (2): CD004374.

[14] Wells TH, Steed H, Capstick V, et al. Suprapubic or urethral catheter: what is the optimal method of bladder drainage after radical hysterectomy?. J Obstet Gynaecol Can, 2008, 30 (11): 1034-1038.

[15] Naik R, Maughan K, Nordin A, et al. A prospective randomised controlled trial of intermittent self-catheterisation vs. supra-pubic catheterisation for post-operative bladder care following radical hysterectomy. Gynecol Oncol, 2005, 99 (2): 437-442.

第九节 术后康复措施管理

一、术后疼痛管理

1. 术后疼痛管理的重要性 手术创伤引起的炎症介质释放和伤害性刺激的传入，可加剧术后疼痛。术后疼痛可扩大手术应激反应及自主性反射，加重恶心、肠麻痹及肌肉痉挛等，导致患者器官功能障碍，延长康复时间。充分缓解术后疼痛以减少手术应激反应，促进术后康复，是实施 ERAS 的先决条件。有效的术后镇痛不仅可减轻患者疼痛，同时抑制炎性反应的发生，保护机体的免疫功能，有利于患者术后康复。肿瘤坏死因子 -α（tumor necrosis factor-α，TNF-α）和白细胞介素 -6（interleukins-6，IL-6）是重要的促炎细胞因子，在创伤、手术、疼痛状态下浓度明显升高，可诱发中枢和外周神经系统对刺激的反应增强，导致痛觉敏化，而有效的镇痛可以抑制炎症因子的产生和释放。

2. 术后疼痛强度的评估　常用的术后疼痛强度评估工具有视觉模拟评分法（VAS）、数字等级评分法（numeric rating scales，NRS）、Wong-Baker 面部表情量表、Prince-Henry 评分法及功能活动评分法（functional activity score，FAS）等方式。

（1）视觉模拟评分法：VAS 用于疼痛的评估。在中国临床使用较为广泛，基本的方法是使用一条长约 10 cm 的游动标尺，一面标有 10 个刻度，两端分别为 "0" 分端和 "10" 分端，0 分表示无痛，10 分代表难以忍受的最剧烈的疼痛。

（2）数字等级评分法：NRS（图 5-3）用 0～10 代表不同程度的疼痛。应该询问患者疼痛的程度，做出标记，或者让患者自己画出一个最能代表自身疼痛程度的数字。从低到高将疼痛分为 5 个等级，分别为：0 无痛；1～3 轻度疼痛（翻身、咳嗽、深呼吸时疼痛，不影响睡眠）；4～6 中度疼痛（安静、平卧时有疼痛，影响睡眠）；7～10 重度疼痛（不能入睡或睡眠中痛醒）。

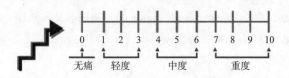

图 5-3　数字等级评定量表

（3）Wong-Baker 面部表情量表：是以 "愉悦表情" 到 "极度痛苦表情" 的 6 张脸谱表达疼痛程度。记录时将 6 张脸谱转化成 "0、2、4、6、8、10"。适用于交流困难如儿童（3～5 岁）、老年人、意识不清或者不能用言语准确表达的患者（图 5-4）。

（4）Prince-Henry 评分法：主要适用于胸腹部大手术后或气管切开插管不能说话的患者，需要在术前训练患者用手势来表达疼痛程度。可分为 5 个等级，0～4 分，其评分方法如下。①0 分，咳嗽时无疼痛；②1 分，咳嗽时有疼痛发生；③2 分，安静时无疼痛，但深呼吸时才有疼痛发生；④3 分，静息状态时即有疼痛，但较轻微，可忍受；⑤4 分：静息状态时即有剧烈疼痛，并难以忍受。

（5）功能活动评分法：FAS 评分法是在患者进行有效咳嗽、深呼吸、下床行

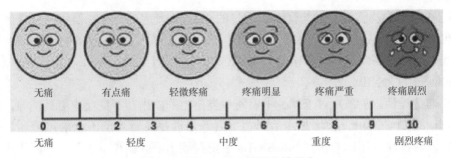

图 5-4 Wong-Baker 面部表情量表

走和关节功能锻炼时，由医护人员观察患者的活动完成情况，并根据患者功能活动受疼痛影响的程度，进行 A、B、C 3 个等级的 FAS 评级。① A 级。疼痛完全没有限制患者的功能活动；② B 级。疼痛轻度限制患者的功能活动；③ C 级。疼痛严重限制患者的功能活动。

3. 术后常用镇痛药物　术后疼痛的产生是多环节、多机制的复杂过程，单一的镇痛方式难以达到良好的镇痛，多模式镇痛是通过不同机制、不同技术和途径干预多个层面的痛觉感知和传达，实现不同作用机制药物和镇痛方法的相加或协同，以达到完善的镇痛。常用镇痛药物种类主要为非甾体抗炎药和阿片类药物。已有大量研究证实，非甾体抗炎药和阿片类药物联合使用可以减少阿片类药物的用量，进而有效降低与阿片药物相关的恶心、呕吐、抑制胃肠蠕动及便秘等发生率，改善术后镇痛效果，加快康复。

（1）非甾体抗炎药：NSAIDs 具有解热、镇痛、抗炎作用，不产生欣快反应，无依赖，对呼吸无抑制，有良好的早期镇痛作用，且无成瘾性和依赖性。目前以 NSAIDs 为基础的多模式镇痛方案已成为 ERAS 术后镇痛管理中的主流趋势。NSAIDs 的解热、镇痛、抗炎作用机制是通过抑制细胞膜花生四烯酸代谢过程中环氧化酶（cyclooxygenase，COX）的生物活性，减少引起疼痛和炎症反应的前列腺素（prostaglandin，PG）的合成与聚积来实现的。COX 是 NSAIDs 的主要作用靶点，也是 PGs 生物合成的重要限速酶，主要分为 COX-1 和 COX-2 两种同工酶。其中 COX-1 是一种结构型酶，主要功能是保护消化道黏膜，调节肾血流分布、防止血小板凝集及维持正常止血功能，对维持机体自稳态有重要作用。COX-1 也参与局部的炎症和疼痛反应。COX-2 是一种诱导型酶，可以在各种细胞因子、内毒素及生长因子等外界刺激诱导下，在外周系统中表达上调，进而促使 PGs 合成增加，促发炎症反应，提高疼痛感受器对致痛物质的敏感性，即外周痛觉敏化。有研究表明，促炎细胞因子可进一步诱导中枢 COX-2 和 PGs 合成，增加中枢系统对疼痛的敏感性，即中枢痛觉敏化。COX-2 不仅参与病理过程，还在生理性情况下，在大脑、肾、心脏、输精管等多个器官中也有较高表达。基础实验及临床实践均证实，适量的 COX-2 表达对于这些器官的正常生理功能维持是必不可少的。根据对 COX-1 和 COX-2 抑制强度的不同，NSAIDs 可以分为非选择性 NSAIDs 和选择性 COX-2 抑制剂（selective cyclooxygenase-2 inhibitors，COXIBs）。

非选择性 NSAIDs 对于减少术后阿片类药物的使用和不良反应更具优势，但因同时抑制 COX-1，会增加术后出血、胃肠道溃疡及肾功能不全的风险。妇科手术术后镇痛常用的非选择性 NSAIDs 主要有氟比洛芬酯和布洛芬等。氟比洛芬酯属于丙酸类衍生物，其注射剂采用脂质微球药物载体系统优化剂型，起效时间短，药效强，作用时间长，能增加药物对手术切口和血管损伤部位的靶向作用，有效减轻药物的胃黏膜损害和全身反应。具体用法：氟比洛芬酯静脉滴注每次剂量为 50 mg，每日 3～4 次，每天最大剂量不超过 200 mg。尽可能缓慢给药（1 分钟以上），静脉注射起效时间 15 分钟，维持时间 8 h。布洛芬也是丙酸类衍生物，是目前美国食品药品监督管理局（FDA）批准用于术后短期镇痛治疗的非选择性 NSAIDs，具体用法：布洛芬口服每次剂量 400～600 mg，每日 2～3 次，每天最大剂量 2400～3600 mg。

COXIBs 可避免抑制 COX-1 带来的不良反应，自 20 世纪 90 年代末被研发并广泛应用于临床。国内上市的 COXIBs 药物主要有塞来昔布、帕瑞昔布、依托考昔及艾瑞昔布等，其中口服的塞来昔布和静脉用帕瑞昔布被批准用于围手术期镇痛治疗。塞来昔布是世界上第一个应用于临床的特异性 COX-2 抑制剂，自 1998 年问世以来，经大量临床验证，镇痛效果肯定，不良反应小。具体用法：塞来昔布口服每次剂量 100～200 mg，每日 1～2 次，每天最大剂量 200～400 mg。帕瑞昔布为首个注射用的药物，通过肝代谢为伐地昔布而发挥作用，体内半衰期较长，能快速透过血脑屏障，有效抑制外周和中枢痛觉敏化，发挥良好的预防性镇痛作用，且对 COX-1 影响小，也不影响血小板的正常功能，其镇痛作用强、效果持久，符合围手术期镇痛和加速康复的需求，为临床使用提供更多选择。具体用法：帕瑞昔布静脉滴注或肌内注射，首次剂量 40 mg，之后每 12 小时 40 mg，连续用药不超过 3 天。起效时间 7～13 分钟，维持时间 12 h。需要注意的是长期使用 COXIBs 有增加心血管血栓性不良事件、心肌梗死和卒中的风险增加。

目前 ERAS 指南推荐 NSAIDs 可使用至出院前，但应根据患者年龄、术前并存疾病（消化道疾病、心血管疾病等）、手术类型、术前肾功能等状况评价潜在吻合口漏、急性肾损伤等风险。但既往研究表明，NSAIDs 有封顶效应，单独应用于大手术常不能达到良好镇痛效果，常需要与阿片类药物联合使用。

（2）阿片类药物：阿片类药物一直以来是控制术后中、重度疼痛的主要药物。由于术后疼痛可能存在多种机制，阿片类药物虽然是强效中枢镇痛药，但对于神经损伤和炎症引起的疼痛效果不佳。阿片类药物会产生恶心呕吐、胃肠道功能抑制、呼吸功能抑制、药物耐受性及长期应用依赖成瘾性等不良反应，这也是术后阿片类药物应用的主要不良反应。目前临床上常用的阿片类镇痛药物有吗啡、氢吗啡酮、芬太尼、舒芬太尼、地佐辛及羟考酮等。通过与 NSAIDs 联合使用，可以减少阿片类药物的用量，同时减轻其不良反应，而且镇痛作用相加或协同。

吗啡主要作用于 μ 受体，镇痛作用没有"天花板效应"，但会引起恶心呕吐、皮肤瘙痒、尿潴留等，目前很少单药用于术后镇痛。将吗啡与地塞米松联合应用可以预防吗啡引起的术后恶心呕吐。

盐酸氢吗啡酮是长效半合成的吗啡衍生物，强效作用于中枢 μ 阿片受体，镇痛作用是吗啡的 6～10 倍。静脉注射后 5 分钟起效，15～20 分钟达到峰值，药效持续 2～3 h，与吗啡相比，该药有更快的起效时间和更长的作用时间。研究表明，在国内人群，氢吗啡酮用于术后患者自控静脉镇痛（patient control intravenous analgesia，PCIA）的浓度多集中在 0.04～0.10 mg/ml，用于妇科手术术后镇痛效果确切、不良反应发生率低。

芬太尼是 μ 受体激动剂，脂溶性高，镇痛效果是吗啡的 10 倍。与芬太尼比较，舒芬太尼针对 μ 受体具有的亲和力要强 7～10 倍，镇痛效能为芬太尼的 5～10 倍，且具有起效快、呼吸抑制作用弱、安全性高等优点，已逐渐替代芬太尼用于术后镇痛。舒芬太尼常用剂量 2 μg/kg，起效时间为 1～3 分钟，持续时间 60 分钟。但老年患者对阿片类药物更加敏感，随着年龄的增长，呼吸抑制发生风险也相应升高。地佐辛是一种新型的人工合成的混合阿片受体激动 - 拮抗剂，对 μ 受体兼有激动和拮抗的双重作用，对 κ 受体完全激动可产生镇痛、镇静及轻度的呼吸抑制，对 δ 受体无活性，不产生药物依赖，恶心、呕吐发生率较低。目前地佐辛已广泛应用于妇科手术术后疼痛的管理。地佐辛可以静脉注射给药，也可与其他药物联合术后 PCIA。一项使用地佐辛用于腹腔镜全子宫切除术的研究显示，于术毕前 30～40 分钟静脉注射地佐辛 0.1 mg/kg，能有效抑制患者苏醒期的心血管应激反应，不影响复苏速度，且能减少苏醒期躁动和术后疼痛。

盐酸羟考酮是目前临床上可使用的 μ 和 κ 双受体激动剂，主要作用于 κ2b 受体，与 μ 类受体亲和力不高，仅为吗啡的 1/10～1/5。静脉注射达峰时间为 25～30 分钟，消除半衰期为 3.5 h。有研究表明，盐酸羟考酮注射液可用于术后 PCIA，缓解多种手术的术后疼痛，其镇痛效能优于吗啡和舒芬太尼，且恶心呕吐发生率低。

曲马多为中枢性镇痛药，其主要依靠激动 μ 受体和抑制中枢神经元对去甲肾上腺素、5- 羟色胺的再摄取这 2 个途径发挥镇痛作用。由于该药不产生呼抑制，对呼吸和循环系统影响较小，加之成瘾性低、依赖性和耐受性也较低的特点，目前已广泛应用于围手术期疼痛的治疗。曲马多常用剂量 50～100 mg，口服或肌内注射，作用持续时间 4～5 h。有研究发现，曲马多复合舒芬太尼用于腹腔镜妇科手术术后自控镇痛效果满意，且恶心呕吐发生率较低。

4. **妇科常见手术术后疼痛管理**　根据《妇科手术加速康复的中国专家共识》理想的镇痛效果应为运动相关性疼痛的视觉模拟评分法（VAS）评分≤3分；减少镇痛药物相关的不良反应；促进患者术后肠道功能的恢复，促进术后早期经口进食及离床活动。根据不同妇科手术术后疼痛程度采取相应的镇痛措施。

（1）对于妇科一些手术如子宫颈锥切、宫腔镜手术，术后疼痛多为轻度疼痛，术后患者无明显疼痛不适感，对于此类患者术后可不采取镇痛措施。

（2）对于妇科良性疾病患者，腔镜手术与阴式手术的术后疼痛为轻至中等疼痛，开腹手术后疼痛程度为中等疼痛。对于此类手术建议使用以 NSAID 为基础的多药联合镇痛方案，可以达到缓解患者疼痛的目的。

（3）对于妇科恶性肿瘤患者，其术后疼痛多为中 - 重度疼痛，肿瘤细胞减灭术，因手术范围广泛，患者术后的疼痛更为严重，推荐其术后应用 PCA 镇痛，但术后恶心、呕吐等不良反应发生率相应增加，对于临床医师术后止吐、护胃措施的要求更高。

二、术后早期下床活动

1. **术后早期下床活动重要性**　在 20 世纪 50 年代以前，国外的外科医师认为术后患者应该卧床休息，以促进患者恢复，直到 20 世纪 50 年代以后，才有学者报道术后卧床休息不利于患者的恢复，存在很多弊端，例如，长期卧床不仅增加下肢静脉血栓形成的风险，还会产生其他不良影响，如胰岛素抵抗、肌蛋白丢失、肺功能损害和组织氧合不全，以及延长出院时间。20 世纪八九十年代国内提倡腹部手术后尽早进行床上活动及下床活动。已有大量的研究报道，术后早期活动可以促进患者恢复，有助于减少呼吸系统并发症、减轻胰岛素抵抗、减少肌肉萎缩、降低压疮和下肢深静脉血栓形成的风险、促进胃肠道功能恢复、预防腹胀、缩短住院时间等。目前国内外多部 ERAS 指南均已将术后早期下床活动列为"强烈推荐"的级别。

2. **早期下床活动时机**　由于早期下床活动的时机受不同手术方式、文化背景、人力资源及基础设施等因素的影响，目前国内外关于术后早期下床活动的定义尚无统一规范。在 2019 年版《妇科手术加速康复的中国专家共识》中提出鼓励患者在术后 24 h 内尽早下床活动，并逐渐增加活动量。需要强调的是，实现早期下床活动应除在术前宣教、多模式镇痛及早期拔除鼻胃管、导尿管和腹腔引流管等各种导管外，还应建立在患者足够自信的基础之上。

3. **早期下床活动的评估**　开展准确、全面的活动前评估是科学开展早期下床活动的前提。针对术后患者早期下床活动的评估分为 5 个模块，主要包括一般状态、运动功能、营养状态、管路安全及心理状态方面，并针对评估内容实施个性化应对策略，促进患者早期下床活动。

（1）一般状态

1）生命体征：患者意识清醒、生命体征平稳是早期下床活动的基本保障。若患者意识完全清醒，生命体征在正常范围即体温＜38.5℃，心率在 60～100 次 / 分、血压在 90～140/60～90mmHg、呼吸频率在 18～25 次 / 分、血氧饱和度＞90%，且未发生术后麻醉并发症（如恶心、呕吐、谵妄等），可以协助患者下床活动。

2）术后疼痛：术后疼痛是影响患者早期下床活动最主要的因素。术后疼痛未能及时缓解严重影响患者术后的功能锻炼，延缓康复进程，有效解除患者的疼痛，加强术后疼痛管理，首要就是正确评估疼痛，只有做出客观定量评价，才能为干预疼痛提供依据。临床上常用的疼痛评估量表有 VRS、NRS、FAS 等。目前认为当 FAS 为 A 级、B 级且 VRS、NRS＜4 分，且无活动性出血征兆，患者能够进行功能活动及早期下床活动。

（2）运动功能

1）肌力：术后患者长时间卧床，致肌肉失用性萎缩，运动神经对肌肉的支配能力下降，肌肉活动能力降低。因此，下床活动前进行肌力评估是保证患者活动安全的重要措施。临床工作中应用最广泛的肌肉力量评估方法是英国医学研究理事会（medical research council，MRC）制定的 MRC 六级肌力评定法，0 级表示肌肉无任何收缩；1 级表示肌肉可轻微收缩，但不能活动关节，仅在触摸肌肉时感觉到；2 级表示肌肉收缩可引起关节活动，但不能对抗地心引力；3 级表示肢体能抬离床面，但不能对抗阻力；4 级表示能做对抗阻力活动，但较正常差；5 级表示正常肌力。针对患者不同的肌力水平进行相应的活动功能训练，有助于确保患者顺利完成下床活动，保证活动期间安全性。当患者肌力≥4 级，护士可协助患者进行早期下床活动。

2）直立不耐受：直立不耐受阻碍患者术后的早期下床活动。协助患者进行下床活动时，若患者有大脑供血不足的表现，如头晕、恶心、心悸、发热的感觉、视物模糊甚至晕厥，可被认为直立不耐受；除此之外，若患者站立时舒张压下降＞20 mmHg 和（或）收缩压下降＞20 mmHg，同样认为为直立不耐受。因此，在协助患者下床活动时，密切关注患者主诉。若出现直立不耐受症状，协助患者平躺休息。待症状好转后再次尝试进行下床活动。卧床期间鼓励患者活动四肢，做下肢伸屈和踝泵运动进行活动锻炼。

（3）营养状态：营养状态与患者活动能力及预后密切相关，营养不良的患者机体摄入不足，分解代谢增加，肌肉含量减少，活动能力进一步降低，进而延缓下床活动时间，因此应加强对患者营养状况的评估，及时发现有营养不良风险的人群，早期给予合理的营养支持，从而促进患者术后早期下床活动。营养风险筛查2002（NRS2002）是欧洲肠外肠内营养学会推荐使用的住院患者营养风险筛查方法，主要由疾病严重程度评分、营养状态受损评分及年龄评分3个部分组成。总分≥3分，患者有营养不良的风险，需要营养支持治疗；当总分<3分，需每周重新评估患者营养状态。

（4）管路安全：手术患者术后留置多种管道，如留置鼻胃管、尿管、引流管、心电监护、吸氧、静脉输液等因素制约其早期下床活动。活动前评估与安置患者管路是促进患者早期下床与活动安全的重要内容。引流管的评估内容包括引流管的名称标记和位置是否正确、固定是否妥当、管路是否通畅、引流管周围皮肤是否正常、引流液有无异常等。满足拔管指征应尽早拔管；对于不能早期拔除管路的患者，在妥善固定各引流管和输液通路的情况下，可采用多功能移动输液架，包括有输液杆、助行器、可折叠椅，且可悬挂引流管、放置氧气瓶及心电监护设备，从而促进患者早期下床活动。

（5）心理状况：手术作为一种刺激源，尤其危险度较大的手术或恶性肿瘤手术会引起患者围手术期一系列的心理反应，出现惧怕、悲伤、焦虑及抑郁等负性情绪。研究表明，术后焦虑、抑郁程度高的患者康复锻炼的依从性差，并且首次下床活动时间相对延后。因此，有效的心理评估和干预能够提高手术患者功能锻炼依从性。活动前对患者心理社会状况进行评估，主要包括主观评估和量表测评。主观评估主要指通过观察、交谈判断患者的行为、表情及主诉内容是否与量表测评结果相符。量表测评中常用的测评量表为焦虑、抑郁自评量表。及时了解患者心理状况，针对不同情况给予心理支持。帮助患者正确认识早期下床活动的必要性，进而提高患者术后早期下床活动依从性。

4. 早期下床活动量的目标和监测　无论在传统临床实践还是ERAS理念中，对于活动量多少没有统一的规定，也没有统一的标准和下床活动的临床路径。ERAS推荐患者返回病房后，无须去枕平卧，可根据患者病情和实际情况平卧或适当抬高床头，鼓励患者术后清醒后即可进行适量的床上活动。医务人员应帮助患者制订合理的活动计划，记录每日累计活动时间及活动量，鼓励患者在术后24 h内尽早离床活动，在医护人员的指导及其家属的陪伴下，逐渐增加活动量，同时注意保障患者安全。如术后第1天下床活动1～2 h，至出院时每天下床活动

4～6 h。

可以参考国外的研究用无线检测技术来实现活动的监测及量化，获得合理的活动量范围，以指导患者术后正确的安排活动，提高患者的活动依从性，减少医务人员的工作量，从而使早期下床活动这一术后的重要措施具体落实。无线智能手环是一种数字化工具，可以监测记录患者术后早期活动期间的活动步数、活动时间及热量消耗。并通过蓝牙、无线网络将手环信息同步到平板电脑或进入其应用网站的可视数字面板，实时、同步反映患者活动情况。还可以通过手环亮指示灯和振动的方式来督促患者活动。2013 年国外开始有研究报道，将无线智能手环应用于心脏外科患者术后活动量的监测，后来其他学者的研究逐步延伸到胃肠道肿瘤手术和骨科手术患者的术后活动量监测，均证实该方法是可行、可靠及有效的。

三、术后饮食管理

临床上妇科恶性肿瘤手术患者的并发症风险很高，一方面是因为妇科恶性肿瘤极具异质性，对于卵巢癌患者，发现时多属于晚期，临床上高达 20% 的患者合并营养不良；而不同时期的子宫内膜癌，虽然可在早期发现，但其多与体重指数升高和胰岛素抵抗相关。另外，对于子宫颈癌患者，营养不良发生率差别也很大，据报道高达 60% 的 IV 期患者出现营养不良，而 I 期患者营养不良发生率为4%。另一方面，鉴于根治性手术通常是晚期妇科恶性肿瘤的必要治疗手段，患者的营养状况是围手术期并发症发病率和死亡率的标志，肥胖和胰岛素抵抗是围手术期并发症发病率的独立危险因素。因此，术后的饮食管理对于整个手术的成功与否必不可少，科学的术后饮食管理规划可显著降低患者并发症的发生率，并大幅度降低医疗保健系统的成本。

2019 年 ERAS 协会对《妇科肿瘤围手术期管理指南》进行了更新，这使得ERAS 在不同患者的康复恢复中更加具有针对性，甚至可以达到个体化、精准化。在一系列多学科综合完成的加速康复外科过程中，对于患者和医师共同管理的术后饮食内容不容小觑。虽然妇科肿瘤手术较少涉及胃肠道，但是涉及腹膜的麻醉和手术操作也会影响肠道功能，因此，妇产科术后患者的术后饮食管理应给予与胃肠道手术患者同样的重视，尤其是术后进食的时间和种类一直是术后饮食管理中暂未能明确的问题。但近年来随着 ERAS 在临床工作中的迅猛开展，此方面的研究日益增多，在指南中也有很多相关重要的内容呈现。

1. 术后进食时间 传统临床上，对于妇科肿瘤术后的患者多采用延迟进食的方法，一般在恢复肠功能（第一次排气）后准予以进食，目的在于降低呕吐、胃肠功能紊乱及其引发的伤口破裂或渗漏等并发症的风险。近年随着对术后饮食管理的研究日益增多，多数学者认为术后尽早恢复患者饮食反而可以加快康复。

"术后早期进食"即指手术后 24 h 内口服液体或食物，而不论是否出现肠功能恢复的迹象。研究认为，术后及早进食安全、可耐受，同时可以降低伤口发病率促进伤口愈合，减轻体重，减少脓毒症并发症发生，并改善蛋白质动力学。手术创伤可以影响机体的免疫系统，导致患者的免疫能力下降，抗肿瘤能力减弱，而患者术后早期进食，可以维护肠道黏膜的结构完整性，通过刺激免疫球蛋白 A 的分泌和促进肠蠕动从而减少细菌移位和菌群失调的发生，有助于肠黏膜上皮细胞和肠道相关淋巴组织的吸收、屏障和免疫功能的维持。有关围手术期营养的一些数据表明，妇科肿瘤患者术后第 1 天的营养输送是术后 5 年生存率的独立预测因素。

临床观察数据通过对术后延迟进食与早期进食各项术后指标进行比较，发现术后早期进食者术后肠梗阻、恶心或呕吐、大便时间，排气时间、开始第一次固体饮食的时间、住院时间及总体感染并发症的发生率明显较低。基础研究结论与此一致，通过对肠动力学的了解，营养吸收的机制、神经激素及炎症对胃肠功能影响的认识，均提示术后及早摄取营养对胃肠道恢复有明显益处。研究已证实，术后第 1 天给予 400 ml（600 kcal）口服营养补充剂是可行的，且患者的依从性和耐受性良好，术后并发症发生率低于肛门排气后再给予口服营养补充剂的对照组。

因此，在《妇科手术加速康复的中国专家共识》和《加速康复妇科围手术期护理中国专家共识》中，专家建议术后早期进食能够保护肠黏膜功能，防止菌群失调和异位、促进肠道功能恢复、减少围手术期并发症，同时不会增加肠瘘、肺部感染发生率及影响切口愈合，因此，护理人员应遵医嘱对患者进行恰当的饮食指导。建议常规妇科术后患者麻醉清醒后无恶心、呕吐即可饮温开水 10～15 ml/h 至可进食，4～6 h 开始进流质饮食或半流质饮食。对于妇科恶性肿瘤患者，也应在术后 24 h 内开始进食流质饮食逐渐过渡到普通饮食。

2. 进食种类

（1）蛋白质：手术应激本身可使体内蛋白质分解代谢增加，组织损伤（手术或创伤）或炎症（感染性疾病）均可使白蛋白分解代谢增加；另一方面，手术可以引发胰岛素抵抗，产生葡萄糖氧化抑制，该机制是饥饿后通过线粒体障碍发生的一种反应机制，是一种节约蛋白质的进化"生存"机制，严重程度与手术大小和脓毒血症等并发症的发生有关。故手术后对于膳食蛋白的需求量明显增加，摄入不足会导致免疫力下降、伤口愈合缓慢、胃肠道功能异常、腹水生成、感染等一系列并发症的发生，与术后单纯高热量饮食者相比，在术后早期饮食中提高蛋白质的补充会减少患者的住院时间，因此，围手术期营养管理的关键在于补充蛋白质。临床上通常将血浆白蛋白含量作为个体营养状态的评价指标。

一项随机对照试验表明，为患者提供 1.5 g/（kg·d）蛋白质和 25 kcal/（kg·d）的肠外营养并不增加感染性并发症和高血糖的风险，还显著改善了氮平衡。因此，除肠部分切除、肠缺血或持续性肠梗阻的患者外，建议在手术当天即可开始高蛋白饮食（通过饮食或高蛋白营养液补充）。有关术后蛋白质补充的标准量目前尚未统一，《中国急诊营养治疗推荐》中术后日均蛋白质摄入量为 2 g/kg，如果患者能耐受口服进食，需要口服摄入高蛋白口服营养补充剂来达到所需营养标准，主要指由提纯的大豆蛋白、乳清蛋白、酪蛋白组合构成的蛋白粉。进食时应注意不宜空腹服用，防止蛋白粉被机体当作热量食物被消耗。乳清蛋白粉建议用 40 ℃以下的水溶解，否则将会降低其生物效能。另外，蛋白粉不宜与酸性饮料一起食用，避免两者结合形成凝块，影响消化吸收。如果口服蛋白质摄入量不足 50% 的患者，应同时采用肠内营养，尤其是老年患者术后通常会出现恶心呕吐、食欲缺乏、阿片类药物便秘等问题。为解决此问题，建议将高蛋白口服营养补充剂作为术后营养计划的基本组成部分，高蛋白口服营养补充剂联合 β-羟基 β- 甲基丁酸酯可降低 90 天死亡率高达 50%。因此，对于接受手术时程较长或创伤较大的患者，建议术后持续 4～8 周补充高蛋白口服营养补充剂。对于重症监护室停留时间较长或营养不良较严重的患者，建议术后补充高蛋白口服营养补充剂持续 3～6 个月。研究表明，蛋白质摄入不足和术前营养不良评分是住院时间延长的独立预测因子。如果口服加肠内营养两者蛋白质摄入量总和不足 50% 且持续时间超过 7 天的患者，需要提供肠外营养，采用静脉注射血清白蛋白的方法予以营养支持，一般建议每日输注 200 ml 白蛋白来快速补充。但应避免机体将血清白蛋白作为热量分解，应在输注血清白蛋白前输入葡萄糖溶液或能量制剂，以保证患者体内有足够稳定的氨基酸和血糖浓度，这样在输入血清白蛋白后才能维持其有效的摄入。

（2）精氨酸：作为一种条件必需氨基酸，精氨酸参与多种蛋白质代谢过程，在人体遭受外界伤害时帮助维持生命正常生理功能。精氨酸是羟脯氨酸和一氧化氮形成的前体，羟脯氨酸对结缔组织修复很重要，而一氧化氮作为重要的分子信号和神经递质在中枢神经和外周传递及心血管系统等发挥重要作用。除此之外，精氨酸是淋巴细胞发挥正常功能所必需的，也是免疫细胞代谢的重要底物。一系列基于妇科肿瘤术后营养补充的研究显示，增加精氨酸的高蛋白饮食可提高组织氧合力并改善血管舒张，针对性地恢复机体免疫功能和抵御感染。一些临床资料显示，手术前后使用含有精氨酸和 ω-3 脂肪酸的营养疗法可减少高危择期手术患者的感染发生率与缩短住院时间。其可能机制为机体受到损伤（手术或创伤）

后，骨髓来源的未成熟细胞又称髓源性抑制细胞积聚在淋巴和循环组织当中，通过表达精氨酸酶 1 来消耗精氨酸来引起体内精氨酸的缺失，导致 T 淋巴细胞功能抑制。外源性补充精氨酸和 ω-3 脂肪酸则可"钝化"髓源性抑制细胞的精氨酸酶 1 上调，恢复白细胞介素 -2 的产生，恢复 T 淋巴细胞的功能。此外，维生素 A 或维生素 A 类似物可以诱导髓源性抑制细胞成熟，使精氨酸酶 1 表达下调。由于精氨酸在体内合成的速度慢，因此，术后患者可通过进食富含蛋白质的食物，如家禽、鱼肉、奶酪产品等，以及富含精氨酸的食物，如巧克力、核桃及花生。目前有一些含有精氨酸的口服营养补充剂可根据患者的口味调配为液态或者粉末状，搭配不同的食物甚至是饮料进行口服。临床上也可以采用静脉输注的方式，即盐酸精氨酸注射液，成人治疗用量为一次 15～20 g（用 5% 葡萄糖注射液1000 ml 稀释）静脉滴注，并于 4 h 内滴完。

（3）咖啡：据报道，盆腔和腹主动脉旁淋巴结清扫术治疗妇科恶性肿瘤后麻痹性肠梗阻发生率为 10.6%～50.0%。肠梗阻是延长腹腔手术患者住院时间、增加住院成本的主要原因，其最典型症状为食欲缺乏、恶心呕吐、无排气或无排便。目前认为盆腹腔手术后肠梗阻的发生是多方面因素综合的结果，包括炎症、阿片类药物的使用、手术过程的操作、麻醉的类型、自主神经的功能障碍、电解质及胃肠激素的紊乱等。如何预防术后肠梗阻的发生成为研究的热点。由于咖啡可以促进胃泌素、胃酸及胆囊收缩素的分泌，近年成为降低胃肠道术后肠梗阻发病率的研究热点。多数研究认为咖啡作为世界范围内流行、平价、易得、耐受性好的饮料，可以加速术后胃肠功能的恢复，可显著缩短首次排便时间、首次排气时间及固体饮食耐受时间。健康志愿者摄入不加糖的咖啡因或无咖啡因黑咖啡后 4 分钟，均显示直肠乙状结肠的运动状态加强，并且有报道称，与饮用普通咖啡相比，饮用不含咖啡因的咖啡可更明显的缩短术后第一次排便的时间，原因可能是在脱咖啡因的过程中形成了新的活性成分。通过经直肠至横结肠中段导管的动态测压，研究了 240 ml 普通咖啡、无咖啡因咖啡、水与 1000 kcal 餐对结肠运动的反应，结果发现，与喝水组相比，喝咖啡组（包括普通咖啡和无咖啡因咖啡）开始排便时间较短且 C 反应蛋白水平明显较低，对额外镇痛药和（或）止吐剂的需求明显较低。此外，2 组 C 反应蛋白与开始排便时间呈正相关。建议适量饮用咖啡以适当发挥其兴奋剂的作用，美国居民膳食指南建议，适量喝咖啡（每天 3～5 杯，每杯 237 ml 或每天咖啡因量 400 mg）可以纳入健康生活方式。但服用时注意不要在空腹时喝咖啡，且不可与布洛芬同服，布洛芬对胃黏膜有刺激作用，咖啡因也会刺激胃黏膜，促进胃酸分泌，两者一起会加剧刺激胃黏膜。另外，有胃溃疡的患者应谨慎饮用。

（4）口香糖：为了促进胃肠道功能的恢复，咀嚼口香糖这种通过刺激头部 -

迷走神经通路的假进食也是一种安全、易得、使用广泛、满意度高、最广泛使用的手段，因为它刺激了一些调节胃肠道功能的神经源性因子和荷尔蒙因子，提高血浆中胃泌素、胰多肽及神经减压素的浓度，增加十二指肠的碱分泌，进而促进肠道功能。一些 Meta 分析通过调查统计，在对接受腹腔镜全子宫切除术的妇科微创手术患者中进行术后嚼口香糖的干预，结果表明，术后咀嚼口香糖确实会促进肠蠕动，并且减少术后疼痛，降低了腹腔镜全子宫切除术后对镇痛药的需求。数据显示，若以平均妇科手术时间为 2 h 筛选患者进行试验，咀嚼口香糖使患者术后首次肠鸣音出现的时间缩短了 2 h，首次排气时间缩短了 10 h，首次排便时间缩短了 18 h。咀嚼口香糖的时间与效果也有关系，每次咀嚼口香糖时间为 15 分钟时，首次排气时间可减少 4.73 h，持续咀嚼口香糖 30 分钟时，首次排气时间可减少 7.16 h。未来期待更多的研究对不同时长的手术明确相应的咀嚼时间、口香糖类型，从而给予患者最优的建议。即使是无糖口香糖中的己糖醇也可起渗透作用以降低肠梗阻的风险，腹腔镜全子宫切除术、剖宫产等妇科手术后嚼口香糖的女性排气更快，排便更早，住院时间更短。《加速康复妇科围手术期护理中国专家共识》中建议术后当患者清醒后咀嚼口香糖，以促进肠蠕动功能恢复。

（5）豆奶：运动系统的肌肉属于横纹肌，绝大部分附着于骨，又名骨骼肌。分布于四肢的骨骼肌可以在躯体的神经支配下舒张收缩，进行随意运动，任何的身体活动和体育运动，都是靠骨骼肌的收缩而完成，骨骼肌受到类固醇激素的影响，包括糖皮质激素、雄激素和雌激素。研究显示，切除卵巢的小鼠会因雌激素水平的下降，肌肉干细胞的增殖和分化能力发生障碍，出现肌无力的症状。豆制品可以降低心血管疾病发生率、胆固醇水平和骨质疏松症的风险。豆奶含有丰富的必需氨基酸、多不饱和脂肪酸、植物蛋白、维生素及异黄酮，其中异黄酮与内源性雌激素的结构相似，因此，大豆异黄酮在激素替代疗法中应用于绝经后妇女，是一种很被看好的激素替代品。目前，也有实验证明小鼠因卵巢的切除，体内肌纤维大小和力量生成的减少，但随着豆奶的摄入量增加，小鼠的肌无力症状也会随之改善。低剂量的豆奶并不会改善肌肉萎缩和肌无力的症状，按人类 60 kg 的体重来计算，每天约 800 ml 的豆奶（10% 大豆固体含量）的摄入量才可能达到预期效果，因此，豆奶可能是一种有效、廉价、天然地助于预后的食品，用于妇科手术后雌激素减退的女性，加强肌肉骨骼的保健和管理。

3. 进食方式 术后的营养供给方法分为肠内营养和肠外营养。肠内营养是指经胃肠道提供代谢所需的营养物质及其他营养素的营养支持方式，肠内营养的途径有口服和经导管输入 2 种，其中经导管输入包括鼻胃管，鼻十二指肠管，鼻空肠管及胃空肠造瘘管。一般首选肠内营养方式是因为其安全和耐受性良好，与口服营养和肠外营养相比，在促进肠道适应和吸收方面更加有效，也有证据表明早期肠内营养可以降低伤口发病率和促进愈合，减少脓毒症并发症，减轻体重，并改善蛋白质动力学。此外，还显著缩短了住院时间及减少了费用，但其应用还应取决于患者在术后的精神状态和胃肠道功能状态。肠内营养也可能出现一些并发症，包括胃反流引起的肺部感染、慢性微动引起的刺激、肠道菌群失调引起的腹泻及不适的异物反应。通过对比肠内营养与传统建议的流质饮食后发现，虽然患者对苏打水、果汁、明胶、茶和肉汤为代表的流质饮食，更容易耐受，但在营养方面远达不到患者的基本代谢需求。而肠内营养提供了更多的营养，肠黏膜萎缩随肠内营养的给予减轻，内脏血流也得到改善（餐后充血），手术后肠道的炎症和水肿也会影响收缩力和吸收能力。因此，早期肠内营养已被证明可以减轻肠道炎症和改善营养渗透性。

肠外营养则是经静脉途径供应患者所需要营养要素，包括热量、维生素、必需和非必需氨基酸、电解质及微量元素等。肠外营养又分为完全肠外营养和部分补充肠外营养。当患者无法正常进食或肠内营养无法保证所需营养被高效吸收时，利用肠外营养可以维持营养状况、增加体重及愈合伤口。因为在此营养途径中，静脉输注途径和输注技术是其安全性的前提，肠外营养直接向血液提供营养，若发生导管相关感染导致严重脓毒血症时可危及生命。因此，《加速康复妇科围手术期护理中国专家共识》中建议，在经口能量摄入不足（少于推荐摄入量的60%）时，应遵医嘱添加口服肠内营养制剂，缩短术后恢复正常饮食的时间，必要时遵医嘱静脉补液。如果患者能耐受经口进食，同时口服镇痛药能达到理想镇痛效果，应在术后24 h撤除静脉通路。

四、术后中医药治疗

中医的气血理论可以将围手术期应激反应相关并发症的过程概括为"伤气耗血—气虚—湿热—血瘀"，气虚血瘀将导致机体各个脏腑气血功能失调。术后并发症的中医药防治必须有整体观、治未病和辨证的思维，不能局限于一脏一腑。从并发症的发生发展来看，术前患者的肾气本虚是发生气虚大于血虚的重要前提，而术中强烈的应激反应和术后应激紊乱是气虚血瘀的重要起因，脏腑器官的气虚血瘀是导致相应并发症的病理生理基础。中医药治疗虽属于传统康复技术的范畴，但术后将其应用至ERAS理念中可加速康复，当以补气益气，回阳救逆，活血化瘀为原则，防治气虚血瘀，减少术后不良反应和并发症发生。

1. 术后情志调理　中医情志学说提出"七情皆可致病"，疾病本身苦痛、疾病所致经济负担、家庭无力支持等因素均会导致术后患者发生焦虑和抑郁情绪。此时可采用五音疗法，其以五行学说为核心，将宫（DO）、商（RE）、角（MI）、徵（SOL）、羽（LA）五音分别与五行、五脏、五志相对应以调节身心，可促进气机稳定，疏肝宁心定志。

2. 术后调节机体之偏　中国自古有"药食同源"之说，指导术后患者服用具有特殊功效的药膳，以食物偏性之不同，调节患者机体之偏，以促进快速康复。如大病初愈，脾胃之气未复，可加健脾食物山药、薏苡仁等；又如骨折术后患者元气大伤，瘀血内阻，不通则痛，当治以益气活血、化瘀止痛，故药膳可以木耳、田鸡、田七、瘦肉为主要食材。

3. 术后通里攻下，降低炎症反应　手术应激与感染能诱发全身炎性反应综合征，此机制可从中医学"阴火"来认识，炎症之火当以通里攻下，故可用中药三承气汤、大承气汤下调炎性细胞因子、降低炎症反应、保护靶器官。

4. 术后疏通腑气，促胃肠道恢复　脏腑精气学说认为，手术创伤出血，脏器大耗，瘀血停滞不散，致腑气不通，故造成术后胃肠道功能紊乱。可口服四磨汤、复方大承气汤等中药制剂治疗，"六腑以通为用"，腑气一通，肠道功能自然恢复；亦可中药外敷，外敷药物可以是炙甘遂、生大黄、丁香、小茴香、砂仁、蜂蜜、大蒜素等，以激发经络之气，可疏通经络、调和气血，调整脏腑的阴阳平衡，促进术后肠蠕动。黄雪霞等在妇科腹腔镜围手术期应用隔物灸对神阙穴的热灸，亦可疏导肠腑气机，促进胃肠蠕动。

5. 术后利水渗湿，防治尿潴留　中医学认为术后尿潴留有下列原因，手术损伤脉络致气滞血瘀；手术耗伤患者过多气血而致气血亏虚；麻醉、手术术式、疼痛、体位、精神等因素导致患者情志不畅、肝失条达，最终膀胱气化功能失调。

治宜利水渗湿，温阳化气。陈军等在针药合治妇科恶性肿瘤术后尿潴留的研究中，方中泽泻配茯苓、猪苓以加强利水作用；茯苓配白术以实脾利水；桂枝配茯苓以温化水饮、通阳利水。五药合用，共奏温阳化气、利水渗湿之功。

6. 术后中医诊治皮肤瘙痒　中医学认为皮肤的瘙痒与肌肤气血运行不均衡有关，多由风、热、湿、燥等因素引起，治则当以解表、祛风、清热、凉血等为主。如消风散加减可清热疏风，凉血止痒；当归饮子加减可养血平肝，祛风止痒等。

7. 术后中医镇痛　中医学认为急性疼痛当属"不通则痛"。治则应包括调和气血、通经活络、调畅气机、活血化瘀等。

（王　伟　赵卫红　郝　敏）

参考文献

[1] Charoenkwan K, Matovinovic E. Early versus delayed oral fluids and food for reducing

complications after major abdominal gynaecologic surgery. Cochrane Database Syst Rev, 2014, 2014 (12): CD004508.

[2] Bisch SP, Wells T, Gramlich L, et al. Enhanced Recovery After Surgery (ERAS) in gynecologic oncology: System-wide implementation and audit leads to improved value and patient outcomes. Gynecol Oncol, 2018, 151 (1): 117-123.

[3] Rubinkiewicz M, Witowski J, Su M, et al. Enhanced recovery after surgery (ERAS) programs for esophagectomy J Thorac Dis, 2019, 11 (Suppl 5): S685-S691.

[4] Fawcett WJ. Enhanced recovery after surgery pathways in gynecologic surgery: great strides already, but more still to come. Int J Gynecol Cancer, 2019, 29 (4): 649-650.

[5] Gustafsson UO, Scott MJ, Schwenk W, et al. Guidelines for perioperative care in elective colonic surgery: Enhanced recovery after surgery (ERAS) Society recommendations. World J Surg, 2013, 37 (2): 259-284.

[6] Nygren J, Thacker J, Carli F, et al. Guidelines for perioperative care in elective rectal/pelvic surgery: enhanced recovery after surgery (ERAS) Society recommendations. Clin Nutr, 2012, 31 (6): 801-816.

[7] Nygren J, Thacker J, Carli F, et al. Guidelines for perioperative care in gynecologic/oncology: enhanced recovery after surgery (ERAS) Society recommendations-2019 update. Int J Gynecol Cancer, 2019, 29 (4): 651-668.

[8] Nesbitt JC, Deppen S, Corcoran R, et al. Postoperative ambulation in thoracic surgery patients: standard versus modern ambulation methods. Nurs Crit Care, 2012, 17 (3): 130-137.

[9] Moya P, Soriano-Irigaray L, Ramirez JM, et al. Perioperative standard oral nutrition supplements versus immunonutrition in patients undergoing colorectal resection in an Enhanced Recovery (ERAS) Protocol. Medicine, 2016, 95 (21): e3704.

[10] Wischmeyer PE, Carli F, Evans DC, et al. American society for enhanced recovery and perioperative quality initiative joint consensus statement on nutrition screening and therapy within a surgical enhanced recovery pathway. Anesth Analg, 2018, 126 (6): 1883-1895.

[11] Lidder P, Flanagan D, Fleming S, et al. Combining enteral with parenteral nutrition to improve postoperative glucose control. Br J Nutr, 2010, 103 (11): 1635-1641.

[12] Yilmaz G, Akca A, Kiyak H, et al. Comparison of enhanced recovery protocol with conventional care in patients undergoing minor gynecologic surgery. Wideochir Inne Tech Maloinwazyjne, 2020, 15 (1): 220-226.

[13] Beasley JM, Lacroix AZ, Larson JC, et al. Biomarker-calibrated protein intake and bone health in the Women's Health Initiative clinical trials and observational study. Am J Clin Nutr, 2014, 99 (4): 934-940.

［14］ Weimann A, Braga M, Carli F, et al. ESPEN guideline: Clinical nutrition in surgery. Clin Nutr, 2017, 36 (3): 623-650.

［15］ Symons TB, Sheffield-Moore M, Wolfe RR, et al. A Moderate Serving of High-Quality Protein Maximally Stimulates Skeletal Muscle Protein Synthesis in Young and Elderly Subjects. J Am Diet Assoc, 2009, 109 (9): 1582-1586.

［16］ Munk T, Beck A M, Holst M, et al. Positive effect of protein-supplemented hospital food on protein intake in patients at nutritional risk: a randomised controlled trial. J Hum Nutr Diet, 2014, 27 (2): 122-132.

［17］ Yeung SE, Hilkewich L, Gillis C, et al. Protein intakes are associated with reduced length of stay: a comparison between Enhanced Recovery After Surgery (ERAS) and conventional care after elective colorectal surgery. Am J Clin Nutr, 2017, 106 (1): 44-51.

［18］ Cawood AL, Elia M, Stratton RJ. Systematic review and meta-analysis of the effects of high protein oral nutritional supplements. York: Centre for Reviews and Dissemination (UK), 2012.

［19］ Popovic PJ, Zeh HJ, Ochoa JB. Arginine and Immunity. J Nutr, 2007, 137 (6): 1681S-1686S.

［20］ Drover JW, Dhaliwal R, Weitzel L, et al. Perioperative Use of Arginine-supplemented Diets: A Systematic Review of the Evidence. J Am Coll Surg, 2011, 212 (3): 385-399.

［21］ Cornwall HL, Edwards BA, Curran JF, et al. Coffee to go? The effect of coffee on resolution of ileus following abdominal surgery: A systematic review and meta-analysis of randomised controlled trials. Clin Nutr, 2020, 39 (5): 1385-1394.

［22］ Liu H, Hua Y, Zheng X, et al. Effect of Coffee Consumption on the Risk of Gastric Cancer: A Systematic Review and Meta-Analysis of Prospective Cohort Studies. Plos One, 2015, 10 (5): e0128501.

［23］ Gkegkes ID, Minis EE, Iavazzo C. Effect of Caffeine Intake on Postoperative Ileus: A Systematic Review and Meta-Analysis. Dig Surg, 2020, 37 (1): 22-31.

［24］ Güngördük K, Özdemir İA, Güngördük Ö, et al. Effects of coffee consumption on gut recovery after surgery of gynecological cancer patients: a randomized controlled trial. Am J Obstet Gynecol, 2017, 216 (2): 145. e1-145. e7.

［25］ Pereira Gomes Morais E, Riera R, Porfírio GJ, et al. Chewing gum for enhancing early recovery of bowel function after caesarean section. Cochrane Database Syst Rev, 2016, 10 (10): CD011562.

［26］ Xu C, Peng J, Liu S, et al. Effect of chewing gum on gastrointestinal function after gynecological surgery: A systematic literature review and meta-analysis. J Obstet Gynaecol Res, 2018, 44 (5): 936-943.

［27］ Park SH, Choi MS. Meta-Analysis of the Effect of Gum Chewing After Gynecologic Surgery.

J Obstet Gynecol Neonatal Nurs, 2018, 47 (3): 362-370.

[28] Terzioglu F, Şimsek S, Karaca K, et al. Multimodal interventions (chewing gum, early oral hydration and early mobilisation) on the intestinal motility following abdominal gynaecologic surgery. J Clin Nurs, 2013, 22 (13-14): 1917-1925.

[29] Turkay Ü, Yavuz A, Hortu İ, et al. The impact of chewing gum on postoperative bowel activity and postoperative pain after total laparoscopic hysterectomy. J Obstet Gynaecol, 2019, 40 (5): 705-709.

[30] Kitajima Y, Ogawa S, Egusa S, et al. Soymilk Improves Muscle Weakness in Young Ovariectomized Female Mice. Nutrients, 2017, 9 (8): 834.

[31] 沈通一，秦环龙. 谷氨酰胺对肠屏障功能保护作用的研究进展. 肠外与肠内营养，2003，10（3）：177-180.

[32] 董波，宋自芳. 谷氨酰胺对食管癌术后的营养支持作用. 中华实验外科杂志，2010，27（6）：844.

[33] 刘晓燕，张有娣，周文策. 谷氨酰胺在肝切除术后营养支持中应用的研究进展. 中国普外基础与临床杂志，2019，26（5）：631-635.

[34] 林雪梅，全小明，林瑶如，等. 五音疗法对胃癌根治术后化疗患者焦虑、抑郁及生活质量的影响. 广州中医药大学学报，2017，34（2）：181-184.

[35] 崔现超，章蓓，吴崑岚，等. 中医快速康复外科理论与实践探讨. 江苏中医药，2018，50（3）：25-28.

[36] 李金亭，王志敏，崔乃强. 中西医结合护理在外科快速康复的研究进展. 中国中西医结合外科杂志，2019，25（2）：241-244.

[37] 黄雪霞，梁菲梅，李琴. 中西医结合快速康复外科在妇科腹腔镜围手术期的应用. 广州中医药大学学报，2015，32（4）：674-676.

[38] 陈军，王元. 针药合治妇科恶性肿瘤术后尿潴留 52 例临床观察. 江苏中医药，2015，47（11）：49-50.

[39] 苏帆. 传统康复技术在加速康复外科中的应用. 北京医学，2019，41（8）：635-636.

[40] 江志伟，周嘉晖，成汇. 多模式镇痛在加速康复外科中的作用. 山东大学学报（医学版），2019，57（9）：1-4.

[41] 李秋红，徐铭军. 妇科手术患者围手术期镇痛药物及方法的应用进展. 山东医药，2017，57（3）：104-106.

[42] 郭云观，冯艺. 术后阿片类药物镇痛研究进展. 中国疼痛医学杂志，2017，23（10）：721-726.

[43] 中华医学会妇产科学分会加速康复外科协作组. 妇科手术加速康复的中国专家共识. 中华妇产科杂志，2019，54（2）：73-78.

［44］任远，刘海元，孙大为. 加速康复外科在妇科手术领域的进展. 协和医学杂志，2019，10（6）：621-626.

［45］刘海元，任远，孙大为. 妇科加速康复外科管理路径. 协和医学杂志，2018，9（6）：501-507.

［46］秦芳，李秋萍，陈曦，等. 外科术后患者早期下床活动评估与应对的研究进展. 护理学杂志，2020，35（5）：101-105.

第六章　妇科围手术期的病理生理

第一节　围手术期的病理生理变化

手术可以带来一系列健康问题，包括心肺功能、感染、血栓栓塞等方面的并发症，脑功能障碍、恶心和胃肠道麻痹、疲劳及长期的功能恢复。除了手术和麻醉的失误，术后并发问题的关键因素是手术应激反应对器官功能的影响。手术创伤诱导了一系列内分泌代谢变化，细胞因子、补体、花生四烯酸代谢物、一氧化氮、氧自由基等介导的几种生物级联系统激活。因此，为了了解术后病率，有必要了解手术应激反应各个组成部分的病理生理作用，进一步确定改变这些反应是否可以改善手术结局。

一些围术期的危险因素和对手术损伤的神经体液反应可能会导致术后病率的发生。

一、术前因素

1. **术前合并症**　众所周知，术前伴随疾病和器官功能障碍是术后并发症发生率和住院时间的决定性因素。因此，已经开发了一些临床指南和指标来评估心血管、肺和血栓栓塞等系统的风险。这些信息可以作为量化围手术期风险和预防性治疗的指征。然而，这种预测评分系统本身并不能减少术后并发症的发生，只有通过术前器官功能优化将高风险患者重新分类到更低风险组时才可能成功。

2. **营养不良**　营养不良是公认的围手术期风险因素，术前、术后肠外营养支持仅能降低高危、营养不良患者的并发症发生率。

3. **酗酒**　术前酗酒，即使没有明显的酒精相关器官功能障碍，也是一个重要的手术风险因素。其机制包括酒精诱导的免疫抑制、亚临床心功能不全及对手术中激素反应的增强。

二、术中因素

1. **外科应激**　在手术损伤期间和之后，除了器官功能的改变之外，机体会对神经、内分泌及代谢系统的变化做出反应，这些变化包括分解代谢激素分泌增加，合成代谢激素分泌或作用减少。由自主系统激活引起的高代谢和心脏工作增加。肺功能受损、疼痛、恶心及肠梗阻等胃肠道不良反应；凝血 - 纤溶系统的改变促进凝血和血栓形成。肌肉组织减少和免疫抑制降低。尽管手术应激反应可能代表一种普遍且保守的细胞防御机制，应激导致的术后器官功能改变也可能与术后并发症的发生有关。因此，提出了"无压力麻醉和手术"的概念，以减轻创伤引起的生理反应，从而降低并发症发生率。

在择期清洁手术中，应激反应的主要释放机制是来自手术区域的传入神经刺激。此外也包括几种体液物质，如细胞因子、花生四烯酸级联代谢物、一氧化氮、内毒素等。手术应激反应与手术损伤程度有关，在小的外科手术（包括微创手术）后，发病率相应降低。通过微创手术降低手术创伤程度可减少蛋白质分解代谢和炎症标志物（IL-6 和 C 反应蛋白），减少肺功能障碍，加快恢复。而儿茶酚胺、皮质醇和血糖在早期很少改变。手术全身麻醉方式对应激反应无明显影响，但是大剂量阿片类麻醉药物会抑制体内的分解代谢激素反应。用局部麻醉药通过各种神经阻滞阻断传入神经刺激，对于减少手术后的经典分解代谢反应非常有效。因此可预防皮质醇、儿茶酚胺和葡萄糖浓度增加，降低胰岛素抵抗，提高糖耐量。凝血 - 纤溶系统中的不利变化也被改变以有利于减少血栓形成，而免疫功能和炎症标志物（急性时相蛋白、IL-6）的大多数变化不受神经阻滞和伴随激素抑制的影响。

2. 热损失　术中意外热损失可能是导致应激反应增加（皮质醇、儿茶酚胺、氮损失）和心血管并发症的重要危险因素。因此，无论何时，只要预计会有明显的热量损失，就应进行身体保温和术中低温的预防。以减少复温时应激反应带来的氧耗增加、分解代谢激素分泌和氮损失。研究发现，预防术中低温可降低结肠手术患者的伤口感染率和住院时间。

3. 输血　失血量的增加和围手术期输血可能导致癌症手术后感染和复发，主要与白细胞和非细胞输血成分有关。即使使用储存时间延长的自体输血也可能有害，因为毒性介质（组胺、PAI-1、髓过氧化物酶等）会自任何储存超过 2 周的含有白细胞和血小板的血液制品中释放出来。

三、术后因素

1. 疼痛　所有的外科手术都伴随着疼痛。疼痛可以放大内分泌代谢应答，自主神经系统反射，恶心，肠梗阻和肌肉痉挛，从而延迟功能恢复。术后疼痛的最佳治疗是强制性镇痛，以促进恢复和减少并发症。

2. 免疫抑制　许多证据表明，创伤导致免疫系统明显改变。大手术导致免疫抑制，降低了对唤醒抗原刺激的迟发性超敏反应，T 细胞依赖性抗体反应，IL-2 产生和 HLA-DR 抗原表达，IFN-μ 的产生和 T 细胞的形成。相反，中性粒细胞和巨噬细胞的功能被激活，氧自由基和 TNF 的释放增加，并具有趋化性。较小的操作，包括微创手术在内的外科手术对免疫功能的影响较小，围手术期输血可增强术后免疫抑制。手术前和手术后免疫学变化的临床结果是易发生感染性并发症，可能增加癌症手术后复发的风险。

3. 恶心和肠梗阻　恶心、呕吐和肠梗阻是术后最常见的患者主诉，除了令人不适外，它们也是术后康复重要的决定因素。早期肠内营养对于减少创伤后感染至关重要，并可以减少分解代谢。术后恶心呕吐和肠梗阻的发病机制是多因素的，与手术类型、性别、麻醉的选择和阿片类药物的使用有关。应使用局部麻醉药连续硬膜外镇痛，而不是阿片类药物，因为相关的交感肠神经阻滞增加了肠道运动性，可以有效地减少术后肠梗阻。

4. 术后低氧血症　腹部大手术后持续性低氧血症会持续 2～5 天，尤其在夜间发生偶发性低氧血症。持续低氧血症的机制主要是由功能性残气量减少引起的肺分流，而术后发作性低氧血症可由通气性心律失常引起。低通气和呼吸暂停与术后第 2～3 天夜晚快速眼动睡眠（REM）的反弹有关。晚期的术后低氧血症可能涉及心脏、脑部及伤口并发症。因此，术后心肌缺血是非心脏手术后心脏并发症的强预测因子。术后晚期间断性低氧血症的发生与心肌缺血和（或）心律失常有关。术后晚期低氧血症也可能是伤口并发症的一个因素，因为对手术伤口的氧气供应减少会损害愈合并降低对伤口细菌的抵抗力。

5. 术后睡眠障碍　手术后患者的睡眠模式受到严重干扰，随着总睡眠时间的减少，快眼动睡眠消失和慢波睡眠（SWS）显著减少。术后睡眠障碍的发病机制是多因素的，包括传入神经刺激（手术应激）、细胞因子、疼痛、阿片类药物的使用及监测和护理过程中的噪声和唤醒。术后第 2～4 天夜晚快眼动睡眠反弹的睡眠障碍可能与睡眠诱导的呼吸暂停、夜间低氧血症、伴有血流动力学不稳定的广泛交感神经兴奋有关。因此，除精神功能障碍外，术后睡眠障碍可能是术后心功能障碍和并发症的致病因素。

6. 术后制动　制动可能增加血栓栓塞和肺部并发症的风险，传统的围手术期护理仍包括卧床休息。此外，卧床休息易导致站立位不耐受和站立不稳，以及肌肉组织和功能损失的增加。术后低氧血症在仰卧位也更明显，对心脏、大脑和伤口具有不利影响。

7. 分解代谢和肌肉萎缩　术后分解代谢和肌肉消耗是术后疲劳和总体恢复的重要影响因素。分解代谢由手术应激反应、术后制动和半饥饿状态导致。在接受常规护理的患者中，大手术后的这些生理变化可能持续长达几个月。与年轻患者相比，老年患者肌肉力量的恢复更晚。

（王 巍）

参 考 文 献

［1］ Kehlet H.Multimodal approach to control postoperative pathophysiology and rehabilitation. Br J Anaesth, 1997, 78 (5): 606-617.

［2］ Mangano DT, Goldman L.Preoperative assessment of patients with known or suspected coronary disease. N Engl J Med, 1995, 333 (26): 1750-1756.

［3.］ Hall JC, Tarala RA, Hall JL, et al. A multivariate analysis of the risk of pulmonary complications after laparo- tomy. Chest, 1991, 99 (4): 923-927.

［4］ Bullingham A, Strunin L.Prevention of postoperative venous thromboembolism. Br J Anaesth, 1995, 75 (5): 622-630.

［5］ Hill GL.Impact of nutritional support on the clinical out- come of the surgical patient. Clin Nutr 1994, 13 (6): 331-340.

［6］ Tønnesen H, Petersen KP, Højgaard L, et al. Postoperative morbidity among symptom-free alcohol misusers. Lancet, 1992, 340 (8815): 334-337.

［7］ Bessey PQ.Metabolic response to critical illness. Scientific American Surgery.New York: Scientific American Inc, 1994 Hov; 5 (4): 443-449.

［8］ Kehlet H, Nielsen HJ.Impact of laparoscopic surgery on stress responses, immunofunction and risk of infectious complications—a review. New Horiz, 1998, 6 (2 Suppl): S80-88.

［9］ Kurz A, Sessler DI, Lenhardt R.Perioperative normother- mia to reduce the incidence of surgical wound infection and shorten hospitalization. N Engl J Med, 1996, 334 (19): 1209-1215.

［10］ Nielsen HJ.Detrimental effects of perioperative blood transfusion. Br J Surg, 1995, 82 (5): 582-587.

［11］ Jensen LS, Kissmeyer-Nielsen P, Wolff B, et al. Randomised comparison of leucocyte-depleted versus buffy-coat poor blood transfusion and complications of colorectal surgery. Lancet, 1996, 348 (9031): 841-845.

［12］ Kehlet H, Dahl JB.The value of multi-modal or balanced analgesia on postoperative pain relief. Anesth Analg, 1993, 77 (5): 1048-1056.

［13］ Nielsen HJ.The effect of histamine type-II receptor antagonists on posttraumatic immune competence. Dan Med Bull, 1995, 42 (2): 162-174.

［14］ Moore FA, Feliciano DV, Andrassy RJ, et al. Early enteral feeding, compared with parenteral, reduces postoperative complications.The results of a meta-analysis. Ann Surg, 1992, 216 (2): 172-183.

[15] Rowbotham DJ, Smith G.Postoperative nausea and vomit- ing. Br J Anaesth, 1992, 69 (Suppl 1): 1-68.

[16] Rosenberg J.Late postoperative hypoxaemia.Mechanisms and clinical implications. Dan Med Bull, 1995, 42 (1): 40-46.

[17] Rosenberg-Adamsen S, Kehlet H, Dodds C, et al. Postoperative sleep disturbances—mechanisms and clinical implications. Br J Anaesth, 1996, 76 (4): 552-559.

[18] Harper CM, Lyles UM.Physiology and complications after bed rest. J Am Geriatr Soc, 1988, 36 (11): 1047-1054.

[19] Hill GL, Douglas RG, Schroeder D.Metabolic basis for the management of patients undergoing major surgery. World J Surg, 1993, 17 (2): 144-153.

第二节　围手术期应激反应

一、应激的定义和分类

应激（stress）是指机体受到各种因素的刺激时，机体各个器官和组织发生的适应性变化。根据应激因素不同，应激可分为躯体性应激（physical stress）和心理性应激（psychological stress）；根据应激因素作用时间的长短，应激可分为急性应激和慢性应激；根据应激因素对机体影响的程度和导致的结果，又可将应激分为生理性应激和病理性应激。围手术期患者更易产生应激反应，适当强度的应激对于维持机体稳定的代谢、促进术后各系统功能的恢复至关重要，但过强的应激反应会引起机体的损伤。

二、应激反应发生机制

应激反应以神经内分泌反应为基础，涉及个体、系统、器官，细胞分子等不同层面，具有非特异性和广泛性的特点。在应激状态下，机体调动各个系统和器官，以此来适应或对抗内、外环境的各种改变，从而维持机体的正常活动。神经调节的应激反应包括蓝斑 - 交感 - 肾上腺髓质系统（locus coeruleus-sympathetic-adrenal medulla system，LSAM）和下丘脑室旁核是下丘脑 - 垂体 - 肾上腺皮质系统（hypothalamus-pituitary-adrenal cortex system，HPA）。LSAM

是机体应激反应过程中出现最快、最明显、最重要的反应，在中枢引起兴奋、警觉及紧张焦虑等情绪反应，调节交感神经的活性和肾上腺髓质中儿茶酚胺（catecholamines，CAs）如去甲肾上腺素、肾上腺素、多巴胺等的释放，从而产生相应的外周效应（表6-1）；HPA应激时主要产生情绪行为的变化，并通过分泌促肾上腺皮质激素释放激素（corticotropin releasing hormone，CRH），调控垂体释放促肾上腺皮质激素（adreno cortico tropic hormone，ACTH），从而调节肾上腺皮质合成与分泌糖皮质激素（glucocorticoid，GC）（表6-2）。除LSAM系统和HPA系统以外，应激还可以引起广泛的神经内分泌变化，如下丘脑分泌的加压素升高，垂体释放的β-内啡肽、生长素及催乳素增加，胰岛分泌的胰高血糖素增加，胰岛素减少等，从而产生相应的机体反应。当机体处于应激状态时，在组织细胞也会出现一系列变化以适应机体状态的改变，以增强细胞抗损伤能力和在不利条件下的生存能力，即所谓的细胞应激（cell stress）。细胞应激反应涉及一系列的细胞内信号转导，以及相关基因的活化表达，表达的蛋白质多数具有保护作用，如急性期反应蛋白、热休克蛋白、某些酶或细胞因子等在应激反应时都会有不同程度的增加或减少。

表6-1 儿茶酚胺的外周效应

外周效应	机制	作用
强心	心率加快、心肌的收缩力增强	心排血量增多
调节血液灌流	皮肤及胃肠道、肾等内脏器官的血管强烈收缩、血液灌流减少 冠状动脉和骨骼肌血管扩张，灌流增加 脑血管口径无明显变化	保证重要器官的血液灌流
改善呼吸功能	支气管扩张	改善肺泡通气，以满足应激时机体耗氧和排出二氧化碳增加的需求
促进能量代谢	抑制胰岛素的分泌，促进胰高血糖素的分泌 促进脂肪的动员和分解	促进糖原分解和葡萄糖异生，增加血浆游离脂肪酸，以满足应激时机体的能量需求

表6-2 糖皮质激素的外周效应

外周效应	机制	作用
强心	心率加快、心肌的收缩力增强	心排血量增多
维持血糖	促进蛋白质分解和葡糖异生 补充肝糖原储备 诱导肌肉组织对葡萄糖的利用	升高血糖，以保证脑等重要器官的葡萄糖供应

（待续）

（待续）

外周效应	机制	作用
促进脂肪动员	促进 CAs、胰高血糖素和生长激素的脂动员（允许作用）	促进脂肪分解、供能
对抗细胞损伤	GC 的诱导产物脂调蛋白对磷脂酶 A2 的活性具有抑制作用，从而可抑制膜磷脂的降解	增强细胞膜稳定性、减轻溶酶体酶对组织细胞的损害
抑制炎症反应	抑制中性粒细胞活化和促炎介质产生，促进抗炎介质的产生	抗炎、免疫

注：GC. 糖皮质激素；CAS. 儿茶酚胺

三、围手术期应激反应

1. 围手术期的心理应激反应　应激的心理反应可以涉及心理和行为的各个方面，使人在认知、情绪、行为等方面受到影响。围手术期患者出现的焦虑、愤怒、恐惧及抑郁等情绪反应称为"情绪应激"（emotional stress）。情绪应激贯穿于整个围手术期过程，积极的情绪应激可以使患者正确认识疾病，积极配合医护人员进行诊疗，加速疾病康复；消极的心理反应会使患者失去正确的判断力，加重心理负担甚至影响疾病转归。与男性相比，女性更容易受到周围环境和人的影响、更加感性、情感更丰富，面对外界刺激时，女性的心理应激往往更加强烈。研究发现，在多种不同的癌症中女性患者比男性患者有更高比例的抑郁的发生，也会比男性更焦虑。女性患者因担心手术效果、手术瘢痕及手术预后，极易产生负性情绪，这种特殊的生理和心理特点，严重者会影响麻醉、手术效果及术后恢复。心理应激也会引起机体的细胞体液反应，导致机体内环境的失衡，严重者将引起细胞内稳态紊乱。

2. 围手术期的生理应激反应

（1）心血管系统：由交感 - 肾上腺髓质系统介导的应激反应可以使心血管系统在应激时可出现心率增快，心肌收缩力增强，心排血量增加，血压升高，冠状动脉血流量增加，从而保护心、脑等重要脏器的功能。但过度的应激反应会造成机体的损害，在冠状动脉和心肌已有病变的基础上，强烈的精神应激可诱发心室颤动，导致猝死。

（2）呼吸系统：应激状态下紧张的情绪激活交感 - 肾上腺髓质系统，呼吸系统表现为呼吸加深加快，肺通气量增加，从而保障心脑等重要器官的氧气供应，维持重要器官的功能，但过度的紧张情绪使通气过度导致呼吸性碱中毒。

（3）消化系统：精神应激会引起明显的消化道症状表现为食欲下降。应激时亦可发生胃肠血流减少，胃肠道激素紊乱和胃肠运动的改变，诱发肠平滑肌的收缩、痉挛，机体出现便意、腹痛、腹泻或便秘，甚至诱发溃疡性结肠炎及应激性溃疡等。

（4）神经 - 内分泌 - 免疫调节网络：心理应激与疾病的发生、发展及结局存在相关性。适度的心理应激有助于疾病的治疗，过度的心理应激会影响治疗效果。研究显示，心理应激与神经系统、内分泌系统及免疫系统密切相关。分子生物学激素的研究显示，神经内分泌介质、激素、免疫系统的细胞因子之间存在相互作用，神经系统兴奋可以促进 CAs 类激素的合成增加，CAs 可促进免疫细胞的生物活动，调节机体免疫和炎症反应。有研究也发现，T 细胞也能合成和释放 CAs，调节 T 细胞的功能。被激活的免疫细胞在发挥免疫调节的同时，又通过活性免疫细胞释放的细胞因子（干扰素、IL-1、ACTH 等）向大脑传递信息，反馈性地影响中枢神经系统功能，比如在围手术期间，患者常常出现月经不调、闭经或泌乳停止等现象。神经、内分泌、免疫 3 个系统之间通过多重相互交流、相互协调，构成人体的神经 - 内分泌 - 免疫网络，维持机体的正常功能。

3. **围手术期的创伤应激** 手术必然会引起创伤，继而出现一系列神经内分泌反应，器官、系统的功能也会出现相应的变化，同时，还引起明显的体液、细胞乃至基因水平的改变。

（1）创伤应激状态下神经内分泌反应：手术中，组织损伤、术中失血使机体迅速启动应激反应，首先，蓝斑 - 交感 - 肾上腺髓质系统兴奋启动中枢神经反应引起应激时兴奋、警觉及紧张焦虑等情绪反应。同时，释放肾上腺素、去甲肾上腺素、多巴胺等 CAs 至血浆调控机体对应激的急性反应，启动一系列代偿机制来适应环境的变化。其次，HPA 系统兴奋将应激信号传入引起室旁核 CRH 神经元分泌 CRH 增多，将神经信号转化为激素信号。CRH 的功能主要是促进 ACTH 的分泌增加，进而增加 GC 的分泌。创伤应激时分泌的 CRH 对调控情绪反应具有重要的作用。适量的 CRH 增多可使机体兴奋或有愉悦感，促进适应；但大剂量的 CRH 增加，特别是慢性应激时会持续增加，则表现出焦虑、抑郁、食欲缺乏等症状。另外，应激时外周的 GC 分泌迅速增加，外科手术的应激可使每日皮质醇的分泌增加达正常分泌量的 3～5 倍。GC 分泌增加能调节机体适应创伤微环境，对机体抵抗有害刺激起到极为重要的作用。

（2）创伤应激状态下机体代谢变化

1）碳水化合物、脂肪及蛋白质代谢的变化：手术创伤应激时患者处于高代谢或超代谢状态，碳水化合物、脂肪、蛋白质代谢方面都有变化。在手术和急性创伤应激时，外周组织细胞对胰岛素依受体的敏感性降低，对葡萄糖的利用减少，出现胰岛素耐受效应，而 CAs、胰高血糖素、GH 和 GC 等的分泌促进糖原分解和糖异生，胰岛素分泌相对受到抑制，出现"胰岛素抵抗"，使外周组织对糖的利用率降低。结果出现血糖升高，严重者甚至出现糖尿，被称为应激性高血糖或应激性糖尿，在术后恢复时逐渐恢复正常。手术应激后，胰岛素分泌减少，脂解激素（肾上腺素、去甲肾上腺素、胰高血糖素及 GH 等）增多，脂肪的动员和分解加强，机体所消耗的能量有 75%～95% 来自脂肪的氧化，组织对脂肪酸的利用也增加，从而保障重要组织器官的能量供应，避免其在手术刺激中受到不可逆的创伤。在 GC 分泌增多，胰岛素分泌减少情况下，蛋白质分解加强，合成减弱，保障应激状态下机体功能蛋白和酶的合成利用及创伤组织的修复。物质代谢的改变与应激时能量代谢的升高相匹配，保证了机体在应急状况时有足够的能量提供。

2）维生素的代谢变化：应激时，维生素代谢增强，尤其是机体对水溶性维生素包括 B 族维生素和维生素 C 的需要量增加。B 族维生素包括维生素 B_1、维生素 B_2、维生素 B_6、泛酸、生物素及叶酸等，保障机体核酸物质不被破坏，稳定核酸代谢，参与机体的创伤应激。

（3）创伤应激状态下的功能变化

1）中枢神经系统：术后患者从麻醉状态苏醒过来后，大脑应激反应的调控中心在应激时可出现活跃的神经传导、神经递质和神经内分泌的变化，并发生相应的功能改变，产生一系列的情绪反应和行为效应。

2）心血管系统：心血管系统在应激时可出现心率增快，心肌收缩力增强，心排血量增加，血压升高。在手术失血较多时，血管收缩，外周总阻力可升高，保护心脑等重要脏器的供血。如果患者既往有冠状动脉病变，这种应激反应可导致心肌缺血，对心肌造成损伤。

3）免疫系统：免疫细胞可释放多种神经 - 内分泌激素，如 ACTH、β- 内啡肽、GH 等，在局部或全身发挥作用，参与应激反应的调控。此外，免疫细胞还可产生具有神经 - 内分泌激素样作用的细胞因子，如干扰素可与阿片肽受体结合，产生阿片肽样的镇痛作用；可促使下丘脑分泌 CRH，作用于肾上腺皮质产生 ACTH 样的促 GC 分泌作用；还具有促甲状腺素样作用和使黑色素生成的效应等。IL-1 可直接作用于中枢神经系统，使代谢增加，体温升高，食欲降低，促进 CRH、GH、促甲状腺素的释放而抑制催乳素、黄体激素的分泌；IL-2 可促进 CRH、ACTH、内啡肽的释放等。严重的应激会引起免疫功能紊乱，影响患者的预后。

4）血液系统：手术应激时，外周血中可见白细胞数目增多、核左移；血小板数增多、黏附力增强；纤维蛋白原浓度升高，凝血因子 V、凝血因子Ⅷ、血浆纤溶酶原、抗凝血酶Ⅲ等浓度升高。手术过程中的组织损伤及失血等因素刺激血液系统，表现出非特异性抗感染能力和凝血功能的增强，全血和血浆黏度升高，红细胞沉降率增快等，骨髓检查可见巨核细胞系的增生。这些改变具有抗感染、抗损伤和防止出血的效应，促进机体免受创伤的影响。但同时，血浆黏度升高，红细胞沉降率增快，纤维蛋白原浓度升高等也有促进血栓形成、诱发弥散性血管内凝血发生的不利方面，特别是对于有血栓疾病的患者无疑是一种严重威胁。

5）泌尿生殖系统：应激时，由于交感 - 肾上腺髓质系统兴奋，肾素 - 血管紧张素系统激活，使肾小球滤过率降低，肾小管对钠、水的重吸收增加，导致尿量减少、尿比重升高，尿钠浓度降低，从而维持血浆渗透压，维持机体内环境稳定。

应激时下丘脑分泌的 GnRH 和垂体释放的 LH 降低，或者分泌规律被扰乱，导致月经紊乱或闭经，经期疼痛敏感性增加，乳汁分泌明显减少或泌乳停止等不利的影响。

4. 围手术期间其他应激因素诱发的应激反应

（1）围手术期低体温：是外科手术常见的不良反应，会导致患者苏醒延迟，凝血功能异常等。此外，低体温会影响机体免疫功能，诱发应激反应，刺激炎症因子大量释放，引起围手术期无感染性炎症反应，严重者影响患者术后康复，特别是有心脏基础疾病的患者，可能会诱发术后心血管疾病。

（2）手术方式：机体对不同手术方式的应激存在明显的差异。传统的手术方式，手术切口大，出血量较多，且术后疼痛明显，炎症反应较强烈；腔镜手术仅需在患者机体做 2～3 个小切口，手术创伤较小，对患者造成应激反应及炎症反应较轻，利于患者术后身体恢复，降低术后并发症发生率。

（3）麻醉方式：不同的麻醉方式对应激反应的程度、手术后恢复效果的影响也存在较大的差异。例如，在一项腹腔镜下子宫切除的临床试验中，比较了全身麻醉与硬膜外联合全身麻醉对患者术后的影响，结果发现与全身麻醉相比，硬膜外联合全身麻醉可明显减轻应激反应。全身麻醉与硬膜外麻醉联合具有良好的协调作用，全身麻醉抑制中枢系统的活动，硬膜外麻醉可将术中不良刺激造成的应激反应控制在合理范围内。减轻术中的应激反应，有利于术后病情的恢复。

（4）疼痛：疼痛是手术应激的重要因素。术前疾病本身的疼痛，增加患者的焦虑和身体不适；术后麻醉苏醒后伤口的疼痛，不仅影响患者的情绪，而且疼痛本身作为一种应激原，刺激机体产生应激反应。疼痛程度与应激反应呈现正相关，疼痛引发的应激反应可以影响术后恢复。

（蔡云朗）

参 考 文 献

［1］　石增立，张建龙 . 病理生理学：案例版 . 2 版 . 北京：科学出版社，2010.

［2］　蒋春雷，路长林 . 应激医学 . 上海：上海科学技术出版社，2006.

［3］ 陈力.医学心理学.北京：北京大学医学出版社，2003.

［4］ 周建南，朱祥路.实用医学心理学.北京：人民军医出版社，2004.

［5］ 罗淦，牟绍玉，骆云鹏.心理神经免疫学的临床实验研究.国际检验医学杂志，2016，37（3）：371-373，422.

［6］ Foley P, Kirschbaum C.Human hypothalamus-pituitary-adrenal axis responses to acute psychosocial stress in laboratory settings. Neurosci Biobehav Rev, 2010, 35 (1): 91-96.

［7］ Mattiazzi A, Argenziano M, Aguilar-Sanchez Y, et al. Ca^{2+} Sparks and Ca^{2+} waves are the subcellular events underlying Ca^{2+} overload during ischemia and reperfusion in perfused intact hearts. J Mol Cell Cardiol, 2015, 79: 69-78.

［8］ Millar NL, Murrell GA.Heat Shock Proteins in Tendinopathy: Novel Molecular Regulators. Mediators Inflamm, 2012, 2012: 436203.

［9］ Gong Y, Li T, Yu C, et al. Candida albicans Heat Shock Proteins and Hsps-Associated Signaling Pathways as Potential Antifungal Targets. Front Cell Infect Microbiol, 2017, 7: 520.

［10］ 江琼，陈晓东.热休克蛋白 70 的生物学功能.海峡药学，2019, 31 (9): 5-10

［11］ Yun CW, Kim HJ, Lim JH, et al. Heat Shock Proteins: Agents of Cancer Development and Therapeutic Targets in Anti-Cancer Therapy. Cells, 2019, 9 (1): 60.

［12］ Lang BJ, Guerrero-Giménez ME, Prince TL, et al. Heat Shock Proteins Are Essential Components in Transformation and Tumor Progression: Cancer Cell Intrinsic Pathways and Beyond. Int J Mol Sci, 2019, 20 (18): 4507.

［13］ Ni Choileain N, Redmond HP.Cell response to surgery. Arch Surg, 2006, 141 (11): 1132-1140.

［14］ Netea MG, Balkwill F, Chonchol M, et al. A guiding map for inflammation. Nat Immunol, 2017, 18 (8): 826-831.

［15］ Lenhardt R.The effect of anesthesia on body temperature control. Front Biosci (Schol Ed) , 2010, 2: 1145-1154.

［16］ Langham GE, Maheshwari A, Contrera K, et al. Noninvasive temperature monitoring in postanesthesia care units. Anesthesiology, 2009, 111 (1) : 90-96.

［17］ 赵辩.中国临床皮肤病学.2 版.南京：江苏凤凰科学技术出版社，2017.

［18］ 罗纳德·米勒著.米勒麻醉学.邓小明，曾国明，黄宇光译.译 8 版.北京：北京大学医学出版社，2016.

［19］ 王德利.全麻联合硬膜外麻醉在腹腔镜下子宫切除术中的效果.心理月刊，2019，14（15）：196.

［20］ 蔡改革，何龙，张瑞珍，等.围手术期低体温及其防治进展.河南外科学杂志，2018，24（2）：159-162.

［21］ 许晓君.不同复温时间对腹腔镜子宫肌瘤手术低体温患者免疫功能的影响.临床护理杂

志，2018，17（3）：37-39.

［22］孟娟.充气加温法对妇科腹腔镜手术患者低体温及手术部位感染的影响.全科护理，2019，17（30）：3788-3789.

［23］王鑫晖，胡为才，万勇，等.胸腔镜肺癌根治术对肺癌患者炎症及应激反应指标的影响.右江医学，2019，47（12）：924-927.

［24］Ziolkowski N, Rogers AD, Xiong W, et al. The impact of operative time and hypothermia in acute burn surgery. Burns, 2017, 43 (8): 1673-1681.

［25］Pi J, Sun Y, Zhang Z, et al. Combined anesthesia shows better curative effect and less perioperative neuroendocrine disorder than general anesthesia in early stage NSCLC patients. J Int Med Res, 2019, 47 (10): 4743-4752.

［26］Deng W, Long X, Li M, et al. Quadratus lumborum block versus transversus abdominis plane block for postoperative pain management after laparoscopic colorectal surgery: A randomized controlled trial. Medicine (Baltimore) , 2019, 98 (52): e18448

［27］谭先杰.郎景和院士谈价值医学.中国实用妇科与产科杂志，2015，31：1-4.

［28］Spanjersberg WR, van Sambeeck JD, Bremers A, et al. Systematic review and meta-analysis for laparoscopic versus open colon surgery with or without an ERAS programme. Surg Endosc, 2015, 29 (12): 3443-3453.

［29］薄海欣，葛莉娜，刘霞，等.加速康复妇科围手术期护理中国专家共识.中华现代护理杂志，2019，25（6）：661-668.

［30］中华医学会妇产科学分会加速康复外科协作组.妇科手术加速康复中国专家共识.中华妇产科杂志，2019，54（2）：1-7.

［31］中华医学会肠外肠内营养学分会，中国医药教育协会加速康复外科专业委员会.加速康复外科围手术期营养支持中国专家共识（2019版）.中华消化外科杂志，2019，18（10）：897-902.

［32］中华医学会外科学分会，中华医学会麻醉学分会.加速康复外科中国专家共识及路径管理指南（2018版）.中国实用外科杂志，2018，38（1）：1-20.

［33］Gustafsson UO, Scott MJ, Hubner M, et al. Guidelines for perioperative care in elective colorectal surgery: enhanced recovery after surgery (ERAS) Society Recommendations: 2018. World J Surg, 2019, 43 (3): 659-695.

［34］Hinz A, Krauss O, Hauss JP, et al. Anxiety and depression in cancer patients compared with the general population. Eur J Cancer Care (Engl) , 2010, 19 (4): 522-529.

［35］Lewicka M, Makara-Studzinska M, Sulima M, et al. Intensification of anxiety and depression, and personal resources among women during the peri-operative period. Ann Agric Environ Med, 2014, 21 (1): 91-97.

第三节　围手术期的炎症反应

炎症（inflammation）是具有血管系统的活体组织对各种损伤因子的刺激所发生的以防御反应为主的基本病理过程，其基本病理变化包括局部组织的变质、渗出及增生。炎症的功能是通过分泌多种炎症介质和吸收免疫细胞来对抗外部病原体和（或）重塑受损组织，其步骤包括：①各种损伤因子对机体的组织和细胞造成损伤；②在损伤周围组织中的前哨细胞（如巨噬细胞），识别损伤因子和组织坏死物，产生炎症介质；③炎症介质激活宿主的血管反应和白细胞反应，使损伤局部血液循环中的白细胞和血浆蛋白渗出至损伤因子所在部位，稀释、中和、杀伤及清除有害物质；④炎症反应的消退与终止；⑤实质细胞和间质细胞增生，修复受损伤的组织。当各种外源性和内源性损伤因子作用于机体，造成细胞、组织和器官的损伤时，机体局部和全身会发生一系列复杂反应，以局限和消灭损伤因子，清除或吸收坏死组织和细胞，并修复损伤，这种复杂的以防御为主的反应称为炎症反应。如果没有炎症反应，机体将不能控制感染和修复损伤，不能长期在充满致病因子的自然环境中生存。但是，如果炎症失控、炎症介质泛滥，炎症介质释放进入血浆并在远隔部位引起全身性炎症，将对机体造成不同程度的损害。

围手术期是围绕手术的一个全过程，从患者决定接受手术治疗开始，到手术治疗直至基本康复，包含手术前、手术中及手术后的一段时间，具体是指从确定手术治疗时起，直到与这次手术有关的治疗基本结束为止，时间在术前5～7天至术后7～12天。外科手术和其他侵入性手术可能会引发机体的炎症反应，这种炎症反应是机体对干预的固有应答，但这种固有应答可能是把双刃剑。免疫系统是一个独特的进化成就，为高等动物提供了十分有效的防御机制，以抵御外源性病原体。然而，不仅细菌可引起免疫反应，其他非感染性刺激，如手术创伤或机械通气，也可能引起不同程度的炎症反应。这些情况下，免疫系统的激活并不总是对患者有利，也可能会对宿主细胞、组织甚至整个器官系统产生有害影响。

围手术期炎症反应常见的诱因包括：术前焦虑、营养不良、饥饿等，手术创伤、机械通气、麻醉、输血、使用体外循环、低体温、疼痛、缺血、感染、胃肠功能障碍等。这些因素均可通过不同途径激活中性粒细胞和单核细胞，产生释放TNF-α、IL-1等促炎介质，引起局部炎症反应，参与机体防御反应。大手术创伤和失血引起局部炎症反应，会损伤血管内皮，造成微循环障碍，从而引起相关的术后并发症，加重全身炎症反应，甚至诱发机体过度的炎症反应，即大量炎性细胞活化，并突破炎症细胞产生炎症介质的自限性，通过自我持续放大的级联反应，使炎症反应不断扩大从而超出机体代偿能力。目前认为影响手术创伤程度的主要因素为手术类型、持续时间、麻醉方式、患者的年龄、性别、既往健康状况、药物作用、液体治疗、术后疼痛等。有合并症的患者，其细胞因子水平如 IL-6、血管内皮生长因子（vascular endothelial growth factor，VEGF）、细胞间黏附分子等均明显高于没有合并症的患者。此外，研究报道肿瘤会加强术后炎症因子的反应。在围手术期，术前肿瘤和机体之间的免疫对抗平衡会被外科创伤、输血或体温改变引起的"细胞因子风暴"（cytokine storm）所打破。在众多的细胞因子中 IL-6 被认为是最具潜能的免疫调节因子，其作为一种强效的促炎症反应细胞因子可以刺激 C 反应蛋白的合成，且 IL-6 可以作用于肿瘤细胞表面特异的膜受体，从而诱导肿瘤细胞的增生和避免凋亡，它的过度表达导致了强烈的手术应激和术后的急性期反应。更有研究报道，术后早期 IL-6 浓度升高是术后全身性炎症反应综合征（systemic inflammatory response syndrome，SIRS）的良好预测指标。

一、手术创伤的炎症反应机制

手术的组织创伤和围手术期的组织灌注不足或再灌注可在术中激活免疫系统。免疫系统的激活程度与细胞因子的浓度有关，细胞因子浓度一般在 30 分钟内升高，并可持续数天。机体处于组织损伤和炎症反应状态或生理应激时，由白细胞和上皮细胞等释放到细胞外的内源性生物介质，称为警报素，它与免疫细胞相互作用从而启动炎症反应，但这些分子在人类中的确切作用需要进一步的阐明。从局部组织损伤导致炎症反应开始的潜在分子机制是从警报组释放分子，也称为危险相关分子模式（damage-associated molecular pattern，DAMP）。结构上不同分子不仅从坏死细胞中释放出来，而且还可以在不同细胞类型引起的应激反应中主动分泌。DAMP 与病原相关分子模式（pathogen associated molecular pattern，PAMP）分子非常相似，后者是来自外源病原体（如细菌、病毒、真菌和寄生虫）的分子，它们也可以触发宿主免疫反应。事实上 DAMP 和高迁移率组框 1（high mobility group box 1，HMGB1）与某些 PAMP 具有高度的结构同源性，并通过相同的细胞模式识别受体（pattern recognition receptors，PRR）起作用。已知的 PRR 是细胞质的核苷酸结合寡聚域（nucleotide binding oligomerization domain，NOD）样受体和膜结合的 toll 样受体（toll like rezeptoren，TLR）。在分子水平上，配体与 PRR 的结合活化了细胞内信号级联反应并激活下游信号分子和转录因子如活化的核因子 -κB（nuclear factor kappa light chainenhancer of activated B cells，NF-κB）。NF-κB 是主要转录因子之一，通过与 DNA 的 "κB 基序" 结合，触发 mRNA 中的转录，改变细胞的细胞因子产生，并且可以改变各种免疫细胞亚群，如激活巨噬细胞、树突状细胞及内皮细胞等。因此，警报素的刺激依赖性激活模式很大程度上依赖于细胞表面特异性 PRR 的表达。然而，警报素的作用并不完全局限于天然免疫反应的开始和免疫细胞的最初招募，警报素的分子作用也可能通过激活抗原提呈细胞而导致适应性免疫系统的激活，包括树突状细胞和单核细胞。因此，S-100 家族等警报蛋白既可以直接作用于白细胞并将这些细胞募集到外围组织，也可以通过抗原提呈细胞（antigen-presenting cell，APC）间接地激活适应性免疫系统，例如 IL-1、TNF-α、IL-33、IL-16 及 HMGB1，通过诱导组织中的促炎表型对细胞炎症反应具有间接调节作用，激活现有的巨噬细胞、树突状细胞及内皮细胞等。此外，还包括诱导肥大细胞中细胞因子的产生，淋巴结中树突状细胞的 "归巢"、T 细胞的活化、幼稚 T 细胞成熟为 TH2 细胞（辅助性 T 细胞）及表面黏附分子，如 E- 选择素、P- 选择素和血管内皮细胞上的细胞间黏附分子 1（intercellular adhesion molecule 1，ICAM-1）。这种免疫反应在临床上具有重要意义，细胞因子的释放及对炎症和内皮细胞的影响可有效地控制病原体（如伤口感染），但也会破坏内皮细胞的屏障作用，从而导致组织间液和白蛋白的丢失。

妇科腹腔镜因其创伤少、术后恢复快、并发症少，目前在临床上被广泛应用。腹腔镜下子宫切除术患者（无论是传统的腹腔镜入路还是机器人技术）较开放性手术的手术部位感染发病率降低了约 50%。创伤可通过炎症因子释放导致对机体的损伤，TNF-α 是急性创伤或感染后最早出现的细胞因子之一，能够诱发细胞因子级联反应，刺激 IL-6、IL-10 等释放，引起一系列的炎症连锁反应。IL-6 是急性炎症反应的主要促炎细胞因子，与损伤程度密切相关。而 IL-10 是抗炎症因子，可抑制炎症因子的合成、释放及趋化因子和趋化因子受体表达，起到免疫抑制和抗炎作用。研究表明，妇科腹腔镜手术患者围手术期应用右美托咪定可有效降低围手术期炎症反应，抑制 IL-6 等炎症因子的释放，促进 IL-10 等抗炎因子的释放，改善患者的预后。此外，ERAS 腹腔镜下全子宫切除术后 C 反应蛋白、IL-6 水平及全血白细胞计数等炎症介质及指标水平均低于常规腹腔镜手术组同期指标，说明 ERAS 腹腔镜手术导致机体的炎症反应比常规腹腔镜轻，提示加速康复外科理念的应用更有助于降低患者术后炎症反应程度。

二、术后免疫抑制及其对机体的影响

1. **麻醉方式和镇痛药物** 线粒体功能恢复是术后康复期的重要因素，线粒体功能的改变与免疫功能相关，在炎症性疾病中线粒体功能障碍较多见。线粒体功能障碍可能由围手术期使用的麻醉药物所致，临床上使用的麻醉药影响线粒体的能量代谢，其能量代谢的减少导致 AMP 活化的蛋白激酶（AMP-activated protein kinase，AMPK）的激活，从而减少白细胞的激活和 TLR4 配体结合的作用，从而有助于围手术期的免疫抑制。研究表明，临床上多数麻醉剂会直接或间接抑制机体免疫反应，其调节免疫系统的机制较为复杂，主要涉及淋巴细胞凋亡和中性粒细胞吞噬功能的损害。目前人类对阿片类药物对免疫系统的抑制作用较为熟知，μ 受体在巨噬细胞上的激活引起趋化因子受体的脱敏，阿片类药物通过抑制 NF-κB 来影响趋化因子的稳态，从而减少了对 NF-κB 依赖性基因转录的诱导。μ 受体还减少了游离氧自由基的产生和粒细胞的吞噬能力。此外，阿片类药物还影响适应性免疫系统的功能，特别是 MHC-Ⅱ 分子在 APC 和 B 细胞上的表达。这将减少 T 细胞活化、扩散及诱发幼稚 T 细胞向 TH2 细胞的分化，这种表型转变被认为是阿片类药物介导的适应性免疫反应调节的主要原因。T 细胞衰竭和淋巴细胞凋亡，将导致围手术期感染并发症的发生。此外，麻醉方式也会对机体免疫产生影响，全身麻醉抑制 NK 细胞活动可能导致术后感染和肿瘤扩散，当区域麻醉与全身麻醉复合或代替硬膜外麻醉时对细胞免疫功能影响较少。ERAS 推荐联合麻醉，即全身麻醉＋局部麻醉或区域麻醉。全身麻醉药物建议使用短效诱导药物（如丙泊酚），联用短效阿片类药（如芬太尼）可使患者迅速苏醒，同时麻醉术后患者疲劳、腹痛等不适明显减轻，阿片类药物用量减少。且对于术后镇痛，ERAS 推荐采用多模式镇痛，即联合应用不同镇痛技术或不同作用机制的镇痛药，达到良好镇痛效果，炎症和应激反应等不良反应减少。

2. **类固醇激素及输血**　皮质激素（主要是糖皮质激素，如地塞米松）在围手术期主要起着预防和治疗术后恶心呕吐的作用。此外，皮质类固醇激素还用于预防手术部位出现水肿、疼痛控制等。皮质激素的应用与免疫调节副作用的关系密切，但是围手术期给予糖皮质激素与术后感染的关系尚不明确。除皮质类固醇外，NSAIDs 和加巴喷丁类药物（如加巴喷丁、普瑞巴林）也具有免疫调节特性，但它们的使用还没有被证实与术后感染的增加有关。ERAS 采用多模式预防恶心呕吐，除尽量减少危险因素外，术中至少使用 2 种不同类型止吐药。另外，使用丙泊酚代替挥发性麻醉剂或笑气，以减少阿片类药物使用，手术前 2 h 内应用透皮东莨菪碱等。对于术后恶心呕吐的高危人群，尽量避免全身麻醉和吸入性诱导麻醉，采用 NSAIDs 等代替阿片类镇痛药。全身麻醉术后建议止吐药和小剂量糖皮质激素联用用药。

临床上大型手术通常需要进行异体输血以调节免疫系统，以及出血性疾病患者术中通过输注异体血补充血细胞等，围手术期异体输血的频率和数量与术后感染率直接相关。此外，血液制品的储存时间是围手术期免疫调节程度的重要影响因素，机体输注长时间储存的血液制品促进了术后免疫抑制状态的发展。

3. 血氧浓度　低氧和高氧环境均可导致机体免疫反应变化。根据作用时间的不同，高氧血症可导致 IL-1β、IL-6 及 TNF-α 的浓度降低，并导致 IL-8 表达增加。相反，在缺氧环境下会导致促炎性介质的释放，尤其是 IL-6。缺氧诱导因子（hypoxia-inducible factor，HIF）被视为后生动物对缺氧的适应性反应的"主调节剂"，脯氨酰羟化酶（prolylhydroxylase，PHD）-HIF 信号通路起着氧浓度"传感器"的作用。HIF 通过转录上调糖酵解基因表达来提高糖酵解的速率。糖酵解速率的增加反过来又与多种免疫细胞类型的激活有关，例如巨噬细胞、DCs、T 细胞及 B 细胞等。生理性缺氧主要通过 HIF 驱动的转录变化调节免疫细胞的增殖、发育、效应功能来控制先天免疫和适应性免疫。在一些病理部位，如肿瘤和慢性炎症、感染或缺血组织中，血液供应和代谢过程可能受到破坏，病理性缺氧可通过免疫细胞失调来驱动组织功能障碍和疾病的发展。

（贺红英）

参 考 文 献

［1］ Carli F.Physiologic considerations of Enhanced Recovery After Surgery (ERAS) programs: implications of the stress response. Can J Anaesth, 2015, 62 (2): 110-119.

［2］ Drapalova J, Kopecky P, Bartlova M, et al. The influence of deep hypothermia on inflammatory status, tissue hypoxia and endocrine function of adipose tissue during cardiac surgery. Cryobiology, 2014, 68 (2): 269-275.

［3］ 中国抗癌协会肝癌专业委员会 . 肝切除术围手术期过度炎症反应调控的多学科专家共识 . 中华消化外科杂志，2014，13（10）：751-755.

［4］ Lord JM, Midwinter MJ, Chen YF, et al. The systemic immune response to trauma: an overview of pathophysiology and treatment. Lancet, 2014, 384 (9952): 1455-1465.

［5］ Ni Choileain N, Redmond HP.Cell response to surgery. Arch Surg, 2006, 141: 1132-1140.

［6］ Dobson GP.Addressing the Global Burden of Trauma in Major Surgery. Front Surg, 2015, 2: 43.

［7］ Alazawi W, Pirmadjid N, Lahiri R, et al. Inflammatory and Immune Responses to Surgery and Their Clinical Impact. Ann Surg, 2016, 264 (1): 73-80.

［8］ 孙宝房，陈强谱 . 腹部外科围手术期过度炎症反应机制及对机体的影响 . 世界华人消化杂志，2017，25（2）：178-184.

［9］ 刘丹，汪晓东，吕东昊，等 . 结直肠癌围手术期炎症反应的研究进展 . 临床肿瘤学杂

志，2010，15（8）：755-758.

[10] Ito H, Miki C.Profile of circulating levels of interleukin-1 receptor antagonist and interleukin-6 in colorectal cancer patients. Scand J Gastroenterol, 1999, 34 (11): 1139-1143.

[11] Mokart D, Merlin M, Sannini A, et al. Procalcitonin, interleukin 6 and systemic inflammatory response syndrome (SIRS): early markers of post operative sepsis after major surgery. Br J Anaesth, 2005, 94: 767-773.

[12] Manson J, Thiemermann C, Brohi K.Trauma alarmins as activators of damage-induced inflflammation. Br JSurg, 2012, 99 (Suppl1): 12-20.

[13] Bianchi ME, Manfredi AA.High-mobility group box 1 (HMGB1) protein at the crossroads between innate and adaptive immunity. Immunol Rev, 2007, 220: 35-46.

[14] Rossaint J, Margraf A, Zarbock A.Perioperative inflammation. Anaesthesist, 2019, 68 (7): 421-425.

[15] Norberg A, Rooyackers O, Segersvard R, et al. Leakage of albumin in major abdominal surgery. Crit Care, 2016, 20: 113.

[16] Colling KP, Glover JK, Statz CA, et al. Abdominal hysterectomy: reduced risk of surgical site infection associated with robotic and laparoscopic technique. Surg Infect, 2015, 16: 498-503.

[17] Gandaglia G, Ghani KR, Sood A, et al. Effect of minimally invasive surgery on the risk for surgical site infections: results from the National Surgical Quality Improvement Program (NSQIP) Database. JAMA Surg, 2014, 149: 1039-1044.

[18] Roy S, Patkar A, Daskiran M, et al. Clinical and economic burden of surgical site infection in hysterectomy. Surg Infect, 2014, 15 (3): 266-273.

[19] 郭文龙，宋畅. 不同剂量右美托咪定对妇科腹腔镜手术围手术期炎症因子的影响. 临床麻醉学杂志，2015，31（4）：343-345.

[20] 叶聪，马金春，余永荣.加速康复外科应用于腹腔镜下全子宫切除术对患者炎性指标的影响. 医药前沿，2018，8（26）：170-171.

[21] Zhao X, Zmijewski JW, Lorne E, et al. Activation of AMPK attenuates neutrophil proin-flflammatory activity and decreases the severity of acute lung injury. Am J Physiol Lung Cell Mol Physiol, 2008, 295 (3): L497-504.

[22] Welden B, Gates G, Mallari R, et al. Effects of anesthetics and analgesics on natural killer cell activity. AANA J, 2009, 77 (4): 287-292.

[23] Schneemilch CE, Schilling T, Bank U.Effects of general anaesthesia on inflammation. Best Pract Res Clin Anaesthesiol, 2004, 18 (3): 493-507.

[24] Lukoseviciene V, Tikuisis R, Dulskas A, et al. Surgery for triple-negative breast cancer-does the type of anaesthesia have an influence on oxidative stress, inflammation, molecular

regulators, and outcomes of disease?. J BUON, 2018, 23 (2): 290-295.

［25］ Ninkovic J, Roy S.Role of the mu-opioid receptor in opioid modulation of immunefunction. Amino Acids, 2013, 45: 9-24.

［26］ Roy S, Ninkovic J, Banerjee S, et al. Opioid drug abuse and modulation of immune function: consequences in the susceptibility to opportunistic infections. Neuroimmune Pharmacol, 2011, 6 (4): 442-465.

［27］ 焦志华，马军志．麻醉、手术对肿瘤患者细胞免疫的影响．国外医学·麻醉学与复苏分册，2002，23（5）：303-305.

［28］ Wodlin NB, Nilsson L, Arestedt K, et al. Mode of anesthesia and postoperative symptoms following abdominal hysterectomy in a fasttrack setting. Acta Obstet Gynecol Scand, 2011, 90 (4): 369-379.

［29］ Polderman JA, Farhang-Razi V, Van Dieren S, et al. Adverse side effects of dexamethasone in surgical patients. Cochrane Database Syst Rev, 2018, 8 (8): CD011940.

［30］ Mathiesen O, Wetterslev J, Kontinen VK, et al. Scandinavian Postoperative Pain Alliance (ScaPAlli) .Adverse effects of perioperative paracetamol, NSAIDs, glucocorticoids, gabapentinoids and their combinations: a topical review. Acta Anaesthesiol Scand, 2014, 58: 1182-1198.

［31］ Nederpelt CJ, El Hechi M, Parks J.The Dose Dependent Relationship Between Blood Transfusions and Infections After Trauma: a Population Based Study. Trauma Acute Care Surg, 2020.

［32］ Torrance HD, Vivian ME, Brohi K, et al. Changes in gene expression following trauma are related to the age of transfused packed red blood cells. Trauma Acute Care Surg, 2015, 78: 535-542.

［33］ Rossaint J, Margraf A, Zarbock A.Perioperative Inflflammation. Anaesthesist, 2019, 68 (7): 421-427.

［34］ Eltzschig HK, Carmeliet P. Hypoxia and inflflammation. N Engl J Med, 2011, 364: 656-665.

［35］ Semenza GL, Roth PH, Fang HM, et al. Transcriptional regulation of genes encoding glycolytic enzymes by hypoxia-inducible factor 1. J Biol Chem, 1994, 269: 23757-23763.

［36］ Taylor CT, Colgan SP. Regulation of immunity and inflammation by hypoxia in immunological niches. Nat Rev Immunol, 2017, 17 (12): 774-785.

第四节　围手术期血糖的变化

围手术期高血糖、低血糖、血糖变异性与术后或危重患者预后不良之间存在明显的关联，以围手术期高血糖最为显著。应激性高血糖是围手术期患者常见并发症，相关研究更多关注高血糖带来的危害。低血糖和血糖波动对患者预后也产生严重影响。围手术期血糖的正确管理是建立在发病机制研究基础上，对改善机体内环境、减少术后并发症、促进患者术后康复的具有重要意义，故本节主要从病理生理论述围手术期血糖的变化。

一、病理生理学

1. *血糖水平生理调控*　正常生理条件下，血糖相对恒定依靠体内血糖来源和去路之间的动态平衡，主要受到神经和激素的调节，激素分泌后通过血液运送到相应的靶细胞，与膜受体或胞内受体结合并通过胞内信号系统传递调节糖代谢关键酶活性，或者直接作用到核内调节关键酶基因表达，从而调控血糖水平。其中胰岛素为与血糖稳态有关的最重要的激素之一，是唯一降低血糖的激素，其降低血糖机制是使血糖去路增强、来源减弱，胰岛素增加外周组织中（骨骼、心肌、脂肪，主要受葡萄糖转运蛋白 4 调节）和肝（主要受到葡萄糖转运蛋白 4 调节）葡萄糖摄取，来降低血糖浓度，并抑制肝脏糖异生和糖原分解，降低内源性葡萄糖生成，使血糖动态平衡通过受到严格调控。胰岛素的分泌受到血糖的调控，血糖升高使胰岛素分泌增加，血糖降低使之分泌减少。但胰岛素的分泌并不完全取决于血糖水平，还受到胰腺激素（胰高血糖素、生长抑素及胰腺多肽）和肠道激素的调节，其他肠道激素，如胆囊收缩素和胃泌素，促进胰岛细胞新生，并可能间接影响葡萄糖稳态。此外，迷走神经刺激因乙酰胆碱能增加细胞内钙可能促进胰岛素分泌。交感神经刺激则会抑制胰岛素的分泌，这种作用是由去甲肾上腺素和 Galanin（一种激活 KATP 通道的蛋白质）介导的。其他如一氧化氮、精氨酸、亮氨酸及吸入麻醉药等多种因素也可通过增加或减少胰岛素分泌量或降低细胞对胰岛素作用的敏感性而间接影响血糖稳态。

血糖稳态尚受到糖皮质激素、肾上腺素、胰高血糖素等升高血糖激素的调节，尤其是胰高血糖素，为升高血糖的主要激素，与胰岛素相互拮抗，二者比例的动态平衡使血糖在正常范围内保持较小幅度的波动。胰高血糖素升高血糖的机制是使血糖来源增强、去路减弱，主要是通过 cAMP-PKA 途径或 IP3/DG-PKC 途径激活肝细胞内的磷酸化酶、脂肪酶及糖异生有关的酶系，加速肝糖原分解、糖异生及脂肪分解。肾上腺素主要在应激状态发挥调节作用，其强力升高血糖的作用机制是引发肝和肌细胞内依赖 cAMP 的磷酸化级联反应，加速糖原分解。总之，葡萄糖稳态主要受胰岛素和胰高血糖素之间动态平衡维持，是多因素复杂相互作用的结果。

2. *围手术期血糖的变化*

（1）神经内分泌：人体主要有 2 个系统参与应激反应，即交感神经 - 肾上腺髓质轴和下丘脑-垂体-肾上腺轴，不同病因引起的应激状态以不同途径刺激这2个系统。围手术期应激时，交感神经-肾上腺髓质轴、下丘脑-垂体-肾上腺皮质轴的兴奋性增强，导致儿茶酚胺、皮质醇、胰高血糖素及生长激素等反向调节激素分泌增多，胰岛素分泌减少，致使内环境平衡失调，机体分解代谢增加，合成代谢减弱。

机体受到创伤等应激后，交感神经-肾上腺髓质轴兴奋刺激肾上腺髓大量释放儿茶酚胺，主要包括肾上腺素和去甲肾上腺素，通过作用于不同组织器官受体发挥作用，作用于肝和肌肉细胞膜上 β_2 受体，加速糖原的分解，作用于组织细胞 β 受体减少葡萄糖的利用和促进胰高血糖素的释放，尽管可刺激胰岛 β 细胞的 β_2 受体促进胰岛素的分泌，但在交感神经兴奋下主要是 α_2 肾上腺素受体占优势，以抑制胰岛素的分泌为主要作用，并通过组织器官 α_1 受体促进机体糖异生，最终导致创伤后血糖的升高。应激状态下，下丘脑-垂体-肾上腺皮质轴兴奋，能使糖皮质激素大量分泌，促进糖原异生，加强蛋白质分解，减少外周组织对氨基酸的利用，使糖异生的原料增多，并增强肝内与糖原异生有关酶的活性，并降低肌肉和脂肪等组织对胰岛素的反应性，使葡萄糖的利用减少，导致血糖升高。此外，创伤后血中氨基酸升高与交感神经兴奋可通过 β 受体均可促进胰岛 α 细胞分泌胰高血糖素，创伤修复可刺激机体内生长激素的分泌，生长激素的升高使糖代谢响脂肪代谢转移，促进脂肪分解，抑制外周组织摄取和利用葡萄糖，从而升高血糖水平。总之，这些反向调节激素通过靶向底物供应、肝脏摄取糖原前体的能力、围手术期禁食状态中动员糖原储备、促进肝释放葡萄糖，同时减少肝葡萄糖进入而协同维持高血糖。

创伤后胰岛素水平的高与低及对血糖的影响是有争议的。在胰腺创伤休克早期因缺血缺氧及高儿茶酚胺水平的影响，胰岛素分泌受抑制，血糖/胰岛素比率升高，随着应激性血糖升高和胰高血糖素升高的反馈刺激，胰岛素很快回升，但因组织对其反应性和敏感性降低，即胰岛素抵抗，使得出现高血糖与高胰岛素并存现象。文献也表明，在围手术期条件下，糖异生对葡萄糖产生总量贡献为90%，术后葡萄糖生成增加约30%，而葡糖糖清除减少。葡萄糖清除率的降低与骨骼肌对葡萄糖的利用减少有关，这可能是胰岛素抵抗增加的继发原因。另外，有学者研究发现，短期高血糖和高胰岛素血症与单核细胞 HLA-DR 表达显著降低有关，该参数与感染并发症和患者死亡率相关，提示这可能是高血糖和高胰岛素损害天然免疫的一种机制。

（2）胰岛素抵抗：胰岛素抵抗（insulin resistance，IR）是指胰岛素的外周靶组织（主要为骨骼肌、肝脏和脂肪组织）对内源性或外源性胰岛素的敏感性和反应性降低，导致生理剂量的胰岛素产生低于正常的生理效应，是一种对任何给定浓度的胰岛素生物效应减弱的状态。手术创伤后 2 h 即可发生 IR，不仅与创伤应激诱发激素大量释放、炎性介质等胰岛素拮抗因子分泌有关，而且与靶细胞对激素的反应性和敏感性降低相关。胰岛素抵抗的发生，致使虽然血糖升高，组织细胞却无法对高胰岛素血症作出反应而出现高血糖，可持续 2～3 周。文献表明，胰岛素抵抗发生在心脏手术或开腹胆囊切除术，术后第 1 天最明显，一般持续 5 天，9～21 天恢复正常。

IR 主要发生在外周尤其是肌肉组织，使胰岛素靶器官组织，如肝、肌肉、脂肪组织等的受体作用下调，以至受体数目减少，调节机制严重受损，胰岛素激素作用减弱，靶器官组织对胰岛素反应的灵敏度降低，产生胰岛素抵抗现象，加重胰岛素的相对不足。研究表明，短暂的胰岛素抵抗和胰岛素信号受损可导致糖尿病患者和非糖尿病患者高血糖，这种现象被认为是由于循环中过多的促炎细胞因子（TNF-α，IL-1、IL-6）和上述反向调节激素所致。此外，文献报道，游离脂肪酸的增加可能进一步增强炎症级联，降低 PI3 激酶活性，最终导致 GLUT4 易位失败，并有助于胰岛素抵抗。而胰岛素抵抗状态可使肝、脂肪细胞对胰岛素的反应性降低，进一步增强脂解，增加游离脂肪酸。资料表明，游离脂肪酸升高可通过脂肪酸 - 葡萄糖循环竞争性抑制葡萄糖的吸收和氧化利用，又可加重 IR，形成恶性循环。胰岛素抵抗受年龄、遗传、种族、体力活动水平及体重的影响。围手术期热量差氮平衡和负氮平衡也会增加胰岛素抵抗。

IR 是引起创伤后高血糖的重要原因，除了能导致病理性高血糖、糖耐量下降外，还可引起机体分解代谢增加、负氮平衡、创口愈合不良及感染率升高等，严重影响机体内环境稳定，故有学者将这种情况称为"创伤后糖尿病"。

（3）细胞因子：手术等激发应激使机体免疫系统被激活，炎症因子如肿瘤坏死因子 α（TNF-α）、IL-1、IL-6 等大量释放，对围手术期高血糖产生重要作用。学者认为炎症介质主要通过刺激反向调节激素的分泌及诱导胰岛素抵抗产生高血糖效应。有研究表明 IL-2、IL-6、TNF-α 等细胞因子还可通过影响胰岛素、胰高血糖素和皮质醇等激素的分泌和相应的受体活性间接调节糖原分解，从而影响血糖的升降。另外，研究发现，细胞因子也可破坏胰岛素受体信号葡萄糖转运蛋白 2、葡萄糖转运蛋白 4，引起胰岛素抵抗。但是炎症和围术期胰岛素抵抗的确切机制还未确定，这可能是由于许多因素作用于不同水平的信号转导途径。

二、围手术期血糖变化的因素

围手术期血糖稳态失调可能导致血糖水平升高、降低或高度变化，抗调节激素调节、炎症因子大量释放、胰岛素抵抗、胰岛素释放抑制都会引起这些生理紊乱，此外，胰岛素抵抗等内在环境改变还可能受到许多因素的进一步调节，包括手术时间和技术、手术部位和范围、麻醉技术、围手术期用药，胰岛素的分泌也直接受到麻醉剂及各种血管活性药物的影响。

1. **心理因素** 术前情绪、焦虑程度、睡眠质量及医疗环境刺激等均可引起的心理应激反应，使机体发生一系列生理变化，如心率加快、出汗等，这些变化多由自主神经系统支配，是交感神经活动亢进的表现，从而对血糖控制产生影响。有文献报道，当情绪过分激动时，胰岛和胆汁的分泌会减慢甚至停止，严重影响葡萄糖的分解利用，容易造成血糖升高，而且体内自主神经功能和内分泌系统会出现剧烈变化，使胰岛素不能充分参与葡萄糖分解利用，肾上腺素会大量分泌到血液中，使血糖升高。

2. **手术因素** 手术期手术创伤引起应激可使交感神经兴奋，引起反调节激素分泌，细胞因子大量释放，这些改变可促进糖原分解、肝糖异生、蛋白质分解、脂解等分解代谢，并抑制胰岛素释放，降低组织对胰岛素的敏感性，从而导致组织对糖利用下降、肝糖原输出增多，引起血糖升高。研究表明，血浆儿茶酚胺浓度的增高使心肌氧耗增加，在此基础上麻醉诱导和手术刺激将进一步加剧心肌氧供需矛盾，可导致围手术期心血管意外增加。

资料表明，胰岛素抵抗和高血糖反应与手术创伤的程度直接相关，涉及胸部和腹部的手术与周围手术相比，高血糖出现明显且持续时间较长的。同样，在腹腔镜手术和开腹手术中，即使在类似的神经内分泌反应中，可见高血糖发生减少。

3. **麻醉因素** 全身麻醉患者血液循环中儿茶酚胺、皮质醇、胰高血糖素升高的程度均高于其他麻醉的患者。相反，硬膜外麻醉对碳水化合物的代谢影响最小，可抑制 CA 和皮质醇分泌，故血糖不升高。与全身麻醉相比，硬膜外麻醉或局部麻醉与胰岛素抵抗降低有关。值得注意的是，硬膜外麻醉对术中血糖升高的抑制作用仅限于手术期间，术后对血糖的抑制作用基本消失。此外，文献提示，任何麻醉技术可能在术中改变神经内分泌应激反应，也可以调节随后代谢后遗症，减轻围手术期高血糖。在涉及下半身的手术中，腰麻和硬膜外麻醉可以减轻这种应激反应。

麻醉药物也起着重要作用，吸入性麻醉药能抑制胰岛素分泌、增加脏葡萄糖输出。静脉用麻醉药氯胺酮、吗啡可引起血糖升高。丙泊酚与舒芬太尼联合麻醉可预防术间糖皮质激素和 CA 升高，减弱升糖反应。但联合应用芬太尼和咪达唑仑时患者血糖升高，可能与整体血糖清除率下降有关。右美托咪定和阿片类药物被证明可以减轻围手术期的高血糖，被一些专家认为是糖尿病合并糖耐量受损的患者首选麻醉剂。此外，某些麻醉药，如依托咪酯和苯二氮䓬类降低 ACTH 和皮质醇水平，其使用也被证明能降低围手术期高血糖。也有研究指出，镇静可有效抑制心理应激反应，但椎管内麻醉、全身麻醉、吸入麻醉、吸入复合静脉麻醉，都不能完全抑制手术操作等躯体性应激原所致的应激反应，甚至还会随着用药剂量增加降低患者糖耐量同时诱发胰岛素抵抗。

4. **其他因素** 手术期间使用的药物对血糖有重要影响，例如类固醇，肾上腺素，输注含葡萄糖的溶液或体外循环期间泵原液中含有葡萄糖。体外循环下接受心脏手术的患者，尤其是在深低温循环停止时经常发生高血糖，这可能是由于严重炎症和应激反应从而减少胰岛素分泌并进一步增强胰岛素抵抗。术中液体的选择（＜5% 葡萄糖溶液，最理想为 1.0%～2.5% 葡萄糖溶液）也可能在调节术后血糖水平并在胰岛素抵抗中发挥作用。证据显示，围手术期液体过量和组织灌注不足都会加重胰岛素抵抗程度。许多治疗干预措施，如糖皮质激素，肠内或肠外营养，术后缺乏体力活动，也可直接导致或加剧应激性高血糖。另外，如果患者的应激持续发展或合并感染，也会出现显著的高血糖。这是由于肝脏糖异生作用加强和外周组织胰岛素抵抗促使葡萄糖大量生成，高血糖和高胰岛素血症并存导致。内毒素还通过刺激肾上腺素能系统和增加导致胰岛素抵抗的细胞因子水平升高而导致高血糖。

事实上，围手术期血糖变化主要以高血糖为主，包括应激性高血糖和糖尿病患者，但也存在低血糖和造成血糖剧烈波动的风险。文献表明，连台手术患者术前禁饮、禁食时间长，糖代谢底物不足，发生围手术期低血糖的概率高。在缺乏胰岛素治疗的情况下，危重患者也可能因肝病、免疫损害及肾衰竭等伴随疾病而患低血糖。患者在停止摄入热量、使用血管活性输注或使用碳酸氢钠置换液治疗脓毒症后，也有发生低血糖的风险。总之，围手术期低血糖和血糖波动的原因包括术前禁食、肠道准备、不恰当的降糖治疗，使用糖皮质激素、麻醉药物抑制体温调节中枢、降低新陈代谢、垂体 - 肾上腺皮质功能减低等高血糖发生率更高。

三、围手术期血糖变化的危害

1. **高血糖** 根据《内科学（第 8 版）》正常血糖标准，空腹血糖＞6.0 mmol/L，任意时间血糖浓度＞11.1 mmol/L 为高血糖。高血糖是围手术期普遍存在的一种现象，与患者术前代谢状态、神经内分泌应激反应和急性围手术期胰岛素抵抗及术中管理有关。高血糖也可能有自己的有害影响，与手术期的不良临床结果有明显的关系，包括免疫功能受损、手术部位感染、伤口愈合延迟、停留时间增加。

充分的医学文献表明，高血糖可导致内皮功能障碍、血小板聚集及血栓形成，与感染、并发症的形成有关。它能抑制免疫功能的各个方面（趋化、吞噬、活化氧的生成、细胞内细菌的杀伤），增加循环炎症因子的浓度。严重高血糖症能明显增加苯丙氨酸的血浓度，增加尿氮丢失，从而导致负氮平衡。围手术期高血糖可抑制吞噬细胞和单核细胞功能，增加重症患者术后感染的发生率。高血糖的严重程度因手术程序的侵入、肌力性药物的使用、手术的解剖位置和麻醉类型的不同而加重。此外，在非糖尿病患者中，高血糖与发生不良事件风险存在剂量 - 反应关系，血糖水平越高，其发生率越高。对于围手术期高血糖，接受胰岛素治疗，但仍有持续性高血糖，无论是否有糖尿病，不良事件的发生率都会更高。围手术期术后合并糖尿病和非糖尿病患者的高血糖与感染风险、住院死亡率及手术并发症的风险高出近 2 倍。研究发现，感染风险最高的是无糖尿病病史的高血糖患者。

2. **低血糖** 围手术期因应激性因素的持续存在，低血糖在手术麻醉过程中较为少见，但低血糖的危害及对手术预后的影响尤其是对大脑神经系统的影响并不亚于高血糖，甚至危害更大。低血糖可能是积极和快速治疗高血糖的并发症，特别是当需要严格控制血糖时。当任意时间静脉血糖<2.8 mmol/L 时称为低血糖症，其以交感神经兴奋和脑细胞缺糖为主要特点。低血糖水平主要通过干扰心肌能量代谢、激活自主神经系统、损害血管内皮功能、诱发严重心律失常等变化产生心血管不良事件。资料表明，低血糖潜在不良事件可能导致癫痫、脑损伤及心律失常等。然而，在围手术期和危重病期间，患者可能无法沟通，低血糖的症状可能会被掩盖，代偿性的反应可能减弱。缺血大脑恢复到无氧代谢和乳酸产生，并依赖乳酸作为其能源。迅速和剧烈降低血糖水平可能会减少对缺血大脑乳酸供应，并有可能加重颅脑损伤。

3. **血糖波动** 血糖波动是指血糖水平偏移的程度。血糖波动会对组织细胞产生损伤，机制主要是通过诱导氧化应激增强，使内皮细胞和细胞信号转导途径和功能受损。当人体血液中的葡萄糖浓度波动较大时，非常容易导致组织细胞形态和功能的损害。目前还未确定血糖波动与发病率与死亡率之间的明确因果关系，但证据显示，血糖波动越来越多地与不良 ICU 和围手术期的结果相关，有学者证明了血糖波动比平均血糖更能预测死亡率。Hermanides 等的研究表明，高血糖波动和高血糖值的结合与 ICU 总死亡率最高有关，即使在血糖水平较高的患者，低血糖波动也能起到保护作用的。当血糖波动较低时，高平均血糖对人体的危害较小，而相同平均血糖的患者因血糖波动的不同而不同的死亡率。

四、总结

综上所述，围手术期机体遭受到心理、手术、麻醉等多方面因素的应激，使激素、细胞因子、胰岛素抵抗等内环境可能也受到许多因素的调节，这些生理病理的改变进一步导致血糖变化。血糖的改变是多因素相互作用的结果，且与围手术期不良事件的发生密切相关，但其病理生理机制仍有许多不明确。随着 2 型糖尿病患病率和围手术期血糖异常可能性继续急剧上升，有待进一步深入研究与探索，以期达到对围手术期血糖的精准管理，促进术后康复，改善患者预后。

（庄良武）

参 考 文 献

［1］ 石汉平，詹文化 . 围手术期病理生理与临床 . 北京：人民卫生出版社，2010.

［2］ Akhtar S, Barash PG, Inzucchi SE. Scientific principles and clinical implications of perioperative glucose regulation and control. Anesth Analg, 2010, 110 (2): 478-497.

［3］ 查锡良，药立波 . 生物化学与分子生物学 . 北京：人民卫生出版社，2013.

［4］ 胡亚楠，韩非 . 围手术期液体管理与应激性高血糖的预防 . 临床麻醉学杂志，2020，36（1）：86-89.

［5］ Palermo NE, Gianchandani RY, McDonnell ME, et al. Stress Hyperglycemia During Surgery and Anesthesia: Pathogenesis and Clinical Implications. Curr Diab Rep, 2016, 16 (3): 33.

［6］ 刘永哲 . 术后应激性高血糖的研究进展及对策 . // 中华医学会，中华医学会麻醉学分会 .2006 年中华医学会全国麻醉学术年会知识更新讲座 . 中华医学会，中华医学会麻醉学分会，2006：4.

［7］ Kwon S, Thompson R, Dellinger P, et al. Importance of perioperative glycemic control in general surgery: a report from the Surgical Care and Out comes Assessment Program. Ann Surg, 2013, 257 (1): 8-14.

［8］ 崔苏扬 . 围手术期糖与能量代谢研究进展 . 第十二次长江流域暨华东六省一市麻醉学术会议论文集，2007：244-247.

［9］ 马文静，倪新莉 . 围手术期血糖状态对患者预后的影响 . 国际麻醉学与复苏杂志，2018，39（11）：1067-1071.

［10］ 马朋林 . 围手术期应激的调控 . 国外医学·麻醉学与复苏分册，1994，15（5）：260-262.

［11］ 夏杰琼，黄金．围手术期应激性高血糖的研究进展．中国普通外科杂志，2009，18（12）：1298-1300.

［12］ Sebranek JJ, Lugli AK, Coursin DB.Glycaemic control in the perioperative period. Br J Anaesth, 2013, 111 Suppl 1: i18-34.

［13］ Duggan E, Chen Y.Glycemic Management in the Operating Room: Screening, Monitoring, Oral Hypoglycemics, and Insulin Therapy. Curr Diab Rep, 2019, 19 (11): 134.

［14］ Kotagal M, Symons RG, HirschIrl B, et al. Perioperative hyperglycemia and risk of adverse events among patients with and without diabetes. Ann, Surg, 2015, 261 (1): 97-103.

第七章　妇产科手术加速康复外科的麻醉管理和疼痛管理

第一节　妇产科手术加速康复外科的麻醉管理和疼痛管理目标

加速康复外科（ERAS）理念是近20年外科学和麻醉学领域最为重要的医学理念与实践革新之一。ERAS的实施离不开外科、麻醉科、护理、营养等多学科团队的通力协作，麻醉医师的角色也面临着从"麻醉学"到"围手术期医学"的重大转变。

ERAS的麻醉管理期望通过加强围手术期一系列干预措施减少患者的围手术期应激、减少并发症、缩短住院时间、降低风险从而节省医疗支出，同时提升医疗照护中患者的舒适度和满意度。

微创手术是ERAS理念下减少创伤和应激的一个重要措施。与传统手术相比，微创手术能够显著降低术后机体应激反应，减少术后肠麻痹和肺功能障碍，减轻心脏负担，降低术后并发症的发生率，缩短住院时间。科学技术的进步推动了治疗的微创化，腹腔镜及达·芬奇机器人已经广泛应用于各科疾病的手术中。一项首次将微创技术应用于胰腺外科ERAS研究中，试验组中46例患者接受了腹腔镜胰十二指肠切除术，其中30例完成了完全腹腔镜胰十二指肠切除术，6例完成了腹腔镜辅助胰十二指肠切除术，10例腹腔镜中转开腹手术，腹腔镜手术例数明显高于对照组（15例），在腹腔镜手术组中，手术时间要长于开腹组，术中出血量、术后住院天数及住院费用方面均显著优于开腹手术组，充分体现了腹腔镜的微创技术优势，腹腔镜微创技术的推广极大推动了ERAS理念的开展。然而，值得注意的是，即便采用微创手术，术后总体并发症发生率差异未见显著差异，这也为ERAS的定位提出了新的挑战。

ERAS的麻醉管理不应当是千篇一律的，而应当针对不同的患者群体、不同的手术类型进行有侧重点的调整，将更多的人力物力投入于更有改善价值的管理目标，以合理精准高效的干预让患者达到舒适、满意的效果。以普通妇科患者为例，普通妇科的患者多为中、青年女性，合并症少，手术时间短，此类耐受性较好的患者在麻醉管理中应合理的禁食水、预防恶心呕吐及合理术后镇痛等提升舒适化体验的目标为主，繁杂的体温保护、液体治疗等措施既增加了患者的医疗支出，又无法获得显著的临床收益，同时增加了麻醉医师的工作负担，可能影响其他管理目标的完成效果。而妇科癌症患者多为中老年女性，合并症较多，手术时间长、创伤大，合理的体温保护、液体治疗，以及维持血流动力学平稳尽可能地降低术中应激反应。值得注意的是，有研究提出将癌症患者术后接受化疗的时间（return to intended oncologic therapy，RIOT）纳入 ERAS 管理的评价指标，尽管可靠性和有效性仍有待进一步的探索，但不同角度下的 ERAS 的评价也可能为 ERAS 方案的设计和实施提供新的思路。

第二节　妇产科手术 ERAS 的麻醉和疼痛管理方案

ERAS 的麻醉管理涉及术前宣教、术前评估和干预、麻醉方案的选择、术中的麻醉监测和管理，以及术后镇痛等多个方面。妇产科患者涉及的手术种类繁多、手术时间长短不一，各类疾病的患者特点迥异，在遵循基本的 ERAS 理念下，个体化的定制有针对性的干预方案尤为重要。

一、术前宣教

术前紧张、焦虑等情绪可不同程度影响患者术后康复。为患者提供足够的手术信息，如术前 / 术后的注意事项、手术间将发生的实际细节、手术流程、术后预期结果、患者将面对的临床问题及术前 / 术后护理等，可以帮助患者做出决定、解除恐惧感、减少心理应激，提高患者的满意度。

一项妇科肿瘤手术的随机临床试验结果显示，书面宣教的效果优于口头的宣教。可以参考英国麻醉医师协会和英国皇家麻醉学院联合编制的麻醉教育手册，针对特定群体和特定种类的手术，制订高质量、适合具体年龄段的患者教育手册、评估表格和流程方案，反映整体治疗和护理计划。这对妇科的日间手术或手术当天入院的患者中尤为重要，术前麻醉门诊的宣教有助于患者和家属更好的熟悉环境和流程，理解和配合完成围手术期的诊疗。而有研究提示，妇科癌症患者从术前宣教中的获益更大，可帮助其缓解压力达 6 个月。

尽管现有文献对于术前宣教的干预措施和研究终点仍存在很大的差异，但大多数的研究显示，术前宣教可使患者受益，且无产生负面效应的证据。因此，ERAS 协会及国际 ERAS 妇科分会在 2019 年对《妇科 / 妇科肿瘤 ERAS 指南》的更新中将其证据等级提升为中等，并强烈推荐。

二、术前评估和干预

麻醉医师在术前应仔细了解患者病史、完成体格检查、根据患者病情补充辅助检查项目，进行常规的必要评估。此外，需要关注患者的焦虑情绪，是否存在胃排空延迟、PONV 和 VTE 的风险，以及糖尿病患者的血糖控制状况。

1. 焦虑 对于患者来说，术前焦虑是最重要的问题之一，焦虑引起情绪和精神疾病以及躯体的问题。术前评估患者的焦虑状况对帮助患者至关重要。一项采用阿姆斯特丹术前焦虑量表（The Amsterdam Preoperative Anxiety and Information Scale，APAIS）进行术前焦虑评估的研究发现，术前的焦虑情绪与年龄呈负相关，而与教育程度呈正相关；全身麻醉患者的焦虑评分高于局部麻醉患者，女性患者的焦虑评分显著高于男性。44.3% 的患者对麻醉相关的因素表现出焦虑。因此，麻醉医师积极参与术前的宣教有着重要的意义。尽管如此，应尽量避免在术前 12 h 使用镇静药物，因其可延迟术后的苏醒及活动，对于严重焦虑症状的患者，可使用短效镇静药物，但需要注意其作用时间可持续至术后 4 h，并有可能影响患者早期的进食及活动。充分的术前宣教、合适的禁食水安排及适当的心理干预可以有效地缓解患者的术前焦虑。

2. 术前禁食、禁水 术前的代谢准备有助于改善患者饥饿、烦躁等不适症状，降低胰岛素抵抗，维持机体正氮平衡。术前 6 h 可进食淀粉类固体食物（不含油炸、脂肪及肉类食物），术前 2 h 禁食清流质食物。术前 2 h 口服 12.5% 含碳水化合物的饮品（≤400 ml）可降低围手术期胰岛素抵抗的发生率（糖尿病患者除外）。接受结直肠手术患者的大规模队列研究结果显示，口服碳水化合物作为 ERAS 方案的一部分，能够显著改善患者临床结局。需要注意的是，服用热量较低的饮料可能不会提供预期的临床和代谢益处，而高渗透压或高脂肪含量的饮料则可能会减慢胃排空速度。

无胃排空延迟的患者应避免术前整晚禁食，对于有胃排空延迟或胃肠梗阻的患者，需延长禁食禁饮时间。糖尿病患者目前并无足够的证据支持其术前可采取上述措施。

3. 术后恶心呕吐 PONV 严重影响患者康复，高风险人群 PONV 的发生率高达 80%。在妇科手术患者中，呕吐的发生率为 12%～30%，恶心的发生率为 22%～80%；产科接受椎管内麻醉的患者术中恶心呕吐的发生率为 21%～79%。已确定 PONV 的几个危险因素，包括年龄＜50 岁、妇科手术、腹腔镜手术、女性、有 PONV 史或晕动病史、非吸烟者、使用挥发性麻醉剂、麻醉时间长、术后使用阿片类药物、肥胖及使用一氧化二氮。推荐使用 Apfel 简易风险评分预测手术患者发生 PONV 的风险，见表 7-1。除此之外，椎管内麻醉下低血压也是造成剖宫产手术患者恶心呕吐的常见原因。一项荟萃分析表明，大剂量新斯的明（>2.5 mg）与 PONV 升高有关，减少剂量可降低 PONV 的风险。然而，最新的数据对此提出了质疑。因此不再将减少新斯的明的剂量作为降低基线风险的策略。应对 PONV 高风险的患者针对性的调整麻醉和术后镇痛方案，并积极使用预防性用药。

表 7-1　Apfel 简易风险评分表

危险因素	得分（分）
女性	1
非吸烟者	1
有 PONV 史或晕动病史	1
术后使用阿片类药物	1
总分	

注：低危风险患者（0～1 个危险因素）、中危风险患者（2 或 3 个危险因素）、高危风险患者（>3 个危险因素）

PONV 的多模式预防包括非药物预防和药物预防。非药物预防主要通过降低基线风险来减少发生率，如可区域麻醉的患者尽量避免全身麻醉、全身麻醉时避免使用挥发性麻醉药、避免使用笑气、阿片类药物用量最小化、尽可能缩短术前禁饮时间、术中充分补液等。对于低、中危风险患者，采取 1～2 种干预措施，对于高危风险患者，考虑采取降低基线风险的策略，同时建议采用联合治疗和多模式治疗。药物预防见表 7-2。

表 7-2　成人术后恶心呕吐防治策略

措施	低危	中危	高危
预防	地塞米松 4 mg＋（昂丹司琼 4 mg 或全静脉麻醉）	地塞米松 4 mg＋（昂丹司琼 4 mg 或全静脉麻醉）	地塞米松 4 mg＋昂丹司琼 4 mg＋全静脉麻醉，根据情况行个性化干预
治疗		氟哌利多 1 mg，无效时选择苯海拉明 1 mg/kg	

4. 静脉血栓栓塞症　VTE 是妇科肿瘤患者的主要风险，在子宫颈癌患者中的发病率高达 3%～4%，子宫内膜癌患者中的发生率高达 4%～9%，卵巢癌患者中的发生率高达 17%～38%。一项针对近百万女性患者的研究分析显示了，VTE 的风险因素包括恶性肿瘤、更高的体重指数、年龄、接受骨盆手术的患者、骨盆外疾病的患者、术前使用糖皮质激素、接受化疗、制动、高凝状态等。

2019 年的国际 ERAS 指南推荐对于所有接受大手术时间超过 30 分钟的妇科肿瘤患者均应接受机械和药物双重预防，术前开始并持续至整个住院期间。符合美国胸科医师学院（ACCP）高风险因素的患者（包括晚期卵巢癌），如接受妇科肿瘤手术建议术后进行 28 天的延长预防治疗。尚未显示预防性抗凝治疗会增加术中出血，血小板减少及硬膜外血肿的风险。因此，硬膜外导管放置和取出的时间应根据肝素的最后剂量确定。

5. **围手术期血糖水平** 围手术期高血糖与手术部位感染（SSI）密切相关，最近的国际 ERAS 指南推荐对所有患者进行血糖水平监测，并控制血糖水平＜11.11 mmol/L。一项针对妇科肿瘤患者的研究发现，通过连续胰岛素输注实施强化的术后血糖控制措施，可使糖尿病患者的手术部位感染率降低 35%。

胰岛素抵抗也是孕产妇最常见的生理变化，妊娠糖尿病与产妇和胎儿的不良预后密切相关。产妇围手术期的血糖水平建议控制在 4～7 mmol/L 以避免新生儿的低血糖。接受胰岛素治疗的产妇在分娩后也应严格监测产妇和新生儿的血糖水平。

降低胰岛素抵抗的措施还包括术前 2 h 口服含碳水化合物饮料、微创手术、术后早期进食和胸段硬膜外镇痛。

6. **肠道准备** 术期机械性肠道准备（MBP）通常会导致患者的不适，且并无明显获益的证据。在妇科微创手术中进行的随机对照试验结果显示，术前常规使用 MBP 并未改善术野的暴露和术中操作，因此不建议在妇科微创手术前常规进行 MBP。此外，在未行 MBP 患者中施行一系列减少 SSI 的措施后发现，接受结肠切除肿瘤细胞减灭术的卵巢癌患者手术部位感染率可显著降低至 2.4%。

7. **预防性镇痛** 术前口服镇痛药物可以作为术后多模式镇痛的一部分，推荐的药物包括对乙酰氨基酚、塞来昔布及加巴喷丁等。丁丙诺啡作为一种 μ 和 κ 受体混合的阿片类激动剂 - 拮抗剂，可阻止其他阿片类药物与受体结合，会降低术后所有阿片类药物的疗效，不建议在术前使用。

注意：①不推荐术前使用镇静药物；②术前 6 h 清淡饮食，术前 2 h 口服清饮料（含碳水化合物的饮料）适用于无胃排空延迟和非糖尿病患者的妇产科手术；③识别 PONV 的风险，对危险因素患者调整麻醉方案、增加预防用药；④所有接受大手术时间超过 30 分钟的妇科肿瘤患者均应接受机械和药物双重预防 VTE；⑤对所有患者进行血糖水平监测，并控制血糖水平＜11.11 mol/L；需要密切监测控制孕产妇的血糖水平，尤其是接受胰岛素治疗的妊娠糖尿病患者；⑥妇科微创手术前不应常规进行机械性肠道准备，妇科肿瘤开腹手术前同样不鼓励；计划行结肠切除术的患者，可考虑单独使用口服抗生素或与机械肠道准备相结合，不推荐单独使用机械性肠道准备；⑦术前可选用口服对乙酰氨基酚、塞来昔布或加巴喷丁以减少术中阿片类药物的使用。

三、麻醉方案

1. **麻醉方式和药物的选择**　所选择的麻醉方式应确保患者的最佳舒适状态，并应考虑麻醉医师的个人经验和技术水平。椎管内麻醉由于尿潴留、阻滞药物残留及操作者对椎管穿破的焦虑等原因，在一定程度上受到限制。

对于无穿刺禁忌的产科手术患者推荐椎管内麻醉作为首选，尽管证据显示在母婴的预后方面椎管内麻醉与全身麻醉相比并无显著差异。全身麻醉适用于所有的妇产科患者，短效的镇静、阿片类药物和肌松药应作为首选。全身麻醉的维持可选用吸入麻醉或全凭静脉麻醉，一氧化二氮的使用与 PONV 高风险患者有关，而全凭静脉麻醉可能在减少 PONV 方面有更明显的优势。围手术期利多卡因的输注可减少术中麻醉药物的用量，降低疼痛评分，减少术后对镇痛的需求。应避免使用大剂量或长效的阿片类药物，以减少术后与阿片类药物相关的不良作用。需要警惕短效阿片类药物（如瑞芬太尼）可能引起的痛觉过敏。充分的肌松有助于改善手术视野和减少腹腔镜手术的腹腔内压力，但术后需要完全的逆转肌松，减少骨骼肌松弛药残留的风险，避免引起术后呼吸系统的并发症。

区域麻醉作为 ERAS 的重要干预措施，可减少患者的应激反应，全身麻醉复合椎管内麻醉或外周神经阻滞可减少麻醉和阿片类药物的用量，减少 PONV 的发生。同时，椎管内麻醉和外周神经阻滞也是术后多模式镇痛的重要组成部分。

2. **术后恶心呕吐的药物预防和治疗**　国际 ERAS 指南中建议采取 2 种以上止吐药的多模式方法来预防 PONV。止吐药分为 5-HT3 受体拮抗剂、NK-1 拮抗剂、皮质类固醇、丁苯丙氨酸、抗组胺药、抗胆碱能药及吩噻嗪类药物。PONV 防治指南中对预防和治疗药物的推荐见表 7-3。

表 7-3　成人术后恶心呕吐预防用药的剂量和给药时机

药物	剂量	时机
昂丹司琼	4 mg，静脉注射 /8 mg，口服	手术结束
多拉司琼	12.5 mg，静脉注射	手术结束
格拉司琼	0.35~3 mg，静脉注射	手术结束
托烷司琼	2 mg，静脉注射	手术结束
帕洛诺司琼	0.075 mg，静脉注射	麻醉诱导
阿瑞匹坦	40 mg，口服	麻醉诱导

（待续）

（续表）

药物	剂量	时机
地塞米松	$4\sim5$ mg，静脉注射	麻醉诱导
氟哌利多	$0.625\sim1.25$ mg，静脉注射	手术结束
氟哌啶醇	$0.5\sim2$ mg，肌内注射 / 静脉注射	麻醉诱导 / 手术结束
东莨菪碱	皮肤贴剂	术前 1 天晚上 / 术前 2 h
雷莫司琼	0.3 mg，静脉注射	手术结束

尽管地塞米松对 PONV 和疼痛控制具有良好的疗效，但其长期作为免疫抑制剂的作用尚不清楚。如果术后出现恶心呕吐，应参考 PONV 防治指南推荐的防治策略进行治疗（表 6-2）。吸氧可以降低早期呕吐的风险，但对 PONV 并没有整体影响，因此不再推荐用于预防 PONV。穴位刺激也显示可降低 PONV，而与给药时间无关。以下策略已证实对 PONV 的预防无效，如音乐疗法、吸入异丙醇、术中胃肠减压、质子泵抑制剂，以及向非吸烟者提供 7 mg 尼古丁贴片。

3. 目标导向液体治疗 围手术期液体管理是 ERAS 的重要组成部分，应将 ERAS 的液体管理视为术前、术中及术后不同阶段的连续管理，每个阶段对于改善患者预后都十分重要。GDFT 是一种通过微创血流动力学监测，使用液体和正性肌力药物来改善组织灌注和氧合的血流动力学管理技术。多项荟萃分析结果显示，采用 GDFT 可将大型手术患者的术后并发症发生率减少 25%～50%。

术前液体的管理目标是使患者以适当的容量状态进入手术室。因此，避免长时间禁食水和术前肠道准备、适当服用碳水化合物饮料可以避免患者术前血容量不足。与非 ERAS 路径的患者相比，接受术前干预的患者在麻醉诱导后对输液的反应较小。术中的管理目标维持循环的血容量，尽量减少过多的盐和水。液体过多常与肠道功能恢复延迟、术后肠梗阻、PONV 及住院时间的增加有关。液体不足则可能导致急性肾损伤、手术部位感染、败血症、谵妄及住院时间延长。高危手术患者应持续 GDFT 至术后，并尽可能地早期恢复进食水。一项针对大型妇科手术患者 ERAS 方案的研究发现，与非 ERAS 患者组的相比，接受 GDFT 的 ERAS 患者组术中的静脉输液量明显较少，且两组间包括急性肾衰竭在内的术后并发症和住院时间并无显著差异。产科手术患者脊柱麻醉后低血压的发生率很高，可能对产妇和胎儿造成严重影响。研究表明，将血管加压药与适当的液体疗法相结合可有效降低低血压的发生率和严重程度。

4. 麻醉方案注意事项

（1）手术时间较短的普通妇科手术建议使用全凭静脉麻醉，高风险患者应采用 2 种以上的止吐药物来预防和治疗 PONV。

（2）手术时间较长的妇科肿瘤手术建议使用全身麻醉复合椎管内麻醉或外周

神经阻滞，以减少术中麻醉药物的使用，GDFT 是此类患者术中管理的重点。

（3）产科手术患者建议使用椎管内麻醉，GDFT 可减少低血压的发生。

四、麻醉监测和管理

1. 麻醉深度监测　全身麻醉患者术中应进行麻醉深度监测，以脑电双频指数（bispectral index，BIS）指导麻醉深度的维持，避免麻醉过浅造成术中知晓，或者麻醉过深导致苏醒延迟。老年患者麻醉过深可能导致术后谵妄和潜在的远期认知功能损害。

2. 体温监测　多项荟萃分析及 RCT 研究显示，腹部复杂手术中避免低体温可以降低伤口感染、心脏并发症的发生率，降低出血和输血需求，提高免疫功能，缩短麻醉后苏醒时间。术中应常规监测患者体温直至术后，可以借助加温床垫、加压空气加热（暖风机）或循环水服加温系统、输血输液加温装置等，维持患者中心体温不低于 36℃。在进行剖宫产术的椎管内麻醉患者中，围手术期低温可能发生率在 50%～80%。体温过低还会对新生儿产生不利影响，例如，体温、脐带 pH 及 Apgar 评分。

3. 呼吸功能监测和通气策略　对于手术时间长、腹腔镜手术患者及合并肺部疾病的患者采用保护性肺通气策略，主要措施包括低潮气量（6～8 ml/kg）、呼气末正压通气及肺复张手法。全身麻醉术中常规监测呼气末二氧化碳分压以调整呼吸参数，对于特殊体位或腹腔镜手术的患者必要时应监测动脉血气分析结果指导呼吸参数的调节。

4. 有创血流动力学监测　临床上常应用经食管超声、Flotrac/Vigileo 等设备，监测每搏输出量（SV）、每搏输出量变异率（stroke volume variation，SVV）、脉搏压变异度（PPV）等指标实时动态监测机体容量状态，优化容量管理。

总而言之，麻醉深度和呼吸功能的监测适用于所有的全身麻醉手术患者；体温监测和保护在长时间或高危手术及产科手术中更为重要；有创监测用于手术时间较长的妇科肿瘤手术有助于指导术中的液体管理，维持组织器官的有效灌注及血流动力学平稳。

五、术后镇痛

妇科手术后的术后疼痛直接影响患者的生活质量，并且与并发症的发生率、住院时间延长及较高的复诊率相关。理想的术后镇痛目标包括：良好的镇痛效果，运动相关性疼痛的视觉模拟评分≤3 分；减少镇痛药物相关不良反应；促进患者术后肠道功能恢复，促进术后早期进食水及下床活动。ERAS 倡导多模式镇痛，即多种镇痛方式、多种非阿片类药物联合使用，但术后的镇痛管理中应根据手术类别实施个体化的多模式镇痛。常用的术后镇痛方式包括：口服或静脉输注对乙酰氨基酚、非甾体抗炎药（NSAID）、加巴喷丁或阿片类药物，患者自控镇痛（PCA），胸段硬膜外镇痛（thoracic epidural analgesia，TEA），鞘内注射吗啡（intrathecal morphine，ITM），腹横肌平面阻滞（transversus abdominis plane，TAP），切口连续浸润（continuous wound infiltration，CWI），以及腹膜内浸润（intraperitoneal local anesthetic，IPLA）。

1. **口服或静脉用药** 阿片类药物用于术后镇痛时，可能导致患者恶心和过度镇静，同时有阿片成瘾的风险，因此，避免在多模式术后镇痛中使用阿片类药物。在术后使用口服非阿片类药物应作为术后镇痛的首选方案。其中，NSAID 药物可作为预防性口服镇痛药物用于所有无禁忌证的患者，同时可用于轻中度疼痛的术后疼痛患者，尤其是日间手术或可以快速出院患者的术后镇痛。对于不能耐受 NSAIDs 或有相关禁忌的患者，可使用或加用阿片类药物。爆发性的疼痛可能需要静脉药物治疗，对于 24 h 内需要 2 次或以上的静脉阿片药物镇痛时应考虑予以 PCA。

2. **胸段硬膜外镇痛 / 鞘内注射吗啡** TEA 已被广泛推荐用于大型腹部手术的 ERAS 术后镇痛，TEA 可显著减少 PONV，降低术后胰岛素抵抗，镇痛效果优于静脉 PCA。研究证实，TEA 可有效减轻子宫切除术和妇科肿瘤手术的术后疼痛，加快肠道功能的恢复。尽管如此，但 TEA 的失败率可高达 30%，引起的低血压常需要药物干预，导致患者早期下床困难和拔除尿管延迟，延长住院时间和增加并发症的发生率。

TEA 的替代方案是小剂量的 ITM，ITM 可以实现患者的早期下床活动和尿管拔除，缩短住院时间，全身麻醉复合 ITM 时还可减少术中阿片类药物的使用，但瘙痒的发生率明显升高。

3. **腹横肌平面阻滞** TAP 阻滞已广泛用于接受腹部手术的患者，包括腹部正中切口的肠道手术，Pfannenstiel 切口的剖宫产手术，下腹壁横切口的腹部子宫切除术，阑尾切除术和腹腔镜胆囊切除术。已证实 TAP 阻滞可减少术后阿片类药物的镇痛需求、减少 PONV。一项针对 6 项 RCT 研究的荟萃分析显示，TAP 阻滞在开腹妇科手术中镇痛效果显著，术后 24 h 内患者对阿片类药物的需求减少。

4. **切口连续浸润** CWI 是一种安全、简便且有效的术后镇痛方法，可以明显降低患者的疼痛评分、减少阿片类药物使用，从而减少 PONV，缩短住院时间。但导管易脱落并造成手术部位感染等因素，一定程度上限制了 CWI 的应用。丁哌卡因脂质体的应用可以弥补这一缺陷，通过单次注射后局部麻醉药物的缓慢释放，可提供 72～96 h 的有效局部镇痛。

5. **腹膜内浸润** IPLA 通过向腹膜腔内注入局部麻醉药，以阻断内脏迷走神经传入信号，从而进一步减轻术后疼痛。开腹子宫切除术后使用 IPLA 的研究表明，它可以减少阿片类药物的需求量并可能减轻术后疼痛，但其作用似乎仅限于术后 4 小时以内。

6. **镇痛方式的选择** 所有的妇科手术患者均推荐术前口服非阿片类药物作为预防镇痛。

腹腔镜手术患者，术后继续口服或静脉使用非阿片类药物可满足大部分患者的镇痛需求，必要时可加用阿片类药物或静脉 PCA，TEA 可能延长腹腔镜手术患者住院时间且并不改善患者预后。

开腹手术患者或妇科肿瘤患者可采用全身麻醉复合 TEA，必要时可加用静脉 PCA，TEA 可能需要额外关注术后低血压和凝血状态的管理，此时静脉 PCA 可作为优选，如接受腹腔热灌注化疗的患者、单纯采用全身麻醉的开腹手术患者，TAP 阻滞可作为术后多模式镇痛的一部分。

TEA 或 ITM 应为产科手术患者的首选。CWI 和 IPLA 在妇产科手术中的镇痛效果尚缺乏有力的证据。

（裴丽坚）

参 考 文 献

［1］ 熊利泽，陈宇. 从麻醉学到围手术期医学. 医学与哲学，2016（5）：9-12.

［2］ Kesänen J, Leino-Kilpi H, Lund T, et al. Increased preoperative knowledge reduces surgery-related anxiety: a randomised clinical trial in 100 spinal stenosis patients. Eur Spine J, 2017, 26 (10): 2520-2528.

［3］ Angioli R, Plotti F, Capriglione S, et al. The effects of giving patients verbal or written pre-operative information in gynecologic oncology surgery: a randomized study and the medical-legal point of view. Eur J Obstet Gynecol Reprod Biol, 2014, 177: 67-71.

［4］ Royal College of Anaesthetists and Association of Anaesthetists. You and Your Anaesthetic Information to Help Patients Prepare for an Anaesthetic. 4th ed. London: RCoA/Association of Anesthetists, 2014.

［5］ Booth K, Beaver K, Kitchener H, et al. Women's experiences of information, psychological distress and worry after treatment for gynaecological cancer. Patient Educ Couns, 2005, 56 (2): 225-232.

[6] Nelson G, Bakkum-Gamez J, Kalogera E, et al. Guidelines for perioperative care in gynecologic/oncology: Enhanced Recovery After Surgery (ERAS) Society recommendations-2019 update. Int J Gynecol Cancer, 2019, 29 (4): 651-668.

[7] Celik F, Edipoglu IS. Evaluation of preoperative anxiety and fear of anesthesia using APAIS score. Eur J Med Res, 2018, 23 (1): 41.

[8] Walker KJ, Smith AF. Premedication for anxiety in adult day surgery. Cochrane Database Syst Rev, 2009 (4): CD002192.

[9] Makaryus R, Miller TE, Gan TJ. Current concepts of fluid management in enhanced recovery pathways. Br J Anaesth, 2018, 120 (2): 376-383.

[10] Practice guidelines for preoperative fasting and the use of pharmacologic agents to reduce the risk of pulmonary aspiration: application to healthy patients undergoing elective procedures: an updated report by the american society of anesthesiologists task force on preoperative fasting and the use of pharmacologic agents to reduce the risk of pulmonary aspiration. Anesthesiology, 2017, 126 (3): 376-393.

[11] Amer MA, Smith MD, Herbison GP, et al. Network meta-analysis of the effect of preoperative carbohydrate loading on recovery after elective surgery. Br J Surg, 2017, 104 (3): 187-197.

[12] Fawcett WJ, Thomas M. Pre-operative fasting in adults and children: clinical practice and guidelines. Anaesthesia, 2019, 74 (1): 83-88.

[13] ERAS Compliance Group. The impact of enhanced recovery protocol compliance on elective colorectal cancer resection: results from an international registry. Ann Surg, 2015, 261 (6): 1153-1159.

[14] Gan TJ, Diemunsch P, Habib AS, et al. Consensus guidelines for the management of postoperative nausea and vomiting. Anesth Analg, 2014, 118 (1): 85-113.

[15] Griffiths JD, Gyte GM, Paranjothy S, et al. Interventions for preventing nausea and vomiting in women undergoing regional anaesthesia for caesarean section. Cochrane Database Syst Rev, 2012, 9 (9): CD007579.

[16] Apfel CC, Heidrich FM, Jukar-Rao S, et al. Evidence-based analysis of risk factors for postoperative nausea and vomiting. Br J Anaesth, 2012, 109 (5): 742-753.

[17] Matsuo K, Yessaian AA, Lin YG, et al. Predictive model of venous thromboembolism in endometrial cancer. Gynecol Oncol, 2013, 128 (3): 544-551.

[18] Lyman GH, Bohlke K, Khorana AA, et al. Venous thromboembolism prophylaxis and treatment in patients with cancer: american society of clinical oncology clinical practice guideline update 2014. J Clin Oncol, 2015, 33 (6): 654-656.

[19] Gould MK, Garcia DA, Wren SM, et al. Prevention of VTE in nonorthopedic surgical patients:

Antithrombotic Therapy and Prevention of Thrombosis, 9th ed: American College of Chest Physicians Evidence-Based Clinical Practice Guidelines. Chest, 2012, 141 (2 Suppl): e227S-e277S.

[20] Horlocker TT, Wedel DJ, Rowlingson JC, et al. Regional anesthesia in the patient receiving antithrombotic or thrombolytic therapy: American Society of Regional Anesthesia and Pain Medicine Evidence-Based Guidelines (Third Edition). Reg Anesth Pain Med, 2010, 35 (1): 64-101.

[21] Gogarten W, Vandermeulen E, Van Aken H, et al. Regional anaesthesia and antithrombotic agents: recommendations of the European Society of Anaesthesiology. Eur J Anaesthesiol, 2010, 27 (12): 999-1015.

[22] Al-Niaimi AN, Ahmed M, Burish N, et al. Intensive postoperative glucose control reduces the surgical site infection rates in gynecologic oncology patients. Gynecol Oncol, 2015, 136 (1) 71-76.

[23] Negrato CA, Mattar R, Gomes MB. Adverse pregnancy outcomes in women with diabetes. Diabetol Metab Syndr, 2012, 4 (1): 41.

[24] National Collaborating Centre for Women's and Children's Health (UK). Diabetes in Pregnancy: Management of Diabetes and Its Complications from Preconception to the Postnatal Period. London: National Institute for Health and Care Excellence (UK), 2015.

[25] Gustafsson UO, Scott MJ, Hubner M, et al. Guidelines for perioperative care in elective colorectal surgery: enhanced recovery after surgery (ERAS) Society Recommendations: 2018. World J Surg, 2019, 43 (3): 659-695.

[26] Güenaga KF, Matos D, Wille-Jørgensen P. Mechanical bowel preparation for elective colorectal surgery. Cochrane Database Syst Rev, 2011 (9): CD001544.

[27] Arnold A, Aitchison LP, Abbott J. Preoperative mechanical bowel preparation for abdominal, laparoscopic, and vaginal surgery: a systematic review. J Minim Invasive Gynecol, 2015, 22 (5): 737-752.

[28] Kantartzis KL, Shepherd JP. The use of mechanical bowel preparation in laparoscopic gynecologic surgery: a decision analysis. Am J Obstet Gynecol, 2015, 213 (5): 721.e1-e5.

[29] Johnson MP, Kim SJ, Langstraat CL, et al. using bundled interventions to reduce surgical site Infection after major gynecologic cancer surgery. Obstet Gynecol, 2016, 127 (6): 1135-1144.

[30] Ong CK, Seymour RA, Lirk P, et al. Combining paracetamol (acetaminophen) with nonsteroidal antiinflammatory drugs: a qualitative systematic review of analgesic efficacy for

acute postoperative pain. Anesth Analg. 2010, 110 (4): 1170-1179.

[31] Afolabi BB, Lesi FE. Regional versus general anaesthesia for caesarean section. Cochrane Database Syst Rev, 2012, 10: CD004350.

[32] Tramèr M, Moore A, McQuay H. Omitting nitrous oxide in general anaesthesia: meta-analysis of intraoperative awareness and postoperative emesis in randomized controlled trials. Br J Anaesth, 1996, 76 (2): 186-193.

[33] Tramèr M, Moore A, McQuay H. Propofol anaesthesia and postoperative nausea and vomiting: quantitative systematic review of randomized controlled studies. Br J Anaesth, 1997, 78 (3): 247-255.

[34] Weibel S, Jelting Y, Pace NL, et al. Continuous intravenous perioperative lidocaine infusion for postoperative pain and recovery in adults. Cochrane Database Syst Rev, 2018, 6 (6): CD009642.

[35] Bruintjes MH, van Helden EV, Braat AE, et al. Deep neuromuscular block to optimize surgical space conditions during laparoscopic surgery: a systematic review and meta-analysis. Br J Anaesth, 2017, 118 (6): 834-842.

[36] McLean DJ, Diaz-Gil D, Farhan HN, et al. Dose-dependent Association between Intermediate-acting Neuromuscular-blocking Agents and Postoperative Respiratory Complications. Anesthesiology, 2015, 122 (6): 1201-1213.

[37] Miller TE, Roche AM, Mythen M. Fluid management and goal-directed therapy as an adjunct to Enhanced Recovery After Surgery (ERAS). Can J Anaesth, 2015, 62 (2): 158-168.

[38] Hamilton MA, Cecconi M, Rhodes A. A systematic review and meta-analysis on the use of preemptive hemodynamic intervention to improve postoperative outcomes in moderate and high-risk surgical patients. Anesth Analg, 2011, 112 (6): 1392-1402.

[39] Srinivasa S, Taylor MH, Singh PP, et al. Randomized clinical trial of goal-directed fluid therapy within an enhanced recovery protocol for elective colectomy. Br J Surg, 2013, 100 (1): 66-74.

[40] Adesanya A, Rosero E, Timaran C, et al. Intraoperative fluid restriction predicts improved outcomes in major vascular surgery. Vasc Endovascular Surg, 2008, 42 (6): 531-536.

[41] Thom O, Taylor DM, Wolfe RE, et al. Pilot study of the prevalence, outcomes and detection of occult hypoperfusion in trauma patients. Emerg Med J, 2010, 27 (6): 470-472.

[42] Modesitt SC, Sarosiek BM, Trowbridge ER, et al. Enhanced Recovery Implementation in Major Gynecologic Surgeries: Effect of Care Standardization. Obstet Gynecol, 2016, 128 (3): 457-466.

[43] Mercier FJ. Fluid loading for cesarean delivery under spinal anesthesia: have we studied all

the options?. Anesth Analg, 2011, 113 (4): 677-680.

[44] Ngan Kee WD, Khaw KS, Ng FF. Prevention of hypotension during spinal anesthesia for cesarean delivery: an effective technique using combination phenylephrine infusion and crystalloid cohydration. Anesthesiology, 2005, 103 (4): 744-750.

[45] Sun Z, Honar H, Sessler DI, et al. Intraoperative core temperature patterns, transfusion requirement, and hospital duration in patients warmed with forced air. Anesthesiology, 2015, 122 (2): 276-285.

[46] Butwick AJ, Lipman SS, Carvalho B. Intraoperative forced air-warming during cesarean delivery under spinal anesthesia does not prevent maternal hypothermia. Anesth Analg, 2007, 105 (5): 1413-1419.

[47] Yokoyama K, Suzuki M, Shimada Y, et al. Effect of administration of pre-warmed intravenous fluids on the frequency of hypothermia following spinal anesthesia for Cesarean delivery. J Clin Anesth, 2009, 21 (4): 242-248.

[48] Ladha K, Vidal Melo MF, McLean DJ, et al. Intraoperative protective mechanical ventilation and risk of postoperative respiratory complications: hospital based registry study. BMJ, 2015, 351: h3646.

[49] Massicotte L, Chalaoui KD, Beaulieu D, et al. Comparison of spinal anesthesia with general anesthesia on morphine requirement after abdominal hysterectomy. Acta Anaesthesiol Scand, 2009, 53 (5): 641-647.

[50] 中华医学会外科学分会，中华医学会麻醉学分会. 加速康复外科中国专家共识暨路径管理指南（2018）. 中华麻醉学杂志，2018，38（1）：8-13.

[51] 王天龙，黄宇光. 推动麻醉学向围手术期医学转变：《加速康复外科中国专家共识及路径管理指南（2018版）》麻醉部分解读. 协和医学杂志，2018，9（6）：7-10.

[52] Nelson G, Dowdy SC, Lasala J, et al. Enhanced recovery after surgery (ERAS) in gynecologic oncology-Practical considerations for program development. Gynecol Oncol, 2017, 147 (3): 617-620.

[53] Gustafsson UO, Scott MJ, Schwenk W, et al. Guidelines for perioperative care in elective colonic surgery: Enhanced Recovery After Surgery (ERAS) Society recommendations. World J Surg, 2013, 37 (2): 259-284.

[54] Wu CL, Cohen SR, Richman JM, et al. Efficacy of postoperative patient-controlled and continuous infusion epidural analgesia versus intravenous patient-controlled analgesia with opioids: a meta-analysis. Anesthesiology, 2005, 103 (5): 1079-1110.

[55] Jørgensen H, Fomsgaard JS, Dirks J, et al. Effect of peri-and postoperative epidural anaesthesia on pain and gastrointestinal function after abdominal hysterectomy. Br J Anaesth,

2001, 87 (4): 577-583.

[56] Ferguson SE, Malhotra T, Seshan VE, et al. A prospective randomized trial comparing patient-controlled epidural analgesia to patient-controlled intravenous analgesia on postoperative pain control and recovery after major open gynecologic cancer surgery. Gynecol Oncol, 2009, 114 (1): 111-116.

[57] Hübner M, Blanc C, Roulin D, et al. Randomized clinical trial on epidural versus patient-controlled analgesia for laparoscopic colorectal surgery within an enhanced recovery pathway. Ann Surg, 2015, 261 (4): 648-653.

[58] Belavy D, Janda M, Baker J, et al. Epidural analgesia is associated with an increased incidence of postoperative complications in patients requiring an abdominal hysterectomy for early stage endometrial cancer. Gynecol Oncol, 2013, 131 (2): 423-429.

[59] Levy BF, Scott MJ, Fawcett W, et al. Randomized clinical trial of epidural, spinal or patient-controlled analgesia for patients undergoing laparoscopic colorectal surgery. Br J Surg, 2011, 98 (8): 1068-1078.

[60] Wodlin NB, Nilsson L, Arestedt K, et al. Mode of anesthesia and postoperative symptoms following abdominal hysterectomy in a fast-track setting. Acta Obstet Gynecol Scand, 2011, 90 (4): 369-379.

[61] Johns N, O'Neill S, Ventham NT, et al. Clinical effectiveness of transversus abdominis plane (TAP) block in abdominal surgery: a systematic review and meta-analysis. Colorectal Dis, 2012, 14 (10): e635-e642.

[62] Champaneria R, Shah L, Geoghegan J, et al. Analgesic effectiveness of transversus abdominis plane blocks after hysterectomy: a meta-analysis. Eur J Obstet Gynecol Reprod Biol, 2013, 166 (1): 1-9.

[63] American Society of Anesthesiologists Task Force on Acute Pain Management. Practice guidelines for acute pain management in the perioperative setting: an updated report by the American Society of Anesthesiologists Task Force on Acute Pain Management. Anesthesiology, 2012, 116 (2): 248-273.

[64] Liu SS, Richman JM, Thirlby RC, et al. Efficacy of continuous wound catheters delivering local anesthetic for postoperative analgesia: a quantitative and qualitative systematic review of randomized controlled trials. J Am Coll Surg, 2006, 203 (6): 914-932.

[65] Davidson EM, Barenholz Y, Cohen R, et al. High-dose bupivacaine remotely loaded into multivesicular liposomes demonstrates slow drug release without systemic toxic plasma concentrations after subcutaneous administration in humans. Anesth Analg, 2010, 110 (4): 1018-1023.

［66］ Gupta A, Perniola A, Axelsson K, et al. Postoperative pain after abdominal hysterectomy: a double-blind comparison between placebo and local anesthetic infused intraperitoneally. Anesth Analg, 2004, 99 (4): 1173-1179.

［67］ Levy BF, Scott MJ, Fawcett W, et al. Randomized clinical trial of epidural, spinal or patient-controlled analgesia for patients undergoing laparoscopic colorectal surgery. Br J Surg, 2011, 98 (8): 1068-1078.

第八章　妇产科手术加速康复外科的护理管理

在妇产科的临床应用实践中，护士作为团队中重要组成人员，起到至关重要的沟通联络及具体措施落实实施作用。

第一节　团队组建及人员设置

患者从门诊就诊至手术出院后的随访，护士都全程参与在其中，调动起临床护士的积极性有利于各项措施的贯彻执行，而患者对各项措施的依从性高可以改善预后。

一、门诊相关岗位设置

1. 设立护理咨询门诊　具备条件的医院可在妇产科门诊设置快速妇产科手术加速康复护理咨询门诊，负责妇产科手术加速康复的术前健康教育。

2. 人员设置及职责　门诊专科咨询人员可由病房高年资护士担任，固定出诊时间，采用口头、展板、宣传册、多媒体、手机终端等多种形式对患者、家属或照顾者进行个体化宣教。护理咨询门诊应介绍 ERAS 的定义、手术麻醉的诊疗过程及围手术期护理流程，并建议患者术前 2～4 周开始戒烟、戒酒，避免增加围手术期并发症的发生率。

二、病房及手术室项目管理

1. 组建项目实施团队　妇产科手术加速康复实施初期应由病房医师、病房护士、麻醉医师、手术室护士等组成项目实施团队。由病房手术医师、病房护士长、麻醉医师、手术室护士长等组成核心小组，核心小组可以建立微信群，随时就项目过程及细节进行沟通，制定核心小组例会制度，项目运行初期定期面对面讨论，直至项目各实施细节运行顺畅。

2. 制作宣教材料　病房可以制作 ERAS 健康教育展板张贴和 ERAS 围手术

期宣教手册。ERAS 健康教育展板及手册应包括 ERAS 介绍、加速康复外科的详细操作流程、疼痛管理等关键环节。

3. 制订实施流程和清单 护理人员循证基础结合临床实际讨论，制作各类宣教材料，并制订标准化实施流程和护理清单。根据清单，ERAS 各个环节落实到个人，护理人员在项目执行过程中统一标准。

4. 全员培训护理人员 对病房和手术室护士进行全员培训，并在病房和手术室各重点培养 2～3 名 ERAS 专科护士，负责项目推进、数据收集、联络跟踪。

5. 评价修订实施细节 实施过程初期应通过不断征询患者主观感受，以及医护人员的主观满意度，优化调整实施措施的细节。

第二节 妇产科加速康复外科护理模式及实施流程

一、妇产科加速康复外科护理模式

妇产科 ERAS 理念下的护理模式在于给予患者的各项护理措施不再基于既往经验，而是在循证基础上结合临床实际情况，尊重患者意愿，最终提供各项优化后的措施。妇产科 ERAS 护理模式与传统护理模式对比见表 8-1。

表 8-1 妇产科加速康复外科护理模式与传统护理模式对比

项目	ERAS 模式	传统模式
术前宣教	采用加速康复外科理念宣教，发放宣教手册，宣讲 ERAS 的目的，取得患者配合	常规手术宣教
术前肠道准备	无	术前给予机械性肠道准备
术前禁食、禁水	术前 6 h 禁食，术前 2 h 饮用≤400 ml 含碳水化合物饮料后禁水	术前 10～12 h 禁食
术前备皮	无须常规备皮	常规备皮
术前镇静药使用	尽量避免	不做要求，必要时可使用
术中保温措施	使用加热毯，液体适当加热，减少皮肤暴露	无
控制液体输入量	优化液体管理，控制液体入量，术后补液量控制在 1000 ml 以内	术后常规给予 1500～2000 ml 补液
镇痛方法	术前预防镇痛；术后按时镇痛；多模式个性化镇痛；多种作用机制不同的药物组合使用，提高对药物的耐受性	不常规给予镇痛药，按需镇痛
恶心呕吐管理	高危患者预防用药	发生后遵医嘱给药
引流管留置	避免放置引流管，术后尽早拔除尿管	视情况放置；术后 12～24 h 拔除尿管

（待续）

（续表）

项目	ERAS 模式	传统模式
术后促排气	术后清醒咀嚼口香糖、早进食、早活动促进排气	无
早期饮食	术后 4～6 h 进食流食或半流食，第 2 天过渡至半流或普食	术日禁食水，第 2 天流食或半流食过渡
早期下床活动	术后 6 h 指导患者离床活动	手术次日离床活动
出院随访	出院 48 h 及 7 天电话回访	出院 7 天电话回访

注：ERAS. 加速康复外科

二、加速康复外科护理模式实施流程

对于实施 ERAS 的病房和手术室应培训全体护士，使其明确实施流程，对每项措施的实施细节还应在临床实践中逐渐摸索至最佳状态。

1. 术前 1 天

（1）术前宣教：使用 ERAS 宣教展板或手册予患者及其家属术前宣教，嘱患者自备口香糖，教会患者疼痛评估方法，讲明疼痛管理意义。

（2）皮肤准备：不常规剃除会阴部毛发，腹腔镜患者严格清洁肚脐；嘱患者睡前淋浴。

（3）术前皮试：除拟使用青霉素的患者，不常规做皮试。

（4）肠道准备：不常规进行肠道准备，长期便秘患者或手术涉及肠道的患者遵医嘱给予肠道准备。

（5）阴道冲洗：根据手术种类，术前 1 天行阴道冲洗或擦洗 1～2 次。

（6）血栓预防：协助医师评估患者血栓风险，高危患者给予抗血栓梯度压力袜，宣教正确穿戴方法嘱患者手术日晨穿戴好。

（7）饮食宣教：嘱患者术前 6 h 禁食，2 h 禁饮。

（8）术前安定：不常规使用镇静药，睡眠障碍患者遵医嘱使用。

（9）标记患者：病房主管标记 ERAS 患者及禁饮时间。

2. 手术日术前的护理措施

（1）含碳水化合物饮料：术前 2 h 给予含碳水化合物饮料 400 ml，嘱 15 分钟内饮用完毕后不再喝水。

（2）预先镇痛：术前 2 h 给予患者镇痛药口服。

（3）特殊用药：需口服如降压药、甲状腺素等长期用药的患者，嘱其在禁饮水前服用。

3. 术中的护理措施

（1）抗菌药物：Ⅱ类切口的患者，应遵医嘱在切皮前 30～60 分钟静脉滴注预防性抗生素。

（2）术中体温：使用暖风机和保温毯；静脉补液前对液体适当加温；持续监测患者体温，维持中心体温＞36 ℃。

（3）术中补液：遵医嘱进行液体治疗，输液量不超过 1.2 ml/（kg·h）。

4. 术后护理措施

（1）护理级别：术后患者常规一级护理。

（2）生命体征：术后定时监测生命体征至次日上午 6 时，交接班查看患者一般状况。

（3）术后饮食：患者清醒且无恶心、呕吐即可少量饮水，术后 4～6 h 进食流食或半流食，次日过渡至半流食或普通饮食。

（4）术后补液：术后静脉补液≤1000 ml。

（5）嚼口香糖：患者清醒即可咀嚼口香糖，每次 10～15 分钟，术日 2～3 次。

（6）尿管拔除：腹腔镜手术的患者遵医嘱于术后 4～6 h 拔除留置尿管，开腹患者次日晨拔除尿管，观察并记录小便情况。

（7）下床活动：患者术后 6 h 可下床活动，告知患者第一次下床需有人监护以防跌倒。

（8）疼痛的管理：术后 12 h，24 h 定时评估疼痛，定时给予患者镇痛药；若患者 VAS 评分≥4 分，遵医嘱追加镇痛药。

（9）恶心的管理：重度恶心的患者，遵医嘱给止吐药物。

5. 出院

（1）出院宣教：做好患者出院宣教，讲解出院后药物的用法。

（2）出院随访：出院后 48 h、第 7 天电话随访，出院 4～6 周门诊随访。

三、加速康复外科护理清单

因为 ERAS 项目实施涉及环节较多，在项目实施初期应制订各环节实施清单，根据清单，将各个实施环节落实到个人（表 8-2）。

表 8-2 加速康复外科护理清单

时间	项目	内容	执行负责人
术前 1 天	术前宣教	患者自备口香糖；疼痛评估方式	责任护士
	皮肤准备	不常规备皮，特殊情况时遵医嘱	责任护士
	术前皮试	除非使用青霉素，不常规进行皮试	责任护士
	肠道准备	不常规进行肠道准备	责任护士
	阴道冲洗	术前 1 天阴道冲洗 1～2 次	责任护士

（待续）

（续表）

时间	项目	内容	执行负责人
术前1天	预防血栓	高危患者术前穿抗血栓弹力袜，指导正确穿戴	责任护士
	饮食宣教	术前6 h禁食、2 h禁饮	责任护士
	术前安定	不常规用药	责任护士
	标记患者	标记ERAS患者	病房主管
		标记禁饮时间	病房主管
术日术前	含碳水化合物饮料	术前2 h给予，≤400 ml	责任护士
	预先镇痛	术前2 h给予	责任护士
	特殊用药	降压药等晨起禁饮前口服	责任护士
术中	抗菌药物	切皮前30～60分钟使用	巡回护士
	保持体温	维持体温>36 ℃	巡回护士
	术中补液	遵医嘱给予液体治疗	巡回护士
术后	胃肠管理	清醒后可少量多次饮水	责任护士
		术后咀嚼口香糖	责任护士
		术后4～6 h流食或半流食	责任护士
	术后活动	术后6 h床边活动	责任护士
		术后1天鼓励下床活动5000步	责任护士
		术后2天鼓励下床活动>5000步	责任护士
	术后补液	术后补液≤1000 ml	管床医师
	导管管理	如有引流，尽早拔除	管床医师
		尿管，腹腔镜术后4～6 h拔除，开腹手术次日晨拔除	管床医师
	疼痛评估	术后8 h、12 h、24 h	医护配合
		VAS评分≥4分追加镇痛处理	
		镇痛药，每8 h一次，口服	医护配合
	恶心管理	重度恶心处理，静脉用药	医护配合
出院随访	出院宣教	出院宣教，宣教药物用法	责任护士
	术后随访	出院后第48 h、7天随访	责任护士

注：ERAS. 加快康复外科

第三节　妇产科加速康复外科临床实施注意事项

　　ERAS的成功实施依靠多学科紧密合作，实施过程中，临床医师、病房护士、手术室麻醉团队、手术室护士应定期进行讨论协商，根据ERAS理念的基本原则寻找适合本院的模式。本项目在实施初期应每周举办例会，讨论项目推行过程中所分工内容的难点及疑问，不断改善细节，达到最优模式。

　　ERAS项目推行过程中，应制定各专业的标准操作流程，在此基础上加强培训教育，尤其是科室医护人员轮转流动性较大的医院。标准的操作流程有利于新入医务人员迅速掌握，有利于项目的精准实施。

ERAS 项目初期制订执行清单有利于各专业之间无缝衔接，病房医师、病房护士、麻醉医师、手术室护士根据清单明确项目中的角色分工，保证项目措施有效执行。

ERAS 是一种循证理念，在临床实际应用中应因地制宜，结合患者实际情况执行，更有利于项目实施。如临床常用术后口服镇痛对乙酰氨基酚的使用频率为每 6 h 一次，但夜间患者无法按时服用。根据患者睡眠活动特点，可将术后对乙酰氨基酚给药频率改为每 8 h 一次，即 6 时—14 时—22 时。患者服药依从性高，其舒适度也有所提升。

（刘　霞）

参 考 文 献

［1］ 陈凛，陈亚进，董海龙，等. 加速康复外科中国专家共识及路径管理指南（2018 版）. 中国实用外科杂志，2018，38（1）：1-20.

［2］ 车国卫，刘伦旭，石应康. 加速康复外科临床应用现状与思考. 中国胸心血管外科临床杂志，2016，23（3）：10-14.

［3］ Aarts MA, Okrainec A, Glicksman A, et al. Adoption of enhanced recovery after surgery (ERAS) strategies for colorectal surgery at academic teaching hospitals and impact on total length of hospital stay. Surg Endosc, 2012, 26 (2): 442-450.

［4］ Møller AM, Villebro N. Interventions for preoperative smoking cessation. Cochrane Database Syst Rev, 2014, 20 (3): CD002294.

［5］ Oppedal K, Møller AM, Pedersen B, et al. Preoperative alcohol cessation prior to elective surgery. Cochrane Database Syst Rev, 2012, 18 (7): CD008343.

［6］ 薄海欣，葛莉娜，刘霞，等. 加速康复妇科围手术期护理中国专家共识. 中华现代护理杂志，2019，25（6）：661-668.

［7］ Webster J, Osborne S. Preoperative bathing or showering with skin antiseptics to prevent surgical site infection. Cochrane Database Syst Rev, 2012, 2 (3): CD004985.

［8］ Nelson G, Dowdy SC, Lasala J, et al. Enhanced recovery after surgery (ERAS ®) in gynecologic oncology-practical considerations for program development. Gynecol Oncol, 2017, 147 (3): 617-620.

［9］ Caprini JA. Thrombosis risk assessment as a guide to quality patient care. Dis Mon, 2005, 51 (2-3): 70-78.

[10] Smith I, Kranke P, Murat I, et al. Perioperative fasting in adults and children: guidelines from the European Society of Anaesthesiology. Eur J Anaesthesiol, 2011, 28 (8): 556-569.

[11] Hausel J, Nygren J, Thorell A, et al. Randomized clinical trial of the effects of oral preoperative carbohydrates on postoperative nausea and vomiting after laparoscopic cholecystectomy. Br J Surg, 2005, 92 (4): 415-421.

[12] Rampinelli F. ACOG practice bulletin No. 104: antibiotic prophylaxis for gynecologic procedures. Obstet Gynecol, 2009, 113 (5): 1180-1189.

[13] Hawn MT, Richman JS, Vick CC, et al. Timing of surgical antibiotic prophylaxis and the risk of surgical site infection. JAMA Surg, 2013, 148 (7): 649-657.

[14] Sessler DI. Perioperative thermoregulation and heat balance. Ann N Y Acad Sci, 1997, 387 (10038): 2655-2664.

[15] Nelson G, Altman AD, Nick A, et al. Guidelines for postoperative care in gynecologic/ oncology surgery: Enhanced Recovery After Surgery (ERAS ®) Society recommendations-- Part II. Gynecol Oncol, 2016, 140 (2): 323-332.

[16] 中华医学会妇产科学分会加速康复外科协作组. 妇科手术加速康复的中国专家共识. 中华妇产科杂志, 2019, 54 (2): 73-79.

第九章　加速康复外科在产科的应用

第一节　术后加速康复在剖宫产围手术期的应用

一、意义

ERAS 已经在我国外科领域广泛开展，并逐渐形成具有中国特色的 ERAS 临床路径。已经深入很多不同的手术类型，包括胃切除术、膀胱切除术、结直肠手术、肝胰手术及妇科肿瘤等领域的手术。其卫生经济学效益主要体现在低并发症率、低死亡率、住院时间显著缩短、医源性消耗降低和再入院率低等。虽然ERAS 在产科手术的应用较晚，但剖宫产手术作为重要的产科手术之一，其围手术期管理与外科手术类似，同样具有重要的应用前景。

二、临床措施

和一般手术不同的是，剖宫产围手术期不仅涉及产妇本人，还涉及胎儿 / 新生儿。产妇和胎儿 / 新生儿是一个需要综合考虑的整体。如考虑药物使用对胎儿或新生儿的影响，考虑产妇的心理状况对母婴关系、家庭和睦的影响。剖宫产围手术期 ERAS 的最终目标是使术后器官功能障碍最小化、优化亲子关系和促进康复。在我国，ERAS 理念正处于不断发展和完善的过程中，逐渐受到重视。

为了更好地指导和规范剖宫产的围手术期护理，2018 年国际 ERAS 协会在妇产科 / 肿瘤科 ERAS 指南的基础上进一步提出了《剖宫产加速康复外科护理指南》。该指南着重于指导计划内或计划外剖宫产的围手术期护理（从皮肤切开前30～60 分钟到产妇出院），包括术前护理、术中及新生儿护理和术后护理 3 个部分。其中有 8 项术前建议，9 项术中建议和 6 项新生儿建议，11 项术后建议。剖宫产 ERAS 相关的后续研究证实，其具有缓解疼痛、缩短住院天数等优势。2019年 3 月，ERAS 协会更新发布了"妇产科 / 肿瘤科围手术期管理指南"。

基本原则包括：术前宣教、取消常规肠道准备、合理调整术前禁食水时间、术前摄入含碳水化合物饮料、多模式镇痛、术中保温、优化液体管理、避免放置引流、术后早期进食及下床活动。ERAS 的成功实施需要多学科间的密切合作，同时需充分结合各医疗中心的实际条件与患者的具体情况，在标准化的同时做到个体化、最优化，使患者实际获益。

1. **产前和术前**　产前路径的优化应从孕 10～20 周开始，并由多学科团队共同制定具有护理重点的临床流程，以协助对孕妇入院前信息、教育、咨询及合并症的管理。临床实践中，对于部分病情复杂需行计划外剖宫产的孕妇，实施基于团队的产前优化护理尤为重要，以将孕妇及新生儿的风险降至最低（表 9-1）。

表 9-1　产前及术前建议

术前阶段	内容	具体建议
产前	孕妇入院前的信息提供、教育及咨询	应包括告知孕妇剖宫产术前、术中及术后的所有流程，并且所告知的信息应对计划内或计划外剖宫产者均适合
		若没有预先对母婴的风险和益处进行全面的评估，不建议进行没有医学指征的剖宫产
	产前健康管理的优化	孕妇肥胖（BMI＞40 kg/m^2）将显著增加孕妇并发症的风险。应采用最佳的妊娠期增重管理控制妊娠期体重。由于手术复杂，需多学科的规划
		妊娠期应控制好血压，妊娠期高血压疾病显著增加孕妇发病率及剖宫产率
		孕妇的糖尿病应在妊娠前及妊娠期都得到及时有效的管理
		应明确及纠正妊娠期贫血的原因
		建议应在妊娠前或妊娠早期戒烟
术前	麻醉前用药	抗酸剂与组胺 H$_2$ 受体拮抗剂应作为术前用药以降低吸入性肺炎的风险
		术前镇静药对母婴存在潜在的不良影响，不建议用于计划外剖宫产
	肠道准备	不建议在剖宫产前进行经口或机械性肠道准备
	术前禁食	鼓励孕妇在术前 2 h 前饮用清质液体（无果肉的果汁、咖啡及无奶的茶）
		术前 6 h 前可进食便餐
	术前碳水化合物的补充	非糖尿病孕妇可在剖宫产的 2 h 前口服补充碳水化合物饮料
	伤口的准备	建议尽可能使用抗菌肥皂洗澡，氯己定 - 酒精比聚维酮碘溶液更适合于腹部皮肤清洁
	阴道的准备	建议使用聚维酮碘溶液进行阴道抗菌准备

（1）术前沟通及宣教：除常规对产妇进行必要的术前心理疏导外，还要与产妇及其家属进行积极有效的沟通，并提供纸质或网络材料。沟通内容应包括患者可能采取的手术方案、围手术期 ERAS 管理特点和出院计划及母乳喂养指导。

（2）术前评估及优化：对于每位产妇都需要进行营养状态、心肺功能、基础疾病及手术指征、麻醉和手术风险的评估，并制订相应预案。根据我国的孕产妇管理机制，在妊娠期产前检查的过程中便可完成相应评估并优化产妇血红蛋白、血栓风险和术后恶心呕吐风险。至少在术前 1 天，麻醉科医师应仔细询问患者病史，对其进行麻醉会诊，决定麻醉方案。

（3）术前用药：抑酸剂和组胺 H$_2$ 受体拮抗剂可以降低反流误吸的风险。

（4）禁食、禁饮：传统观点认为术前禁食能够减少反流误吸的风险，一般需严格禁食、禁饮 8 h 以上。目前的观点认为术前 6 h 开始禁食乳制品和淀粉类固体食物，术前2h禁食清流质食物，口服清饮料至术前2h。

2. 术中管理　术中管理需将母体-胎儿考虑为一个整体，涉及麻醉方法、手术切口、血流动力学管理、抗生素的使用、体温管理、恶心和呕吐的预防、延迟脐带夹闭等多方面，剖宫产加速康复外科重视诊断计划和非计划剖宫产的"焦点"路径过程，即从决定手术（从皮肤切开前30～60分钟开始）到整个手术的实施，相关建议见表9-2。

表9-2　剖宫产术加速康复外科术中建议

建议	具体内容
麻醉方法的选择	椎管内麻醉（蛛网膜下腔麻醉、硬膜外麻醉或腰硬联合麻醉）更安全，区域阻滞麻醉是首选
手术切口和方法选择	横切口式术后疼痛更轻且美观，是目前主流推荐的术式
	建议采用钝性扩张横向子宫切口，减少外科出血量
	子宫双层缝合减少子宫裂开的发生
	腹膜不需要缝合
	皮下组织超过2cm的患者，组织层次应重新对合
	皮肤缝合应选择皮下缝合，降低伤口裂开的发生
血流动力学管理（术前和术中容量平衡）	液体治疗：快速液体扩容是避免剖宫产椎管内麻醉后低血压的治疗方法之一
	药物治疗：常用的血管活性药物包括麻黄碱和去氧肾上腺素
	物理治疗：使用序贯压缩机械泵压迫下肢；手术床左倾15°；在产妇右髋下垫15°楔形枕可缓解剖宫产蛛网膜下腔麻醉后产生的低血压
预防性抗生素的使用	能够减少60%～70%的伤口感染、子宫内膜炎及严重感染并发症，已常规应用于剖宫产术
体温管理	手术室温度保持适宜（23℃）和主动加温，如压缩空气加温装置、静脉补液加温，且充分有效的加温措施应当贯穿术前、术中、术后
预防恶心、呕吐	积极预防低血压、应用止吐药、减少手术刺激，在保证镇痛效果的前提下，尽量减少阿片类药物的使用，合理使用且避免快速静脉注射子宫收缩药物等
新生儿的即时护理	延迟脐带夹闭（出生60秒后或直至脐带搏动停止后完成脐带夹闭），足月儿可以提高出生时血红蛋白，改善铁储存，减少1周岁内发生缺铁性贫血的风险
	监测体温，维持在36.5～37.5℃
	避免常规吸引气道和胃，只有在分泌物或胎粪阻塞气道时才吸引
	推荐对新生儿使用空气通气，不建议使用纯氧
	实施剖宫产的机构必须具备进行即刻新生儿复苏的能力

（1）麻醉方式的选择：需综合麻醉科、产科、产妇各方面因素考量。和全身麻醉相比，椎管内麻醉（蛛网膜下腔麻醉、硬膜外麻醉或腰硬联合麻醉）更安全，母婴并发症更少，是剖宫产的首选，且利于母婴进行皮肤接触。

（2）手术方式：剖宫产术式一般包括腹壁正中竖切口和横切口 2 种。横切口术式术后疼痛更轻且美观，是目前主流推荐的术式。

（3）血流动力学管理：剖宫产术中产妇的血流动力学不稳定的因素，包括椎管内麻醉可引起血管扩张，导致血管内血容量相对不足及低血压；妊娠妇女血容量增大；手术应激促使抗利尿激素分泌增加从而导致水钠潴留；胎儿娩出前后腹腔内大血管的压力变化大；促子宫收缩药物影响循环系统等。围生期血流动力学管理治疗措施，包括：①液体治疗。在剖宫产围手术期应用无创血流动力学监测，实施目标导向液体治疗方案，可改善产妇的循环稳定性，并为新生儿健康提供益处。快速液体扩容是避免剖宫产椎管内麻醉后低血压的治疗方法之一，方案包括胶体溶液超前负荷、胶体溶液同期负荷和晶体溶液同期负荷。由于晶体溶液超前负荷蛛网膜下腔麻醉后低血压的发生率显著高于晶体溶液同期负荷，恶心、呕吐的发生率也更高，故不推荐采用。不同治疗性液体的用途和利弊见表 9-3。②药物治疗。产科常用的血管活性药物包括麻黄碱和去氧肾上腺素。两者在维持产妇血压、避免恶心、呕吐、新生儿酸中毒等方面效果无明显差异。③物理治疗。目前使用序贯压缩机械泵压迫下肢或手术床左倾 15° 或在产妇右髋下垫一15° 楔形枕成为临床常用的缓解剖宫产蛛网膜下腔麻醉后低血压的辅助手段。

表 9-3 不同治疗性液体的用途和利弊

液体类型	用途	缺点	剖宫产手术应用
晶体溶液	有效补充人体生理需要量及电解质	扩容效果差，维持时间短，大量输注可致组织间隙水肿及肺水肿等不良反应	中、小型手术，首选平衡液
人工胶体	扩容效能强，效果持久，有利于控制输液量及减轻组织水肿	存在过敏、干扰凝血功能及肾损伤等不良反应	耗时长、操作复杂、出血量多的中大型手术，可以晶体溶液∶胶体溶液＝3∶1输注胶体液
血制品	快速纠正血容量和红细胞的携氧能力，改善凝血功能和低蛋白血症等	存在过敏、发热、溶血、传播传染性疾病等不良反应	悬浮红细胞、血浆、凝血因子、白蛋白等

（4）预防性使用抗生素：预防性使用抗生素能够减少 60%～70% 的伤口感染、子宫内膜炎及严重感染并发症，已成为剖宫产术常规。推荐使用第一代头孢菌素，尽可能在剖宫产前 30～60 分钟给药。

（5）体温管理：蛛网膜下腔麻醉后低体温在剖宫产术产妇中的发生率约为91%。预防围手术期体温下降的措施包括保持适宜的手术室温度（23℃）和主动加温，如压缩空气加温装置、静脉补液加温，且充分有效的加温措施应当贯穿术前、术中、术后。

（6）预防恶心、呕吐：产妇发生剖宫产术中恶心、呕吐的的原因分为麻醉相关因素和非麻醉相关因素。前者包括低血压、迷走神经兴奋性增高和阿片类药物的使用等；后者包括手术刺激、子宫收缩药物的使用等。需针对病因及危险因素，可采取多种措施综合预防术后恶心、呕吐的发生。

（7）延迟脐带夹闭：在新生儿出生后 60 秒内完成脐带夹闭称为早期脐带夹闭，在出生 60 秒后或直至脐带搏动停止后完成脐带夹闭称为延迟脐带夹闭。和早期脐带夹闭相比，足月儿延迟脐带夹闭可以提高出生时血红蛋白，改善铁储存，减少 1 周岁内发生缺铁性贫血的风险。

3. 术后治疗护理措施　术后恢复与饮食、活动、相关导管的拔除、疼痛减轻、并发症的防治紧密相关，术后建议见表 9-4。

表 9-4　剖宫产加速康复外科术后建议

建议	具体内容
早期进食	术后 1 h 开始口服流质食物，6~8 h 后进食普通食物
早期活动	术后清醒即可半卧位或适量在床活动，无须去枕平卧 6 h；术后第 1 天即可开始下床活动，建立每日活动目标，逐日增加活动量。充分有效的术后镇痛是实现术后早期活动的关键
早期拔除导尿管	术后 24 h 内拔除导尿管可减少尿路感染的风险，减少行动不适感，促进产妇早期离床活动及术后康复
预防深静脉血栓	低分子肝素使用方面存在争论，但均支持在剖宫产围手术期进行机械性（如气压抗栓泵）抗血栓治疗
多模式镇痛	椎管内注射吗啡是剖宫产术后镇痛最主要的手段，其他措施作为辅助手段为产妇提供充分镇痛

（1）早期进食：早期进食是 ERAS 的核心组成部分。研究发现术后 1 h 开始口服流质，6~8 h 后进食普通食物，不仅不增加胃肠道不良事件的发生，还可以改善产妇口渴、饥饿等不适感。

（2）早期活动：早期活动是 ERAS 的核心组成部分。可以减少肌肉萎缩、肺功能受损、深静脉血栓形成、肠粘连、肠梗阻等风险。充分有效的术后镇痛是实现术后早期活动的关键。

（3）早期拔除导尿管：术后留置导尿管带来的不适感、行动不便及尿路感染风险及拔管后排尿障碍会妨碍术后康复，延长住院时间。早期拔除导尿管可减少尿路感染的风险，促进产妇早期离床活动及术后康复。

（4）预防深静脉血栓：剖宫产术后血栓形成是产妇死亡的重要原因之一。美国妇产科医师协会（ACOG）、英国皇家妇产科医师学会和美国胸科医师学会分别发布了预防深静脉血栓的指南，虽然对低分子肝素使用存在争论，但均支持在剖宫产围手术期进行机械性（如气压抗栓泵）抗血栓治疗。

（5）多模式镇痛：剖宫产后急性疼痛如果没有得到及时治疗，会发展成慢性疼痛，导致器官功能恢复延迟，产后抑郁的风险增加。目前寡阿片的多模式镇痛是剖宫产术后镇痛的主流，旨在减少阿片类药物的不良反应。一般情况下，椎管内注射吗啡是剖宫产术后镇痛最主要的手段，其他措施作为辅助手段为产妇提供充分镇痛。其中，全身用药以非甾体抗炎药和对乙酰氨基酚为主，全身性使用阿片类药物一般仅作为抢救性镇痛使用，针对术后爆发痛。阿片类药物首选口服途径，若其他镇痛手段效果不佳，需要持续静脉使用阿片类药物时，患者自控镇痛可以提供更有效的镇痛和更高的患者满意度。区域镇痛常作为椎管内吗啡缺失（如全身麻醉剖宫产）或效果不佳的替代手段，包括髂腹股沟和髂腹下神经阻滞、腹横肌平面阻滞和腰方肌阻滞及伤口浸润镇痛。

4. 出院前宣教 出院前，医院需向产妇及其家属提供有效的联系方式和联系人以备咨询，告知出院后的注意事项，包括可能出现的现象和应对措施、随访时间、术后至完全康复所需时间等。一般而言，ERAS 的临床随访至少应持续到术后30天。

三、临床效益

ERAS 通过采用围手术期优化处理措施，控制围手术期病理生理学反应，减少手术创伤和应激损害，实现外科术后充分镇痛、早期活动及保护和促进器官功能恢复，达成减少术后并发症、促进患者康复、缩短住院时间及节省医疗费用等目标。ERAS 应用于剖宫产围手术期，不仅能显著缩短住院时间，而且能够改善产妇满意度和母婴亲子关系，对产妇予以心理上的支持，其临床效益积极。

四、加速康复外科的影响因素

因 ERAS 在剖宫产手术的应用过程涉及母体和胎儿两个方面，与其他外科手术有所不同，受到多方面的影响。

1. 对该项技术的认知 目前仍有很多产科医护人员和麻醉师对 ERAS 的了解甚少，而患者及其家属没有接受过该技术的宣教，对其了解少，甚至产生错误的理解，认知上的不足使该项目在剖宫产手术的应用受到一定的限制。

2. 患者自身条件 对于择期手术的患者，无明显并发症或合并症时，实施该技术的可行性较高，对于急危重症患者可能会受到一定的限制。另外，与孕妇的体型有关，肥胖孕产妇并发症多，效果可能会受到影响。

3. 剖宫产手术的过程 ERAS 的成效与麻醉方法、药物的使用、剖宫产手术的方式、手术时间、出血量、手术的难度、术中血流动力学等密切相关。

ERAS 的临床实施有赖于一系列围手术期处理方法的有效整合，任何单一的技术或方法均不可能完全减少手术患者围手术期的生理和心理创伤应激，达到患者快速康复的目的。因此，以患者为中心的多学科协作团队是 ERAS 发展的必然趋势，减少 ERAS 的影响因素是促进其发展的重要途径。

五、挑战和展望

ERAS 理念的内容涉及多学科领域，需要产科、新生儿科、麻醉科、护理人员共同合作。需要在对疾病病理生理充分认识的基础上，协同多个科室共同执行。需要加强对该技术的认知，了解其影响因素，优化 ERAS 的各项流程，改进研究方案，严格地执行 ERAS，减少并发症，加速患者康复。

（谢　熙　罗金英）

参 考 文 献

［1］　中华医学会外科学分会，中华医学会麻醉学分会. 加速康复外科中国专家共识暨路径管理指南（2018）. 中华麻醉学杂志，2018，38（1）：8-13.

［2］　欧阳振波，王存孝. 加速康复外科在妇科的应用进展. 现代妇产科进展，2017，26（5）：390-392.

［3］　赵坤，王刚，江志伟，等. 加速康复外科理念指导腹腔镜胃癌根治术临床价值研究. 中国实用外科杂志，2013，33（7）：587-589.

［4］　Macones GA, Caughey AB, Wood SL, et al. Guidelines for postoperative care in cesarean delivery: Enhanced Recovery After Surgery (ERAS) Society recommendations (part 3). Am J Obstet Gynecol, 2019, 221 (3): 247. e1-e247.

［5］　Pan J, Hei Z, Li L, et al. The Advantage of Implementation of enhanced recovery after Surgery (ERAS) in acute pain management during elective cesarean delivery: a Prospective Randomized Controlled Trial. Ther Clin Risk Manag, 2020, 16: 369-378.

［6］　Shinnick JK, Ruhotina M, Has P, et al. Enhanced recovery after surgery for cesarean delivery decreases length of hospital stay and opioid consumption: a quality improvement initiative. Am J Perinatol, 2020.

［7］　Nelson G, Bakkum-Gamez J, Kalogera E, et al. Guidelines for perioperative care in gynecologic/oncology: enhanced recovery after surgery (ERAS) Society recommendations-2019 update.

Int J Gynecol Cancer, 2019, 29 (4): 651-668.

[8]　邬其玮，周双琼，徐振东. 术后加速康复在剖宫产围手术期的应用进展. 实用妇产科杂志，2019，35（8）：588-591.

第二节　加速康复外科在经阴道分娩中的应用

加速康复外科（ERAS）理念倡导在术前、术中及术后采用一系列有循证医学证据的围手术期优化措施，最大限度地降低患者围手术期生理和心理创伤和应激，从而实现手术患者快速康复。ERAS 理念应用于经阴道分娩产妇，最好的体现就是术前积极应用分娩镇痛、术中科学限制会阴切开、术后多元化镇痛。

分娩疼痛是产妇在分娩过程中出现的复杂的生理、心理现象，既与机体自身的生物化学及物理基础有关，同时又有个人情感色彩。分娩疼痛持续时间长、疼痛级别高。分娩疼痛主要原因包括分娩时子宫平滑肌的收缩、子宫颈的扩张；胎儿对直肠、盆底及会阴软组织的压迫和扩张。分娩疼痛可以导致产妇呼吸性碱中毒、母体及胎儿缺氧及诱发子痫和心律失常等不良事件。由于个体差异，每位产妇对分娩疼痛的体验是不同的。对大多数妇女来说，分娩疼痛是她们一生中经历的最剧烈的疼痛。美国妇产科医师协会（ACOG）指出，只要没有医学禁忌证，产妇的需要就是分娩镇痛最充分的指征。

术前应用分娩镇痛可缓解或消除产妇分娩疼痛，保障母婴安全，降低产后抑郁的发生率。Ding 等研究显示，分娩镇痛可使产后抑郁症发生率由 34.6% 降至 14.0%。

分娩镇痛包括药物性镇痛和非药物性镇痛两类。椎管内分娩镇痛是目前临床上公认最有效、使用最广泛的分娩镇痛方法。现代产科麻醉学强调通过最小剂量的椎管内麻醉药，有效改善分娩疼痛，从而达到镇痛效果最大化及母婴不良反应最小化，与加速康复外科的理念十分吻合。椎管内分娩镇痛可更有效地减少分娩期间的疼痛，增加产妇分娩的舒适体验，减少产妇的产后抑郁，不会影响产后母乳喂养的成功率。

椎管内分娩镇痛主要包括连续的硬膜外分娩镇痛、患者自控硬膜外镇痛、脊麻 - 硬膜外联合镇痛、可行走的硬膜外镇痛等，而目前国内外应用最广泛的为患者自控硬膜外镇痛，其镇痛效果好，产妇可自行控制给药，满足了不同产妇不同疼痛程度对药物的不同需求。

椎管内分娩镇痛法优点包括可明显阻滞子宫和阴道的支配感觉神经，从而达到迅速镇痛的目的，镇痛效果确切，可达到完全无痛。缺点包括实施复杂，需要多学科联合诊疗，有创伤并有可能出现穿刺风险和麻醉风险。即使正确应用也不可能完全避免风险。需要关注产妇个体化原则，需要产科、助产、产科麻醉医师等多学科紧密配合，确保良好的母胎结局。

术中在充分评估产道出口的前提下，注意会阴松弛及扩张情况，如无明显胎心异常减速情况，可在胎头拨露时，反复让产妇运用宫缩及腹压扩张会阴，重复6分钟以上，产妇和助产士的配合默契，并锻炼会阴适应胎头的冲击，会阴体越来越薄却不会严重撕裂，弹性能耐受分娩，慢慢娩出胎头，保护好会阴。若出现产妇体力消耗过大产力不足、会阴部弹性较差、会阴水肿，胎儿较大、胎头位置不正、胎心异常变化等，则需要助产。

助产手术主要包括会阴侧切术、产钳、会阴裂伤修补术等，其中会阴侧切术在临床运用最为广泛。会阴侧切术本身是Ⅱ度裂伤，其目的是通过进行会阴切口来避免更为严重的Ⅲ～Ⅳ度裂伤。侧切术使胎儿娩出时的冲击力方向分散，减轻对正中肛门方向的冲击力道。会阴侧切术可导致损伤和出血，也可导致感染、切口愈合不良，以及术后坐位不适、瘢痕疼痛等并发症和不良反应。因此，快速康复外科理念重点在于科学的限制会阴切开，降低会阴侧切率。

限制会阴切开是指在头位分娩时尽可能地避免产时会阴切开，最大程度的维护会阴的完整性。应在严格医学科学理念指导下，促进分娩过程的自然化，最大程度的维护产妇会阴的完整性，同时借此减少、减轻产后的各种不适甚至是并发症，譬如会阴切口的疼痛、使产妇能够较早地下床活动，有利于母乳喂养及产后的康复，有利于减少产时、产后的出血、感染等。

术后早期活动可以更加快速的恢复肠道功能，降低下肢深静脉血栓形成的风险，以及缩短住院时间，这些均是加速康复外科理念的主要内容。孕妇和产后妇女因血液处于高凝状态，静脉血栓形成的风险增加，早期下床活动，必要时多种方法联合使用可降低分娩后血栓性疾病的风险。疼痛不利于任何手术的恢复，而保证分娩后早期下床活动的重要前提是减轻疼痛。分娩后较高的疼痛评分将阻碍产妇早期活动和母亲照顾新生儿的能力。加速康复外科理念推荐产后采用多元化模式镇痛，包括常规口服非甾体抗炎药和对乙酰氨基酚等。

ERAS 理念在经阴道分娩中的应用能够有效减轻产妇分娩时的疼痛，降低产妇产后抑郁的发生率和会阴侧切率，缩短住院时间和术后康复时间。因产科特色需要，在积极遵循 ERAS 理念进行围手术期准备的同时，需更多循证医学证据，多学科合作，制订个体化方案，共同制订更加有效的流程，惠及广大孕产妇。

（朱前勇）

参 考 文 献

［1］ Feldman-Liane S, Lawrence Lee, Julio Fiore. What outcomes are important in the assessment of Enhanced Recovery After Surgery (ERAS) pathways?. Can J Anaesth, 2015, 62 (2): 120-130.

［2］ 郭建荣，姜虹，崔健君. 分娩镇痛的研究进展. 中国实用妇科与产科杂志，2004，20（1）：61-63.

［3］ Kuczkowski KM, Chandra S. Maternal satisfaction with single-dose spinal analgesia for labor pain in Indonesia: a landmark study. J Anesth, 2008, 22 (1): 55-58.

［4］ ACOG Committee Opinion #295: pain relief during labor. Obstet Gynecol, 2004, 104 (1): 213.

［5］ Ding Ting, Dong-Xin Wang, Yuan Qu, et al. Epidural labor analgesia is associated with a decreased risk of postpartum depression: a prospective cohort study. Anesthesia and analgesia, 2014, 119 (2): 383-392.

［6］ 李媚娟，徐琼，李妹燕. 分娩疼痛机制与常用分娩镇痛方法. 国际妇产科学杂志，2018，45（2）：125-129.

［7］ Xu J, Zhou J, Xiao H, et al. A systematic review and meta-analysis comparing programmed intermittent bolus and continuous infusion as the background infusion for parturient-controlled epidural analgesia. Scic Rep, 2019, 9 (1): 2583.

［8］ Wong CA, McCarthy RJ, Hewlett B. The Effect of Manipulation of the Programmed Intermittent Bolus Time Interval and Injection Volume on Total Drug Use for Labor Epidural Analgesia: A Randomized Controlled Trial. Anesth Analg, 2011, 112 (4): 904-911.

［9］ 赵红梅，徐鑫芬，沈秀青，等. 持续质量改进在降低初产妇会阴侧切率中的应用. 中国妇幼保健，2011，26（28）：4459-4460.

［10］ Nanavati AJ, Prabhakar S. Fast-track surgery: Toward comprehensive peri-operative care. Anesth Essays Res, 2014, 8 (2): 127-133.

［11］ 孔欣，郭培奋. 经阴道头位分娩中倡导限制会阴切开. 中国实用妇科与产科杂志，2012，28（2）：117-120.

［12］ Wilson RD, Caughey AB, Wood SL, et al. Guidelines for antenatal and preoperative care in cesarean delivery: enhanced recovery after surgery society recommendations (Part 1). Am J Obstet Gynecol, 2018, 219 (6): 523. e1-e523. e15.

［13］ Corso E, Hind D, Beever D, et al. Enhanced recovery after elective caesarean: a rapid review of clinical protocols, and an umbrella review of systematic reviews. BMC Pregnancy Childbirth, 2017, 17 (1): 91.

［14］ Macones GA, Caughey AB, Wood SL, et al. Guidelines for postoperative care in cesarean

Delivery: Enhanced Recovery After Surgery (ERAS) Society Recommendations (Part 3). Am J Obstet Gynecol, 2019, 221 (3): 247. e1-e247. e9.

[15] Mathiesen O, Dahl B, Thomsen BA, et al. A comprehensive multimodal pain treatment reduces opioid consumption after multilevel spine surgery. Eur Spine J, 2013, 22 (9): 2089-2096.

第十章　加速康复外科在妇产科日间手术中的应用

第一节　日间手术

日间手术最早由儿外科医师 Nicoll 于 20 世纪初提出，目前已经在全世界范围内普遍开展。2015 年，中国日间手术合作联盟（China Ambulatory Surgery Alliance, CASA）提出我国日间手术的定义，即手术患者有计划地安排在入院前完成术前检查、麻醉评估、预约手术时间，当日入院、手术，并于术后 24 h 内出院的手术（不含门诊手术）。特殊病例由于病情需要延期出院的患者，住院最长时间不超过 48 h。

日间手术是以循证医学为基础，核心是强调以服务患者为中心的诊疗理念，通过外科学、麻醉学、护理学等多学科协作，对疾病临床路径予以优化，从而缩短住院时间，改善手术体验，促进患者康复。近些年我国的日间手术事业得到了巨大的发展。

一、日间手术的开展概况

目前，发达国家的日间手术量已占总手术量的 80%～90%。开展的日间手术种类超过 1000 种，而且三、四级手术的比重逐步增高，达到 50% 以上。我们国内多家医院已建立日间手术中心，日间手术进入快速发展阶段。2015 年，国家卫生健康委员会要求医院在具备微创外科和麻醉支持的条件下，选择特定中、小型的择期手术，逐步推行日间手术。2016 年，全国已有 396 家医疗机构设立日间手术中心，2017 年增加至 639 家，日间手术占择期手术比例提高至 12.8%。2017 年底，国家卫生健康委员会和人力资源和社会保障部联合发文"关于印发日间手术试点医院名单的通知"（国卫办医函〔2017〕1100 号），明确提出要大力开展日间手术，争取短期内我国三级医院普遍开展日间手术，日间手术占择期手术比例达到 20%～30%。近年来，开展日间手术中心的医院明显增多，至 2018 年底已有 1340 家医院。2020 年 1 月，国家卫生健康委员会制定"国家卫生健康委办公厅关于印发第一批日间手术病种手术操作规范（试行）的通知"（国卫办医函〔2020〕1 号），进一步推进了日间手术规范发展。总体上看，国内日间手术的开展与规模水平正与欧美发达国家逐步拉近距离。

二、日间手术的优势

国内外多年的临床经验已充分证明日间手术具有便捷、高效、安全、价廉等优点，具体表现为：①提高医疗服务的效率和性价比，优化医疗资源利用程度；②采用"一站式"服务，提高患者的就医感受，减少对患者生活和工作的影响；③缩短手术住院时间；④明显降低药费；⑤降低住院费用。

患者方面，日间手术摒弃了传统的住院模式，更能符合"服务患者为中心"的诊疗理念。在简化住院手术流程、缩短住院天数的基础上，日间手术并发症远低于同类常规手术，术后疼痛发生率也较低。同时日间手术已逐步纳入医保支付，患者的住院经济压力和精神压力得到明显缓解。日间手术很好的解决了"看病难、看病贵"的问题。医院方面，24 h 内完成的手术住院计划不仅可以增加医院病床周转率，缓解常规病房工作压力，提高医疗效率，更能精确的控制入院时间和手术时间，医院可以更有效的安排日间手术，优化人员配比和设备使用，提高医院各项资源的利用效率。

日间手术是一种患者、医院和社会三者共赢的创新医疗模式。日间手术的开展使临床疾病诊治得到了快速的发展，不仅能快速评估患者病情，尽早发现、解决临床疾病，及时决策下一步治疗方案，而且高效、安全、快捷、经济，更好地解决患者"看病难、看病贵、住院难"的问题。

三、日间手术的条件

日间手术的发展完全依托于手术技术、麻醉镇痛及安全管理制度的进步。手术技术和麻醉镇痛是主要条件，2003 年国际日间手术协会（International Association for Ambulatory Surgery，IAAS）对日间手术开展条件做了明确的划定，要具有丰富经验的外科医师和麻醉医师，同时搭配必要的麻醉监护设施，设立具备资质和设备的日间手术中心，必须要有专门手术室和为患者提供术后恢复的病房，术后由具备较强沟通能力的医师或护士做好随访，确保 24 h 出入院体制及完整的术后随访。开展日间手术还应该具备更为专业的安全管理制度，运用规范性的文件明确日间手术的操作流程和注意事项，由此为医疗安全提供保护，利用规章制度避免安全隐患。

四、日间手术的适用范围

1. 日间手术患者准入标准 包括患者自身情况、手术情况、家庭支持情况

3 个方面，其中患者自身情况包括患者身体状况和对日间手术的接受意愿两部分，家庭支持情况即患者家属能够理解围手术期的护理事项，且愿意在家中完成护理。具体包括①确定为本单位开展的日间手术术式。②患者意识清晰，有成人陪伴。③有固定的联系电话和联系人，便于随访。④年龄、体重指数符合各专科要求。⑤美国麻醉医师协会（ASA）分级为 1～2 级。⑥无严重的基础性疾病。⑦术后24 h 内基本可以出院。

2. 手术方式的选择　根据患者的不同病情，结合医院、医师的专科能力，选择合适的手术方式是开展日间手术的关键。2015 年，CASA 首批推荐了 56 种适宜在我国开展的日间手术。2019 年，国家卫生健康委员会制定了《第二批日间手术（操作）试点病种及术式推荐目录》共 77 种。经过多年临床发展与经验，目前日间手术涉及普通外科、泌尿外科、骨科、妇科、儿科、眼科、耳鼻喉科等专业，其中妇科术式主要包括经腹腔镜卵巢囊肿剥除术、子宫肌瘤切除术、输卵管通水术、宫腔镜手术、经阴道子宫切除术、子宫颈锥切术等术式。微创技术是日间手术的一个重要方面，但术式的选择需要根据患者的病情和意愿来确定，随着临床技术的发展，日间手术的具体种类也会逐渐增多。

3. 日间手术的流程　符合日间手术要求的患者，将按流程获得医疗服务。①预约。门诊筛选符合日间手术的患者，在门诊进行术前检查，登记预约，根据预定手术时间当日上午入院。②术前评估。患者手术当日晨禁食，核对术前检查是否完善，手术医师与麻醉医师完成术前专科评估，告知患者日间手术注意事项。③手术。如期进行手术，术后观察生命体征平稳后将患者送回日间病房。④术后观察与随访。观察术后患者生命体征平稳、意识清晰、无明显恶心呕吐、术后 1天血常规复查正常，伤口愈合良好，无明显手术并发症后出院。出院后 3 天，手术医师对患者进行电话随访，了解病情发现问题同时处理。必要时患者术后预约拆线，同时了解病理情况，术后 1 个月门诊随访。

五、日间手术的未来

我国的日间手术现处在全面发展阶段，但仍有许多因素制约着日间手术的发展，有待进一步解决。①硬件限制。目前日间手术多在三级医院开展，大型医院本身处于超负荷运作，传统医疗模式仍是医疗服务主体形式，受场地限制、人员限制使日间手术中心建立及进一步发展存在困难。②制度限制。如何开展日间手术及保证日间手术的质量，需要制订相应的诊疗规范和先进的管理模式来支撑整个日间手术体系，从建设管理平台方向推进日间手术发展势在必行。③医保制度。日间手术的术前检查是在住院前门诊完成，此部分费用医保报销极少，且各类医保对门诊和住院费用报销比例不同，因此需要更为广泛的医保覆盖来解决"看病贵"的问题。④其他。如绩效问题、观念问题、出院管理问题等都困扰着日间手术的发展。

日间手术的优势日渐突显，这种创新型医疗模式极大符合目前我国医疗需要，未来发展趋势将存在以下特点：①医疗技术发展使日间手术疾病种类增加；②传统医患观念更新增加日间手术量；③麻醉技术发展将扩大更多疾病纳入日间手术范畴；④普及基层医院日间手术模式，提高三级医院日间手术质量，优化医疗资源运作效力；⑤扩大医保支付，覆盖日间手术相关费用。

（王可新　卢美松）

参 考 文 献

［1］ Bailey CR, Ahuja M, Bartholomew K, et al. Guidelines for day-case surgery 2019 guidelines from the association of anaesthetists and the british association of day surgery. Anaesthesia, 2019, 74 (6): 778-792.

［2］ 林夏，马洪升，王琪，等. 提升我国日间手术管理水平的思考与建议. 中国医院管理，2017，37（7）：41-42.

［3］ Serra-Aracil1 X, Labró-Ciurans1 M, Rebasal P, et al. Morbidity after transanal endoscopic microsurgery: risk factors for postoperative complications and the design of a 1-day surgery program. Surg Endosc, 2019, 33 (5): 1508-1517.

［4］ 于丽华. 中国日间手术发展的历程与展望. 中国医院管理，2016，36（6）：16-18.

［5］ 高解春，杨佳泓，刘军，等. 日间手术的内涵及适宜范围研究. 中国医院，2015，19（4）：3-6.

［6］ Tang H, Dong A, Yan L. Day surgery versus overnight stay laparoscopic cholecystectomy: A systematic review and meta-analysis. Dig Liver Dis, 2015, 47 (7): 556-561.

［7］ 徐建国. 成人日间手术后镇痛专家共识（2017）. 临床麻醉学杂志，2017，33（8）：812-815.

［8］ Pivot D, Hoch G, Astruc K, et al. A systematic review of surgical site infections following day surgery: a frequentist and a Bayesian meta-analysis of prevalence. J Hosp Infect, 2019, 101 (2): 196-209.

［9］ Tom Anderson, Martin Walls, Ruben Canelo. Day case surgery guidelines. Surgery (Oxford), 2017, 35 (2): 85-91.

［10］ Nyman MH, Nilsson U, Dahlberg K, et al. Association between functional health literacy and postoperative recovery, health care contacts, and health-related quality of life among patients undergoing day surgery secondary analysis of a randomized clinical trial. JAMA Surg, 2018, 153 (8): 738-745.

［11］ 徐红，骆华杰，赵爱民，等. 日间手术中心开展腹腔镜子宫手术可行性和安全性分析. 中国实用妇科与产科杂志，2017，33（6）：595-598.

［12］ 李政，陈亚红，那夕明，等. 不孕症腹腔镜手术日间模式的探讨. 实用医学杂志，2010，26（18）：3362-3364.

［13］ Jaensson M, Dahlberg K, Nilsson U. Factors influencing day surgery patients' quality of postoperative recovery and satisfaction with recovery: a narrative review. Perioper Med (Lond), 2019, 8: 3.

［14］ Narinder R, PhD. Postoperative pain treatment for ambulatory surgery. Best Pract Res Clin Anaesthesiol, 2007, 21（1）: 129-148.

［15］ Psaila1 J, Agrawal S, Fountain U, et al. Day-surgery laparoscopic cholecystectomy: factors influencing same-day discharge. World J Surg, 2008, 32 (1): 76-81.

［16］ 缪传文，李群，陈德键，等. 日间手术质量管理与评价探讨. 中国医院管理，2017，37（12）：42-43.

［17］ 陈相军，宋应寒，陈敏，等. 四川大学华西医院日间手术质量和安全管理规范. 华西医学，2019，34（2）：155-158.

第二节　日间手术围手术期管理

日间手术在欧美发达国家广泛开展已有 30 多年历史，且发展迅猛，其手术量已达到手术总量的 80% 以上。2003 年 IAAS 将其定义为"患者在同一个工作日完成手术或操作并出院的，不包括那些在诊所或门诊进行的手术或操作"。

我国日间手术的起步相对较晚，目前国内大部分医院的日间手术还处于探索的初级阶段，全国范围内尚无统一的管理规范，日间手术管理可能因每个国家、每个医院的具体情况，其管理不同，但总体的原则是一致的，就是确保患者安全。

一、日间手术管理体系建立

1. 搭建日间手术管理的的组织架构，成立日间手术管理小组　开展日间手术，需要以每个医院作为公共平台，在医院领导及医院众多部门如医务部、护理部、麻醉手术部、检验影像科等的通力合作下完成，建立日间医疗管理中心，中心应设置专门的日间手术管理小组，一般由主管医疗的院长担任组长，组织研究日间手术重大管理决策并协调各部门的配合。科室主任为第一负责人，负责制定日间手术准入患者、准入病种、准入医师的筛选及负责医疗安全和质量控制，推进日间手术工作的安全开展。医疗管理部门负责日常的安全及质量监督。

2. 建立规范的日间手术运作流程　开展日间手术，需要结合各自医院的具体情况，建立方便患者、确保患者安全的手术流程，从患者门诊挂号就诊到接受医师检查，完善术前检查，进行麻醉门诊评估，确认是否准入日间手术，进行术前宣教、指导，预约手术、谈话签字、术前准备、进行手术，术后观察、安排出院、随访等，并进行全流程进行质量控制，确保患者安全。以下管理流程提供参考（图 10-1）。

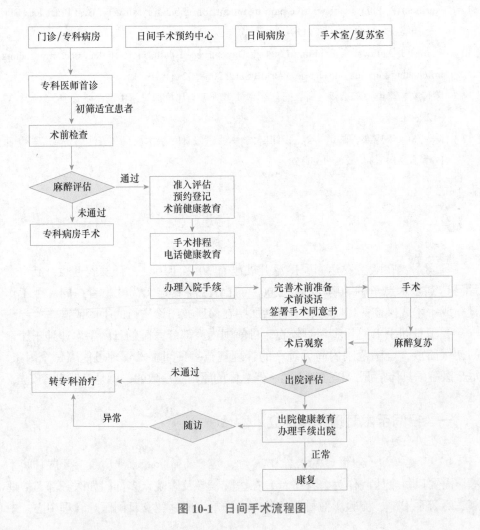

图 10-1　日间手术流程图

3. 建立日间手术团队及制订相应的职责　组建日间手术团队，团队建设是开展日间手术的基础。日间手术团队通常由日间手术管理者、门诊医师团队、手术医师团队、麻醉医师团队、手术室护理团队、病房护理团队组成，需要临床经验丰富、责任感强的医师及护理人员担任。日间手术管理者负责制订和组织相关人员学习日间手术的各项规章制度和流程，负责与相关部门之间的沟通交流，及时解决实际工作中发现的问题，对日间手术运行全流程进行管理。

（1）门诊医师团队：详细询问病史、进行体格检查，确认患者是否准入日间手术，完善术前化验检查等。

（2）手术医师团队：负责安排手术时间，术前谈话签字，进行手术，完成病历书写，术后查房巡视患者，制订术后复查及随访方案。

（3）麻醉医师团队：负责门诊麻醉评估，制订麻醉方案，术中麻醉实施，术后评估患者及给予术后镇痛管理等。

（4）手术室护理团队：负责协助日间手术手术室的建立、维护及手术配合。

（5）病房护理团队：负责预约安排、患者健康教育、围手术期护理术后护理及随访等。

二、妇科日间手术的围手术期管理

妇科手术多为自然腔道的手术，如阴式手术、宫腔镜手术、腹腔镜手术，通常不涉及肠道，大多情况下可以尝试进行日间手术，因而探讨妇科日间手术的围手术期规范化及流程化管理非常重要。2019年3月，英国麻醉医师协会和英国日间手术协会共同提出了《日间手术指南》，但目前中国仍缺乏妇科日间手术相关管理规范和共识，尚需进一步探讨和完善。

1. 术前管理

（1）妇科日间手术的病种和适应证：准入手术的合理选择是保证日间手术安全开展的重要前提，目前对妇科日间手术病种尚无统一的指南和规定，出于安全考虑，不同国家和医院对病种也大不相同。耶鲁大学癌症中心认为全部的妇科微创腹腔镜、机器人手术均可进行日间手术，其中包括子宫内膜癌、卵巢癌等恶性肿瘤大手术。2020年，"国家卫生健康委办公厅关于印发第一批日间手术病种手术操作规范（试行）的通知"，指出妇科日间手术试行的术式为腹腔镜下卵巢囊肿剥除术，主要包括以下疾病，卵巢良性肿瘤、卵巢非肿瘤性囊肿、输卵管积水、输卵管系膜囊肿。上海交通大学医学院附属仁济医院开展的腹腔镜下全子宫切除的日间手术，其安全可行、具有较好的社会效应、经济效益，值得推广。结合临床工作，认为手术分级分类目录中的一级与二级手术，以及部分对机体生理功能干扰小、手术风险低、手术时间短、术后并发症少的三级手术，均可适用于日间手术。常见的病种包括外阴疾病（外阴肿物、前庭大腺囊肿/脓肿等）、阴道疾病（阴道纵隔、阴道异物）、子宫颈病变（宫颈上皮内瘤变等）及子宫腔内病变的宫腔镜手术（如子宫内膜息肉、子宫纵隔、胚物残留、异常子宫出血等）、盆腔脏器脱垂性疾病（行阴式子宫全切术＋阴道前后壁修补术、经阴道闭孔无张力尿道中段悬吊术），良性疾病的腹腔镜手术如直径＜8 cm 的子宫肌瘤剔除术，卵巢子宫内膜异位囊肿剔除术、妊娠＜10 周的全子宫切除术等。日间手术开展和管理应结合医疗机构的自身条件和医务人员临床诊疗水平，从易到难，并不断完善相关的管理流程和手术流程，在确保患者的医疗安全前提下逐步扩展手术病种，条件成熟、技术力量强的单位，可有选择地对妇科部分三级或四级手术进行稳妥、慎重的探索。

实施日间手术不等于短平快，并不意味着手术适应证标准降低和手术难度低；并不意味着可放松围手术期的管理和不需要围手术期护理，也不是简单手术的出入院，不能将安全风险推向患者。与传统住院手术相比，每一个管理环节的标准是等同的，甚至更严格。特别是对手术适应证的掌握要更严格，应结合医疗机构自身条件，从患者年龄、有无严重系统性疾病、重要脏器功能有无异常、临时改变治疗方案的可能性等多方面综合考虑，选择适合各医疗机构、日间手术的病种及手术指征。对于合并严重内、外科合并症的患者，如严重的心肺疾病，严重影响心肺功能，手术、炎症或严重的Ⅳ期盆腔子宫内膜异位症，应住院手术或及时转为病房手术；对于经麻醉综合评估适合日间手术及麻醉的患者，应进行充分知情同意。对愿意接受日间手术、配合日间手术围手术期处理、能够配合术后随访的患者，可进入日间手术管理流程。

（2）术前检查：术前检查是术前准备的重要环节，相关的要求与病房手术相同，应详细的询问病史、体格检查，并结合手术方式和麻醉方法，于术前 2 周内完善相关术前检查。妇科日间手术常规检验包括血常规、血型、凝血功能、肝肾功能、血糖、电解质、乙肝病毒、丙肝病毒、艾滋病、梅毒、尿常规、心电图、胸部正位 X 线片、妇科彩色超声、阴道分泌物检查等。1 年内进行过 TCT、HPV 筛查，必要时行腹部 B 超。同时对高危患者进行高血压、贫血和深静脉血栓（DVT）的初始风险评估，给予医疗指导。若患者合并内、外科疾病，则应到相应科室评估。如合并高血压、糖尿病、慢性肺部疾病且病情稳定者需继续口服药物，控制血压＜160/100 mmHg；控制空腹血糖＜8 mmol/L，餐后血糖＜10 mmol/L，无酮症和酸中毒；慢性阻塞性肺疾病患者应进行相应的肺功能检查，确认其近期无急性感染症状。有阿司匹林、华法林、氯吡格雷等抗凝药物用药史者，根据病种考虑是否停药及术前停药时间。

（3）术前麻醉评估：目前妇科日间手术术前麻醉评估是患者能否入组的重要环节，是手术安全的重要保障，可参照中华医学会麻醉学分会制定的《日间手术麻醉专家共识》去执行。患者经临床医师检查、检验评估决定入组日间手术，就应及时到麻醉科门诊评估，通常应满足美国麻醉医师学会 ASA Ⅰ～Ⅱ级。2019年《日间手术指南》要求对患者总体状况评估，不仅仅依靠 ASA 分级、年龄或体重指数，还应重视麻醉前评估时的生理功能状态。ASA 分级Ⅲ级并存疾病稳定在 3 个月以上、病情稳定的糖尿病等慢性疾病患者，经过严格评估及准备，也可接受日间手术。对于≥65 岁、内科合并症患者，应结合手术大小、部位、患者自身情况、麻醉方式、合并症严重程度及控制情况，做出个体化的决定，综合判断患者能否进行日间手术。社区医疗服务、患者随访依从性也是日间手术重要考虑因素。我国日间手术的开展尚处于初始阶段，对日间手术的麻醉评估，不能照搬国外的指南，仍需结合我国国情和各医院的实际情况，严格确保患者安全，应重点参照中华医学会麻醉学分会制定的《日间手术麻醉专家共识》执行。

（4）术前宣教：妇科日间手术术前宣教应贯穿术前、术中及术后随访的全过程。术前宣教内容应包括服药患者的停药计划，如利血平及抗凝药物或替代治疗；吸烟患者术前 2 周戒烟；告知患者禁食禁饮方案；手术医师签署手术知情同意书，介绍手术的优缺点及有关问题；护理人员进行日间手术流程的相关指导，术前、术后注意事项、在日间手术间将发生的实际细节、手术流程、术后预期结果、患者将面对的临床问题及术前、术后护理等，消除患者的疑虑和恐惧心理，争取患者良好的配合，提高患者的满意度。

（5）妇科日间手术的术前准备：ERAS 理念逐渐融入妇科手术，取得一定临床效果。妇科日间手术更需要与 ERAS 有机结合，让日间手术更为完美、顺畅、安全。术前准备可以将 ERAS 相关理念有机融入妇科日间手术，术前不建议常规使用镇静抗焦虑药物，但如果患者术前明显焦虑影响睡眠，可给予酒石酸唑吡坦片（思诺思）等药物口服镇静促进睡眠。术前 1 天给予清淡易消化饮食，不进行机械性肠道准备，术前 6 h 禁食固体食物，术前 2 h 饮用清饮料。围手术期全程预防性镇痛、镇吐，让患者感受全程安全与舒适。预防性应用抗生素应根据手术类别决定，因为大多数妇科手术为非洁净手术，可在术前 30分钟预防性应用一次抗生素，如第二代头孢菌素等。对于阴道分泌物正常者，一般无须阴道准备。尿管最好术中麻醉后插入和拔出，并依据手术类型决定留置尿管的时间。

宫腔镜手术应依据手术类型、手术级别及手术器械的外径决定是否行子宫颈准备。行宫腔镜检查术时，一般无须特殊子宫颈准备。宫腔镜电切手术前 6～8 h给予米索前列醇 400 μg 软化子宫颈（非高血压患者）或昆布条等扩宫措施。对于绝经时间很长、子宫颈萎缩患者可于术前 3 周口服雌激素类药物软化子宫颈，并结合术中静脉滴注间苯三酚软化子宫颈（高血压患者）。

2. 术中及术后管理

（1）优化的麻醉方案：妇科日间手术的麻醉通常可采用区域麻醉或全身麻醉，可根据患者、手术情况的进行选择。目前最广泛的麻醉方法为全身麻醉，但应使用起效快、消除快、肝肾毒性小、术后恶心呕吐等不良反应少的麻醉药物，可联合短效阿片类镇痛药如芬太尼，达到术后快速苏醒的目的。术中输液体量的控制应量出为入，日间手术时间通常较短，不需要大量补液。生命体征的监测应贯穿手术全过程，日间手术更应该注重相关监测，特别是对麻醉深度、苏醒相关指标的观察，这直接关系到出院后患者的安全。

（2）日间手术术后镇痛：妇科日间手术通常以宫腔镜、腹腔镜及阴式手术为主，大多为经自然腔道的微创手术，术后疼痛程度通常不剧烈，可以依据手术方式、手术级别及患者情况进行个性化处理。对疼痛敏感者，可口服非阿片类镇痛药，如对乙酰氨基酚、双氯芬酸等，尽量避免使用术后静脉镇痛药，确保患者安全。对于手术级别较高腹腔镜手术，可采取口服镇痛药与区域麻醉技术联合等措施控制疼痛。多模式镇痛是 ERAS 的基本要求之一，也必将成为日间手术镇痛的发展方向。建议参照中华医学会麻醉学分会《成人日间手术后镇痛专家共识（2017）》采取外周神经阻滞、伤口局部麻醉药浸润和（或）口服非甾体抗炎药等日间手术镇痛方式。

（3）预防术后恶心呕吐及 DVT：出院前手术医师、麻醉医师到病房对患者进行充分的访视，注意术后恶心呕吐的防治，并对 DVT 高危患者的给予适宜的措施。术后发生恶心呕吐的高危因素包括麻醉、患者和手术 3 个方面，吸入麻醉药、阿片类药物、女性、术后恶心呕吐史、晕动症史、过度焦虑、术后疼痛、腹腔镜手术等是常见术后恶心、呕吐高危因素。此类高危患者，建议尽量应用丙泊酚、瑞芬太尼进行全静脉麻醉，避免应用乙醚、肌松剂及非阿片类药物，并联合应用止吐药如昂丹司琼、地塞米松及氟哌利多等进行多模式止吐。

日间手术大多在术后 6 h 内能下床活动，DVT 血栓形成的风险相对较低。临床医师应对患者实施 Caprini 风险模型评估，根据评估结果决定围手术期的抗凝药物的预防应用。日间手术大多于术后 24 h 内出院，出院时需告知高危 DVT 患者使用机械性抗凝或低分子肝素抗凝的疗程、剂量及注意事项等。术前长期抗凝的患者，通常术后 12～24 h 后可恢复术前抗凝方案。

（4）术后护理：日间手术患者护理时间短，但更要注重护理质量和术后的康复指导，避免不必要的输液。术后观察内容同住院患者相同，详细书写护理记录，更应注重术后患者生命体征、腹部体征、阴道出血观察与记录，确保出院后患者的安全，并协助发现不安全的患者及时转为病房手术。日间手术需践行加速康复理念，鼓励并帮助患者术后早期进食、下床，清醒后可尝试饮少量清水，逐渐过渡到流质、半流质饮食、普通饮食。加强患者术后快速康复的健康教育指导，提高患者及其家属的自我护理技能是日间手术护理的重要内容，也可尝试建立网络随访护理。

（5）病历书写：及时完成病历书写，根据《日间手术病历书写规范专家共识（2019）》的要求，日间手术病历应包括病历首页、日间手术入出院记录、病程记录、护理记录、授权委托书、知情同意书、手术安全核查表、手术风险评估表、实验室检查及特殊检查、医嘱单等。

3. 术后出院及出院后管理

（1）出院标准：日间手手术出院标准可采用改良麻醉后离院评分系统（post anesthesia discharge score，PADS），其根据生命体征、活动状态、疼痛、恶心呕吐及手术出血 5 项进行评分，满分为 10 分，评估患者是否达到出院标准，并告知患者及其家属出院注意事项。通常满足下述条件可出院，PADS 评分＞9 分，患者生命体征平稳，意识及认知清楚，可耐受疼痛，VAS＜3 分，无明显发热、恶心及呕吐，无术中并发症。

（2）术后随访：日间手术的术后随访极为重要，欧美国家有较为完善的社区医疗，能够支撑起患者的术后康复，有专门的家庭医师负责术后随访。但我国社区医疗相对薄弱，无法承接术后的康复，使日间手术的发展遭遇瓶颈。

出院后 24～48 h 应常规对患者进行电话随访，包括出院后指导、疼痛评估、伤口护理、出院后并发症监测。术后 7～10 天患者应至门诊回访，回访内容包括伤口护理、病理检查结果查询、制订后续治疗计划等，随访至少应持续至术后 30 天，主要关注出院后并发症及再次住院事件。随着信息化系统的发展，术后随访云管理平台的建立日渐完善。有学者提出，医护一体化"云病房"管理模式，为覆盖诊前、诊中、诊后的线上线下一体化医疗服务模式，可促进医务人员与患者之间的有效沟通，为优化日间手术资源配置，改善诊疗流程，提升服务效率，降低服务成本提供科学依据。

三、建立规范化的日间手术医疗质量和安全保障体系，定期进行医疗质量与安全质控

日间手术患者在医院治疗、观察时间短，围手术期安全风险防范依靠患者及其家属，因此，建立保障日间手术安全和质量的具体措施及相应的监测评估制度，确保患者安全康复至关重要。构建规范化的日间手术医疗质量和安全保障体

系，不断优化管理流程，持续提高医疗质量，实现日间手术高效实施和健康发展。日间手术医疗质量和安全保障体系的核心是制订严格的日间手术准入制度（包括项目准入制度、患者、医师、病种及术式的准入标准）、评估及告知制度（患者的入院前评估及告知、麻醉评估及告知、治疗前评估及告知、出院前评估及告知）、紧急情况处理预案（住院期间应急抢救预案、住院期间会诊转科预案、出院后应急预案）、随访制度、病历管理制度等。

1. **准入制度**　包括治疗项目准入制度和手术医师准入制度。

（1）项目准入制度：由医疗机构根据实际能力、设备条件和医疗要求核定拟开展的日间手术项目，由医院技术管理委员会进行技术审核并批准实施，根据属地卫生行政主管部门和医保机构的要求进行申报或备案。

（2）手术医师准入制度：一般具有主治医师及以上职称，具有良好的医德和医患沟通能力，熟练掌握相应的手术技能，能处理并发症和各种应急情况。承担日间手术的医师必须经所在医疗结构审批和授权，定期进行考核与再授权，实现动态化管理。

2. **紧急情况处理预案制度**

（1）应急预案：医疗机构和科室应建立相应的应急预案，及时应对患者住院期间和出院后发生的手术部位（如出血、感染等）和全身突发状况，以保障医疗安全。

（2）出院及出院后应急预案：患者术后不能达到出院标准者，或者24 h内病情不允许出院者，应由主管医师安排患者延长住院时间或转入常规住院。患者离院后应告知紧急联系方式，设立24 h应急热线电话及返院诊治绿色通道，若出院后出现突发应急情况，需报告日间手术中心负责人与手术医师，参与协调处理，必要时收住院。

3. **病历管理制度**　日间手术住院时间短、病种多、周转快，病历书写工作量较大，普通病历模板很难适用于日间手术发展的临床需要。预先编制好各种表格化病历和患者告知书、知情同意书等，实现同质化要求，记录规范化，提高服务质量和医务人员的工作效率，节约医护人员的人力成本和医疗成本。目前国家层面尚缺乏统一的日间手术病历书写规范和标准。2019年国家老年疾病临床医学研究中心组织专家，制定了《日间手术病历书写规范专家共识（2019）》，同样应规范书写病历，并按运行病历及归档病历的排序要求进行及时归档排序。

4. **定期进行医疗质量与安全评估总结**　定期进行医疗质量和医疗安全的总结，及时发现和解决日间手术所遇到的问题，保障日间手术安全和可持续发展。日间手术通常采用的评估指标包括，开放床位和使用率、平均入院等待时间、术前麻醉评估核准实施率、临时取消手术率、不良事件发生率、非计划转住院率

（延迟出院率）、非计划再入院率和急诊就诊率、非计划再手术率、术后30天内死亡率、并发症发生率、患者满意度、日间手术费用等。

总之，日间手术具有便捷、安全、高效、价廉等优点，是一种使国家、医院和患者三方均受益的新型手术模式。准入手术的合理选择是保证日间手术安全开展的重要前提，提高患者的满意度为日间手术不断发展努力的方向，注意患者离院后的随访、确保患者全方位的安全管理、建立规范化的日间手术医疗质量和安全保障体系，是日间手术可持续发展的重要保障。探索符合我国国情的日间手术之路，制定符合我国国情的日间手术管理规范势在必行。

（王　静　王永军）

参 考 文 献

［1］ Durant GD. Ambulatory surgery centers: surviving, thriving into the 1990s. Med Group Manage J, 1989, 36 (2): 14, 16-18, 20.

［2］ Roberts L. Day surgery-national and international: from the past to the future. Ambulatory Surg, 2006, 12 (3): 143-145.

［3］ 袁华娣，张秀来，马戈，等．基于患者安全的日间手术管理体系构建．中华医院管理杂志，2017，33（5）：352-354.

［4］ 国家老年疾病临床医学研究中心（湘雅），中国日间手术合作联盟．直肠肛门日间手术临床实践指南（2019版）》解读．中华胃肠外科杂志，2019，22（12）：1118-1123.

［5］ 蒋灿华，蒉新春，张志愿，等．口腔颌面外科日间手术中国专家共识．中国口腔颌面外科杂志，2019，17（5）：385-390.

［6］ Bailey CR, Ahuja M, Bartholomew K, et al. Guidelines for day - case surgery 2019. Anesthesia, 2019, 74 (6): 778-792.

［7］ 中华医学会麻醉学分会．日间手术麻醉专家共识．临床麻醉学杂志，2016，32（10）：1017-1022.

［8］ Rasmussen LS, Steinmetz J. Ambulatory anaesthesia and cognitive dysfunction. Curr Opin Anaesthesiol, 2015, 28 (6): 631-635.

［9］ British Association of Day Surgery. Managing diabetes in patients having day and short stay surgery. 4th ed. London: BADS, 2016: 1-26.

［10］ 中华医学会麻醉学分会，成人日间手术后镇痛专家共识（2017）．临床麻醉学杂志，2017，33（8）：812-815.

［11］ 吴新民，罗爱伦，田玉科，等．术后恶心呕吐防治专家意见2012．临床麻醉学杂志

2012，28（4）：413-416.

［12］ 刘凤林，张太平. 中国普通外科围手术期血栓预防与管理指南. 中国实用外科杂志，
2016，36（5）：469-474.

［13］ 国家老年疾病临床医学研究中心（湘雅）. 日间手术病历书写规范专家共识（2019年）.
中国普通外科杂志，2019，28（10）：1171-1176.

［14］ 顾静，李婷，杨清. 妇科日间手术患者应用医护一体化"云病房"管理模式的效果评
价. 中国医学装备，2019，16（11）：118-122.

［15］ 于丽华. 中国日间手术发展的历程与展望. 中国医院管理，2016，36（6）：16-18.

第三节　加速康复外科在日间手术中的应用

日间手术模式不同于传统的手术模式和门诊手术模式。日间手术在妇产科手术中占有重要地位，可以解决医患供需之间的矛盾和冲突，并可以优化医疗资源和医疗费用。ERAS是通过一系列术前、术中及术后的优化措施，促进患者术后康复。ERAS的合理应用可促进了日间手术模式的发展。随着加速康复外科在外科手术中不断优化，使得日间手术的疾病范围、病种范围逐渐扩大。日间手术ERAS的应用具有缩短患者的住院时间、加快患者术后恢复、减轻其经济负担、优化医疗资源等优点。在日间手术中应用ERAS，将是未来国内外日间手术的发展趋势。国内外对于日间手术ERAS已制定相应的规范，并证明其可行性。妇产科日间手术ERAS是日间手术中的重要组成部分。为保障妇产科日间手术ERAS顺利应用，需要制定并实施相关的准入制度，选择合适的患者进行适当的手术，保证医疗质量及医疗安全。此外，各医疗单位需要建立完整、成熟的妇产科日间手术ERAS团队，包括妇产科医师、麻醉医师、护理团队。以保证妇产科日间手术ERAS的应用及进行。

一、患者的选择

1. 适应证　妇产科日间手术ERAS的患者需要符合一定的条件。患者的病情需符合日间手术ERAS的手术方案和麻醉方案。一般要求患者身体状况较好，无合并症或在合并症稳定。条件要求主要包括，①愿意接受日间手术ERAS和麻醉方案，并对手术及麻醉方案充分理解和认可；②患者及其家属理解围手术期相关的护理内容，并能够在患者出院后对患者病情进行恰当的护理及监测；③患者意识清楚，无精神疾病及相关疾病病史；④患者为美国麻醉医师协会（ASA）分

级标准的Ⅰ～Ⅱ级；⑤手术类型相匹配的年龄，一般情况下＜65岁。虽然没有证据表明高龄患者不适合日间手术ERAS，但仍需考虑患者年龄的问题。患者的年龄需根据手术类型、医师的手术技巧、患者一般情况、麻醉方式及方案等综合判断。

2. **禁忌证** 对于日间手术ERAS的禁忌证，需要制订严格的规定。目前，国内外没有统一的标准。各医疗单位，可根据自身医疗条件、医师救治能力制订相应的标准。对于日间手术ERAS的禁忌证主要包括，①不认可日间手术EARA的患者及其家属；对日间手术ERAS及麻醉存在顾虑等；②依从性差的患者，不能配合治疗及随诊；③患者情况不稳定的情况，如ASA分级Ⅲ级及以上的患者。患者术后需要较长时间的监护；④手术风险较大的患者。如手术出血、感染、周围脏器损伤等。以及手术时间较长的患者（＞3 h）；⑤合并症控制不平稳者，如贫血、感染、哮喘、高血压、糖尿病、心肺疾病等；⑥过度肥胖，以及存在阻塞性睡眠呼吸综合征患者，其可影响术后呼吸功能恢复情况；⑦吸毒和滥用药物者；⑧存在传染性疾病患者；⑨患者具有心理障碍、精神类疾病的情况；⑩术后无亲属护理及监测病情的患者；⑪患有癫痫等疾病，不适合行日间手术患者；⑫生命体征不平稳的急诊手术。

3. **延期手术** 对于非急诊手术患者，可以先改善患者的一般情况。在一般状况改善的情况下施行妇产科日间手术EARS。①贫血，且无进行性失血的患者；腹腔镜或开腹手术患者，血红蛋白≤80 g/L；宫腔镜手术或刮宫手术患者，血红蛋白≤70 g/L。②不明原因的高血糖及低血糖患者，以及控制差的糖尿病患者。③血压控制不平稳患者。④甲状腺功能异常，包括甲状腺功能减退、甲状腺功能亢进情况。⑤未明确及诊治的心肌缺血情况。⑥心律失常未控制或控制不理想患者。⑦患者营养情况差，存在低蛋白血症、电解质异常等。⑧合并或近期患有炎症的患者，如呼吸道感染、泌尿系统感染等。⑨诊断未明的白细胞减少、血小板患者。⑩服用利血平、应用抗凝药物等。⑪患有血液疾病或凝血功能异常患者。⑫未禁烟禁酒患者。

二、病种的选择

实施妇产科日间手术ERAS的病种选择是由多种因素决定的。包括患者因素、医师手术操作、麻醉技术，以及医疗设备等。随着医疗技术的不断改进、医疗设备的不断完善，日间手术ERAS的范围将逐渐增大。

1. **病种选择的原则** 妇产科日间手术ERAS病种需要制定相关的原则，其要求通过术后短时间护理及恢复，能够达到出院标准的要求。具体术式及病种范围，需各医疗单位在保障医疗安全及医疗质量的前提下，结合自身医疗单位的医疗设备及医疗水平综合评估。该类病种一般需要满足以下要求。①临床诊断明确、预期及风险可控，严重并发症发生率较低；②依据病种及手术方案的不同，预计手术时间不超过2～3 h；③手术出血风险小，无须输血治疗的病种；④术后疼痛轻，可通过口服非甾体抗炎药对症者；⑤术后恶心、呕吐发生风险低，易于控制，且能快速恢复饮食，无须大量静脉补液；⑥该医疗机构可熟练开展及进行的手术。

2. 病种的范围　①阴式手术。包括阴式子宫切除、阴式子宫肌瘤剔除术、阴式瘢痕憩室切除术、宫颈锥切、输卵管通液及造影术、盆腔脏器脱垂手术，以及无痛人工流产术、无痛清宫术、钳刮术等；②宫腔镜手术。包括宫腔镜检查术、宫腔镜下诊刮术、宫腔镜下子宫内膜息肉切除术、宫腔镜下子宫肌瘤切除术、宫腔镜下宫内节育器取出术、宫腔镜下宫腔粘连切除术、子宫内膜切除术等；③腹腔镜下良性病变手术（包括单孔腹腔镜及机器人腹腔镜手术）。腹腔镜下子宫肌瘤剔除术、腹腔镜下卵巢囊肿剥除术、腹腔镜下输卵管切除术、腹腔镜下卵巢切除术、腹腔镜下输卵管切除术、腹腔镜下附件切除术、腹腔镜下子宫切除术、腹腔镜下盆腔粘连松解术等；④腹腔镜下宫颈癌Ⅰ A1 期手术、卵巢交界性肿瘤手术；⑤介入手术。子宫动脉栓塞治疗子宫肌瘤、子宫腺肌病、剖宫产瘢痕妊娠等。

总之，妇产科日间手术 ERAS 是日间手术和妇产科手术中的重要组成部分，其可以优化医疗资源和医疗费用，并可以解决医疗资源紧张的问题。在应用妇产科 EARS 过程中，要严格把握适应证及禁忌证，术前充分评估患者病情及风险。对于择期手术患者，可在术前优化患者一般情况，利于妇产科 ERAS 手术的顺利进行，以及利于患者术后恢复。妇产科日间手术 EARS 是未来的发展趋势。随着医疗条件、医疗措施的不断改善，以及手术医师能力的不断提升，妇产科手术 ERAS 的应用范围将不断扩大。

（张清泉　王世军）

参 考 文 献

[1] 于丽华. 中国日间手术发展的历程与展望. 中国医院管理，2016，36（06）：16-18.

[2] Nelson G, Bakkum-Gamez J, Kalogera E, et al. Guidelines for perioperative care in gynecologic/oncology: Enhanced Recovery After Surgery (ERAS) Society recommendations — 2019 update. Int J Gynecol Cancer, 2019, 29 (4): 651-668.

[3] 中华医学会妇产科学分会加速康复外科协作组. 妇科手术加速康复中国专家共识. 中华妇产科杂志, 2019, 54（2）: 1-7.

[4] 马洪升, 程南生, 朱涛, 等. 华西医院日间手术快速康复（ERAS）规范. 中国胸心血管外科临床杂志, 2016, 23（2）: 104-106.

[5] Theissen A, Beaussier M, Bouregba M, et al. The liability of the anaesthesiologist in ambulatory surgery. Anaesth Crit Care Pain Med, 2016, 35 (3): 215-221.

[6] 中华医学会麻醉学分会. 日间手术麻醉专家共识. 临床麻醉学杂志, 2016, 32（10）: 1017-1022.

[7] 王光伟, 杨清. 妇科单孔腹腔镜日间手术: 加速术后康复. 协和医学杂志, 2018, 9（6）: 508-511.

[8] Rivard C, Casserly K, Anderson M, et al. factors influencing same-day hospital discharge and risk factors for readmission after robotic surgery in the gynecologic oncology patient population. J Minim Invasive Gynecol, 2015, 22 (2): 219-226.

[9] Prabhakar A, Helander E, Chopra N, et al. Preoperative assessment for ambulatory surgery. Curr Pain Headache Rep, 2017, 21 (10): 43.

第一节　妇科微创技术的历史及理念

一、妇科微创技术的历史

外科手术的出现是医学发展史上极为重要的篇章，微创手术是外科领域 30 年来里程碑式的技术革命，从大切口到小切口，从开腹到腔镜，从多孔腹腔镜到单孔腹腔镜，从人工手术到机器人手术，外科手术经历了手术发展史上的巨大飞跃。妇科手术作为其中的重要分支，经历着日新月异的发展，微创手术已成为目前妇科手术的主流。

纵观医学发展史，微创的理念出现很早，西方医学鼻祖希波克拉底（公元前460—公元前 370 年），出于了解人体内部结构的想法，使用管状"器械"对人体直肠进行了窥视，并对整个过程进行了第一次描述。公元前 70 年意大利庞贝古城废墟发掘中曾发现窥阴器和其他管状的"窥镜"器械。此后几千年，各种体腔形态的"窥器"时有出现，由于使用自然光或烛光作为光源，光源亮度的局限性制约了微创器械的发展。真正意义上的内镜始于 1806 年，Bozzini 发明了一种导光体来反射烛光，医师首次通过这个装置观察到了活体动物的体腔。1879 年，Nitze 发明了光学膀胱镜，对其加以改进后，镜下取出了膀胱结石，从而开创了微创手术治疗。

1. **阴式手术的发展**　阴式手术是经阴道这一人体自然腔道进行的一种手术，至今已有 200 余年历史，是微创手术在妇产科领域的重要应用。它具有创伤小、术后切口疼痛轻、恢复快、无腹部切口瘢痕等优点，是最早的微创手术形式。

早期的阴式手术长期局限于感染、出血、麻醉等问题的困扰，仅限于子宫脱垂患者的治疗，世界第一例阴式手术是 1813 年德国的外科医师 Langenbeck 实施的 1 例子宫颈癌合并子宫脱垂的患者，据记录，该例手术既没有麻醉也没有消毒，但患者生存了 26 年。19 世纪中叶，因为术后感染的因素，开腹手术的全子宫切除术后感染死亡率高达 70%，而阴式全子宫切除手术的死亡率为 5%，因此，欧美等地对子宫脱垂患者广泛开展了经阴道的全子宫切除手术。直到 20 世纪前半叶，阴式手术虽然有所进步，但还是由于手术视野局限和操作难度较高，其发展并不快速。同期由于抗生素的应用、麻醉及消毒方法的发展，开腹手术死亡率明显下降，逐渐取代阴式手术成为手术的主要途径。20世纪90年代，微创理念的提出后，阴式手术重新走进大众视野。

阴式手术可适用于子宫切除术、子宫肌瘤剔除术、子宫脱垂手术、输卵管绝育术及少部分恶性肿瘤手术。但是经阴道手术视野暴露困难，操作空间狭小，技术要求高，手术适应证少等诸多因素仍然限制了阴式手术的发展。近年来的经阴道单孔腹腔镜的出现，成为阴式手术的有益补充和发展，是阴式手术可视化的一种新手术方式。

2. 腹腔镜手术的发展　腹腔镜手术是一场全面的手术革新，是手术发展史上的里程碑，很大程度上替代了开腹手术和大部分的阴式手术。腹腔镜手术的发展是建立在手术设备和器械不断更新基础上的，经过最近30余年的发展，目前已成为妇科医师必须掌握的临床技能。

1901年，Georg Kelling 医师在德国汉堡生物医学会议上的报告指出，向活体犬腹腔内充入过滤的空气，形成气腹，插入膀胱镜后检查犬的腹腔脏器，"腹腔镜"就此诞生。1910年瑞典医师 Jacobaeus 成功检查了3例患者，第一次称这项技术为腹腔镜检查。随后的几十年内，腹腔镜配套器械如套管针、气腹针等被发明出来。1943年冷光源用于腹腔镜照明。1944年 Raoul Palmer 将腹腔镜用于妇科检查，1947年，报道了250例腹腔镜检查手术，并总结制定了腹腔镜检查的手术操作常规，1963年出版的《妇科功能探索》详细介绍了腹腔镜下输卵管通液术、脏器粘连分解术、囊肿内液体抽吸术、输卵管绝育术等，由于 Palmer 对腹腔镜临床医学的巨大贡献，其被称为"现代腹腔镜之父"。

20世纪50、60年代，高频电单极用于腹腔镜手术，但常发生电灼伤；20世纪70年代，双极电凝在腹腔镜手术中应用，德国 Kurt Semm 教授将外科的缝合、结扎、打结等手术技巧用于腹腔镜手术，并发明了气腹机、冲洗泵等。1972年，美国妇科腹腔镜协会（America Association Gynecolgic Laparoscopists，AAGL）成立，并在美国拉斯维加斯召开了第一次会议，妇科腹腔镜进入了一个全新的阶段。

（1）常规多孔腹腔镜：多孔腹腔镜是最早的腹腔镜形态，与开腹手术相比，多孔的出现，已经极大的缩短了切口的长度，减少了患者的损伤，降低了术后切口愈合不良的发生率。根据手术的困难程度和手术医师的操作熟练程度，腹壁孔一般以3～5个常见，打孔的位置取决于手术方式和医师的手术习惯，多孔腹腔镜可以完成大部分的常规开腹手术，经过20年的蓬勃发展，多数的开腹手术已经被腹腔镜所替代。

1979年，Jordan Phillips 将腹腔镜技术带入我国。腹腔镜技术的初步阶段，由于设备烦琐、便携性差，手术时间长，光源亮度低，缺乏显像系统，使其仅能进行少数简单的操作，1985 年，计算机电子显像系统的出现使腹腔镜发展经历了一次大的飞跃，紧接着摄像机在腹腔镜手术中应用，开创了真正的微创外科手术时代。1985 年，Reich H 完成了第一例腹腔镜下全子宫切除术，从此，各种复杂手术相继开展。1993 年湖北张爱容医师完成了我国大陆首例腹腔镜下子宫切除术，1998 年广东李光仪开展了大陆首例腹腔镜下广泛全子宫切除及淋巴结清扫术。2000 年中华医学会妇产科学分会成立了中国妇科内镜学组（Chinese Gynecologic Endoscopy Group，CGEG）。从此以后，腹腔镜技术在国内广泛开展，从技术难度到普及广度都得到了迅速的发展，微创技术和理念深入人心。

（2）单孔腹腔镜：单孔腹腔镜手术（laparoendoscopic single-site surgery，LESS）是常规多孔腹腔镜手术在微创理念上的延伸，开始于妇科，采用一个手术孔进行手术观察和操作，进一步减少了腹部的切口。根据切口的不同，可分为经脐单孔腹腔镜和经阴道单孔腹腔镜，本质上两者都是经人体自然腔道进行手术，但是由于切口位置的不同，经脐单孔腹腔镜手术更接近于多孔腹腔镜手术，而经阴道单孔腹腔镜手术则与阴式手术相通。

1）经脐单孔腹腔镜：最早的单孔腹腔镜采用的是经脐切口，利用脐部瘢痕凹陷这个自然腔道进行手术，腹部仍有切口，只是切口隐藏于脐部。1969 年，Wheeless 使用一个通道进行了输卵管绝育手术，从而开创了 LESS 的先河；1981 年 Tarasconi 报道了经脐单孔腹腔镜输卵管切除手术；1991 年报道了经脐单孔腹腔镜下全子宫和附件切除术。但限于技术和器械发展的原因，经脐单孔腹腔镜并未被大众所接受，LESS 曾止步不前。直到 2009 年，Langebrekke 等报道了第一例完全 LESS 下的全子宫切除术，LESS 才逐渐开展。

中国单孔腹腔镜发展迅速，现在已居于世界前沿水平。1981 年报道了经脐 LESS 女性绝育手术，2008 年报道了经脐 LESS 异位妊娠输卵管切除术，2009 年报道了经脐单孔腹腔镜卵巢囊肿剥除术，2011 年报道经脐 LESS 辅助阴式全子宫切除术，2014 年报道了 LESS 子宫全切除术及 LESS 下子宫内膜癌分期手术，2017 年报道 LESS 广泛子宫切除盆腔淋巴结清扫治疗子宫颈癌。2016 年《妇科单孔腹腔镜手术技术的专家意见》公布，2017 年 6 月成立了妇科单孔腹腔镜技术全国科研协作组，表明 LESS 在我国妇科领域已规范化。

2）经阴道单孔腹腔镜：经自然腔道内镜手术（natural orifice transluminal endoscopic surgery，NOTES）1998 年由 Moran 提出，指的是经人体的自然孔道，如口腔、肛门、阴道、尿道等作为内镜通道，进入腹腔完成手术。经阴道内镜手术其实是单孔腹腔镜手术的一种，是微创理念的完美表达，而且对于妇科医师来说，经阴道手术操作具有得天独厚的优势，避免了腹壁的手术瘢痕，而且术后疼痛更加轻微，切口感染概率降低，更容易为患者所接受，因此经阴道自然腔道内镜手术（vaginal natural orifice transluminal endoscopic surgery，V-NOTES）受到广大妇科医师的认可。2012年，Lee等报道了10例经阴道单孔腹腔镜附件的手术，采用自制入路平台（Port）和普通腹腔镜器械。2014年，Lee等又报道了137例经阴道全子宫切除手术的病例对照研究表明了V-NOTES的可行性。

3）机器人腹腔镜：机器人腹腔镜手术严格来说并不算一种新的手术方式，只能是一种新的操作模式，但是手术机器人的出现，给了微创手术更多发展空间，更多可能性。1995年，Intuitive公司与IBM、麻省理工学院和Heartport公司联手开发了用于腹腔镜手术的机器人辅助系统，并经FDA批准进入临床。2005年FDA批准Da Vinci机器人应用于妇科领域，经过不断的完善更新，最新的单孔手术机器人于2019年3月15日经FDA批准进入临床使用。

（3）宫腔镜手术的发展：宫腔镜是妇科独有的微创术式，是微创甚至无创理念的经典体现。宫腔镜利用女性阴道、子宫结合现代先进的显像技术、手术器械，完成对子宫腔内病变的诊断和治疗。

1869年，Pantaleoni在人体进行了首例宫腔镜检查，开创了宫腔镜对子宫内病变诊断的先河，但落后的生产力水平阻碍了宫腔镜的发展。20世纪，随着手术器械的微型化、高强度冷光源的出现及成像系统的完善，宫腔镜得到发展。1989年，FDA正式批准宫腔电切镜的使用，标志着宫腔镜手术具有了与开腹、腹腔镜、阴式手术同等重要的地位，而且宫腔镜技术简单、安全、有效，宫腔镜检查成为现代诊断子宫腔病变的金标准。宫腔镜手术以低创伤比值及高效价比，被誉为现代微创外科手术成功的典范。

1980—2000年我国宫腔镜诊断、手术快速发展并迅速普及，2000年中华医学会妇产科分会妇科内镜学组的成立，推动我国宫腔镜水平快速提高。宫腔镜手术在治疗异常子宫出血、子宫黏膜下肌瘤、子宫中隔、宫腔粘连等方面可完全替代并优于传统开腹手术。其问世改变了医师的思维观念、技术路线及操作技巧，已逐步成为许多妇科疾病诊断的"金标准"和手术治疗的新模式。

（4）其他微无创技术：近年还有一些新的微无创技术陆续使用，取得了一定的治疗效果。如高能聚焦超声、介入治疗、微波固化、射频消融等，其中以高能聚焦超声应用比较广泛。

高能聚焦超声（high intensity focused ultrasound，HIFU）消融是非入侵性诊疗手段，属于无创局部高温技术。HIFU原理主要是通过定位系统定位靶组织，治疗系统发射多组适当频率的超声波，汇聚后穿透人体软组织，利用组织固有的吸声特性，聚焦于特定的靶组织，通过产生热效应、空化效应、机械效应、免疫效应等发挥作用，其中，热效应是HIFU决定性机制，主要将声能转化为热能，使靶组织在短时间内升高至 65～100℃，导致细胞出现蛋白质变性、凝固性坏死，病灶出现整体消融，而周围健康组织未受到损伤，同时靶组织的血管发生纡曲、变细，血液凝结堵塞血管，阻断肿瘤血供，随后坏死组织逐渐吸收，出现瘢痕纤维化。从而起到治疗作用。HIFU 属于微无创技术，凭借其疗效好、安全性高、不良反应少等优势在临床上应用相对广泛。

二、妇科微创理念

妇科微创的理念始终贯穿在妇科手术发展的历史中，即以最小的损伤来取得必要的诊断和治疗，医学的所有操作都应该遵循这个原则，微创手术的不断革新与进步，就是这种理念良好的体现。

微创是一种理念，是如何以最小的创伤换取患者最大的受益，而不是一种手术名称或手术方法。相较于传统手术，微创手术对病灶的外科处理标准、远期效果应优于传统手术，手术危险程度、对全身情况的要求应低于传统手术，同时应具有创伤小、术后疼痛轻、恢复早等近期优点。

微创理念并不仅限于微创治疗，如在疾病诊断层面，能够在细胞水平、甚至分子水平无创进行精准诊断；在治疗层面，甚至替代外科手术，进行靶向治疗。医学既是自然科学，也是人文科学，微创理念至始至终在医学科学发展的历程中指导临床微创实践，推动临床医学的发展与完善。

（朱颖军）

参 考 文 献

［1］ 工藤隆一. 阴式手术的基础及操作. 天津：天津科学技术出版社，2001.

［2］ Kelling G. Uber Oesophagoeskopie, Gasrtoskopie und Colioskopie. Munch Med Wochenschr, 1901, 49: 21-24.

［3］ Jacobaeus HC. Uber die Moglichkeit, die Zystoskopie bei untersuchung seroser Hohlungen anzuwenden. Munch Med Wochenschr, 1910, 57: 2090-2092.

［4］ 郎景和. 良好地发展妇科内镜手术. 中华妇产科杂志，2002，37（11）：641-642.

［5］ Langebrekke A, Qvigstad E. Total laparoscopic hysterectomy with single-port access without vaginal surgery. J Minim Invasive Gynecol, 2009, 16 (5): 609-611.

［6］ 张俊吉，孙大为. 单孔腹腔镜子宫全切除术 23 例临床分析. 中华妇产科杂志，2014，49（4）：287-289.

［7］ 孙大为，张俊吉，熊巍，等. 单孔腹腔镜下子宫内膜癌分期手术的临床报告. 中华腔镜外科杂志（电子版），2014，7（1）：10-13.

［8］ 王延洲，陈功立，徐嘉莉，等. 单孔腹腔镜广泛子宫切除盆腔淋巴结清扫治疗宫颈癌：一项单中心的初步研究. 第三军医大学学报，2017，39（13）：1392-1395.

［9］ Lee CL, Wu KY, Su H, et al. Transvaginal natural-orifice transluminal endoscopic surgery (NOTES) in adnexal procedures 510. J Minim Invasive Gynecol, 2012, 19 (4): 509-513.

［10］ Lee CL, Wu KY, Su H. Hysterectomy by transvaginal natural orifice transluminal endoscopic surgery (NOTES): a series of 137 patients. J Minim Invasive Gynecol, 2014, 21 (5): 818-824.

［11］ Pantaleoni D. On endoscopic examination of the cavity of the womb. Med Press Cir, 1869, 8: 26-28.

［12］ Revel A, Shushan A. Investigation of the infertile couple: hysteroscopy with endometrial biopsy is the gold standard investigation for abnormal uterine bleeding. Hum Reprod, 2002, 17 (8): 1947-1949.

［13］ 夏恩兰. 宫腔镜的发展、现状与未来. 腹腔镜外科杂志，2013，18（5）：321-324.

第二节 加速康复外科在阴式手术中的应用

阴式手术即经阴道手术，是妇科特有的一种手术方式。通过阴道进行手术，系经过女性身体固有的通路实施手术，符合现代外科的微创理念，有其天然的合理性。

一、阴式手术简介

阴式手术是一种有着悠久历史的妇科手术方式。现代医学史上第一例全子宫切除术就是经阴道完成的。1813 年，Langenbeck 在德国为 1 例 50 岁的子宫颈癌患者实施了首例阴式全子宫切除术（trans-vaginal hysterectomy，TVH）。1897年，1 位法国医师实施了首例经腹全子宫切除术（trans-abdominal hysterectomy，TAH）。美国盆底重建外科学会主席 Kovac 教授将 TVH 称作 trocarless 手术，即"无匙孔的手术"，肯定了 TVH 在妇科微创领域的地位。

自 20 世纪 90 年代开始，随着现代医学的不断发展及进步，阴式手术的适应证不断拓展，能开展如下术式：阴式附件手术、阴式子宫肌瘤剔除术、阴式全子宫切除、阴式次全子宫切除、阴式广泛子宫切除、保留生育功能的阴式子宫颈广泛切除、阴式子宫瘢痕妊娠及子宫瘢痕憩室的手术、经阴道盆底重建手术等。

二、阴式手术的特点

1. 无腹部瘢痕、美观手术利用阴道这一天然孔穴进行，通过打开阴道前穹隆或后穹隆进入盆腔，相对于开腹手术及传统的腹腔镜手术，无腹部瘢痕，手术切口隐蔽，达到理想的美容效果。

2. 阴式手术对腹腔干扰少、肠功能恢复快阴式手术在盆腔最底部进行手术操作，对腹腔内肠管干扰少，术后肠功能恢复快，术后肠粘连、肠梗阻发生率低。

3. 术后疼痛轻阴道穹隆附近由内脏神经支配，患者术后疼痛较皮肤切口明显减轻。

4. 阴式手术对机体的应激、免疫功能影响小各种手术创伤均可引起机体的应激反应，不利于术后康复。有研究通过分析患者的血糖、C 反应蛋白（CRP）、白细胞、皮质醇及白细胞介素 6（IL-6）水平，发现开腹组术后 IL-6 和 CRP 水平明显高于经阴道组，证明 TVH 对机体免疫抑制程度影响更小。TVH 组较 TAH 组应激反应轻，创伤小。

Cochrance 综述报道了一项比较了阴式全子宫切除术、开腹全子宫切除术及腹腔镜全子宫切除术的研究，结果显示，与开腹全子宫切除术比较，阴式全子宫切除术具有以下优点①住院时间短；②恢复正常活动快；③功能恢复好，疼痛评估改善佳；④无证据表明在满意度、术中损伤及合并症方面与开腹全子宫切除术存在差异。与腹腔镜全子宫切除术比较，阴式全子宫切除术具有以下优点①手术时间短；②总体费用低；③患者满意度高；④无证据表明在恢复正常活动所需时间、泌尿系统损伤及合并症方面与腹腔镜全子宫切除术存在差异。该系统综述得出结论，阴道子宫切除术在这 3 条途径中，具有最佳结局。

基于阴式手术的这些特点，阴式手术符合微创理念，符合 ERAS 理念——减少机体创伤及应激，实现术后快速康复。可见，选择合适的患者行阴式手术本身是 ERAS 的体现。

三、加速康复外科在阴式手术中应用

2019 年我国制定了《妇科手术加速康复中国专家共识》，有关阴式手术中 ERAS 的报道，主要集中在阴式全子宫切除术。

1. 术前宣教　理想的术前宣教应由主管医师、麻醉医师及护士共同完成，并采用口头、文字及视频等多种形式，对围手术期处理流程、患者需要配合完成的内容等进行详细介绍，推荐为每位患者发放宣传手册。同时，阴式手术患者，尤其是接受子宫切除术的患者，多为围绝经期女性和老年女性，容易产生焦虑、恐惧心理，临床医护人员应针对不同的文化背景，开展多种形式的健康教育。

2. 取消术前常规机械性肠道准备 自20世纪70年代以来，手术前的机械性肠道准备（MBP），包括口服泻剂或机械性灌肠，在外科广泛使用。通过减少粪便含量，MBP在理论上被认为可以减少细菌负荷和随后的腹腔感染。4项结直肠手术的荟萃分析结果显示，MBP与总死亡率、手术部位感染率、吻合口瘘发生率及再次手术干预率等均无明显关联。术前MBP可导致患者焦虑、脱水和电解质紊乱。

一项对150例阴式子宫切除术的RCT研究结果显示，MBP组和非MBP组的手术野的评估、手术时间及术中失血量均差异无统计学意义，MBP组患者的满意度下降，且腹胀、腹痛、肛门坠胀感、饥饿感等不良反应增加。

目前《妇科手术加速康复的中国专家共识》指出，在妇科良性疾病手术中，应取消常规肠道准备，当预计有肠道损伤可能时，如深部浸润型子宫内膜异位症、晚期恶性肿瘤，病变可能侵及肠管，可给予短程肠道准备。

3. 疼痛的管理 疼痛是手术应激的主要因素之一，疼痛可加重胰岛素抵抗、延迟患者术后早期康复、增加术后并发症的发生率、延长住院时间，并可能发展为慢性疼痛，降低患者术后的生活质量，因此，疼痛管理是ERAS的重要内容。有效的疼痛管理应包括：①疼痛评估。鼓励患者主动表达疼痛感受、根据实际情况综合选择视觉模拟评分法、数字等级评分法及面部表情评分等多种方法持续性动态评估、准确记录患者疼痛感受。建议静脉给药后15～30分钟或口服用药1～2 h后评估疼痛缓解情况。②多模式镇痛。ERAS倡导多模式镇痛，即多种镇痛方式、多种非阿片类药物联合使用，在达到理想术后镇痛的前提下，减少阿片类药物的使用，保证其他ERAS内容的效果，包括术后早期活动、早期进食、减少术后恶心呕吐的发生率。术后给予患者对乙酰氨基酚、非甾体抗炎药（如氟比洛芬酯）、加巴喷丁/普瑞巴林作为基础镇痛方案，若镇痛效果欠佳，可加用羟考酮/曲马多，当患者24 h内阿片类药物静脉给药超过2次时，可使用自控式镇痛泵。

阴式手术的术后镇痛研究较少，阴式全子宫切除术的麻醉方式如局部浸润麻醉、蛛网膜下腔阻滞麻醉均可减轻患者的术后疼痛，因此，可减少术后阿片类药物的使用，并可促进患者术后早期活动。

4. 早期拔除导尿管 阴式手术中留置尿管很常见，留置尿管可用于术中定位尿道和膀胱，以便于术中术后观察有无泌尿道损伤及计算尿量。但是留置尿管影响患者术后活动，损伤尿道黏膜，增加泌尿系统感染的风险，延长住院时间。

有研究表明，术后6 h，排尿功能已大部分恢复。Ottesen等研究表明阴式手术后不留置导尿管或术后 6 h 拔尿管是可行的。一项 ERAS 用于阴式全子宫切除手术的病例对照研究结果显示，ERAS 组留置导尿时间 7～17 h，明显短于非 ERAS 组。术后早期拔除尿管，有利于患者早日恢复下床活动，降低血栓发生，促进术后快速康复。

5. 术后恶心呕吐　PONV 发生的主要风险因素包括年龄<50 岁、妇科手术、腹腔镜手术、女性患者，晕动症、既往 PONV 史、非吸烟者、使用吸入性麻醉剂或一氧化氮、麻醉时间长、使用阿片类药物、肥胖等。可利用有效的风险评估量表对患者进行评估。

PONV 的处理：①可先给予 5-HT$_3$ 受体拮抗剂（昂丹司琼等），观察患者恶心呕吐的情况是否缓解，如用药效果欠佳，可联合氯丙嗪等其他止吐剂。研究证实，最佳的组合是 5-HT$_3$ 受体拮抗剂和氟哌利多或地塞米松，这 2 种方法疗效相当。②刺激内关穴有助于缓解恶心、呕吐症状。

6. 静脉血栓栓塞症的预防　术后使用 Caprini 血栓风险评估表动态评估患者血栓风险。对于 VTE 高风险患者，术后住院期间应继续穿着弹力袜，在患者耐受的情况下，建议日夜均穿着，可间歇脱下，至术后 1～2 个月，或者使用间歇性充气压缩泵，联合使用肝素会增强抗凝效果。密切观察患者皮肤情况，并观察患者有无呼吸急促、呼吸困难、胸痛、咯血、血压不稳定、血氧饱和度下降等症状。帮助患者早日下床活动。

四、麻醉方式与优化措施

麻醉方式的选择是 ERAS 管理的重要组成部分，其核心是减少患者的应激反应。与全身麻醉比较，神经阻滞和椎管内麻醉具有镇痛良好、减少全身麻醉药用量、减少疼痛慢性化、对胃肠道影响小、保护免疫功能等优点，其优势已被大量随机对照试验证实，成为许多 ERAS 指南中所推荐的麻醉方式。为减少应激，ERAS 倡导联合麻醉，即全身麻醉复合局部麻醉或区域麻醉，包括单次腰麻、腹横筋膜阻滞、局部切口麻醉药物浸润等多种形式。

当然，其他优化措施，如术前 2 h 摄取含碳水化合物清饮料、术中体温监测、优化液体管理、术后早期进食及下床活动等也被用于阴式手术中。ERAS 强调目标导向液体治疗方案，液体管理应该以生理指标为终点，患者术中的输液量和输注种类，应当在血流动力学监测下以最佳心排血量为原则。在保证容量的情况下酌情采用升压药以维持平均动脉压，保证腹腔脏器的血供。此外，术中体温维持也是 ERAS 麻醉管理中的重点之一。尤其强调在术前等候区对患者进行预保暖，可有效抑制麻醉诱导前核心部位热量到外周再分布。术中维持手术室内温度、应用加热装置、预热输液、体腔冲洗液加温等均有助于维持体温。术中使用胰岛素控制血糖接近正常（＜10 mmol/L），同时避免低血糖发生。

五、加速康复外科在阴式手术中的优势

1. 缩短住院日　住院日在一定程度上反映患者术后康复速度，是评价 ERAS 效果的主要指标。最早于 2002 年发表的有关 ERAS 应用于妇科盆底手术（阴道前壁/后壁修补 ± 阴式子宫切除）的前瞻性研究中，79% 的患者在术后 24 h 内出院，而在 ERAS 实施前，该院同类手术的平均住院日为 4 天。在另一项纳入阴式全子宫切除术的病例对照研究中，ERAS 组患者住院日较对照组缩短 51.6%（22.0 h vs. 45.5 h，P＜0.01），术后 24 h 内出院比例增加 4 倍（78% vs. 16%，P＜0.05）。

2. 不增加围手术期并发症发生率及再次住院率　已有研究表明，ERAS 在加速患者术后康复、缩短住院时间的同时，并不增加术后并发症和再次住院事件。Yoong 等报道在阴式全子宫切除术中，虽然 ERAS 患者出院后更容易因轻微术后不适就诊于急诊（15.6% vs. 0，P＜0.05），但再次住院率与对照组相比差异无统计学意义（4.0% vs. 0，P＞0.05）。Relph 等的研究提示了相似结果，ERAS 与非 ERAS 患者的再次住院率分别为 6.7% 和 0，ERAS 患者出院后有可能就诊于急诊，但差异无统计学意义（12% vs. 0，P＞0.05）。

3. 提高患者满意度　阴式全子宫切除术中，92.7% 的患者表示治疗过程符合或超出预期，85.4% 的患者可以接受术后 24 h 内出院，中位满意度评分为 10 分（1～10 分，10 分代表满意度最高）。在另一项研究中，阴式全子宫切除术后 4 周患者中位满意度评分为 8 分，65% 的患者评分＞9 分。

4. 降低住院费用　ERAS 在优化围手术期流程、缩短住院日的同时可进一步降低住院费用。阴式全子宫切除术中，每例 ERAS 患者住院费用平均降低 9.25%～15.20%。

六、小结

ERAS 与阴式手术相结合，可充分发挥阴式手术的优势，不但微创无瘢痕，而且加速患者术后康复、缩短住院时间、降低住院费用。然而，阴式手术也有其局限性，由于阴道空间狭小、视野暴露相对困难，经阴道手术的学习和实施，相对于开腹手术、腹腔镜手术较为困难，可发生膀胱损伤、输尿管损伤、直肠损伤、血管损伤、盆腔血肿等并发症。

ERAS管理的关键是减少手术带来的应激性损伤及异常的免疫炎症反应，应基于规范化、个体化的治疗原则，全面评估患者情况后选择合适的术式。术者尤应注意保障手术质量并减少出血、避免并发症等促进术后康复。

（戴建荣　顾丽萍）

参 考 文 献

［1］ 罗新. 阴式子宫手术的历史地位及现实地位. 实用妇产科杂志，2007，23（1）：1-3.

［2］ 陈卫红，马银芬，陈龙. 阴式与腹式全子宫切除术机体应激反应的比较. 中国微创外科杂志，2012，12（3）：254-256.

［3］ Aarts JW, Nieboer TE, Johnson N, et al. Surgical approach to hysterectomy for benign gynaecological disease. Cochrane Database Syst Rev, 2015, 12: CD00367.

［4］ 孙大为. 妇科手术加速康复中国专家共识. 中华妇产科杂志，2019，54（2）：1-7.

［5］ Dahabreh IJ, Steele DW, Shah N, et al. Oral mechanical bowel preparation for colorect-al surgery: systematic review and Meta-analysis. Dis Colon Rectum, 2015, 58 (7): 698-707.

［6］ Arnold A, Aitchison LP, Abbott J. Preoperative mechanical bowel preparation for abdo-minal, laparoscopic, and vaginal surgery: a systematic review. J Minim Invasive Gy-necol, 2015, 22 (5): 737-752.

［7］ Ballard AC, Parker-Autry CY, Markland AD, et al. Bowel preparation befor vaginal prolapse surgery: a randomized controlled trial. Obstet Gynecol, 2014, 123: 232-238.

［8］ Chou R, Gordon DB, de Leon-Casasola OA, et al. Management of postoperative pain: a clinical practice guideline from the american pain society, the american society of regional anesthesia and pain medicine, and the american society of anesthesiologists' committee on regional anesthesia, executive committee, and administrative council. J Pain, 2016, 17 (2): 131-157.

［9］ Hristovska AM, Kristensen BB, Rasmussen MA, et al. Effect of systematic local infiltration analgesia on postoperative pain in vaginal hysterectomy: a randomized, placebo-controlled trial. Acta Obstet Gynecol Scand, 2014, 93 (3): 233-238.

［10］ Hristovska AM, Kristensen BB, Rasmussen MA, et al. Effect of systematic local infiltration analgesia on postoperative pain in vaginal hysterectomy: a randomized, placebo-controlled reial. Acta Obstet Gynecol Scand, 2014, 93 (3): 233-238.

［11］ Ottesen M, Sorensen M, Rasmussen Y, et al. Fast track vaginal surgery. Acta Obstet Gynecol Scand, 2002, 81: 138-146.

［12］ Yoong W, Sivashanmugarajan V, Relph S, et al. Can enhanced recovery pathways im-prove outcomes of vaginal hysterectomy? Cohort control study. J Minim Invasive Gyne-col, 2014, 21 (1): 83-89.

［13］ Gan TJ, Diemunsch P, Habib AS, et al. Consensus guidelines for the management of postoperative nausea and vomiting. Anesth Analg, 2014, 118 (1): 85-113.

［14］ Apfel CC, Heidrich FM, Jukar-Rao S, et al. Evidence-based analysis of risk factors for postoperative nausea and vomiting. Br J Anaesth, 2012, 109 (5): 742-753.

［15］ Apfel CC, Laara E, Koivuranta M, et al. A simplified risk score for predicting postoperative nausea and vomiting: conclusions from cross-validations between two centers. Anesthesiology, 1999, 91 (3): 693-700.

［16］ 梁庭波. 加速康复外科理论与实践. 北京：人民卫生出版社，2018：56-58.

［17］ Frey UH, Scharmann P, Löhlein C, et al. P6 acustimulation effectively decreases postoperative nausea and vomiting in highrisk patients. Br J Anaesth, 2009, 102 (5): 620-625.

［18］ 黄宇光. 麻醉在快速康复外科中扮演的角色. 广东医学，2016，37（18）：2698.

［19］ Relph S, Bell A, Sivashanmugarajan V, et al. Cost effectiveness of enhanced recovery after surgery programme for vaginal hysterectomy: a comparison of pre and post-implementation expenditures. Int J Health Plann Manage, 2014, 29 (4): 399-406.

第三节 加速康复外科在腹腔镜手术中的应用

ERAS 最早应用于结直肠外科，之后逐步推广到胃手术、肝脏手术、骨科手术、泌尿外科手术及妇科手术。ERAS 已应用于产科、盆底手术、妇科开腹手术及微创手术等，其对手术临床结局的改善作用已经得到多中心研究的证实。为规范及推动 ERAS 在妇科临床的应用，中华医学会妇产科学分会于 2019 年 2 月在《中华妇产科杂志》上刊登了《妇科手术加速康复的中国专家共识》。

腹腔镜手术指在密闭的盆、腹腔内进行检查或治疗的内镜手术操作。自1947 年被引入妇科领域后，由于冷光源、光纤传导技术、显示技术及二氧化碳技术的发展，腹腔镜手术得到了迅速的发展。腹腔镜既能充分暴露手术视野，又能清晰的显示局部解剖结构，为妇科腹腔镜手术的微创、精准提供了良好的平台。腹腔镜手术具备创伤小、出血少、机体内环境干扰小、患者痛苦少、恢复快及住院时间短等优点，综合 ERAS 的其他优化措施可以更好的促进患者康复。

腹腔镜手术、开腹手术及阴式手术为妇科手术的三大基本技术。为更好的促进患者康复，3 种手术的围手术期处理应该遵循 ERAS 理念及相关共识和指南，落实相应的各项措施。然而，由于手术方式的不同，其适应证、禁忌证不同，术后并发症，以及具体的 ERAS 措施也会有相应的特殊性。下面就腹腔镜手术围手术期 ERAS 相关特殊措施做简单介绍。

一、术前部分

1. **术前评估**　手术方式应当根据其适应证及禁忌证进行选择。2012 年，中华医学会在《中华妇产科杂志》刊登了《妇科腹腔镜诊治规范》，对腹腔镜手术的适应证及禁忌证进行了明确的规范。规范明确腹腔镜手术的绝对禁忌证为：①严重的心、脑血管疾病及肺功能不全；②严重的凝血功能障碍、血液病；③膈疝。妇科手术医师应详细询问病史，进行仔细的体格检查，完善相关辅助检查，联合麻醉科等相关科室对患者的基础疾病进行评估和纠正，确认是否具有实施腹腔镜手术的适应证，是否具有进入 ERAS 相关路径的基础和条件。

腹腔镜手术的适应证也随着腹腔镜技术的发展和疾病认识程度加深而变化。《妇科腹腔镜诊治规范》中早期子宫颈癌是腹腔镜手术的选择性适应证，而"《2020 NCCN 子宫颈癌临床实践指南（第 1 版）》解读"中明确推荐开腹手术是根治性子宫切除术的标准方法。腹腔镜手术联合 ERAS 用于妇科良性肿瘤手术已得到国内外学者的广泛认同，而在恶性肿瘤方面应用仍在探索。腹腔镜手术的复杂程度、创伤程度及并发症风险具有巨大的异质性。妇科医师手术的学习曲线也有巨大的差异。Piovano E 等研究发现，不同的妇科肿瘤小组施行 ERAS 的效果具有很大的差异。因此，腹腔镜手术适应证也应当充分评估医师团队的学习曲线。

2. **术前宣教**　研究表明，患者参与医疗保健是影响医疗依从性的一个重要因素。术前宣教应遵循 ERAS 常规步骤，由主管医师、麻醉医师及护理等团队成员共同完成，对围手术期 ERAS 具体流程及患者需配合步骤进行详细介绍。良好的术前宣教可缓解患者术前焦虑、恐惧及紧张情绪，减轻应激反应，提高患者的参与度及配合度，有助于 ERAS 项目的顺利实施。

3. **术前优化措施**　戒烟、戒酒、改善贫血及营养支持的优化措施遵循《妇科手术加速康复的中国专家共识》（以下简称共识）。研究证实，基线运动能力降低的患者，其术后死亡率升高，并发症风险增加，功能恢复时间延长。术前优化运动干预、营养支持及心理干预三模式预康复训练可以提高患者功能状态储备，促进术后更好的恢复。建议门诊宣教相关优化措施，于术前 2～4 周开始施行相关措施。

4. **术前肠道准备**　肠道准备包括口服抗生素和或机械性肠道准备。传统意义上，肠道准备的目的在于减少术后感染，避免肠道吻合口瘘，避免肠管内容物多影响手术视野暴露。肠道准备相关文献大多来源于结直肠手术。Rollins KE 等荟萃分析表明，机械性肠道准备与否不影响手术后并发症的发生。Toh J 等进行的荟萃分析比较机械性肠道准备联合口服抗生素、口服抗生素、机械性肠道准备及不行肠道准备 4 种术前肠道准备后，认为机械性肠道联合口服抗生素的手术部位感染率最低，口服抗生素次之，而吻合口瘘、再次吻合及再次手术率在 4 种肠道准备上无明显差异。国内研究报道不行肠道准备并不影响腹腔镜手术视野暴露。因此，推荐妇科微创手术不应常规行机械性肠道准备，包括妇科肿瘤手术，但长期便秘患者除外。计划行结肠切除的患者，术前可考虑口服抗生素，或者联合机械性肠道准备。《结直肠手术应用加速康复外科中国专家共识（2015）》不提倡常规肠道准备，术中结肠镜检查或有严重便秘的患者除外，而妇科腹腔镜手术行结直肠切除手术的肠道准备方案需更多随机对照研究数据。

5. **术前饮食与禁食**　术前禁食禁饮及摄入碳水化合物措施建议遵循《妇科手术加速康复的中国专家共识》。术前禁食目的是预防麻醉期间胃内容物反流导致吸入性肺炎。中华医学会麻醉学分会的相关指南明确支持美国麻醉医师协会的推荐，即手术麻醉诱导前第 2、6、8 h 分别可以进食清饮料、清流质食物、肉类和高脂饮食是安全的。患者手术 2 h 前摄入量≤5 ml/kg，或总量≤300 ml 清饮料，有助于缓解术前饥渴、紧张及焦虑情绪，减轻围手术期胰岛素抵抗，减少术后恶心与呕吐及其他并发症的发生。对于无法进食或进水的患者，术前静脉葡萄糖输注 5 mg/（kg·min）也能减少术后胰岛素抵抗，减少蛋白质丢失，有利于患者康复。

对于糖尿病患者术前饮食优化措施，目前暂无相关指南明确，建议联合内分泌科共同维持患者血糖水平，避免高血糖或低血糖发生。围手术期高血糖与手术部位感染风险增加密切相关，因此，推荐对所有患者均应监测血糖水平，并使之维持在＜11.11 mmol/L。

6. **静脉血栓的预防**　所有腹腔镜手术必须进行静脉血栓风险评估，对于普通妇科手术时间超过 60 分钟，以及其他静脉血栓中、高风险患者，建议行机械性及药物双重预防措施。共识推荐所有手术时间超过 30 分钟的妇科肿瘤患者需行双重预防措施，并持续至整个住院期间，对具有高危因素患者药物预防持续至术后 28 天。持续使用激素的患者，应按照静脉血栓高风险人群处理。

7. **减少手术部位感染**　李晓丹等通过观察腹腔镜治疗卵巢良性肿瘤的临床过程，发现术前不备皮组的术后发热及伤口愈合与备皮组均无区别，认为普通手术可以无须备皮。然而有研究报道开腹妇科肿瘤手术后手术部位感染率高达 20%～30%，考虑腹腔镜手术存在中转开放性手术可能，以及尽量减少手术部位感染率，共识推荐患者应在术前用氯己定抗菌肥皂淋浴，术前在手术室用葡萄糖酸氯己定溶液备皮。

腹腔镜手术涉及各类手术切口类型，应根据切口类型，按照原则选择使用预防性抗生素（Ⅰ类切口除外），并在切皮前 30～60 分钟静脉滴注完毕，在涉及肠道手术中应增加抗厌氧菌药物，并根据手术持续时间和失血量调整剂量。

术中低体温与手术部位感染及心脏事件风险增加有关。一项随机对照试验结果显示，手术前后额外保温 2 h 组与仅术中保温组相比，额外保温组患者手术部位感染率等并发症发生率明显降低。指南推荐术中持续体温监测，并采取主动保温措施，保证手术前后中心体温＞36 ℃。保温措施包括保温毯、加温床垫、加温静脉输液及腹腔冲洗液。腹腔镜使用 CO_2 充气形成气腹，术中 CO_2 对体温的影响及是否需加热仍需进一步研究。

二、术中部分

1. **手术过程**　腹腔镜手术符合共识倡导的在精准、微创及损伤控制下完成手术，以减小创伤应激的理念。腹腔镜微创经过多年发展，出现了机器人腹腔镜、经脐单孔腹腔镜、经阴道，以及经阴 NOTES 等多种方式的腹腔镜。本章节主要阐述传统腹腔镜入路。根据医师团队的学习曲线，选择合适的适应证是保证精准、微创的关键。ERAS 的理念不能单纯追求缩短住院日，更应当重视患者的远期收益。为避免微创变巨创，肿瘤医源性播散等情况发生，应当有随时中转开放性手术的理念。

第一个穿刺套管盲法置入是腹腔镜手术并发症的高危因素。近年仍有相关损伤报道，例如，胃穿孔、肠破裂，甚至腹主动脉破裂等。麻醉诱导扣面罩容易出现胃充气鼓胀，增加胃穿孔风险。术者可行腹部检查，明确上腹部膨隆原因，必要时可行胃肠减压排出胃部气体，避免胃体受创。

腹腔镜手术是器械依赖性操作，经验和技巧比其他手术更有决定性作用，因此，必须掌握各种器械的性能，避免因器械不熟练导致的热损伤等相关并发症。腹腔镜手术"无触感"缺陷更要求术中精通解剖结构，避免视野盲区操作导致邻近脏器损伤。

气腹相关并发症是腹腔镜手术所特有的，包括充气并发症及 CO_2 吸收后引起的腹膜局部或全身的酸碱平衡改变。提高穿刺套管置入技术，以最短的腹壁距离进入腹腔，减少腹壁内潜行及腹膜撕裂，有利于减少 CO_2 相关并发症。

Hua J 等荟萃分析了低气腹压力及标准气腹压力应用于腹腔镜胆囊切除术，发现低气腹压力手术是安全的，具有更低的术后疼痛且不增加手术时间。Bogani G 等荟萃分析了 3 种气腹压力（8 mmHg、12 mmHg、15 mmHg）应用于妇科腹腔镜手术，发现低气腹压力在妇科腹腔镜手术患者术后疼痛方面有轻微的益处，不会增加手术时间、失血或手术相关的发病率，但不同气腹压力不影响患者的住院时间。研究报道低气腹压力对肝功能影响更小。目前共识对气腹压力并无相关推荐。探索更适宜的腹腔 CO_2 压力及流量，使之更符合 ERAS 理念，仍需要更多国内相关临床研究。

2. **麻醉方案** 腹腔镜手术采用全身麻醉或与区域阻滞麻醉联合。ERAS 旨在选择合适麻醉方式选择，以减少患者围手术期的应激反应。全身麻醉可以使患者意识消失，但手术的各种刺激仍然存在。而区域阻滞麻醉可以阻断神经刺激的传导，具有镇痛确切、降低应激反应及神经敏化，防止慢性疼痛形成等作用，同时明显减少全身麻醉用药，对胃肠道和免疫功能影响小。

共识推荐使用短效麻醉药。全身麻醉诱导阶段标准用药为丙泊酚，其起效快，术后恶心呕吐发生率低。维持阶段可用短效吸入剂，如七氟烷、地氟烷。静脉持续丙泊酚控制维持在减少术后恶心呕吐方面具有优势。术中应尽量减少阿片类镇痛药物的应用，必要时辅助以小剂量短效阿片类药物。

可使用脑电双频谱指数来监测麻醉深度以减少麻醉药物的剂量，避免术中知晓或麻醉过深，从而促进患者快速苏醒。使用肺功能保护通气策略可减少术后呼吸系统并发症。

3. **围手术期目标导向液体治疗策略** 液体管理应当贯穿整个围手术期，包括术前、术中及术后。患者通过缩短禁食禁饮时间、不常规行机械性肠道准备及术前 2 h 前口服清饮料等措施维持术前液体容量。研究显示，长时间禁食及机械性肠道准备均能导致患者液体容量不足。

术中液体治疗的目的在于维持有效循环容量，保证组织灌注，并避免发生水肿。静脉输注过量可导组织水肿，影响组织器官功能，引发肠壁水肿致肠功能恢复延迟、术后恶心呕吐、肠梗阻、吻合口瘘、肠道菌群异位，从而延长住院时间。而低血容量又可能会导致急性肾损伤、感染、败血症及谵妄等术后并发症，影响患者康复速度。共识推荐对于妇科中小型手术，可给予 1～2 L 平衡盐溶液，并根据患者的生命体征调整滴速和用量。对于大型手术及血流动力学不稳定时，建议采用目标导向液体治疗策略监测血流动力学并管理液体入量。液体输入后并不增加心排血量，此时如仍存在循环异常，应考虑使用血管活性药物和正性肌力药物。荟萃分析，结直肠手术中采用目标导向液体治疗策略有助于肠道功能恢复。腹腔镜手术中的头低足高位及气腹压力可干扰血流动力学监测结果的判断，液体输入量较平卧位应当增加。

术后液体维持推荐患者早期进食，通过饮水满足自身的液体需求，并尽早停止静脉输液。Han-Geurts IJ 等研究发现胃肠手术后患者早期进食并不增加吻合口漏等并发症的发生，且可降低感染的发生率、缩短住院时间。对于高危患者，可继续使用目标导向液体治疗策略指导术后补液。

4. 术后恶心与呕吐的预防及治疗 腹腔镜手术是 PONV 的高危因素,预防及治疗 PONV 能促进患者术后快速恢复经口进食、肠道恢复。具体措施建议遵照共识相关推荐。Chemali ME 等在荟萃分析结直肠术后疼痛管理对 ERAS 的影响中发现疼痛管理减轻术后呕吐发生率。因此,腹腔镜术后良好的镇痛有利于防止 PONV。

5. 各种引流管的放置 按照共识进行术前饮食、禁食管理,腹腔镜手术中不需常规放置鼻胃管。术前或术中发现胃肠胀气,为避免穿刺套管刺伤、干扰视野暴露,可置入胃管排气,术毕拔除。部分患者术中发现结直肠胀气影响阴道直肠窝周围及深部结构暴露,可置入临时肛管排气,排气结束后立即拔除肛管。

腹腔镜具有放大视野效果,因此,解剖结构暴露清晰,术中创伤小、出血少,甚至可以达到无血。对于大多妇科良性疾病经腹腔镜手术无须放置腹腔引流管,但盆腔感染性手术除外。

对于妇科恶性肿瘤术后是否放置腹腔引流管,目前暂无明确指南。Jesus EC 等研究发现,放置腹腔引流不能减少相关并发症的发生,也不能早期识别手术部位感染及腹腔内出血,反而会延长住院时间。也有研究报道盆腔淋巴结切除术后放置腹腔引流管反而增加淋巴囊肿的发生率,因此不建议放置引流管。国内关于 ERAS 在妇科肿瘤手术应用的研究中,对于引流管放置情况大多没有详细的描述。因此,对于恶性肿瘤术后引流管放置的适应证及拔除时机仍需要更多的随机对照研究。

留置尿管可影响患者术后活动,延长住院时间,并且增加泌尿系统感染的风险,建议 24 h 内拔除。麻醉前患者已排空膀胱,无尿潴留的患者,行腹腔镜手术如不涉及膀胱,且手术时间<1 h,可以不留置尿管。如术中膀胱考虑有损伤,或者已行膀胱修补,建议联合泌尿外科制订留置尿管方式及时间,避免出现膀胱瘘。

三、术后部分

1. 术后疼痛管理 腹腔镜手术后 24 h 内大多患者经历过中重度的疼痛。术后急性疼痛增加了术后慢性疼痛的发生率。疼痛管理是 ERAS 的重要内容,影响患者术后康复及远期生活质量。镇痛方式推荐多模式镇痛及预防性镇痛,其中预防性镇痛是指术前预先给予镇痛药物,抑制中枢和外周痛觉敏化,从而预防或减轻术后疼痛,并抑制急性疼痛向慢性疼痛转化。建议多模式术后镇痛避免使用阿片类药物,强调使用去阿片类药物,如非甾体抗炎药和地塞米松等。

腹腔镜手术后的穿刺口疼痛及肩痛具有特殊性。腹横筋膜阻滞及切口局部浸润麻醉均可以用于妇科手术切口镇痛,但两者对术后内脏疼痛无效。Hachem 等研究发现,穿刺口附近局部浸润麻醉对术后疼痛的缓解要优于腹横筋膜阻滞。

Ravndal 等研究发现，穿刺口附近浸润麻醉可以缓解术后 5 h 内活动的疼痛，但对静息痛并无改善，且术后阿片类药物需求也没有减少。

相比穿刺口的疼痛，腹腔镜术后肩痛对患者术后的活动及恢复影响更大。肩痛形成的原因有 2 个方面：①由于 CO_2 进入腹腔，使膈肌上抬，膈肌下穹隆扩张，牵拉膈下神经引起牵涉性肩痛；②气腹解除后，残留的 CO_2 进入腹膜重新开放的毛细血管，形成碳酸对膈膜造成刺激引发肩部反射痛。研究证实，术前使用非甾体抗炎药，术中采用更低的气腹压力，术后采用变换体位方式排出体内 CO_2 能有效减轻肩痛。

腹腔镜术后疼痛原因及种类复杂，采用多模式镇痛及其他方式减轻患者术后疼痛，减少阿片类药物应用，促进患者术后恢复更符合 ERAS 的理念。

2. **术后治疗和护理措施**　腹腔镜手术过程中大多采用膀胱结石位，合适的腿部姿势，减少腓肠肌及腘窝处静脉压迫，有助于减少下肢静脉血栓形成。根据术前静脉血栓风险评估及术中情况，决定术后预防血栓的方案及时间。术后促进肠道恢复措施遵循共识指导，采用多措施促进肠道功能恢复。目前已经证实术后早期经口进食的安全性，其并不增加术后吻合口瘘和恶心、呕吐发生率。建议患者在术后接受营养支持时，摄入能量的目标量为 25～30 kcal/（kg·d），摄入蛋白质的目标量是 1.5～2.0 g/（kg·d），并早期摄入足量蛋白质。如患者出现恶心呕吐、腹胀等喂养不耐受情况，建议排除肠梗阻等情况，并停止或减少经口喂养，改肠外营养。对于生命体征平稳，无血栓等下床活动禁忌的患者，鼓励 24 h 内尽早离床活动，并逐渐增加活动量。

3. **出院标准及随访**　腹腔镜患者术后出院标准及随访计划遵循共识建议。研究发现实行日间妇科手术的患者中，独居及＞65 岁的患者当日出院后具有更差的舒适度。考虑患者的个体差异，应个性化制订出院标准，避免增加医患矛盾及再次住院率。

Jones D 等研究发现对采用 ERAS 的结直肠手术患者进行出院后的详细宣教有助于提高患者的满意度，减少出院后非计划的就诊率。因此，对于 ERAS 患者应当加强出院前宣教，制订详细的随访计划，随访至术后 30 天，须特别注意并发症等情况。

Gustafsson UO 等研究结肠癌手术后 5 年生存率，发现 ERAS 执行率＞70% 的患者，死亡率降低 42%。有学者认为 ERAS 能够帮助肿瘤患者更快康复以接受术后化疗，从而提高患者长期生存率。因此，对于恶性肿瘤患者应当延长随访时间。ERAS 不仅要促进患者术后恢复、缩短住院时间，更应当关注患者的中远期收益。

腹腔镜手术体现了手术方式理念的革新，突出微创、精准。ERAS 体现了围手术期管理理念的变革，着重患者全方位的恢复。两者的结合必将使患者取得更大获益。目前国内有关 ERAS 应用于妇科腹腔镜手术的文献多为回顾性研究，缺乏高质量的证据支持。随着更多深入研究的完成，腹腔镜手术相关的 ERAS 措施将更优化、有效。

（谢晓英）

参 考 文 献

［1］ Kehlet H. Muhimodal approach to control postoperative pathophysiology and rehabilitation. Br J Anaesth, 1997, 78 (5): 606-617.

［2］ Wijk L, Udumyan R, Pache B, et al. International validation of enhanced recovery after surgery society guidelines on enhanced recovery for gynecologic surgery. Am J Obstet Gynecol, 2019, 221 (3): 237. e1-e237. e11.

［3］ 中华医学会妇产科学分会加速康复外科协作组. 妇科手术加速康复的中国专家共识. 中华妇产科杂志，2019，54（2）：73-79.

［4］ 杨尹默. 加速康复外科临床实践中应重视的几个问题. 中国实用外科杂志，2018，38（1）：34-36.

［5］ 中华医学会妇产科学分会妇科内镜学组. 妇科腹腔镜诊治规范. 中华妇产科杂志，2012，47（9）：716-718.

［6］ 周晖，刘昀昀，罗铭，等.《2020 NCCN 子宫颈癌临床实践指南（第 1 版）》解读. 中国实用妇科与产科杂志，2020，36（2）：131-138.

［7］ Piovano E, Ferrero A, Zola P, et al. Clinical pathways of recovery after surgery for advanced ovarian/tubal/peritoneal cancer: an NSGO-MaNGO international survey in collaboration with AGO-a focus on surgical aspects. Int J Gynecol Cancer, 2019, 29 (1): 181-187.

［8］ 卢沛，戴付敏. 患者参与快速康复外科术后早期活动现状研究. 齐鲁护理杂志，2017，23（22）：60-62.

［9］ Robinson TN, Wu DS, Pointer L, et al. Simple frailty score predicts postoperative complications across surgical specialties. Am J Surg, 2013, 206 (4): 544-550.

［10］ Santa Mina D, Scheede-Bergdahl C, Gillis C, et al. Optimization of surgical outcomes with prehabilitation. Appl Physiol Nutr Metab, 2015, 40 (9): 966-969.

［11］ Rollins KE, Javanmard-Emamghissi H, Lobo DN. Impact of mechanical bowel preparation in elective colorectal surgery: A meta-analysis. World J Gastroenterol, 2018, 24 (4): 519-536.

［12］ Toh JWT, Phan K, Hitos K, et al. Association of mechanical bowel preparation and oral antibiotics before elective colorectal surgery with surgical site infection: A network meta-analysis. JAMA Netw Open, 2018, 1 (6): e183226.

［13］ 王巍，潘凌亚. 循证观念改善临床结局：妇科 / 肿瘤加速康复指南 2019 年更新及解读. 协和医学杂志，2019，10（6）：582-588.

［14］ Practice guidelines for preoperative fasting and the use of pharmacologic agents to reduce the risk of pulmonary aspiration: application to healthy patients undergoing elective procedures: an updated report by the american society of anesthesiologists task force on preoperative fasting and the use of pharmacologic agents to reduce the risk of pulmonary aspiration. Anesthesiology, 2017, 126 (3): 376-393.

［15］ Practice guidelines for preoperative fasting and the use of pharmacologic agents to reduce the risk of pulmonary aspiration: application to healthy patients undergoing elective procedures. an updated report by the american society of anesthesiologists task force on preoperative fasting and the use of pharmacologic agents to reduce the risk of pulmonary aspiration. Anesthesiology, 2017, 126 (3): 376-393.

［16］ 吴国豪. 加速康复外科时代营养治疗的合理应用. 中国实用外科杂志，2018，38（3）：254-256.

［17］ 李晓丹，刘媛媛，白莲花，等. 加速康复外科理念在腹腔镜下卵巢良性疾病患者围手术期的应用. 中国妇产科临床杂志，2018，19（6）：501-503.

［18］ Hawn MT, Richman JS, Vick CC, et al. Timing of surgical antibiotic prophylaxis and the risk of surgical site infection. JAMA Surg, 2013, 148 (7): 649-657.

［19］ ACOG Practice Bulletin No. 195: Prevention of Infection After Gynecologic Procedures. Obstet Gynecol, 2018, 131 (6): e172-e189.

［20］ Wong PF, Kumar S, Bohra A, et al. Randomized clinical trial of perioperative systemic warming in major elective abdominal surgery. Br J Surg, 2007, 94 (4): 421-426.

［21］ Hua J, Gong J, Yao L, et al. Low-pressure versus standard-pressure pneumoperitoneum for laparoscopic cholecystectomy: a systematic review and meta-analysis. Am J Surg, 2014, 208 (1): 143-150.

［22］ Bogani G, Martinelli F, Ditto A, et al. Pneumoperitoneum pressures during pelvic laparoscopic surgery: a systematic review and meta-analysis. Eur J Obstet Gynecol Reprod Biol, 2015, 195: 1-6.

［23］ Cheng ZJ, Wang YB, Chen L, et al. Effects of different levels of intra-Abdominal pressure on the postoperative hepatic function of patients undergoing laparoscopic cholecystectomy: A systematic review and meta-analysis. Surg Laparosc Endosc Percutan Tech, 2018, 28 (5): 275-281.

［24］ Becker BF, Chappell D, Jacob M. Endothelial glycocalyx and coronary vascular permeability: the fringe benefit. Basic Res Cardiol, 2010, 105 (6): 687-701.

［25］ Marjanovic G, Villain C, Juettner E, et al. Impact of different crystalloid volume regimes on intestinal anastomotic stability. Ann Surg, 2009, 249 (2): 181-185.

［26］ Gómez-Izquierdo JC, Feldman LS, Carli F, et al. Meta-analysis of the effect of goal-directed therapy on bowel function after abdominal surgery. Br J Surg, 2015, 102 (6): 577-589.

［27］ Han-Geurts IJ, Hop WC, Kok NF, et al. Randomized clinical trial of the impact of early enteral feeding on postoperative ileus and recovery. Br J Surg, 2007, 94 (5): 5555-5561.

［28］ Chemali ME, Eslick GD. A Meta-Analysis: Postoperative Pain Management in Colorectal Surgical Patients and the Effects on Length of Stay in an Enhanced Recovery After Surgery (ERAS) Setting. Clin J Pain, 2017, 33 (1): 87-92.

［29］ El Hachem L, Small E, Chung P, et al. Randomized controlled double-blind trial of transversus abdominis plane block versus trocar site infiltration in gynecologic laparoscopy. Am J Obstet Gynecol, 2015, 212 (2): 181-182.

［30］ Ravndal C, Vandrevala T. Preemptive local anesthetic in gynecologic laparoscopy and postoperative movement-evoked pain: A Randomized Trial. J Minim Invasive Gynecol, 2016, 23 (5): 775-780.

［31］ 刘慧丽，张小青，李跃新，等. 不同多模式镇痛策略对腹腔镜手术后疼痛的影响. 临床麻醉学杂志，2014，30（3）：235-238.

［32］ Madsen MV, Istre O, Staehr-Rye AK, et al. Postoperative shoulder pain after laparoscopic hysterectomy with deep neuromuscular blockade and low-pressure pneumoperitoneum: A randomised controlled trial. Eur J Anaesthesiol, 2016, 33 (5): 341-347.

［33］ Evans S, Myers EM, Vilasagar S. Patient perceptions of same-day discharge after minimally invasive gynecologic and pelvic reconstructive surgery. Am J Obstet Gynecol, 2019, 221 (6): 621. e1-e621. e7.

［34］ Jones D, Musselman R, Pearsall E, et al. ready to go home? patients' experiences of the discharge process in an enhanced recovery after surgery (ERAS) program for colorectal surgery. J Gastrointest Surg, 2017, 21 (11): 1865-1878.

［35］ Gustafsson UO, Oppelstrup H, Thorell A, et al. Adherence to the ERAS protocol is associated with 5-Year survival after colorectal cancer surgery: A retrospective cohort study. World J Surg, 2016, 40 (7): 1741-1747.

第四节　加速康复外科在宫腔镜手术中的应用

加速康复外科通过对手术期处理措施的优化，多学科协助，以减少手术患者生理和心理的创伤及应激反应，减轻疼痛、缩短恢复时间、减少术后并发症发生，目前在妇科领域有了一定的临床实践和经验。通过将 ERAS 理念与宫腔镜手术特点相结合，以期扩展 ERAS 在妇科手术领域中的应用。

随着内镜技术的发展，宫腔镜已经成为诊断和治疗子宫腔内病变的金标准，可诊断和治疗包括异常子宫出血、子宫内膜息肉、子宫内膜增生、子宫黏膜下肌瘤、宫腔粘连、子宫瘢痕憩室、生殖道畸形、妊娠物残留等在内 10 余种妇科疾病，其主要特征是通过人体自然腔道进行操作，不需要开腹、创伤小，而且能直视下进行手术操作，诊断率高，对子宫无明显损伤，患者术后恢复较快，这使得 ERAS 能够充分运用于宫腔镜手术中，并让更多的患者从中获益。

一、术前准备

1. 术前评估　妇科医师、麻醉医师应仔细询问患者病史，全面筛查患者的健康及一般状况，明确手术指征及排除手术禁忌，充分评估手术及麻醉的风险，针对可能出现的并发症制订相应预案。初步确定患者是否具备进入 ERAS 相关路径的条件。

2. 术前宣教　由主管妇科医师、麻醉医师及责任护士分别介绍有关手术、麻醉、护理方面在围手术期的处理过程，针对不同患者，可以采用口头、文字、图片、视频等形式，便于患者预先了解整个诊疗过程，消除其紧张、焦虑、恐惧情绪，并使患者知晓自己在治疗过程中所占的重要作用，积极主动参与并配合诊疗，有助于围手术期疼痛管理、术后早期排尿、早期进食、早期活动等。

3. 建议　手术周期内无性生活，术前 4 周开始戒烟、戒酒（包括二手烟），避免增加围手术期并发症的发生率。

4. 宫腔镜无须进腹，避免术前常规肠道准备　如口服泻剂或灌肠，特别是老年患者，可导致脱水及电解质失衡。避免术前长时间的禁食禁饮，对无胃肠功能紊乱及糖尿病的患者，推荐术前（麻醉诱导前）6 h 禁食乳制品及固体食物（油炸、脂肪及肉类食物需禁食 8 h 以上），术前 2 h 禁食流质食物。术前 2 h 摄入适量清饮料，推荐 12.5% 碳水化合物饮料，总量≤400 ml，有助于缓解术前口渴、紧张及焦虑情绪，减少术后恶心呕吐及其他并发症。

二、术中管理

1. 术前药物的使用　预防性应用抗生素有助于降低术后感染发生率，预防用药应同时包括针对需氧菌及厌氧菌，应在切开皮肤前 30~60 分钟输注完毕。

预防疼痛可有效降低迷走神经综合征（出现低血压、心动过缓、出汗、晕厥等）发生，对无麻醉或局部麻醉宫腔镜患者可辅以非甾体抗炎药或选择性环氧合酶-2抑制剂或间苯三酚等药物减轻疼痛刺激。

2. 麻醉方式　可选择无麻醉、镇痛、局部麻醉、静脉麻醉、椎管内麻醉及全身麻醉，根据患者意愿、手术复杂程度、手术时间选择麻醉方式。一般建议优先选择局部麻醉或单纯镇痛，以减少术后恶心、呕吐、肺部炎症等，并建议在充分完善手术准备后开始麻醉，尽量减少麻醉剂量及麻醉时间。多项文献表明，在没有任何形式的镇痛和（或）麻醉情况下，大多数宫腔镜检查仍可有效进行。

3. 手术方式及器械的选择　提倡手术精准、减少术中出血、缩短手术时间，以减小创伤应激。子宫内膜小息肉（直径＜0.5 cm）可使用微型剪刀和（或）抓钳切除，较大的息肉（直径＞0.5 cm）可使用抓钳或双极电切或刨削系统。子宫黏膜下肌瘤选择电切、汽化或刨削系统。宫腔粘连根据粘连性质（膜性、肌性及纤维性）及程度（轻度、重度、重度）可选着不同的手术方式及器械，膜性粘连可直接钝性分离，肌性及纤维性的粘连通常选择剪刀或电切，中度粘连可选择剪刀或分离钳，重度粘连使用双极电切，一般从粘连组织无血管的中央区开始电切。子宫纵隔及阴道纵隔可使用针状电极并配合微型剪刀手术。子宫瘢痕憩室可选择双极电切或汽化憩室血管的方法治疗，但在疗效方面尚未达成明确的共识。宫内妊娠物残留宫腔镜手术相比传统清宫术更准确、有效和安全，并可降低短期及长期并发症的风险，多选择非能量器械手术，避免内膜的热损伤，如鳄鱼嘴样抓钳、微型剪刀、不通电的环状电极，对附着牢固者可进行电切。

4. 术中体温监测　避免低体温可降低术后感染及其他并发症的发生，在患者进入手术室前，应调节好室内的温度（24～26 ℃）和湿度（50% 的相对湿度）会使患者感到温暖和舒适。术中通过暖风机、保温毯、输液加热器等保温措施，维持患者中心体温＞36 ℃，宫腔镜手术中常选择鼻咽部及鼓膜进行体温测量。

5. 维持水、电解质平衡　宫腔镜中应用液态膨宫介质从子宫腔内大量进入静脉循环系统可导致低渗综合征，严重时出现呼吸循环及中枢系统症状甚至危及生命。术中需限制静脉输液量、监测出入量，控制子宫腔压力在 80～100 mmHg，控制手术时间＜1 h，并尽量选择电解质液体为膨宫介质，当手术时间超过 90 分钟、非电解质溶液入量及出量差达 1500 ml 或电解质溶液出入量差达 2500 ml 时，需立即停止宫腔镜手术并予以呋塞米利尿，剂量为 10～40 mmol/L。

6. 预防子宫穿孔　子宫腔内操作、置镜、扩孔等均可导致子宫穿孔，术前应充分评估术中可能出现子宫穿孔的危险因素，研究发现子宫壁薄、子宫手术史、子宫颈软化不足、中重度宫腔粘连、多发肌瘤、手术器械使用不当、孕次≥3 次为宫腔镜子宫穿孔的危险因素。对有子宫颈手术史、未育、绝经后患者术前一天予以米索前列醇、卡孕栓等药物置于其阴道后穹隆处以软化子宫颈。中重度宫腔粘连、多次剖宫产手术史、子宫畸形患者，术中可给予 B 超甚至腹腔镜监测。术中保持术野清晰，避免盲目电切。

7. 留置尿管　留置尿管影响患者术后活动，增加泌尿系统感染风险，延长住院时间。不推荐宫腔镜手术患者留置尿管，对手术时间>1 h、术中使用利尿剂患者可予以术中导尿 1 次，尽量避免留置导尿。

三、术后管理

1. 术后镇痛　宫腔镜术后疼痛多为轻度，术后患者无明显疼痛不适感，术后镇痛泵的应用可明显增加恶心呕吐等不良反应的发生率，对此类手术患者可不采取镇痛措施。此类手术后出现疼痛的患者可采用非药物治疗，如物理疗法（冷敷、热敷、针灸等）、心理疏导、放松疗法，或者选择 NSAIDs，早期有较好的镇痛作用，且不产生欣快反应，无依赖，对呼吸无抑制，无成瘾性和依赖性。

2. 术后出血　注意术后迟发性出血，对子宫黏膜下肌瘤、子宫深纵隔、重度宫腔粘连患者，术中防止切除过深并及时电凝止血，术后可辅以止血药、缩宫素等药物止血，对出血较多者可行宫腔压迫止血（宫腔球囊、Foley 导尿管，囊内注入生理盐水 10～30 ml），6～8 h 后酌情拔除。

3. 术后饮食　术后尽早恢复经口进食、饮水有助于快速术后恢复，并可降低术后感染发生率及缩短术后住院时间。麻醉清醒后无恶心、呕吐即可开始饮水，术后 4 h 开始流质或半流，术后 6 h 可恢复至常规饮食。无麻醉及局部麻醉术后无不适患者可不限制饮食。

4. 术后活动　术后早期活动是 ERAS 方案成功的关键因素。术后清醒即可根据病情及实际情况取平卧位或半坐卧位或适当床上活动，无须去枕平卧 6 h，鼓励术后 24 h 内尽早离床活动，促进早期恢复，缩短住院时间。

5. 出院标准　基本标准为无明显腹痛及无阴道出血，无感染迹象，器官功能状态良好，可自由活动。最终标准需根据患者的病情及术后恢复情况，制订个体化的出院标准。

6. 随访　出院后 24～48 h 对患者进行术后第 1 次随访，包括出院指导、术后恢复情况、服药情况。术后 7～10 天进行术后第 2 次随访，查询病理检查结果、门诊复查、制订后续治疗计划。术后 1 个月进行术后第 3 次随访，询问后续治疗执行情况、术前症状改善情况、出院后并发症及再次住院事件。

加速康复外科体现了围手术管理理念的变革，通过不断的探索及实践，在妇科手术领域也显示出积极的效果。大量研究表明，ERAS 理念在围手术期的应用有利于降低手术并发症，缩短住院时间，优化医疗资源。宫腔镜具有安全、有效、简单及显微化等优点，但必须高度重视宫腔镜手术中潜在的并发症危险，如子宫穿孔、低渗综合征、空气栓塞等。

（黄　薇）

参 考 文 献

［1］ Kehlet H. Multimodal approach to control postoperative pathophysiology and rehabilitation. Br J Anaesth, 1997, 78 (5): 606-617.

［2］ 中华医学会妇产科学分会加速康复外科协作组. 妇科手术加速康复中国专家共识. 中华妇产科杂志，2019，54（2）：1-7.

［3］ 冯力民. 宫腔镜下的世界—从解剖到病理. 北京：中国协和医科大学出版社，2018.

［4］ 欧红. 宫腔镜在妇科疾病诊治中的研究进展. 微创医学，2019，14（1）：61-64.

［5］ 周宗科，翁习生，曲铁兵，等. 中国髋、膝关节置换术加速康复—围手术期管理策略专家共识. 中华骨与关节外科杂志，2016，9（1）：1-9.

［6］ Thomsen T, Villebro N, Møller AM. Interventions for preoperative smoking cessation. Cochrane Database Syst Rev, 2014, 2014 (3): CD002294.

［7］ Oppedal K, Møller AM, Pedersen B, et al. Preoperative alcohol cessation prior to elective surgery. Cochrane Database Syst Rev, 2012, (7): CD008343.

［8］ Kalogera E, Dowdy SC. Enhanced recovery pathway in gynecologic surgery: improving outcomes through evidence-based medicine. Obstet Gynecol Clin North Am, 2016, 43 (3): 551-573.

［9］ 中华医学会肠外肠内营养学分会，中国医药教育协会加速康复外科专业委员会. 加速康复外科围手术期营养支持中国专家共识（2019 版）. 中国消化外科杂志，2019，18（10）：897-902.

［10］ Feldheiser A, Aziz O, Baldini G, et al. Enhanced Recovery After Surgery (ERAS) for gastrointestinal surgery, part2: consensus statement for anaesthesia practice. Acta Anaesthesiol Scand, 2016, 60 (3): 289-334.

［11］ 中华人民共和国国家卫生和计划生育委员会. 抗菌药物临床应用指导原则（2015 版）. http://www.hazyy.com/uploads/2015/soft/151127/13-15112G13528.pdf.

［12］ 窦姗姗，白桦，谢俊房，等. 门诊宫腔镜检查患者并发心脑综合征的影响因素分析. 现代预防医学，2018，45（16）：3040-3043.

［13］ 楚粉粉. 妇科常见手术术后疼痛程度及镇痛的临床调查研究. 郑州：郑州大学，2019.

［14］ 夏恩兰. 宫腔镜手术并发症的过往及现状. 中华妇幼临床医学杂志（电子版），2016，

12（3）：249-254.

［15］夏恩兰. 宫腔镜手术并发症的预防：临床实践指南（法国）. 国际妇产科学杂志，2014，41（5）：575-577.

［16］中华医学会外科学分会　中华医学会麻醉学分会. 加速康复外科中国专家共识及路径管理指南（2018版）. 中国实用外科杂志，2018，38（1）：1-20.

［17］孙旭辉. 妇科宫腔镜手术配合与护理要点. 中国医药指南，2020，18（4）：251.

［18］黄浩梁，周海燕，姜慧君，等. 宫腔镜手术并发症的分析与防治. 中国微创外科杂志，2012，12（3）：257-259.

［19］Bouillon K, Bertrand M, Bader G, et al. Association of hysteroscopic vs laparoscopic sterilization with procedural, gynecological, and medical outcomes. JAMA, 2018, 319 (4): 375-387.

［20］盛春芝. 宫腔镜手术中子宫穿孔的影响因素分析. 中国妇幼保健，2020，35（6）：1001-1004.

［21］袁芳，郑凤翠，熊锦梅. 宫腔镜手术并发症的防治措施研究. 深圳中西医结合杂志，2019，29（17）：92-93.

［22］Sun HB, Li Y, Liu XB, et al. Impact of an early oral feeding protocol on infalmmatory cytokine changes after esophagectomy. Ann nonac Surg, 2019, 107 (3): 912-920.

［23］薄海欣，葛莉娜，刘霞，等，加速康复妇科围手术期护理中国专家共识. 中华现代护理杂志，2019，25（6）：661-668.

［24］张燕　徐丽红　钱芸，等. 快速康复理念下早期饮食护理对骨科不同麻醉方式患者术后的影响. 当代护士（下旬刊），2018，25（10）：52-54.

［25］林焰，张敬东，荆延峰. 加速康复外科在老年股骨转子间骨折的研究现状. 当代医学，2020，26（10）：191-194.

［26］任远，刘海元，孙大为. 加速康复外科在妇科领域的进展. 协和医学杂志，2019，10（6）：621-626.

［27］宋珍珍，赵倩，郭瑞霞，等. 加速康复外科理念在妇产科临床的应用及展望. 国际妇产科学杂志，2019，46（6）：614-617.

［28］宋涛，吐尔干艾力·阿吉，郭强，等. 加速康复外科理念在胆管空肠 R oux-en-Y 吻合术中的疗效分析. 中华普外科手术学杂志（电子版），2020，14（2）：174-177.

［29］夏恩兰. 宫腔镜并发症防治的现代观点. 国际妇产科学杂志，2008，35（5）：387-390.

第五节　加速康复外科在经自然腔道内镜手术中的应用

经自然腔道内镜手术（natural orifice transluminal endoscopic surgery，NOTES）

是新兴的微创外科技术，指利用内镜穿过人体自然腔道（如胃、直肠、阴道、尿道等）进入体腔进行手术。与传统开腹手术和腹腔镜手术相比较，NOTES 具有腹壁无瘢痕、术后疼痛更轻、更加微创及减少切口疝发生等优势。在妇科学领域，目前常用的 NOTES 技术包括经脐单孔腹腔镜手术（transumbilial laparoendoscopic single-site surgery，TU-LESS）和经阴道自然腔道内镜手术（V-NOTES）。

脐作为胚胎时期的自然腔道，形成的瘢痕易被周围的皮肤皱褶所遮掩，经脐完成单孔腹腔镜手术一方面可以隐藏腹部手术瘢痕，另一方面，穿刺孔数目的减少可降低套管相关并发症的发生率，术后恢复相对较快，住院时间相对较短。目前，随着腹腔镜技术的日益成熟，单孔腹腔镜在国内的应用掀起新的热潮。

阴道是妇科手术天然的腔道，目前已报道的 V-NOTES 已应用于卵巢、输卵管、子宫良性疾病手术和盆底重建手术，子宫恶性肿瘤手术尚限于 I 型子宫切除术（Piver Rutledge 分类法）和盆腔淋巴结切除术。相比于开腹手术和经脐多孔或单孔腹腔镜手术，V-NOTES 具有诸多优势，如阴道切口扩展性好，无须旋切器分碎标本，有利于较大标本的取出；体表无切口和瘢痕，满足患者微创心理；阴道切口无疼痛、愈合能力强，避免了术后疼痛及腹部切口感染、腹部切口疝等并发症；盆腔或腹膜外操作，降低了术后发生肠粘连和肠梗阻的风险；由于不开腹，降低了麻醉深度，减少了麻醉风险；因减轻了术后疼痛，患者能够早期活动，术后肺不张和肺部感染的发生率也明显降低，缩短了术后住院时间和康复时间。V-NOTES 与以往的阴式手术相比具有明显优势，由于腹腔镜可全面探查盆腔内有无粘连情况，更易了解盆腔高位情况；可镜下直视手术创面，镜下能量平台的使用规避了术后出血风险，也方便切除骨盆漏斗韧带。V-NOTES 在传统阴式手术基础上，扩大了阴式手术的适应证范围，缩小了禁忌证范围，使阴式手术变得更加安全。

随着微无创理念逐步深入人心，NOTES 技术凭借其诸多优势不断发展，在 ERAS 中得以大力推广应用。术前需严格把握手术适应证和禁忌证，完善相关检查，充分术前评估及术前宣教，使患者充分了解 NOTES 手术。按 ERAS 原则行术前肠道、阴道准备，规范禁饮禁食、预防性抗生素使用等处理。

术中需麻醉医师密切协作，监测麻醉深度，启用多模式镇痛，预防性使用止吐剂等。推荐术中持续体温监测，并采取主动保温措施，保证中心体温＞36 ℃。术中优化液体管理，目标导向性补液，首选平衡盐溶液。

良好的手术入路选择能够有效减少创伤，便于恢复。LESS 通常选用脐孔入路，钳夹蒂部纵向切开 1.5～2.0 cm，选择带有切口保护套的单孔 Port，"8"字形置入，减少切口出血。V-NOTES 通常选用切开阴道后穹隆进腹，采取头低足高、膀胱截石位，阴道用碘伏纱球消毒后，用 2 把小"S"拉钩下拉暴露子宫颈，子宫颈钳钳夹子宫颈后，电刀沿子宫颈阴道皱襞下方约 1 cm 横行切开长 2.0～2.5 cm 的切口，下推直肠，进入腹腔，经后穹隆切口置入直肠陷凹。建立适宜的气腹压力，充分合理应用超声刀、Ligasure 等能量器械，避免不必要的组织损伤及减少出血。术中不推荐常规放置引流管。在广泛性子宫切除术中，当存在手术创面感染、吻合口张力较大、血供不佳或其他影响切口愈合的不良因素时，可考虑留置引流管，但术后应尽早拔除。术毕用温生理盐水冲洗净盆腹腔，吸净腹腔内气体后，关闭切口。除根治性子宫切除术外，不推荐留置尿管，必要时术中导尿，并建议术后 24 h 内给予拔除尿管。

术后参照 ERAS 原则进行疼痛管理。鼓励患者在术后 24 h 内尽早下床活动，逐渐增加活动量。术后 24 h 内停止静脉补液，术后当天开始经口进食。LESS 脐部切口护理：术后第 2 天给予换药，术后 2 周内保持局部干燥。严格遵守 ERAS 原则进行出院评估及随访。

目前 NOTES 技术在 ERAS 中应用，能够有效减轻疼痛，缩短住院时间和术后康复时间，达到优良的美容效果，值得大力推广。在遵循规范的同时，需充分结合各医疗中心的实际条件及患者的具体情况，严格把握 NOTES 手术适应证及禁忌证，制订个体化方案，达到标准化、最优化，使患者实际获益。

（沈　杨）

参 考 文 献

［1］　Su H, Yen CF, Wu KY, et al. Hysterectomy via transvaginal natural orifice transluminal endoscopic surgery (NOTES): feasibility of an innovative approach. Taiwan Obstet Gynecol, 2012, 51 (2): 217-221.

［2］　Lee CL, Wu KY, Su H, et al. Hysterectomy by transvaginal natural orifice transluminal endoscopic surgery (NOTES): a series of137 patients. J Minim Invasive Gynecol, 2014, 21 (5): 818-824.

［3］　Lee CL, Wu KY, Su H, et al. Transvaginal natural-orifice transluminal endoscopic surgery (NOTES) in adnexal procedures. J Minim Invasive Gynecol, 2012, 19 (4): 509-513.

［4］　Su H, Huang L, Han CM, et al. Natural orifice transluminal endoscopic surgery (NOTES) subtotal hysterectomy: A feasibility study. Taiwan J Obstet Gynecol, 2018, 57 (3): 355-359.

［5］　Lee CL, Huang CY, Wu KY, et al. Natural orifice transvaginal endoscopic surgery myomectomy: An innovative approach to myomectomy. Gynecol Minim Invasive Ther, 2014, 3 (4): 127-130.

［6］ Lee CL, Wu KY, Tsao FY, et al. Natural orifice transvaginal endoscopic surgery for endometrial cancer. Gynecol Minim Invasive Ther, 2014, 3 (3): 89-92.

［7］ Li CB, Hua KQ. Transvaginal natural orifice transluminal endoscopic surgery (vNOTES) in gynecologic surgeries: A systematic review. Asian J Surg, 2020, 43 (1): 44-51.

［8］ 孙静, 隋孟松. 经阴道自然腔道内镜手术在妇科良性疾病中的应用. 中国实用妇科与产科杂志, 2019, 35（12）: 1315-1318.

［9］ 韩璐. 经阴道自然腔道内镜手术在妇科领域的应用发展现状与展望. 中国实用妇科与产科杂志, 2019, 35（12）: 1300-1304.

［10］ Nelson G, Altman AD, Nick A, et al. Guidelines for pre-and intra-operative care in gynecologic/oncology surgery: enhanced recovery after surgery (ERAS) society recommendations--Part I. Gynecol Oncol, 2016, 140: 313-322.

［11］ Nelson G, Altman AD, Nick A, et al. Guidelines for postoperative care in gynecologic/oncology surgery: enhanced recovery after surgery (ERAS) society recommendations--part II. Gynecol Oncol, 2016, 140: 323-332.

［12］ Nelson G, Bakkum-Gamez J, Kalogera E, et al. Guidelines for perioperative care in gynecologic/oncology: enhanced recovery after surgery (ERAS) society recommendations—2019 Update. Int J Gynecol Cancer, 2019, 74 (7): 408-409.

第六节　加速康复外科在高强度聚焦超声技术中的应用

高强度聚焦超声（high intensity focused ultrasound，HIFU）技术又称聚焦超声外科（focus ultrasound surgery，FUS），是近 20 年来广泛应用于实体肿瘤的新型非侵入性消融技术。其技术原理是在体外发射低强度超声波，利用超声波能够无损伤的穿透人体组织，在机体内聚焦，聚焦处的温度可以达到 60~100 ℃，使焦点处的组织发生不可逆的热损伤，同时还有空化效应、机械效应等综合因素，从而使靶区内组织发生凝固性坏死，坏死组织逐渐机化吸收，从而达到对实体肿瘤的局部类手术切除效果。

19 世纪 50 年代左右，Lynn 等就提出了利用高强度聚焦超声从体外对体内进行无创性手术的设想，同时，经过试验证明了 HIFU 技术能够只损伤靶区组织，而对周边正常组织无损伤。但是由于当时技术的限制，以及超声在体内的非线性变化，HIFU 技术一直未取得突破性进展。

直到 20 世纪 90 年代，重庆医科大学王智彪教授团队才将该技术从实验室走向了临床，经过近 20 年的临床验证，在全国多家医院共同参与的《聚焦超声消融手术前瞻性、多中心、同期非随机平行对照研究》研究结果表明 HIFU 技术治疗子宫肌瘤的安全性和有效性。

由于超声波是机械波，相对介入治疗，无放疗的放射性污染，设备放置对医院硬件环境要求不高，可应用于绝大多数医院。同时，该技术适应证广泛，子宫肌瘤、子宫腺肌病、切口妊娠及胎盘植入均可以采用。治疗过程中无须麻醉，围手术期处理相对简单，对比传统手术，对患者一般情况要求低，部分有手术禁忌证的患者亦可采用 HIFU 技术。HIFU 技术过程中也无须穿刺，属于非侵入性治疗。与传统的腹腔镜手术和开腹手术相比，无输尿管和子宫动脉损伤风险，对卵巢功能无影响，避免了腹腔内操作。HIFU 术后无肠粘连肠梗阻的发生，同时对腹腔内病灶属于原位消融，也避免病灶的扩散和转移，同时对正常子宫肌层和内膜损伤小，术后一般 3 个月就可以正常备孕，无子宫破裂的风险，同时腹部无创口，降低了患者术后疼痛的程度，也避免了腹部切口的感染和术后切口疝的发生。腹壁不会留下瘢痕，满足了患者对腹壁无瘢痕的美容要求。患者术后恢复快，康复时间短，术后 2 h 即可恢复正常的日常活动，减少了术后肺部感染和深部血栓形成的风险。减少了住院时间和对陪护的需求，社会经济效益比更高等诸多优势，因此，得到了更多的妇科医师的关注和应用。

HIFU 技术为局部非侵入性的消融治疗，其适应证一般适用于达到手术治疗指征的子宫肌瘤患者。其非适应证一般有：①子宫肌瘤位置过深，焦点无法到达；②声通道有肠道遮挡或者耻骨明显遮挡；③手术瘢痕明显，超声衰减严重，病灶无法清晰显示；④带蒂的子宫黏膜下肌瘤和浆膜下肌瘤；⑤子宫肌瘤 T_2 高信号，血流丰富同时对缩宫素不敏感；⑥不能耐受俯卧体位者。禁忌证包括①合并严重重要器官器质性病变，如不能控制的高血压、有脑血管意外的病史、心肌梗死病史、严重的心律失常、心力衰竭、肾衰竭和肝衰竭等；②伴有胶原结缔组织病史和下腹部放疗史；③合并盆腔或生殖道的急性炎症；④合并子宫颈的非良性病变；⑤肌瘤肉瘤变；⑥声通道上有异物置入。

HIFU 术前检查包含血常规、尿常规、大便常规、肝肾功能、传染病检查；心电图、胸部 X 线片、人绒毛膜促性腺激素（HCG）、人乳头瘤病毒（HPV）、液基薄层细胞学检查（TCT），以及盆腔的平扫加增强磁共振。

HIFU 治疗前准备比较简单，一般治疗前 1 天流质饮食，治疗前晚上口服导泻药导泻，部分患者可以联合甘油灌肠剂灌肠。治疗当天备皮，保留导尿。治疗中患者使用镇静镇痛方案，患者无须麻醉，整个治疗过程中均可以保持清醒状态。治疗中保持俯卧位，可能会向膀胱灌入生理盐水。

HIFU 治疗过程是首先在机载超声实时监控下，找到需要消融病灶边界和邻近组织关系，然后对子宫肌瘤按照 5 mm 厚度进行预扫描，然后分层面采用点到线，线到体，体到面的适形消融。整个治疗时间一般1～2 h。治疗前后使用声诺维超声造影剂评估治疗前后无灌注区范围；术后患者俯卧位2 h，冰生理盐水灌冲膀胱2次，术后2～4 h即可恢复日常行动，少数患者可能需要口服镇痛药和抗生素。一般术后第1、3、6、12、24个月行腹部超声随访子宫肌瘤缩小情况。

HIFU术后，患者一般有治疗区轻度疼痛，少数患者有阴道出血排液等情况，经过对症治疗短期内均可以缓解或者消失。术后罕见的有神经刺激症状如双下肢麻木疼痛，使用神经营养药和消炎镇痛药可缓慢恢复。

总而言之，HIFU治疗子宫肌瘤具有以下优势：适应证广，除了带蒂的浆膜下子宫肌瘤和带蒂的黏膜下子宫肌瘤，大部分子宫肌瘤均可以采用HIFU治疗。术前准备简单，只需口服导泻药或联合甘油灌肠剂灌肠，患者依从性更高。没有伤口和穿刺，对部分有手术禁忌证患者也可以采用HIFU。术后恢复快，手术当天就能恢复日常生活，缩短了住院时间和陪护时间。治疗过程中无须麻醉，对患者心肺功能要求不高，避免了麻醉风险。术后并发症少且轻微，术后几乎无须特殊医学处理。围手术期时间1～2天，可采用门诊治疗方式，符合现代医学微创治疗理念，更适应医学快速康复的发展方向，是非常具有前景的技术，值得医师在临床中大力推广。但是在临床中依然需要严格把握适应证，结合个体化原则，为患者选择最合适的治疗方案。

（陈　谦　刘会彦）

参 考 文 献

［1］ 石一复. 子宫肌瘤现代诊疗. 北京：人民军医出版社，2007.

［2］ Mclaughlan J, Rivens I, Ter Haar G. Cavitation detection in ex vivo bovine liver tissue exposed to high intensity focused ultrasound. 4th IEEE International Symposium on Biomedical Imaging: From Nano to Macro, 2007: 1124-1127.

［3］ 朱丽，陈文直，陈锦云，等. 咪唑安定-芬太尼镇静镇痛在超声消融子宫肌瘤中的应用研究. 重庆医科大学学报，2009，34（11）：1556-1558.

［4］ Zhang L, Wang ZB. High-intensity focused ultrasound tumor ablation: Review of ten years of clinical experience. Front Med China, 2010, 4 (3): 294-302.

［5］ 陈文直，唐良萏，杨武威，等. 超声消融治疗子宫肌瘤的安全性及有效性. 中华妇产科杂志，2010，45（12）：909-912.

［6］ 杨武威，祝宝让，李静，等. 超声消融治疗子宫肌瘤的近期并发症及其影响因素分析. 中华妇产科杂志，2010，45（12）：913-916.

［7］ Qin J, Chen JY, Zhao WP, et al. Outcome of unintended pregnancy after ultrasound-guided high-intensity focused ultrasound ablation of uterine fibroids. Int J Gynaecol Obstet, 2012, 117 (3): 273-277.

［8］ Ter Haar G. Principles of high-intensity focused ultrasound. interventional oncology, 2012: 51-63.

［9］ 邹建中，张炼，朱辉，等，临床超声治疗学. 重庆：重庆出版社，2012：63-74.

［10］ Wang F, Tang L, Wang L, et al. Ultrasound-guided high-intensity focused ultrasound vs laparoscopic myomectomy for symptomatic ulterinemyomas. J Minim Invasive Gynecol, 2014, 21 (2): 279-284.

［11］ 石一复，郝敏. 妇科肿瘤生殖医学. 北京：人民卫生出版社，2014.

［12］ 郎景和，石一复，王智彪. 子宫肌瘤. 北京：人民卫生出版社，2014.

［13］ 陈衡，黄耀，张卫星，等. 高强度聚焦超声治疗子宫肌瘤对卵巢功能的影响. 中华妇幼临床医学杂志，2012，8（4）：392-394.

第十二章　临床营养在妇科加速康复外科的应用

第一节　营养风险筛查及营养评定

一、营养风险的定义及临床意义

1. **营养风险的定义及概念分析**　根据欧洲肠外肠内营养学会（European Society for Clinical Nutrition and Metabolism，ESPEN）指南和全国科学技术名词审定委员会《肠外肠内营养学名词》的定义，营养风险是指因营养有关因素使患者临床结局（如感染相关并发症、理想和实际住院日、质量调整生命年、生存期等）发生不利影响的风险。应用营养风险筛查2002评估的评分≥3分来判断。应特别指出的是，营养风险实际上是与临床结局相关的风险，并非指"营养不良的风险"。对有营养风险的患者，应给予营养支持治疗以改善临床结局。只有改善结局才能使患者通过营养干预真正获益。

2. **理解和应用"营养风险"的临床意义**　20世纪70、80年代，接受营养支持治疗的病例全部是重度蛋白质能量营养不良的患者。在1986年以前，我国每年接受规范化营养支持治疗的患者仅数百例。在当时的情况下，营养支持治疗的适应证问题并不突出。

然而，进入21世纪后，每年营养支持治疗的病例已达数百万例。为使营养支持治疗更加规范，避免出现"该用营养而不用，不该用营养而使用"的不合理情况，必须准确判定患者是否具备营养支持治疗的适应证。这就要借助营养风险筛查工具判定患者是否存在"营养风险"。对有营养风险的患者，要进行营养支持治疗，以改善患者的营养状况、临床结局、生活质量和成本效果比。

为达到这一目标，应由经过培训的医师、护师或临床营养（医）师对所有住院患者在入院24h内进行营养风险筛查，判断是否有营养风险，即是否有营养支持治疗适应证。营养风险筛查结果阳性，即有营养风险的患者，要进一步通过营养评定做出营养诊断，并制订个体化营养支持治疗方案。因此，营养风险筛查和营养评定是营养诊疗流程的基础，而营养风险筛查又是整个流程的第一步。

二、营养风险筛查 2002（NRS-2002）

1. **研发历史**　营养风险筛查 2002（nutritional risk screening，NRS-2002）于 2002 年 ESPEN 德国慕尼黑年会上被报道，之后于 2003 年在欧洲 *Clinical Nutrition* 杂志上发表，并被 ESPEN 指南推荐作为住院患者的营养风险筛查工具。

NRS-2002 基于 10 篇文献（包括 9 篇随机对照研究和 1 篇观察性研究），以及 12 篇随机对照研究为基准制定，并通过 128 篇随机对照研究进行了回顾性验证，是具有较强循证基础的营养风险筛查工具，也是到目前为止唯一以临床结局是否改善为目标的营养风险筛查工具。2008 年，中华医学会《临床诊疗指南：肠外肠内营养学分册（2008 版）》也推荐 NRS-2002 作为住院患者的营养风险筛查工具。2016 年，美国肠外肠内营养学会与危重病医学学会联合发布《成人危重症患者营养支持治疗与评估指南》和美国胃肠病学会《住院成年患者营养支持指南》均指出：在众多的营养筛查工具中，NRS-2002 同时考虑到营养状态的改变和疾病的严重程度，是值得推荐的筛查工具。

从 2004 年开始，中华医学会肠外肠内营养学分会"营养风险 - 营养不足 - 支持 - 结局 - 成本 / 效果比（Nutritional Screening-Undernutrition-Support-Outcome-Cost/effectiv，NUSOC）多中心数据共享协作组"对 NRS-2002 进行了前瞻性横断面调查研究及前瞻性队列研究，完成了 NRS-2002 在中国的临床有效性验证，结论显示，对有营养风险的住院患者进行营养支持治疗，可改善其临床结局和成本 / 效果比。2018 年，中华医学会肠外肠内营养学分会 NUSOC 全国多中心数据共享协作组正式成立。同年，《营养风险及营养风险筛查工具营养风险筛查 -2002 临床应用专家共识（2018 版）》正式发布。

2009 年，"营养风险"的定义首次出现在国家医疗保险药品目录上。2017 年，在国家人力资源社会保障部印发的《国家基本医疗保险、工伤保险和生育保险药品目录（2017 版）》中，进一步明确提出参保人员使用肠外营养和肠内营养，需经"营养风险筛查明确具有营养风险时方可按规定支付费用"。

2013 年，原国家卫生与计划生育委员会颁布了卫生行业标准《临床营养风险筛查》（WS/T427-2013）。2020 年，国家卫生健康委员会营养标准委员会再次制定《住院患者营养风险筛查和营养评定》（待公布）卫生行业标准，进一步规范了营养风险筛查和营养评定的临床应用。

2. **适用对象**　NRS-2002 适用于 18～90 岁且住院时间超过 24 h 的成年患者。已有报道将 NRS-2002 应用于门诊患者及养老机构的老年人，但仍需进一步的验证性研究。

3. 筛查内容和评分判定标准　NRS-2002 内容包括：①营养状况受损评分（0～3分）；②疾病严重程度评分（0～3分）；③年龄评分（≥70岁者，加1分），总分为0～7分。评分≥3分则有营养风险，需进行营养评定。而入院时筛查 NRS-2002 评分<3分者虽暂时没有营养风险，但应每周重复筛查或在病情变化时重复筛查。一旦 NRS-2002 评分≥3分情况，即进入营养支持治疗程序。NRS-2002 评分标准见表12-1。

表 12-1　NRS-2002 及其评分标准

A. 营养状态受损评分（取最高分）	
1分（任一项）	近3个月体重下降>5%
	近1周内进食量减少>25%
2分（任一项）	近2个月体重下降>5%
	近1周内进食量减少>50%
3分（任一项）	近1个月体重下降>5%
	近1周内进食量减少>75%
	体重指数<18.5 kg/m^2 伴一般情况差
B. 疾病严重程度评分（取最高分）	
1分（任一项）	一般恶性肿瘤、髋部骨折、长期血液透析、糖尿病、慢性疾病（如肝硬化、慢性阻塞性肺病）
2分（任一项）	血液恶性肿瘤、重症肺炎、腹部大型手术、脑卒中
3分（任一项）	颅脑损伤、骨髓移植、重症监护
C. 年龄评分	
1分	年龄≥70岁

注：总分＝A＋B＋C

4. 营养风险筛查、营养支持治疗与临床结局的关系　中华医学会肠外肠内营养学分会 NUSOC 协作组报告在美国巴尔提摩和中国北京的多中心前瞻性研究中，根据 NRS-2002 筛选出的有营养风险的患者（NRS-2002 评分≥3分）能够明显受益于营养支持治疗，其并发症发生率显著降低。进一步研究还发现，对于 NRS-2002 评分≥5分的腹部手术患者，术前的营养支持将显著降低术后并发生的发生率。在另一项随机对照试验研究中证实，通过 NRS-2002 筛查出的有营养风险的患者，并对其进行营养支持治疗，可显著性降低感染性并发症发生率及再入院率。在心血管疾病、恶性肿瘤及危重症等多种疾病中也证实 NRS-2002 与患者并发症发病率、死亡率等具有显著关联。即对有营养风险患者进行营养支持可显著降低感染性并发症（24% $vs.$ 44%，$P<0.001$）和死亡率（17% $vs.$ 24%，$P<0.001$）。

三、营养评定

1. 营养评定的定义及主要内容 营养评定是对有营养风险的住院患者进一步了解其营养状况的过程。由病史采集、膳食调查、人体测量、人体组成分析、生物化学及实验室检查、临床检查等组成，对患者的营养代谢和机体功能进行测定和检查，根据全球（营养）领导人发起的营养不良（global leadership initiative on malnutrition，GLIM）评定标准共识，判定是否存在营养不良（营养不足），为制订个体化的营养支持治疗计划或监测营养支持治疗效果提供依据。营养评定应由营养支持小组（nutritional support team，NST）的成员独立或合作完成。

2. 人体测量

（1）体重及体重指数：体重可从总体上反映人体营养状况。体重测定须保持时间、衣着、姿势等一致。住院患者应选择晨起空腹，排空大小便后，穿内衣裤测定。对卧床无法测量体重的患者，如有条件，可应用具有体重测量功能的医疗用床进行测定。如因严重胸腔积液、腹水、水肿等情况而无法获得患者准确体重信息时，应注明原因。体重计感量不得大于 0.5 kg，测定前须先标定。

体重指数（BMI）＝体重（kg）/身高（m^2）。BMI 被认为是反映蛋白质能量营养不良和肥胖症的可靠指标。中国成人 BMI 评价标准：正常值范围为 18.5 kg/m^2≤ BMI＜24.0 kg/m^2；若 BMI＜18.5 kg/m^2，为体重过轻；若 24.0 kg/m^2≤BMI＜28.0 kg/m^2，为超重；若 BMI≥28.0 kg/m^2，为肥胖。

（2）皮褶厚度、上臂围与上臂肌围：通过皮褶厚度测定可推算体脂总量，主要指标包括三头肌皮褶厚度、肩胛下皮褶厚度及髋部与腹部皮褶厚度等。上臂围为上臂中点周径。上臂肌围可间接反映机体蛋白质状况，其计算公式为：上臂肌围＝上臂围（cm）－3.14× 三头肌皮褶厚度（cm）。上述测定需严格质量控制，否则结果可能存在较大误差。因尚无国人正常值范围，故此类指标临床应用较少。

（3）腰围、臀围和腰臀围比值：腰围是指腰部周径长度。目前公认腰围是衡量脂肪在腹部蓄积程度最简单和实用的指标。其测定方法为，被测者空腹，穿内衣裤，身体直立，腹部放松，双足分开 30～40 cm，测量者沿腋中线触摸最低肋骨下缘和髂嵴，将皮尺固定于最低肋骨下缘与髂嵴连线中点的水平位置，在调查对象呼气时读数，记录腰围。连续测量 3 次，取平均值。

臀围测量位置为臀部的最大伸展度处，皮尺水平环绕，精确度为 0.1 cm，连续测量 3 次，取平均值。腰臀围比值（waist-to-hip ratio，WHR）＝腰围（cm）/臀围（cm）。

根据在中国进行的 13 项大规模流行病学调查（总计 24 万成人）数据汇总分

析，男性腰围大于 85 cm，女性腰围大于 80 cm 者，患高血压的危险因素是腰围低于此界值者的 3.5 倍，患糖尿病的危险约为 2.5 倍。

（4）握力：握力在一定程度上反映机体肌肉力量。其测定方法，将握力计指针调至"0"位置；被测者站直，放松，胳膊自然下垂，单手持握力计，一次性用力握紧握力计，读数并记录。然后，被测者稍作休息，重复上述步骤，测定 2 次取平均值。目前，尚无国人正常值范围，可对被测者进行前后测定结果比较。

3. **人体组成分析**　最早采用尸体解剖分离脂肪组织称重的方法测量人体组成，直到 1942 年才根据阿基米德原理利用水下称重法推算体密度来计算人体脂肪含量。随后几十年，以此为经典方法相继研究和发展了许多方法，如同位素稀释法、总体钾法、中子活化法、光子吸收法（单、双光子）、电子计算机断层摄影法、超声波法、双能 X 线吸收法、磁共振法及生物电阻抗分析法等。

生物电阻抗分析法是 20 世纪 80 年代发展起来的一项技术，具有快速、简捷、成本低廉、无创和安全等特点，适于成人和儿童的测量，有广阔的应用前景。近十年来，多频生物电阻抗分析法的研究和临床应用有了较大进展，其准确性较单频生物电阻抗分析法有了显著提高，代表了人体组成分析领域的发展方向。

4. **生物化学及实验室检查**　利用生物化学及实验室检查可测定蛋白质、脂肪、维生素及微量元素的营养状况和免疫功能。因营养素在组织及体液中浓度下降，组织功能降低及营养素依赖酶活性下降等的出现均早于临床或亚临床症状的出现，故生物化学及实验室检查对及早发现营养素缺乏的类型和程度有重要意义。生物化学及实验室检查可提供客观营养评价结果，这是人体测量等方法所不具备的优势。

（1）血浆蛋白：血浆蛋白水平可反映机体蛋白质营养状况，常用的指标包括血清白蛋白、血清前白蛋白、血清视黄醇结合蛋白和血清转铁蛋白。

1）血清白蛋白：白蛋白于肝细胞内合成后进入血流，分布于血管内、外空间。血管外的白蛋白主要储存于非脂肪组织中，分布于皮肤、肌肉和内脏等。其半衰期约为 1420 天。白蛋白的合成受多种因素影响，在甲状腺功能低下、血浆皮质醇水平过高、肝实质性病变及生理应激状态下，白蛋白合成率下降。在排除非营养因素影响后，持续低白蛋白血症被认为是判定营养不良的可靠指标。

2）血清前白蛋白：前白蛋白在肝脏合成，因在 pH 为 8.6 条件下电泳转移速度较白蛋白快而得名。又因为前白蛋白可与甲状腺素结合球蛋白和视黄醇结合蛋白结合转运甲状腺素及维生素 A，故又名甲状腺素结合前白蛋白。其生物半衰期短，约为 1.9 天。与白蛋白相比，前白蛋白的生物半衰期短，血清含量少且体库量较小，故在判断蛋白质急性改变方面较白蛋白更为敏感。

应注意的是，很多疾病状态可对血清前白蛋白浓度产生影响，使其应用受到限制。其中，造成其升高的因素主要包括脱水和慢性肾衰竭。由于前白蛋白清除的主要场所是肾，故肾衰竭患者可出现血清前白蛋白升高的假象。血清前白蛋白降低的因素，包括水肿、急性分解状态、外科手术后、能量及氮平衡的改变、肝脏疾病、感染和透析等。机体在创伤、严重感染及恶性肿瘤等各种应激反应后的 12 天内，即可出现血清前白蛋白浓度的下降。这与急性期反应蛋白，如 C 反应蛋白的血浆浓度升高的变化刚好相反。上述这种状态会伴随应激反应的持续进行而持续存在，故前白蛋白不适宜作高度应激状态下营养评价的指标。此外，由于前白蛋白在肝合成，各种肝疾病均可导致血清前白蛋白水平降低。并且，肝实质损害越严重，前白蛋白减低幅度越明显。故在对各类肝病患者进行营养评定时，应用前白蛋白须特别慎重。另外，由于前白蛋白的主要功能是转运甲状腺素和维生素 A，因此，这些物质在体内的水平会影响前白蛋白的活性。

3）血清视黄醇结合蛋白：视黄醇结合蛋白在肝合成，主要功能是运载维生素 A 和前白蛋白。视黄醇结合蛋白主要在肾脏代谢，其生物半衰期仅为 10～12 h，故能及时反应内脏蛋白的急剧变化。但因其反应极为灵敏，即使在很小的应激反应下，其血清浓度也会有所变化。胃肠道疾病、肝脏疾病等均可引起血清视黄醇结合蛋白浓度的降低。

4）血清转铁蛋白：转铁蛋白在肝脏合成，生物半衰期为 8.8 天，且体库较小，约为 5.29 g。在高蛋白摄入后，转铁蛋白（TFH）的血浆浓度上升较快。转铁蛋白的测定方法除放射免疫扩散法外，还可利用转铁蛋白与总铁结合力的回归方程计算。

（2）氮平衡与净氮利用率：氮平衡是评价机体蛋白质状况的指标。一般食物蛋白质的氮的平均含量为 16%。若氮摄入量大于排出量，为正氮平衡；若氮摄入量小于排出量，为负氮平衡；若摄入量与排出量相等，则维持氮平衡状态。对住院患者，大部分氮排出为尿氮。其他氮的排出途径还包括粪氮、体表丢失氮、非蛋白氮及体液丢失氮等。

氮平衡的计算公式：氮平衡＝氮摄入量－（尿氮＋粪氮＋体表丢失氮＋非蛋白氮＋体液丢失氮）

（3）肌酐身高指数：肌酐系肌肉中的磷酸肌酸经不可逆的非酶促反应，脱去磷酸转变而来。肌酐在肌肉中形成后进入血循环，最终由尿液排出。肌酐身高指数是衡量机体蛋白质水平的指标，但存在较大局限性：①因各种原因，准确收集 24 h 尿量有时较为困难。若用随意尿标本测定，其精确度极差。②一些因素可致

24 h 尿肌酐排出量减少，如肾、肝衰竭，肿瘤和严重感染等。③ 24 h 尿肌酐排出量随年龄增长而减少，而目前缺乏分年龄段的标准肌酐值。④尚缺乏中国健康成人的标准肌酐身高指数参考值。因此，目前肌酐身高指数已较少使用。

（4）血电解质、微量元素及维生素：血液中钾、钠、钙、镁、磷等电解质水平，不仅一定程度反映了这些化学元素在机体的水平，也是维持机体水电解质平衡、酸碱平衡，是维持机体生化反应的基本条件。微量营养素包括铁、锌、碘、铜等多种微量元素，以及所有维生素。这些微量营养素在体内参与多种功能蛋白的构成、参与多种生化反应，其缺乏可造成相应的营养素缺乏症。肿瘤患者的营养不良也包含宏量元素的缺乏及微量营养素的缺乏。如肿瘤患者常见的维生素 D 缺乏，肿瘤贫血患者常见的铁、叶酸、维生素 B_{12} 缺乏等。不推荐对这些微量营养素进行常规检测，但对于经过膳食调查及临床症状显示可能有缺乏者，建议进行针对性检测。

（5）免疫功能及炎性分子：营养不良患者外周血 T 淋巴细胞数量和比例下降。严重营养不良时细胞免疫功能、巨噬细胞功能，补体系统功能及抗体产生均受影响。某些营养素如锌、硒、铁、维生素 A、维生素 C、维生素 E 等缺乏，也会引起免疫功能受损。放疗和化疗过程中免疫功能亦可受损，且影响放疗和化疗完成率，因而建议常规进行免疫功能检测。

应激状态下免疫细胞产生的细胞因子如肿瘤坏死因子（TNF）、白细胞介素 6（IL-6）、白细胞介素 1（IL-1）、干扰素（interferon，IFN）等，是介导机体代谢异常、引发恶病质的主要因素之一。多项研究显示 C 反应蛋白高水平与患者营养不良密切相关，同时是患者不良结局的危险因素。

5. 临床检查　临床检查是通过病史采集和体格检查来发现营养素缺乏的体征。

病史采集的重点：①膳食史，包括有无厌食、食物禁忌、吸收不良、消化障碍及能量与营养素摄入量等；②已存在的病理与营养素影响因子，包括传染病、内分泌疾病、慢性疾病（如肝硬化、肺病及肾衰竭等）；③用药史及治疗手段，包括代谢药物、类固醇、免疫抑制剂、放疗与化疗、利尿剂、泻药等；④对食物的过敏及不耐受性等。

体格检查的重点在于发现下述情况，判定其程度并与其他疾病鉴别：①恶病质；②肌肉萎缩；③毛发脱落；④肝大；⑤水肿或腹水；⑥皮肤改变；⑦维生素缺乏体征；⑧必需脂肪酸缺乏体征；⑨常量和微量元素缺乏体征等。WHO 专家委员会建议特别注意头发、面色、眼、唇、舌、齿、龈、面（水肿）、皮肤、指甲、心血管系统、消化系统及神经系统等。

6. 营养不良（营养不足）的诊断　对营养不良诊断标准一直以来存在争议。

为此，2018 年 9 月，GLIM 诊断共识的发表，旨在统一目前的营养不良诊断标准较为"混乱"的状况。GLIM 提出后收到广泛重视，并被认为是目前诊断营养不良的较好标准。

GLIM 的评价内容包括：①非自主体重丢失、体重指数、肌肉量减少等表现型指标；②膳食摄入或吸收、疾病负担 / 炎症指标等病因型指标。

GLIM 的结果判断标准如下。

（1）表现型指标见表 12-2。

表 12-2 表现型指标及其标准

指标	标准
非自主体重丢失	过去 6 个月内体重丢失＞5%，或 6 个月以上体重丢失＞10%
低体重指数	＜70 岁者 BMI＜18.5 kg/m² ，或 70 岁以上者 BMI＜20 kg/m²
肌肉量减少	经人体成分测定证实肌肉量减少

注：BMI. 体重指数

（2）病因型指标见表 12-3。

表 12-3 病因型指标及其标准

指标	标准
食物摄入减少或吸收障碍	＜50% 能量需要量＞1 周，或任何营养素摄入量减少＞2 周，或存在不利于吸收的慢性胃肠道情况
疾病相关炎症状态	急性疾病 / 损伤，或者慢性相关性疾病

（3）营养不良的评定 / 诊断：满足至少 1 个表现型指标和 1 个病因型指标，并由医师、临床营养（医）师、护师根据患者情况做出综合判定。

（4）营养不良严重程度的评级标准见表 12-4。

表 12-4 营养不良严重程度的评级标准

程度分级	表现型指标	评级标准
轻 / 中度营养不良（符合任一项）	体重丢失	过去 6 个月内体重丢失 5%～10%，或 6 个月以上体重丢失 10%～20%
	低体重指数	＜70 岁者 BMI＜20 kg/m² ，或 70 岁以上者 BMI＜22 kg/m²
	肌肉量减少	轻至中度缺乏
重度营养不良（符合任一项）	体重丢失	过去 6 个月内体重丢失＞10%，或 6 个月以上体重丢失＞20%
	低体重指数	＜70 岁者 BMI＜18.5 kg/m² ，或 70 岁以上者 BMI＜20 kg/m²
	肌肉量减少	重度缺乏

注：BMI. 体重指数

（于　康）

参 考 文 献

［1］ Kondrup J, Rasmussen HH, Hamberg O, et al. Nutritional risk screening (NRS-2002): a new method based on an analysis of controlled clinical trials. Clin Nutr, 2003, 22 (3): 321-336.

［2］ 全国科学技术名词审定委员会. 肠外肠内营养学名词. 北京：科学出版社，2019.

［3］ 于康. 临床营养治疗学. 2 版. 北京：中国协和医科大学出版社，2008.

［4］ 杨月欣，葛可佑. 中国营养科学全书. 2 版. 北京：人民卫生出版社，2019.

［5］ Mueller C, Compher C, Ellen DM.American Society for Parenteral and Enteral Nutrition (A.S.P.E.N.) Board of Directors.A.S.P.E.N.clinical guidelines: Nutrition screening, assessment and intervention in adults. JPEN, 2011, 35 (1): 16-24.

［6］ Kondrup J，Allison SP，Elia M，et al. ESPEN guidelines for nutrition screening 2002. ClinNutr，2003，22（4）：415-421.

［7］ 中华医学会.临床诊疗指南肠外肠内营养学分册. 北京：人民卫生出版社，2008.

［8］ Jie B, Jiang ZM, Nolan MT, et al. Impact of nutritional support on clinical outcome in patients at nutritional risk: a multicenter, prospective cohort study in Baltimore and Beijing teaching hospitals. Nutrition, 2010, 26 (11-12): 1088-1093.

［9］ Zhang H, Wang Y, Jiang ZM, et al. Impact of nutrition support on clinical outcome and cost-effectiveness analysis in patients at nutritional risk: A prospective cohort study with propensity score matching. Nutrition, 2017, 37 (1): 53-59.

［10］ 中华医学会肠外肠内营养学分会 "营养风险 - 营养不足 - 支持 - 结局 - 成本 / 效果比（NUSOC）" 多中心数据共享协作组. 营养风险及营养风险筛查工具 NRS 2002 临床应用专家共识（2018 版）. 中华临床营养杂志，2018，26（3）：67-75.

［11］ 于康. 卫生行业标准：临床营养风险筛查（WS/T427-2013）. 北京：中国标准出版社，2013.

［12］ 于康. 营养风险筛查是临床营养管理的基础. 中华健康管理学杂志，2014，8（6）：361-363.

［13］ 国际生命科学学会中国办事处中国肥胖问题工作组联合数据汇总分析协作组.中国成人体质指数分类的推荐意见简介. 中华预防医学杂志，2001，35（5）：349-350.

［14］ 杨剑，张明，蒋朱明，等. 营养筛查与营养评定：理念、临床实用及误区. 中华临床营养杂志，2017，25（1）：59-63.

［15］ Jie B, Jiang ZM, Nolan MT, et al. Impact of preoperative nutritional support on clinical outcome in abdominal surgical patients at nutritional risk. Nutrition, 2012, 28 (10): 1022-1027.

［16］ McClave SA, Chang WK.Feeding the hypotensive patient: does enteral feeding precipitate or protect against ischemic bowel?. Nutr Clin Pract, 2003, 18 (2): 279-284.

[17] Bozzetti F, Mariani L, Lo Vullo S, et al. The nutritional risk in oncology: a study of 1, 453 cancer outpatients. Support Care Cancer, 2012, 20 (12): 1919-1928.

[18] Khalid I, Doshi P, DiGiovine B.Early enteral nutrition and outcomes of critically ill patients treated with vasopressors and mechanical ventilation. Am J Crit Care, 2010, 19 (2): 261-268.

[19] McClave SA, Taylor BE, Martindale RG, et al. Guidelines for the Provision and Assessment of Nutrition Support Therapy in the Adult Critically Ill Patient: Society of Critical Care Medicine (SCCM) and American Society for Parenteral and Enteral Nutrition (A.S.P.E.N.). JPEN, 2016, 40 (2): 159-211.

[20] Chun-wei Li, Kang Yu, Ng Shyh-Chang, et al. Circulating factors associated with sarcopenia during aging and after intensive lifestyle intervention. J Cachexia Sarcopenia Muscle, 2019, 10 (3): 586-600.

[21] Jensen GL, Hsiao PY, Wheeler D.Adult nutrition assessment tutorial. JPEN, 2012, 36 (3): 267-274.

[22] Baker JP, Detsky AS, Wesson DE, et al. Nutritional assessment: a comparison of clinical judgement and objective measurements. NEJM, 1982, 306 (16): 969-972.

[23] Cederholm T, Bosaeus I, Barazzoni R, et al. Diagnostic criteria for malnutrition-An ESPEN Consensus Statement. Clin Nutr, 2015, 34 (3): 335-340.

[24] Cederholm T, Barazzoni R, Austin P, et al. ESPEN guidelines on definitions and terminology of clinical nutrition. Clin Nutr, 2017, 36 (1): 49-64.

[25] White JV, Guenter P, Jensen G, et al. Consensus statement: Academy of Nutrition and Dietetics and American Society for Parenteral and Enteral Nutrition: characteristics recommended for the identification and documentation of adult malnutrition (undernutrition). JPEN, 2012, 36 (3): 275-283.

[26] Jensen GL, Cederholm T, Correia MITD, et al. GLIM criteria for the diagnosis of malnutrition-A consensus report from the global clinical nutrition community. JCSM, 2019, 10 (1): 207-217.

第二节 妇科恶性肿瘤围手术期的营养干预

一、恶性肿瘤营养代谢特点

恶性肿瘤营养代谢表现为能量消耗增加，糖异生和糖酵解增强，脂肪动员和氧化加速，蛋白质合成减少且分解加强，常导致中至重度蛋白质能量营养不良，进而导致恶病质。其可能机制如下。①营养摄入下降，可能因肿瘤对消化道的直接侵犯，或者间接通过细胞因子及类似食欲抑制物等干扰消化功能；②机体促炎症因子激活引起异常代谢状态，包括机体对肿瘤组织反应性产生的细胞因子，促分解代谢的激素和调节短肽，以及由肿瘤组织产生的肿瘤脂质活动因子和蛋白分解诱导因子等。这些因子均会向机体传递加强分解代谢的信号，而系统性炎症反应则会削弱食欲，减轻体重。

恶病质引起的代谢紊乱包括胰岛素抵抗及脂解蛋白质转化增加，伴随肌肉减少及急性期蛋白质水平上升。由胰岛素抵抗引起的糖耐量减低是肿瘤患者的一个早期表现，多有皮质激素分泌增加和胰岛素对皮质激素的比例下降，导致糖异生作用增加。肿瘤患者体重下降还伴随体脂减少和三酰甘油上升，但导致脂肪代谢异常的作用机制尚还不清楚。促炎症因子环境也会促进骨骼肌降解代谢及急性期蛋白水平上升。泛素依赖蛋白酶系统也会在早期被激活。

相比于非手术治疗，接受外科手术的肿瘤患者由于创伤、失血、感染、麻醉及禁食等原因，术后更易发生水电解质和代谢紊乱、低蛋白血症和营养不良等。许多患者在入院时就存在不同程度的营养不良（营养不足）或营养风险，加剧了上述不良效应，而术后营养不良状况又直接导致患者不良结局。研究显示，术前营养不良可严重影响患者对手术的耐受性、削弱机体免疫功能及抗感染能力，使手术引起的创伤、应激效应更加显著，能量消耗进一步加剧。Arrowsmith 曾报道，约 40% 的患者入院时就存在营养不良，这些患者中的 78% 在术后营养状况又进一步恶化，主要原因为术前营养不良会影响术后营养状况，显著增加并发症发生的风险。国外大样本研究发现，Ⅲ～Ⅳ期恶性肿瘤患者的进食量明显少于Ⅰ～Ⅱ期患者，从而导致这些进展期肿瘤患者营养状况迅速减退。朱步东等的研究结果发现，Ⅰ、Ⅱ期恶性肿瘤患者营养不良发生率为 12%，Ⅲ期为 25%，Ⅳ期则增至 56%，提示不同分期肿瘤患者的营养不良发生率有明显区别，即肿瘤越趋向于晚期，营养不良发生率越高。近期的一项横断面调查显示，从Ⅰ～Ⅳ期肿瘤患者营养不良的发生率分别 8.5%、47%、55.6% 及 58.2%，呈明显递增趋势。因此对肿瘤患者而言，对于术前存在营养不良者应及时予以营养支持以改善营养状况，术中规范操作和术后给予早期营养支持。同时，术后卧床时间长也是引发术后并发症的高危因素，引起术后并发症的风险升高。

前瞻性队列研究明确，对有营养风险患者进行营养干预，包括肠外肠内营养、口服营养补充（oral nutritional supplements，ONS）和（或）膳食治疗，可有效改善临床结局、生活质量及成本 - 效果比（cost-effectiveness ratio）。因此，加强营养支持对肿瘤患者具有重要意义。欧洲肠外肠内营养学会（European Society of Parenteral and Enteral Nutrition，ESPEN）、美国肠外肠内营养学会（American Society of Parenteral and Enteral Nutrition，ASPEN）及中华医学会肠外肠内营养学分会（Chinese Society of Parenteral and Enteral Nutrition，CSPEN）等，自 2006 年，即按循证医学的标准和程序，制定恶性肿瘤营养支持指南和标准操作规范，并以此为指导开展对肿瘤患者（包括手术、放疗、化疗及终末期）的营养管理和临床研究，建议对围手术期患者进行营养筛查和营养评定，并根据筛查和评定的结果、肿瘤的分期及手术性质等，制订个体化营养支持方案。

二、恶病质的定义、分期及分级

恶性肿瘤患者的营养不良，往往可进展为恶病质及终末期耗竭状态。因此，应通过营养状况评价及时识别恶病质的风险，积极预防及干预。多数肿瘤患者的病情进展过程中，往往表现为不可逆的食欲下降、体重丢失、营养状况恶化，直至最后患者死亡，这就是肿瘤恶病质进程。研究显示，60%～80% 进展期肿瘤患者出现恶病质。对包括妇科肿瘤在内的恶性肿瘤患者，及时诊断和识别恶病质并进行早期干预，对改善患者结局具有重要意义。

关于恶病质的定义，比较公认的是 Fearon 等于 2011 年在肿瘤恶液质国际共识中提出的定义：以持续性骨骼肌丢失（伴 / 不伴脂肪组织丢失）为特征，不能被常规营养支持完全缓解，逐步导致功能损伤的多因素综合征。该定义指出了恶病质的 3 个重要特点，即骨骼肌持续丢失、常规营养支持不能完全缓解和功能损伤。其中骨骼肌丢失是恶病质的核心表现，蛋白质（特别是肌肉蛋白）过度分解是其重要的病理生理改变。骨骼肌丢失的外在表现主要是体重丢失及乏力。有研究认为，当患者体重丢失大于通常体重 30% 时，则死亡开始出现，且不可避免。《欧洲肿瘤恶液质临床指南》将肿瘤恶病质分为恶病质前期、恶病质期和恶病质难治期 3 期。恶病质前期表现为厌食 / 代谢改变，体重丢失不超过 5%。进展风险取决于肿瘤类型和分期、系统性炎症、低摄入量和抗肿瘤治疗无效。恶病质期表现为 6 个月内体重丢失＞5%；或者 BMI＜18.5 kg/m^2（参照中国标准），同时体重丢失＞2%；或者四肢骨骼肌指数达到肌肉衰减症诊断标准（男性＜7.26 kg/m^2；女性＜5.45 kg/m^2），同时体重丢失＞2%，常有摄食减少或系统性炎症。恶病质难治期表现为肿瘤持续进展，对治疗无反应，分解代谢活跃，体重持续丢失且无法纠正，生存期预计不足 3 个月。需说明的是，并非所有肿瘤患者都经历这 3 个阶段。肌肉丢失是恶病质最核心特征。由于精确测量人体成分较难开展，因此，临床将体重丢失作为恶病质最主要的临床表现。恶病质可在早期发现，并且是可以干预的。而恶病质发展到晚期，则抗癌治疗及营养支持均难有效果。

除分期外，恶病质还需进行分级评价。恶病质的分级即恶病质的严重性，包括体重丢失的速度、能量储备、蛋白质消耗的速度，以及初始储备等。同样是 BMI 减少 5 kg/m²，初始 BMI 为 22 kg/m² 患者恶病质较 BMI 为 35 kg/m² 者更严重。另外，同样 BMI 和丢失程度，相比于肌肉正常患者，肌肉衰减症患者的风险更大。因此，对恶病质早期发现和干预是防止其恶化的关键手段。

由于药物干预对治疗厌食及代谢紊乱的作用非常有限，目前，研究已聚焦于营养支持治疗，包括肠内营养和肠外营养。在恶病质前期及恶病质期，营养支持不仅可增加患者能量及各种营养素摄入，改善患者营养状况，还可调节肿瘤患者的异常代谢，有益于抗肿瘤治疗。从临床结局来看，营养支持能提高患者生活质量，甚至延长生存期。而在难治性恶病质期，尽管营养支持可能无法逆转其体重丢失及代谢异常，且考虑营养支持带来的风险和负担可能超过其潜在的益处，但部分营养摄入仍可能改善患者生活质量，并给患者及家属带来安慰，且对难治性恶病质的识别有助于患者得到临终关怀团队的帮助。

在对肿瘤恶病质进行营养治疗前，需进行肿瘤恶病质的诊断及评估。诊断恶病质后，要进一步评估如下 3 个方面：体重丢失（包括肌肉数量及力量）、摄入量（包括厌食情况）及炎症状态。其中，食物摄入量调查很重要，第一，预测能量和营养素摄入不足对营养状况及恶病质发展状况的影响。第二，摄入量本身是恶病质状态的反映，如因厌食、疼痛、抑郁等引起摄入减少。第三，食物摄入量改变是营养治疗和抗肿瘤治疗效果的展现及效果评价指标之一。营养干预有效可能改善患者炎症状态，可能减少厌食并增加食欲等。推荐采用《厌食恶液质问卷》进行厌食症/恶病质治疗的功能性评估（the functional assessment of anorexia-cachexia therapy，FAACT）。

三、妇产科恶性肿瘤患者的围手术期营养干预原则

2016 年，CSPEN 发布的《成人围手术期营养支持指南》将围手术期界定为从患者决定需要手术治疗开始至康复出院的全过程，包括术前、术中和术后 3 个阶段。围手术期营养干预是指围绕手术前及手术后营养代谢异常的患者，通过营养评价进行营养诊断，予以膳食指导和（或）肠内肠外营养，从而改善手术患者临床结局。营养支持治疗能改善患者营养状况，提高对手术的耐受力，减少术后并发症，提高康复率和缩短住院时间，改善成本效果比。

1. 能量摄入 充足的能量和蛋白质是影响营养支持效果和临床结局的重要因素。能量和蛋白质不足可造成机体组织消耗，影响器官的结构和功能，从而影响患者结局。肿瘤患者能量代谢改变一直存在争议，既往一些多中心大样本临床

研究结果显示，肿瘤患者并非均处于高代谢状态，即使是进展期发生广泛转移的肿瘤患者，其能量消耗也可能处于正常范围。在肿瘤活跃期患者中，约 25% 的静息能量消耗比正常值高出约 10%，另有 25% 的静息能量消耗比正常值低 10%，这种能量消耗的差异尚无规律可循，对于具体患者则无法预测。ESPEN 建议参考健康人群标准和患者体力活动状况等制订能量标准，可设定 25～30 kcal/（kg·d）为起始标准。如患者存在超重 / 肥胖，可适当减少能量摄入；如患者存在体重过低和营养不足，可适当增加能量摄入，必要时也可通过间接测热计精确测量能量需求。2017 年，CSPEN 建议制订肿瘤患者营养支持计划时，应采用间接测热法对肿瘤患者的能量消耗进行个体化测量以指导能量供给，使能量摄入量尽可能接近机体能量消耗值，以保持能量平衡，避免摄入过量或不足。然而，临床上大多数情况下无法直接测量每例患者的实际能量消耗值，此时可采用体重公式计算法估算能量需要量，推荐给予非肥胖肿瘤患者与非肿瘤患者相似的能量目标需要量，即 25～30 kcal/（kg·d），能满足大多数患者的能量需求。

2. **蛋白质摄入** 对肿瘤患者进行的代谢性研究显示，增加蛋白质摄入，可增强患者肌肉蛋白质合成代谢。研究提示，为维持正氮平衡，对肿瘤患者氨基酸摄入剂量可高至 2 g/（kg·d）。尽管高蛋白摄入可对肿瘤患者带来一定获益，但学术界却未对肿瘤患者的理想氮源摄入量达成共识。美国医学研究院建议，肿瘤康复期成年患者摄入蛋白质提供能量应占全日总能量的 10%～35%，其总量不应低于 0.8 g/（kg·d）。大部分研究证据认为，肿瘤患者蛋白质摄入应在 1.0 g/（kg·d）以上，若体力活动下降且存在系统炎症状态，蛋白质给予可增至 1.2～2g/（kg·d）。ESPEN 2016 年相关指南建议，充足蛋白质摄入应在包括围手术期在内的所有肿瘤治疗阶段都得以保障，蛋白质摄入可达 1.0～1.5 g/（kg·d）。鉴于外源性蛋白质供给量与机体蛋白质合成和瘦体重含量存在量效关系，在提供足够能量的前提下，蛋白质摄入增加可促进肿瘤患者肌肉蛋白质合成代谢，纠正负氮平衡、修复损伤组织。2017 年 CSPEN 进一步建议，肿瘤患者蛋白质目标需要量为 1.0～2.0 g/（kg·d）。对于老年及合并全身性炎症反应的肿瘤患者，蛋白质目标需要量为 1.2～1.5 g/（kg·d）。肾功能正常者，蛋白质目标需要量可提高至 2.0 g/（kg·d）。而急、慢性肾功能不全患者，蛋白质目标需要量应限制在 1.0 g/（kg·d）以下。

对于可正常进食的肿瘤患者，美国癌症协会建议充足进食富含优质蛋白质且较少饱和脂肪的食物，如鱼类、瘦肉、去皮禽类、鸡蛋、脱脂或低脂乳制品、坚果与种子及豆类等，以满足蛋白质需要。对于肠外营养支持的患者，氨基酸溶液是主要的蛋白质供给形式。平衡型氨基酸制剂能满足绝大多数肿瘤患者蛋白质需求。由于静脉输注氨基酸的净利用率<100%，应适当降低热氮比（≤100%）。

3. 脂肪摄入　肿瘤患者能量底物中碳水化合物与脂肪的最佳比例尚不确定。但由于多数肿瘤患者存在全身性炎症、胰岛素抵抗等代谢紊乱，机体对葡萄糖的摄取和利用能力受损，脂肪成为肿瘤患者重要的供能物质。多数研究结果显示，无论是体重稳定还是体重丢失的肿瘤患者，都能充分利用外源性脂肪作为高效的能量来源。从代谢的角度，提高脂肪在肿瘤患者尤其是有明确胰岛素抵抗的患者能量底物中的比例是有益的，在条件允许时，可尽量减少碳水化合物供给量，以降低血糖负荷。给予肿瘤患者 ONS 或肠内营养时，通过增加制剂配方中脂肪比例，可有效提高制剂的能量密度，使食欲缺乏、早饱和肠蠕动减少的肿瘤患者的能量摄入增加，有利于蛋白质合成，改善营养状况。脂肪乳剂是肠外营养的重要供能物质。有研究显示，与健康人相比，肿瘤患者对脂肪乳剂的代谢清除率更高。因此，可适当提高脂肪乳剂在肿瘤患者肠外营养配方中的比例，这样不仅可减少高血糖风险，也可减轻水钠潴留风险。

4. 维生素及微量元素摄入　肿瘤患者由于进食减少、手术创伤或放疗、化疗等原因，维生素及微量元素缺乏较常见。美国癌症协会及 ESPEN 推荐，肿瘤患者应全面摄入符合人体每日摄取推荐量标准的各类维生素和微量元素，以满足机体生理代谢需求。2017 年 CSPEN 建议，肿瘤患者应充足补充生理需要量的维生素和微量元素，避免机体维生素和微量元素缺乏。

5. 营养支持方式　肿瘤患者围手术期营养支持有经口膳食、ONS、肠内营养和肠外营养等多种形式，各有适应证和优缺点，应用时需互相配合、取长补短。一般说来，消化道功能正常或具有部分消化道功能患者应优先使用 ONS 或肠内营养；如肠内营养无法提供能量及蛋白质目标需要量时可行肠外营养补充。

四、妇产科恶性肿瘤患者的围手术期营养管理实践

1. 术前营养支持　2017 年恶性肿瘤患者膳食营养处方专家共识建议，多学科营养支持小组实施医学营养治疗（medical nutrition therapy，MNT）是肿瘤综合治疗措施之一，对改善营养状况，减少再入院和住院天数，提高生活质量等具有重要作用。营养支持治疗包括营养筛查、营养评定、营养诊断、营养干预实施和疗效监测等。推荐从术前就开始营养干预，并在整个围手术期间都持续给予规律的营养支持和监测。ESPEN 在其 2016 年《肿瘤患者营养指南》中也建议，包括妇产科恶性肿瘤患者在内的所有肿瘤患者均应接受营养风险筛查，以加强医师对于营养不良和营养风险的早期识别及干预，改善患者结局。营养风险筛查结果异常的患者，应进行进一步的营养评定。研究认为，膳食摄入情况、人体成分、体力活动状态及主要的代谢指标反映了患者的机体储备及功能状态。另外，鉴于

肿瘤常合并慢性炎症状态及高分解代谢情况，ESPEN 建议可检测 C 反应蛋白及白蛋白以评价系统性炎症状况。

ESPEN 在指南中推荐对中、重度营养不良患者给予 7～14 天术前营养支持，并建议推迟此类患者手术时间。加拿大肿瘤协会研究发现，即使将非急症结肠肿瘤患者手术时间推迟至确诊后 6 周，病死率或总体生存率也未受影响。Bozzetti 总结 5 项 RCT 发现，对于存在营养不良的胃肠道肿瘤患者，术前肠内或肠外营养支持能明显减少术后并发症。Meijerink 等对 200 例胃肠道肿瘤患者进行分析发现，重度营养不良患者术前给予至少 10 天肠内或肠外营养支持能明显减少术后并发症尤其是感染并发症的发生，并且该获益随着患者术前营养不良程度的增加而更加明显。Wu 等分析 468 例中、重度营养不良的胃肠道肿瘤患者发现，围手术期接受肠内或肠外营养支持的患者较未接受营养支持者在并发症发生率、病死率及术后住院时间上都有明显获益。美国胃肠学院发布的住院患者营养支持指南中推荐，对有营养风险或预计 5～7 天无法经口进食的住院患者应进行营养支持。CSPEN 在《成人围手术期营养支持指南》中明确指出，营养不良患者围手术期接受营养支持可降低感染性及非感染性并发症发生率。

结合大量证据，2017 年 CSPEN 发布的《肿瘤患者营养支持指南》建议，中、重度营养不良肿瘤患者及预期围手术期无法经口进食或摄入能量和蛋白质摄入量＜60% 目标需要量超过 7 天的肿瘤患者，应自术前开始接受营养支持。2016 年 ESPEN 相关指南认为，目前对于合理启动营养支持的时机尚无共识，但是对存在营养风险的患者早期启动营养支持 / 干预对于改善患者预后是非常重要的。营养干预 / 支持包括营养咨询、口服营养补充剂的使用及人工营养支持（包括肠内营养和肠外营养）。营养咨询是指患者通过咨询营养（医）师进行对症支持，缓解消化系统症状，通过调整饮食以鼓励患者摄入更多富含能量及蛋白质的食物，提高胃肠道耐受性，改善营养状况的过程。营养医师在咨询过程中需详细询问病史及膳食史，计算患者每日能量及各类营养素需要量，进行餐次安排的建议制订食谱。如单纯调整膳食无效可通过医师建议使患者接受 ONS。一项基于 5 个 RCT 的 Meta 分析显示，对患者进行营养咨询及膳食调整可一定程度地提高患者生活质量。另一项针对营养不良或存在营养风险的肿瘤患者进行的基于 13 个 RCT 的 Meta 分析认为，经过营养咨询和 ONS 的干预组虽较对照组无生存期的显著延长，但生活质量评分、呼吸困难评分、情感功能评分、食欲下降评分均显著改善。同时，干预组体重较对照组明显增加。若患者经口膳食不足，经营养咨询调整膳食及加用 ONS 后 1 周以上，摄入未改善或摄入量低于推荐量 60% 持续 1～2 周，ESPEN 建议给予人工营养支持。

除营养支持外，妇产科肿瘤患者术前的营养管理也应遵循加速康复外科

（ERAS）原则。大多数外科手术患者无须从手术前夜开始禁食。无误吸风险的非糖尿病患者麻醉前 2 h 可摄入适量碳水化合物饮料；无法进食或术前禁饮患者，可静脉输注一定剂量葡萄糖。大量临床研究结果显示，术前给予碳水化合物较给予传统禁食的患者在围手术期客观感觉评分明显改善，特别是口渴感和饥饿感、术后胰岛素抵抗明显降低，患者的住院时间缩短，术后舒适指数提高。CSPEN 推荐对无胃肠道动力障碍患者麻醉前 6 h 允许进软食，2 h 前允许进食清饮料。

2. 术后营养支持　术后营养支持是围手术期营养管理的重要内容。近年一项 Meta 分析的结果显示，对营养不良患者进行术后营养支持可有效降低感染和非感染并发症发生率，缩短住院时间。Neumayer 等发现，术后足量（＞60% 能量和蛋白质目标需要量）和术后早期（48 h 内）营养支持能明显缩短术后住院时间，降低医疗费用。随后多项研究结果也证实，只有能量摄入＞65% 目标需要量才能有效改善患者临床结局。Tsai 等对外科重症患者进行回顾性分析，发现入院后接受＜60% 能量目标需要量的患者较＞60% 者病死率风险明显升高。

优化围手术期的处理措施，减少创伤应激代谢，降低肠黏膜通透性，减少并发症，缩短住院时间，达到患者的快速康复，是 ERAS 的核心。术后早期进食或肠内营养是 ERAS 的另一个重要措施，其意义不仅是提供营养底物，更重要的是降低术后机体高分解代谢反应和胰岛素抵抗，减少炎性介质释放、促进合成代谢和机体恢复，维护肠黏膜屏障及免疫功能，防止肠道细菌移位。大量临床研究结果显示，术后早期经口进食或肠内营养有助于改善营养状态，促进伤口愈合，减少并发症，缩短住院时间。CSPEN 等多个学会均在相关指南中鼓励各种类型手术患者术后经口进食，并根据患者耐受程度逐渐加量。术后 4 h 患者清醒后即可恢复口服清流质食物，而无须等到肠道通气或通便后才开始恢复口服饮食。使用硬膜外镇痛，可减少各种导管的使用。患者早期下床活动，可促进机体的合成代谢。对术前已有营养不良的患者，应考虑术前纠正营养不良，以减少术后的相关并发症。

《国际妇产科联盟（FIGO）2018 癌证报告》——妇科肿瘤患者的术后快速康复建议，如胃肠道功能耐受，患者术后 4～6 h 可进行生理性规律进食以保证营养状态及促进术后恢复。虽然早进食可能会增加恶心、呕吐的发生率，但往往具有自限性，并且对止吐药物反应良好。早进食不会促进麻痹性肠梗阻的发生，但若发生了肠梗阻，则仍需按常规禁食并予以胃管引流减压。在创伤感染和大手术后，虽然大部分患者的小肠功能在 6 h 后即可恢复，但营养治疗一般在术后 24～48 h 开始，可根据胃肠功能、手术位置、吞咽功能等情况选择肠内或肠外营养。《恶性肿瘤患者的营养治疗专家共识》建议，多数患者术后不应中断营养摄入，术后应尽早开始正常食物摄入或肠内营养。大部分接受结肠切除术的患者，可在术后数小时内开始经口摄入清淡流食，包括清水。围手术期有重度营养不良

的患者，以及由于各种原因（如肠内营养不耐受、胃肠道功能受损等）导致连续
5～10天以上无法经口摄食或无法经肠内营养达到营养需要量的患者，应给予肠
外营养支持。

（李融融　于　康）

参 考 文 献

［1］ 潘宏铭，陈薇. 2008年非手术恶性肿瘤患者营养支持治疗指南的解读. 临床肿瘤学杂
志，2009，14（9）：844-851.

［2］ De Blaauw I, Deutz NE, Von Meyenfeldt MF.Metabolic changes in cancer cachexia--first of
two parts. Clin Nutr, 1997, 16 (4): 169-176.

［3］ Bennani-Baiti N, Davis MP.Cytokines and cancer anorexia cachexia syndrome. Am J Hosp
palliat Care, 2008, 25 (5): 407-411.

［4］ Tisdale MJ.Catabolic mediators of cancer cachexia. Curr Opin Support Palliat Care, 2008, 2
(4): 256-261.

［5］ Tisdale MJ.Biomedicine.Protein loss in cancer cachexia. Science, 2000, 289 (5488): 2293-2294.

［6］ Tisdale MJ.Loss of skeletal muscle in cancer: biochemical mechanisms. Front Biosci, 2001, 6:
D164-174.

［7］ Kondrup J, Allison SP, Elia M, et al. ESPEN guidelines for nutrition screening 2002. Clin
Nutr, 2003, 22 (4): 415-421.

［8］ 陈薇，顾颖，戚之燕. 肺癌患者术后营养状况与预后的关系. 全科医疗，2018，32
（11）：88-99.

［9］ Braga M, Gianotti L, Nespoli L, et al. Nutritional approach in malnourished surgical patients:
a prospective randomized study. Arch Surg, 2002, 137 (2): 174-180.

［10］ 朱步东，翁洁，张金芳. 恶性肿瘤患者营养状况的评价. 中国肿瘤临床与康复，2002，
9（1）：106-108.

［11］ 中国抗癌协会肿瘤营养与支持治疗专业委员会. 肿瘤恶液质营养治疗指南. 肿瘤代谢
与营养电子杂志，2015，2（3）：27-31.

［12］ Fearon K, Strasser F, Anker SD, et al. Definition and classification of cancer cachexia: an
international consensus. Lancet Oncol, 2011, 12 (5): 489-495.

［13］ Argilés JM, Busquets S, López-Soriano FJ.Cancer cachexia, a clinical challenge. Curr Opin
Oncol, 2019, 31 (4): 286-290.

［14］ 中华医学会肠外肠内营养学分会. 肿瘤患者营养支持指南. 中华外科杂志，2017，55

（11）: 801-828.

[15] Nitenberg G, Raynard B.Nutritional support of the cancer patient: issues and dilemmas. Crit Rev Oncol Hematol, 2000, 34 (3): 137-168.

[16] Klement RJ, Kämmerer U.Is there a role for carbohydrate restriction in the treatment and prevention of cancer?. Nutr Metab, 2011, 8 (1): 75-80.

[17] Körber J, Pricelius S, Heidrich M, et al. Increased lipid utilization in weight losing and weight stable cancer patients with normal body weight. Eur J Clin Nutrition, 1999, 53 (9): 740-745.

[18] Bozzetti F.Rationale and indications for preoperative feeding of malnourished surgical cancer patients. Nutrition, 2002, 18 (11-12): 953-939.

[19] Meijerink WJ, von Meyenfeldt MF, Rouflart MM, et al. Efficacy of perioperative nutritional support. Lancet, 1992, 340 (8812): 187-188.

[20] Wu GH, Liu ZH, Wu ZH, et al. Perioperative artificial nutrition in malnourished gastrointestinal cancer patients. World J Gastroenterol, 2006, 12 (15): 2441-2444.

[21] 中华医学会肠外肠内营养学分会. 成人围手术期营养支持指南. 中华外科杂志，2016，54（9）: 641-657.

[22] Muscaritoli M, Anker SD, Argiles J, et al. Consensus definition of sarcopenia, cachexia and pre-cachexia: joint document elaborated by Special Interest Groups (SIG) "cachexia-anorexia in chronic wasting diseases" and "nutrition in geriatrics". ClinNutr, 2010, 29 (2): 154-159.

[23] Brown T, Findlay M, von Dincklage J, et al. Using a wiki platform to promote guidelines internationally and maintain their currency: evidence-based guidelines for the nutritional management of adult patients with head and neck cancer. J Hum Nutr Diet, 2013, 26 (2): 182-190.

[24] Halfdanarson TR, Thordardottir E, West CP, et al. Does dietary counseling improve quality of life in cancer patients? A systematic review and meta-analysis. J Support Oncol, 2008, 6 (5): 234-237.

[25] Baldwin C, Spiro A, Ahern R, et al. Oral nutritional interventions in malnourished patients with cancer: a systematic review and meta-analysis. J Natl Cancer Inst, 2012, 104 (5): 371-385.

[26] Zhong JX, Kang K, Shu XL.Effect of nutritional support on clinical outcomes in perioperative malnourished patients: a meta-analysis. Asia Pac J Clin Nutr, 2015, 24 (3): 367-378.

[27] Neumayer LA, Smout RJ, Horn HG, et al. Early and sufficient feeding reduces length of stay and charges in surgical patients. J Surg Res, 2001, 95 (1): 73-77.

[28] Tsai JR, Chang WT, Sheu CC, et al. Inadequate energy delivery during early critical illness correlates with increased risk of mortality in patients who survive at least seven days: a retrospective study. Clinical Nutrition, 2011, 30 (2): 209-214.

[29] CSCO 肿瘤营养治疗专家委员会. 恶性肿瘤患者的营养治疗专家共识. 临床肿瘤学杂志，2012，17（1）：59-73.

第三节 肌肉衰减症和衰弱的营养管理

随着老龄化社会的到来，择期手术患者中的老年人比例日益增多，包括妇科患者。高龄本身就可使老年患者围手术期并发症发生率和死亡率增加 2.9～6.7 倍。低体重指数、共病、多重用药、衰弱、肌肉衰减症等更增加了术后失能、独立性丧失、生活质量下降及死亡等不良结局的风险。60 岁及以上老年女性需接受妇科手术的疾病，总体上可分为恶性肿瘤（子宫及附件恶性肿瘤等）和非恶性肿瘤性疾病（如良性的子宫肌瘤或子宫脱垂、尿失禁等）。在进行盆底重建手术的老年女性患者中，并发症发生率和死亡率比年轻患者高 13.6 倍，且手术成功率低，住院时间更长。近年来，随着加速康复外科（ERAS）兴起，临床医师们希望通过一系列围手术期优化处理措施，包括减少手术创伤及应激，减轻术后疼痛，促进患者早期进食及活动，加速患者术后康复等，达到缩短住院时间、降低术后并发症发生率及死亡率、节省住院费用、提高患者的生活质量的目的，并希望能使患者有中长期获益。2019 年，中华医学会妇产科学分会加速康复外科协作组在《妇科手术加速康复的中国专家共识》中提出了一系列指导建议。但老年人异质性强，尤其是衰弱的老年女性患者仍存在实施中的难点，包括用什么样的标准评价哪些人适合进行 ERAS，哪些人需要进行术前干预及何种措施最适当，ERAS 对衰弱老人可能带来的风险等。本节重点针对老年妇科择期手术患者中存在的肌肉衰减症和衰弱对 ERAS 的影响进行阐述，探讨老年综合评估（comprehensive geriatric assessment，CGA）指导下的以营养管理为主体的干预方式在 ERAS 中的作用。

一、肌肉衰减症和衰弱的概念及评估

1. 肌肉衰减症　肌肉衰减症系年龄相关的进行性疾病，可导致衰弱、生活质量下降、身体残疾，严重时会致死亡风险增高。欧洲老年肌肉衰减症工作组（European Working Group on Sarcopenia in Older People，EWGSOP）2010 年将肌肉衰减症定义为老年人骨骼肌质量、力量及功能下降的一种老年综合征。2018 年肌肉衰减症定义更新为，仅有肌肉力量下降为可疑肌肉衰减症，若同时伴有肌肉数量或质量下降即可诊断为肌肉衰减症。上述两项加上躯体功能表现差就可

诊断为严重肌肉衰减症。2016 年，肌肉衰减症被正式确认为一类肌肉相关疾病，其诊断代码为 ICD-10-MC，而且在一些国家已被纳入医保。肌肉衰减症的主要病因包括原发性和继发性。原发性主要与年龄相关。继发性肌肉衰减症包括活动相关（因卧床不动、久坐的生活方式、去适应状态或零重力情况引起），疾病相关（通常伴有终末期脏器功能衰竭、炎症性疾病、恶性肿瘤或内分泌疾病）及营养相关［因食物中的能量和（或）蛋白质摄入不足、吸收不良、胃肠疾病或使用引起厌食的药物等］。临床常用的肌肉力量、肌肉数量及肌肉功能的指标和测量工具总结于表 12-5。诊断和评估途径参见表 12-6。

表 12-5 临床常用的肌肉力量、肌肉数量和肌肉功能的指标和测量工具

指标	测量工具（方法）
病例筛查	问卷法（SARC-F 表）
肌肉力量	握力
	坐站测试（5 次坐站的时间）
肌肉数量	双能 X 射线吸收法
	生物电阻抗分析
	腰肌横断面积的 CT 或 MRI
肌肉功能	简易体能状况量表
	步速

注：引自 EWGSOP2，2018

表 12-6 肌肉衰减症的诊断指标和临界值

诊断指标	临界值	
	男性	女性
肌肉力量		
握力	<27 kg	<16 kg
坐站测试（5 次坐站的时间）	>15 秒	无
肌肉数量		
ASM	<20 kg	<15 kg
ASM/ 身高 ^{2}	<7.0 kg/m^2	<6.0 kg/m^2
肌肉功能		
步速	≤0.8 m/s	
SPPB	≤8 分	

注：ASM. 四肢骨骼肌；SPPB. 简易体能状况量表；引自 EWGSOP2，2018

2. 衰弱 衰弱是一种躯体储备能力受限的状况，能引起功能下降，独立性

丧失，健康状况恶化，增加住院率并最终增加死亡率。衰弱的定义可分为表型模式和缺陷累积模式，2012 年衰弱定义为由多种原因引起的医学综合征，主要特征为力量、耐力减退，躯体功能下降，个体脆弱性（vulnerability）增加，依赖程度和死亡率均上升。

2001 年 Fried 提出了衰弱表型评估模式，主要包括非意向性体重下降，虚弱（肌肉力量下降），耐力和精力不足，步速减慢及躯体活动减少。符合 3 项及以上则为衰弱。有发生衰弱风险的状况被定义为"衰弱前状态"，为在 5 个 Fried标准中有 1 或 2 条符合。评估衰弱的缺陷累积模式指数有多种，在妇科手术患者中进行的衰弱研究中所采用的包括加拿大健康和老龄化研究项目（Canadian Study of Health and Aging，CSHA）中使用的美国外科安全与质量改进计划（National Surgical Quality Improvement Program，NSQIP）衰弱指数及改良衰弱指数（modified frailty index，mFI）、美国梅奥诊所使用的衰弱指数等。采用缺陷累积参数得到衰弱指数的优势在于不需要进行身体测量及功能测定，可以从病历资料中获取相关参数信息。mFI 采用 11 个变量，包括糖尿病、功能状况、呼吸系统疾病（如慢性阻塞性肺疾病）、充血性心力衰竭、心肌梗死病史或其他心脏问题（既往有经皮冠状动脉介入治疗、冠状动脉手术或心绞痛），高血压（需要药物治疗），外周血管疾病或静息痛，感觉受损，短暂性脑缺血病史或脑血管事件及脑血管事件伴有后遗症。如存在上述问题，每个条目为 1 分，实际获得的条目总分除以可获取条目的总分值得到 mFI，每个患者的 mFI 波动于 0.0～1.0，mFI 数值越大提示衰弱程度越重。梅奥衰弱指数（frailty index，FI）包含 30 个条目，包括患者自我报告的日常生活活动能力（activities of daily living，ADL）、使用工具的能力（instrumental activities of daily living，IADL）、锻炼的耐受性、需要帮助的程度、共病及体重指数（BMI）等。每个条目可以计分为 0、0.5 或 1 分。实际获得的条目总分除以可获取条目的总分值得到 FI。如果 FI≥0.15，则判定为衰弱。

由上述定义及评估措施中可以看出肌肉衰减综合征与衰弱定义上有重叠，骨骼肌力量下降及功能减退均是核心参数。在 2 项国家级的妇科肿瘤研究（GOG273 和 NRGCC002）中发现，70 岁及以上患者中功能性体适能（physical fitness）是比年龄更好的结局评估指标。ADL 与化疗完成率及生存率相关。而不衰弱的老年患者与年轻对照组的临床结局相似。此外，肌肉衰减症、衰弱这两个概念与营养不良也有密切关系。2018 年 9 月，全球（营养）领导人发起的营养不良评定（诊断）标准共识（GLIM），纳入了 3 个体征表现标准（体重减轻、低BMI、肌肉减少）和 2 个病因标准（减少食物摄入或吸收率下降、炎症或疾病负担）。诊断营养不良应至少有一个体征表现标准和一个病因标准。在 GLIM 共识中，营养不良与肌肉减少建立了明确的关联。从 2016 年 ESPEN 对营养不良的定义也可以看出，因食物摄入不足或需求增加导致身体组分丢失属于营养不良，在增加喂养之后身体组分会恢复，而因为其他疾病的原因，如少动、激素、细胞因子、代谢性或医疗性原因变化引起的身体组分丢失会导致肌肉衰减症或衰弱，这两者对增加能量和蛋白质的摄入等治疗措施反应不一。实际的临床情况是多种因素或现象重叠出现，进行以营养支持为核心的综合性治疗是更适宜的方法。

3. 肌肉衰减症和衰弱在老年妇科患者中的流行病学及对预后的影响　住院期间发生老年肌肉衰减症是很常见的。10.0%～34.7% 因急性病入院的老年人在入院时有肌肉衰减症，住院期间会有 14.7% 出现新发的肌肉衰减症。住院期间老年肌肉衰减症发病率与卧床住院天数明显相关，但与总住院日不相关。发生老年肌肉衰减症的患者平均卧床时间为 5.1 天，未发生老年肌肉衰减症患者平均卧床时间为 3.2 天。

在老年病房 75 岁及以上的住院患者中几乎都存在衰弱，而在其他病房（内、外科）患病率可达 50%～85%；50% 以上的老年癌症患者存在衰弱或衰弱前状态。衰弱是外科患者不良结局的预测因子，衰弱会使 65 岁及以上的老年人死亡风险增加 57%。在妇科手术中使用衰弱指数的研究比较少。Kumar 等采用梅奥衰弱指数，在 ⅢC/Ⅳ 期卵巢上皮癌（epithelial ovarian cancer，EOC）进行初次肿瘤细胞减灭术（primary debulking surgery，PDS）的患者中进行的研究结果提示，平均 FI 为 0.08，24.5% 的患者符合衰弱的诊断标准（FI≥0.15）。与不衰弱患者相比，衰弱患者出现 3～4 级术后并发症的发生率（28.2%）或术后 90 天内死亡率（16%）更高，总生存时间（overall survival，OS）中位时间（26.5 个月）更低，并且多因素回归分析显示衰弱与死亡独立相关。此外，衰弱患者在术后 42 天能够接受化疗的比例也比不衰弱的患者明显下降。该团队也同时对肌肉衰减症进行了研究，发现在进行 PDS 的 EOC 患者中肌肉衰减症是比残留病灶更好的结局预测指标，与 OS 降低相关，而根据 FI 判定为衰弱的患者骨骼肌质量也更低。Courtney-Brooks 等的研究采用 Fried 衰弱表型评价妇科恶性肿瘤开腹手术的患者的小样本研究结果发现，术后 30 天外科并发症随着衰弱评分的增长而增加，并且衰弱患者所有并发症发病率均增加。

Suskind 等在 12 731 例行盆腔器官脱垂（pelvic organ prolapse，POP）术的患者中进行了一项回顾性队列研究，采用 NSQIP 衰弱指数评估行阴道闭合术和盆底重建手术的两组患者中衰弱患病率及结局的差异。结果显示，接受阴道闭锁术的患者占 5.3%，平均年龄 79.2 岁（52.4% 为 75～84 岁，25.4% 为 85 岁及以上）其中 28.5% 的患者存在衰弱（NSQIP-FI 为 0.18 分及以上）。而盆底重建术患者年龄更小一些，仅有 9.3% 为衰弱。逻辑回归分析显示，NSQIP-FI 分值的增加与并发症发生率的增加相关。还有一些小样本研究同样采用 Fried 衰弱表型指数，发现行盆腔器官脱垂手术的女性中衰弱者占 16%，30.7% 有功能障碍或至少一项 ADL 依赖他人。

在加拿大进行的一项回顾性队列研究中，共纳入 66 105 例子宫全切术患者，使用 mFI 评估衰弱与并发症发生率及死亡率的关系。结果发现，mFI≥0.5 与 mFI＝0 的患者相比，术后并发症的发病率明显增加，其中严重并发症发生率从 0.98% 增加至 7.3%，死亡率从 0.06% 增加至 3.2%。该研究还揭示了妇科恶性肿瘤与良性妇科疾病手术中衰弱对结局的影响大致相同。

因此，衰弱与肌肉衰减症在老年妇科手术患者中很常见，无论是否患有恶性肿瘤。美国外科协会质量改善项目组（ACS NSQIP）及美国老年医师协会（AGS）均建议在老年患者中进行术前的 CGA 评估以辅助临床决策。

二、以营养管理为主体的综合干预措施

中华医学会妇产科学分会加速康复外科协作组在《妇科手术加速康复的中国专家共识》中推荐的营养干预指征为 6 个月内体重下降≥10%；进食量＜推荐摄入量的 60%，持续＞10 天；BMI＜18.5 kg/m²；血清白蛋白＜30 g/L。方法：肠内营养 ± 肠外营养，时间为 7～10 天。在《加速康复外科围手术期营养支持中国专家共识（2019 版）》中针对术前营养风险筛查、围手术期营养管理及术后直至出院后的营养支持措施均给予了更加详细的指导意见。但上述 2 个专家共识均未针对衰弱或肌肉衰减症人群给予特殊性的建议。结合相关文献，总结如下。

1. 全面评估与早发现、早干预　研究表明，患有妇科恶性肿瘤的衰弱患者 BMI 不一定低于正常值，甚至可能高于不衰弱患者。因此单一的营养评估工具在识别衰弱或肌肉衰减症方面不足。衰弱和肌肉衰减症的发病机制复杂，均很难逆转。一方面，提高对其发生风险和不良结局的认识，积极对处于衰弱前或早期肌肉衰减症的患者进行干预，才有可能更好地预防、延迟、治疗、甚至逆转。另一个方面，应该在有复杂照护需求的老年人中常规进行 CGA，对躯体、认知、心理等功能表现及能力状况下降的老年人进行衰弱及肌肉衰减症的甄别，全面判断老年人的功能状况，有利于制订更加个性化的照护方案和干预措施，为有风险的老年人提供更加适当和优良的服务。在衰弱的缺陷累积模型中，如果有条件通过电子医疗档案等医疗文书直接提取相关参数，或者使用国际居民评估工具系统（international resident assessment instrument，interRAI）来收集数据，通过相应的软件系统自动计算出衰弱指数，则有助于降低评估的工作量，是更容易坚持常态化评估模式。对于准备接受妇科手术的老年患者来说，通过 CGA、人体测量、功能测试等评估，可在疾病刚确诊的时候就开始进行有针对性的干预，ERAS 也

并不局限在围手术期阶段，可以贯穿整个治疗的过程。因此在择期手术的衰弱老年人中，延长术前康复时间，并动态评估功能状况、肌肉指标等变化有利于选择最佳的手术时机，从而降低并发症发生率并改善生活质量。

2. **营养干预** 营养支持可改善消化道耐受性，增强免疫能力，保持正常血糖水平，提供充足的蛋白来进行合成代谢及提供充足的能量保持体重。营养干预是肌肉衰减症治疗中重要的基础及核心措施。在术前康复中可以采用营养咨询结合口服营养补充制剂（ONS），营养支持时间通常为7～14天或可延长至4周。术后24 h内应酌情早期恢复胃肠营养。胃肠道功能正常的患者可以使用整蛋白型肠内营养；胃肠道功能受损或吸收障碍的患者可使用氨基酸型或短肽型肠内营养；肿瘤患者可使用免疫营养制剂。出院后应长期重视营养支持，对于行4级手术或有严重营养不良风险的患者，均应给予3～6个月的ONS。

（1）高蛋白质、优质蛋白质饮食及ONS：膳食中的蛋白质提供合成肌肉蛋白所需要的氨基酸。在手术等应激状态下，蛋白质需求量显著增加，为保持正氮平衡和预防肌肉数量的减少及肌肉力量的丢失，应满足优质蛋白的摄入量。有研究结果表明，每餐中摄入25～35 g蛋白质可最大限度地刺激肌肉蛋白的合成。我国推荐老年人蛋白质的摄入量应维持在1.0～1.5 g/（kg·d）。应激患者的蛋白质供给推荐ONS强化蛋白质摄入，每天2～3次，每次蛋白质摄入量≥18 g和热量摄入量为25～30 kcal/（kg·d）。肿瘤患者术前每餐摄入≥25 g的蛋白质。可以在标准整蛋白制剂基础上额外添加蛋白粉。推荐妇科术后24 h内开始规律进食，应优先考虑高蛋白质饮食。在蛋白质种类的选择上，乳清蛋白优于酪蛋白、水解酪蛋白和植物蛋白，它能更有效地促进老年人肌肉蛋白合成。乳制品富含乳清蛋白，有丰富的支链氨基酸，并具有抗氧化性质。牛奶、酸奶和乳酪能增加四肢肌肉量、握力，同时进行抗阻锻炼，能促进氨基酸吸收及肌肉合成代谢。当患者不能通过ONS的方式补充营养时应放置肠内营养管，进行≥7天的管饲肠内营养支持。如果ONS和肠内营养支持2种方式仍达不到蛋白质和（式）能量要求（＜推荐摄入量的50%），应考虑术前行肠外营养支持改善营养状况。

（2）氨基酸：亮氨酸、异亮氨酸和缬氨酸等支链氨基酸可为骨骼肌提供能量底物，并刺激胰岛素合成，增强胰岛素敏感性，降低蛋白质降解速度，促进蛋白质合成，形成老年人肌肉蛋白合成的良性刺激。研究发现，短期摄入少量（7.5 g）必需氨基酸，对肌肉纤维合成率有刺激作用。而长期（3个月以上）补充，可显著改善老年人瘦体组织总量。但在蛋白质及能量摄入量充足的情况下，每日补充8 g的必需氨基酸，对肌肉结局的影响尚存在争议。β-羟基β-甲基丁酸（β-hydroxy β-methylbutyric acid，HMB）是亮氨酸的关键活性代谢产物，在蛋白质合成和裂解中发挥重要作用。有研究显示，在老年人中补充HMB能有效预防肌肉数量的减少和肌肉力量的丢失，并改善躯体表现功能；但也有研究并未发现上述的相关性。还有学者认为，同时补充支链氨基酸（2.5 g 亮氨酸）和 HMB 对肌肉数量和功能效果更佳。

（3）多不饱和脂肪酸：多不饱和脂肪酸（polyunsaturated fatty acid，PUFA）具有一定的抗炎作用，是围手术期免疫营养的主要来源。含有精氨酸的饮食能改善血管扩张和组织氧合作用，降低体内炎性水平，从而对肌肉蛋白合成产生促进作用，并可缓解老年人肌肉蛋白合成中的抵抗现象，对提高肌肉力量和改善躯体功能有正向作用。研究显示，在抗阻训练的同时，每日补充鱼油（n-3 PUFA）2 g，比单纯进行抗阻训练更能增加肌肉力量及改善肌肉功能。对于肿瘤患者，建议术前给予谷氨酰胺、精氨酸、核苷酸等免疫营养制剂。

（4）其他：补充维生素 D 与钙、补充睾酮及抗氧化维生素等可能对肌肉、骨骼等均有一定作用，但具体效果尚待进一步验证。

3. **运动与营养联合干预** 老年人躯体活动受限及围手术期长时间卧床会降低机体利用所吸收的蛋白质合成肌肉蛋白的反应力，使失能进一步加重。虽然并没有直接的证据能证明 ERAS 模式中的术前康复可以改善妇科肿瘤患者的预后，但术前评估中存在去适应状况、关节炎、视力问题及药物等问题的患者住院后不运动和跌倒风险增加。术前应积极进行有针对性的康复锻炼。术后应该早做运动和稳定性的筛查，尽早进行康复治疗，增加肌肉力量，并可根据情况提供助步器等辅助用具。应该根据患者客观情况，计划及落实患者每天的活动量，并且应建立患者的活动日记。目标是术后第 1 天下床活动 1～2 h，之后至出院时每天应下床活动 4～6 h。

规律性锻炼（每周至少 3 天）能增加有氧能力、肌肉力量和耐力，并且有助于预防衰弱和改善肌肉衰减症老年患者躯体功能。长期的规律性训练能带来持续的获益，并且与年轻人相比，老年人可能需要更高的维持训练量和持续更长时间，介入时间也应更早。多数研究建议，抗阻训练处方设置为每周进行 3～5 天，每天至少 10 分钟，采用中至高的训练强度（自觉劳累程度分级量表 5～8 级），并接受专业人员指导和监测。通常肌肉力量的改善出现在第 8 周左右。渐进性抗阻运动等主动力量训练能显著增加老年慢性疾病患者步行速度、步行距离、日常活动能力和生存质量。有氧运动可增加肌肉氧化能力、肌肉耐力，并改善心肺功能。此外，柔韧性训练与平衡训练对老年人也非常重要，有助于保持整体的健康状况。美国运动医学学院指南建议每周至少 2 天柔韧性训练，每天进行 10 分钟，强度控制在自觉劳累程度分级量表 5～6 级。平衡训练需每周进行 3 次以上。在衰弱、久坐不动的老年人中，锻炼干预在改善肌肉力量和躯体功能表现方面有一定作用，但未必能改善肌肉数量。采用复杂的锻炼干预措施，包括有氧运动、抗阻运动、柔韧性和（或）平衡锻炼，连续18个月以上的高强度多目的性的锻炼措施能改善肌肉量、力量和躯体功能表现。为保持或改善肌肉数量和肌肉力量，在锻炼的同时给予适当的营养支持。在衰弱老年人中进行的研究显示，补充蛋白质同时进行抗阻锻炼比单纯锻炼更能增加瘦体组织量。在ERAS模式下，一些在术前康复中采用锻炼、营养干预和减轻焦虑的心理干预3种模式同时进行的小样本研究结果提示，该模式能促进肿瘤患者术后早期恢复行走能力。

总之，在进行全面而充分评估的基础上，针对衰弱和肌肉衰减症的老年妇科择期手术患者进行综合性的营养与运动管理，有助于ERAS模式在衰弱老年人中的成功应用，以及帮助患者获得更好的临床结局。在具体的干预措施和临床路径方面还需要进行更加深入的研究。

（谢海雁　于　康）

参 考 文 献

［1］　Hughes S, Leary A, Zweizig S, et al. Surgery in elderly people: Preoperative, operative and postoperative care to assist healing. Best Pract Res Clin Obstet Gynaecol, 2013, 27 (5): 753-765.

［2］　Mannella P, Giannini A, Russo E, et al. Personalizing pelvic floor reconstructive surgery in aging women. Maturitas, 2015, 82 (1): 109-115.

［3］　Miller KL, Baraldi CA.Geriatric gynecology: promoting health and avoiding harm. Am J Obstet Gynecol, 2012, 207 (5): 355-367.

［4］　中华医学会妇产科学分会加速康复外科协作组. 妇科手术加速康复中国专家共识. 中华妇产科杂志，2019，54（2）：1-7.

［5］　Cruz-Jentoft AJ, Baeyens JP, Bauer JM, et al. Sarcopenia: European Working Group on Sarcopenia in Older People Sarcopenia: European consensus on definition and diagnosis: report of the European Working Group on Sarcopenia in Older People. Age Ageing, 2010, 39 (3): 412-423.

［6］　Cruz-Jentoft AJ, Bahat J, Bauer J, et al. Sarcopenia: revised European consensus on definition and diagnosis. Age Ageing, 2018, 48 (1): 16-31.

［7］　Clegg A, Young J, Iliffe S, et al. Frailty in elderly people. Lancet, 2013, 381 (7): 752-762.

［8］　Makary MA, Segev DL, Pronovost PJ, et al. Frailty as a predictor of surgical outcomes in older patients. J Am Coll Surg, 2010, 210 (9): 901-908.

［9］　Uppal S, Igwe E, Rice LW, et al. Frailty index predicts severe complications in gynecologic oncology patients. Gynecol Oncol, 2015, 137 (1): 98-101.

[10] Jeejeebhoy KN.Malnutrition, fatigue, frailty, vulnerability, sarcopenia and cachexia: overlap of clinical features [J]. Curr Opin Clin Nutr Metab Care, 2012, 15 (3): 213-219.

[11] Morley JE, Vellas B, van Kan GA, et al. Frailty consensus: a call to action. J Am Med Dir Assoc, 2013, 14 (6): 392-397.

[12] Rockwood K, Mitnitski A.Frailty defined by deficit accumulation and geriatric medicine defined by frailty. Clin Geriatr Med, 2011, 27 (1): 17-26.

[13] George EM , Burke WM, Hou JY, et al. Measurement and validation of frailty as a predictor of outcomes in women undergoing major gynaecological surgery.Must corporate income be taxed twice?. Brookings Institution, 2015.

[14] Kumar A, Langstraat CL, DeJong SR, et al. Functional not chronologic age: Frailty index predicts outcomes in advanced ovarian cancer. Gynecol Oncol, 2017, 147 (1): 104-109.

[15] Mohanty S, Rosenthal RA, Russell MM, et al. Optimal Perioperative Management of the Geriatric Patient: A Best Practices Guideline from the American College of Surgeons NSQIP and the American Geriatrics Society. J Am Coll Surg, 2016, 222 (5): 930-947.

[16] von Gruenigen VE, Huang HQ, Beumer JH, et al. Chemotherapy completion in elderly women with ovarian, primary peritoneal, or fallopian tube cancer-an NRG oncology/Gynecologic Oncology Group study. Gynecol Oncol, 2017, 144 (4): 459-467.

[17] Jensen GL, Cederholm T, Correia MITD, et al. GLIM criteria for the diagnosis of malnutrition-A consensus report from the global clinical nutrition community. JCSM, 2019, 10 (1): 207-217.

[18] Martone AM, Bianchi L, Abete P, et al. The incidence of sarcopenia among hospitalized older patients: results from the Glisten study. JCSM, 2017, 8 (8): 907-914.

[19] Kumar A, Moynagh MR, Multinu F, et al. Muscle composition measured by CT scan is a measurable predictor of overall survival in advanced ovarian cancer. Gynecol Oncol, 2016, 142 (3): 311-316.

[20] Courtney-Brooks M, Tellawi AR, Scalici J, et al. Frailty: an outcome predictor for elderly gynecologic oncology patients. Gynecol Oncol, 2012, 126 (1): 20-24.

[21] Suskind, AM, Jin C, Walter LC, et al. Frailty and the role of obliterative versus reconstructive surgery for pelvic organ prolapsed: a national study. J UroL, 2017, 197 (6): 1502-1506.

[22] George EM, Burke WM, Hou JY, et al. Measurement and validation of frailty as a predictor of outcomes in women undergoing major gynaecological surgery. BJOG, 2016, 123 (3): 455-461.

[23] 中华医学会肠外肠内营养学分会. 加速康复外科围手术期营养支持中国专家共识（2019 版）. 中华消化外科杂志，2019，18（10）：897-902.

［24］Hubbard RE, Peel NM, Mayukh S, et al. Derivation of a frailty index from the interRAI acute care instrument [J]. BMC Geriatr, 2015, 15 (1): 27.

［25］Nelson G, Bakkum-Gamez J, Kalogera E, et al. Guidelines for Perioperative Care in Gynecologic/Oncology: Enhanced Recovery After Surgery (ERAS) Society Recommendations-2019 Update. Int J Gynecol Cancer, 2019, 29 (4): 651-668.

［26］中华医学会老年医学分会老年康复学组，肌肉衰减综合征专家共识撰写组. 肌肉衰减综合征中国专家共识（草案）. 中华老年医学杂志，2017，37（7）：711-718.

［27］Landi F, Marzetti E, Martone AM, et al. Exercise as a remedy for sarcopenia. Curr Opin Clin Nutr Metab Care, 2014, 17 (1): 25-31.

［28］中国加速康复外科专家组，中国加速康复外科围手术期管理专家共识（2016）. 中华外科杂志，2016，54（6）：413-418.

［29］中华医学会外科学分会，中华医学会麻醉学分会，加速康复外科中国专家共识及路径管理指南（2018版）. 中国实用外科杂志，2018，38（1）：1-20.

［30］中华医学会肠外肠内营养学分会营养与代谢协作组，北京协和医院减重多学科协作组. 减重手术的营养与多学科管理专家共识. 中华外科杂志，2018，56（2）：81-90.

［31］中华医学会外科学分会，甲状腺及代谢外科学组，中国医师协会外科医师分会肥胖和糖尿病外科医师委员会. 中国肥胖及2型糖尿病外科治疗指南（2019版）. 中国实用外科杂志，2019，39（4）：301-306.

第十三章　康复医学在妇产科手术加速康复外科的应用

ERAS 的核心思想是从患者切身利益出发，对既往陈旧的围手术期处理措施进行优化，形成了有循证医学依据的理论体系，降低生理及心理应激，促进外科手术康复，缩短患者住院时间，减少治疗花费。随着外科治疗技术不断安全、精准、微创化，有效实践 ERAS 理念必须开展多学科团队协作，作为一种快速康复需求，康复评估与康复治疗手段的介入必不可少，只有这样才能够实现真正意义上的加速康复外科从恢复到康复过渡。本章节简要介绍康复医学理念及措施在妇产科手术 ERAS 实践中的应用。

第一节　康复医学与康复理念的临床应用

一、康复医学与康复医学理念

康复医学是指综合协调地应用各种措施，对伤、病、残者进行训练、治疗以减轻其身、心、社会功能障碍，使其活动能力和生活质量达尽可能高的水平和重返社会。康复内涵的包括 5 个要素，即康复的对象、康复的领域、康复的措施、康复的目标、康复的提供。WHO 将康复医学、临床医学、预防医学、保健医学列入现代化医院的基本功能。而且这四大医学系统不是以时间划分的阶段关系，而是互相关联、互相交错、四环相扣。

二、康复理念与临床

康复的领域包括：医学康复（medical rehabilitation）、教育康复（educational rehabilitation）、职业康复（vocational rehabilitation）、社会康复（social rehabilitation）。而康复的实施首先从医学康复开始，然后是教育康复、职业康复、社会康复。从目前 ERAS 的理念来看，仍然局限在医学康复范畴，更多的康复实践被用于疾病后期、残疾以后才进行的工作。美国护理学家 Hennig 在 1982 年提出"康复的哲学和观点应从发病或受伤一开始就贯彻……这将大大提高治疗和康复的远期疗效。实际上如果把康复看作为急性期不可分割的一部分，那么往往没有必要进行长期治疗了。那些认为康复医学只是疾病后期、残疾以后才进行的工作是一种误解"。因此，康复医学已经越来越受到临床实践的重视并开始在临床实践中运用。

如何理解康复的内涵仍然存在偏差，事实上，康复在任何疾病的诊疗、预防中应该贯穿始终。康复的手段、方法、理念等应该前移。对临床医学而言，应该从诊断时期就介入，在很多恶性肿瘤的诊疗康复实践中，国内外许多学者已经开始了有益的尝试并获得良好的效果。各种康复治疗手段也已经在临床医学实践中得到广泛使用，不仅对并发症的治疗和康复有帮助，对没有并发症的患者康复理念的融入与有机介入同样具有重要意义，尤其在心理康复和功能康复等方面。

对 ERAS 而言，要实现患者的快速康复，引入康复理念与康复手段至关重要，医护人员和患者都应把康复看作是一种新的观念和生活方式。在这种观念的指导下，不仅依靠技术。更重要的是依靠人们的爱心和人道主义精神，以及社会的支持、帮助和鼓励，以促进患者或残疾人改善功能、振奋精神，达到生活自立的目标，并在社会上取得平等的地位。

第二节　康复评估在加速康复外科中的应用

2016 年美国 ERAS 协会制定的妇科 / 妇科肿瘤加速康复外科指南主要内容包括：关于 ERAS 的宣教、生活习惯的纠正与调整，如术前 4 周戒烟戒酒等，使用短效麻醉药。纠正术前贫血及营养不良；取消常规肠道准备；术前 6 h 禁食固体食物、2 h 禁食清流质食物，术前 2 h 摄入含碳水化合物清饮料；避免常规给予抗焦虑药物；停用激素补充治疗及口服避孕药；VTE 高风险患者术前接受预防性抗凝治疗。

除此以外，还应该有针对性评估患者的肩关节、膝关节、髋关节、骨盆、脊柱、踝关节、肌力等状况，评估神经精神状况，生活质量及需求。对患者合并疾病，尤其是心肺功能评估、慢性疾病如糖尿病、血栓栓塞性疾病，BMI 状况等均应该有针对性进行评估。

一、开展 ERAS 前心理状况评估与性功能状况

1. ERAS 前心理状况评估的重要性　开展 ERAS，术前心理状况的评估不仅是健康宣教的重要内容，也是术前评估的重要组成部分，对部分患者而言，不仅需要评估患者的心理状况，甚至需要评估患者家属或配偶的心理状况。恶性肿瘤

患者可能需要开展新辅助放疗和（或）新辅助化疗，或者需要联合放疗、化疗、靶向治疗等，这些治疗同样会影响患者的生理和心理状况，应该在开展 ERAS 前充分考虑并评估。只有这样，才能获得患者及家人的理解与配合，对后续康复干预也具有重要对照价值。

心理健康不仅仅影响患者的健康及生活质量，可能也是恶性肿瘤的发病因素之一。由于每个患者的教育背景、生活环境、经济状况及自身原因，具体情况各不相同，心理障碍的严重程度及表现多样，如焦虑、抑郁、自卑、恐惧、负罪感、适应障碍、认知障碍、创伤后应激障碍、性功能障碍、躯体化、强迫、人际关系敏感、敌对、偏执及精神病性等，部分患者可以同时存在多种心理障碍。

美国身体健康研究所的调查发现，与患癌症前的水平相比，在确诊后 0~6 个月抑郁状态增加 20.0%，6~12 个月增加 12.9%。尽管 10 年后，抑郁症状恢复到癌症前的水平，但生活质量仍然显著降低。德国莱比锡大学社会心理肿瘤学系对 30 所医院、癌症护理机构和康复中心的 2141 例 18~75 岁癌症患者进行面对面访谈，发现心理困扰影响着 1/3 的癌症患者，症状包括焦虑、抑郁和适应障碍。精神疾病的患病率高达 31.8%，6% 患者同时患有 2 种精神疾病，1.5% 患者可用时有 3 种或更多，29% 患者至少被诊断患有 1 种精神疾病，其中患病率最高的是乳腺癌患者（42%）。

导致心理问题的原因复杂，对开展 ERAS 而言，在诊断初期，尤其对妇科恶性肿瘤患者，心理障碍的评估，就需要团队心理专家进行评定，由于在这个时期患者心理创伤和变化很大，存在"心理休克期"，此时，焦虑、创伤应急障碍等评估至关重要。评估肿瘤患者的 ERAS 前心理状况，不仅有利于 ERAS 的开展，对后续恶性肿瘤的综合治疗均具有参考指导作用。常用的心理状况评估是采用各种量表来实现的，专业的心理评估团队不仅可以提高工作效率，还可以获得相对准确的评估结果，并参与 ERAS 的心理准备。

心理状况的评估仅进行焦虑评估不能完全体现个体化需求，还需对产妇进行抑郁评估，只有了解患者产前的心理状况才能有效干预产后抑郁的发生与治疗。

2. ERAS 前性生活质量评估的必要性 对妇产科患者，特别是恶性肿瘤患者，由于涉及卵巢、子宫切除及盆腔淋巴结清扫，可能会影响术后内分泌状况、排尿、排便、性生活等，需要在术前评估患者及其配偶的性生活状况。由于妇产科患者治疗后，很多患者存在卵巢、子宫、子宫颈缺失，内分泌水平的改变，阴道环境、下腹部瘢痕、盆底功能、体力等，均会对性生活质量产生影响。性生活质量问题，既存在心理障碍，也存在生理问题，长期以来关注严重不够，干预特别困难，这个问题在其他女性恶性肿瘤患者中也得到了证实。受我国传统文化的影响，患者往往难以启齿，由此带来的家庭社会问题十分严重。性生活质量的低下、家庭成员感情和融洽度降低，患者往往承受更多的负面压力，事实上，妇产科疾病患者伴侣的性生活质量也同样下降，对患者及其配偶进行性康复指导，特别是对年轻患者而言十分重要。

（1）性生活质量下降的原因：①配偶态度改变。患者在确诊后与配偶的关系发生重大变化，患者与配偶关系疏远，也有患者认为配偶出现感情疏远。导致患者性功能障碍的社会心理因素包括，对性伴侣的性兴趣改变、难以维持先前的性角色及感觉及同伴侣存在情感障碍问题。现阶段有关妇产科患者术后性功能障碍的研究不充分。②手术方式。不同手术方式对患者性功能的影响不仅与术后疼痛等相关，同时与生理性并发症及焦虑、抑郁等心理障碍有关，也与术后会阴区感觉障碍、手术后创伤应急障碍等有关。由于妇产科患者治疗后，很多患者存在卵巢、子宫、子宫颈缺失，内分泌水平的改变，阴道环境、下腹部瘢痕、盆底功能、体力及全身状况等的影响，都会对性生活质量产生影响。③化疗。药物诱导闭经的定义是接受辅助化疗期间或之后出现的至少持续 3 个月的闭经，或者化疗期间出现闭经而再无月经来潮者。化疗导致的卵巢功能抑制，妇科患者如果接受卵巢切除或部分卵巢切除，在接受化疗后闭经的发生率更高，部分患者将发生永久性闭经。患者也可能出现面部潮红等更年期综合征的表现。此外，应用抗抑郁药 SSRIs 和 Venlafaxine，以及接受化疗出现的胃肠道反应、异味感等也将影响患者的性功能。④内分泌治疗及其他因素。需要接受内分泌治疗的妇科患者，内分泌状况发生改变，对性生活的影响大且持续时间受内分泌治疗期及年龄的影响。这类患者更易出现性交困难、性交痛，以及性欲降低。

（2）其他因素：患者没有意识到性功能障碍或羞于启齿；自卑心理；患者年龄（＞45 岁）；性格因素；传统观念影响；担心肿瘤复发转移；接受放疗后局部皮肤改变；肿瘤分期等。

二、肠道功能的评估

妇科手术，不论是传统开放手术、腔镜手术、经阴道手术，都与腹腔脏器关系密切。术后肠道功能的恢复，是手术后安全及 ERAS 实现的关键指标之一。因此，对估计手术时间长，手术范围大需要联合脏器切除与重建、创伤大、合并疾病多、高龄、有长期排便障碍、脊髓损伤等患者开展 ERAS 前评估胃肠道及肛门功能状况，可以借用胃肠外科 ERAS 开展的经验及方法，开展肠道功能，尤其是运动功能的评估。常用的评估方法有：胃肠动力检查、排粪造影检查、肛门直肠测压、膀胱测压、肛门括约肌功能检查、排便日记或排便评定量表评估等。

对产妇而言，术前评估肛门直肠及括约肌状况，联合骨盆状况的评估，对制订合理的分娩方案及术后盆底康复也具有重要意义。

三、关节功能状况评估

关节运动和肌肉肌力、感觉等的评估是康复评估的重要内容，骨质疏松状况的评估对运动康复同样重要。对妇产科 ERAS 手术开展来说，关节功能状况评估虽然不是重点，但鉴于下肢运动康复对术后 VTE 高风险患者具有良好的效果，如早期下床活动、下肢物理因子康复治疗、踝泵运动等，化疗与内分泌治疗后骨质疏松、关节痛、肌痛等的康复治疗，了解患者的基线状况，对 ERAS 中实施康复治疗手段具有指导作用。

常用评估方法包括：肌力测定，感觉测定，关节活动度评估，关节与骨 X 线、CT、MRI 检查，神经反射测定等。

四、生育问题及家庭与社会康复需求评估

生活中不乏因患妇产科恶性肿瘤患者治疗后出现家庭破裂的悲剧，其中一个重要的原因是生育问题。由于晚婚及生育年龄的推迟，不少年轻患者存在生育需求，尤其是年龄在 40 岁以下的患者，不论是否生育，治疗前与患者及其配偶讨论生育问题应作为妇科恶性肿瘤患者 ERAS 前的常规，认真权衡生育功能的保留与根治性手术之间的利弊。

妇产科手术后患者的生育能力与疾病本身、患者和配偶的原有生育功能及年龄、ERAS 实施手术前后的治疗、患者和配偶的意愿、家庭经济状况等有密切关系。很多妇科疾病尤其是恶性肿瘤患者接受治疗后常出现卵巢功能损害甚至丧失，主要原因包括：①卵巢部分切除后残留卵巢功能的不确定性，或者卵巢缺失；②辅助综合治疗对患者卵巢功能、对胎儿发育等的影响；③子宫、附件缺失或结构改变等影响受孕与着床，阴道结构与环境的改变；④血管和其他可能影响受孕及妊娠的因素；⑤患者及配偶随着年龄的增长出现的自然生育能力减退等；⑥患者存在不孕不育。

生育是一个十分复杂的问题，生育康复同样也是一个十分复杂的问题，在制订治疗方案时，需要把开展 ERAS 实施手术治疗作为总体康复及治疗计划的一部分去充分考虑。一些患者由于本身存在不孕不育，希望通过妇产科手术进行诊断与治疗，对这类患者及其配偶，ERAS 期间的心理支持、沟通及康复更加重要。

第三节　康复治疗在加速康复外科中的应用

一、物理治疗

1. **物理因子疗法**　术后早期物理因子康复治疗已经在很多学科运用并取得良好效果，对妇产科 ERAS 而言，术后早期分阶段下肢功能锻炼尤其重要，如专业化按摩、梯度压力弹力袜压迫、脉冲式气压助动治疗、踝泵训练等。可以视情况联合使用或联合中医康复手段，对预防下肢 VTE、盆底功能康复及促进早期床旁运动具有积极作用。理疗，如微波治疗和低能量激光疗法等对预防和治疗切口并发症有明确疗效。

2. **中医康复治疗**　腹部穴位或脐部艾灸等有利于肠道功能的康复，对下肢及关节疼痛的穴位给予针灸治疗有利于下肢物理治疗的开展和疼痛控制，促进患者早期下床和下肢康复训练，减少下肢血管并发症的发生，也对盆底康复具有一定辅助作用。可以根据各自的流程与经验有针对性地开展。

3. **其他康复治疗**　有氧运动可增加血液中红细胞、血红蛋白数量，增加机体的携氧能力，使身体的营养水平、代谢能力得到提高，因此，越来越多地应用到临床治疗和康复中。根据笔者经验，对腹腔镜术后患者，可视患者全身情况和康复程度，采用蹬自行车、增加床边活动量，并逐步增加运动量（心率>100 次/分，持续 10~20 分钟，每天 2 次）。

二、心理治疗

1. **ERAS 中心理状况及功能评估方法**　国内也有很多关于焦虑、抑郁、生活质量评估的方法可以借用，或者按照各自的经验与习惯开展评估工作，如有心理科的医疗机构可以实现专业评估。

常用的焦虑抑郁评估量表，包括抑郁自评量表（self-rating depression scale, SDS）、焦虑自评量表系统（self-rating anxiety scale，SAS）、Hamilton 抑郁量表、PHQ-9 抑郁症筛查量表、SCL90 自评症状量表、Montgomery-Asberg 抑郁量表、自理能力评价量表、生活质量自评量表等。

2. **心理治疗方法及注意事项**　心理治疗及生活质量、自理能力等的改善，需要良好的家庭与社会支持和配偶参与，常用的心理治疗包括，包括音乐治疗、放松治疗、心理疏导、深呼吸、药物和放松技术及渐进式肌肉放松等，都能使患者舒缓压力，稳定情绪。心理治疗期间应保障患者的睡眠质量，这对心理治疗作用的发挥有益。

需要注意，心理康复治疗是一个长期及复杂的康复过程，在 ERAS 不同阶段，有可能出现新的心理问题，随着时间的延长，需要在不同的时期进行专业评估与动态监测，只有这样，才能很好地进行干预与康复治疗。对接受术前新辅助治疗的患者或新辅助放疗的患者，更加应该重视心理评估与心理治疗，化疗后还可能发生化疗后脑病、记忆和语言功能受损、沮丧及认知行为的改变等。如果将开展 ERAS 仅理解为从手术学的角度快速、安全实现围手术期处理而忽视手术治疗本身对后期康复的影响，显然是片面和不全面的。

三、性功能常用评估工具

1. 常用性生活状况评估量表　国际女性性功能评估量表（brief index sexual function for women，BISF-W）。该量表包括 6 个方面。①性欲方面。性生活主动性、接吻频率、阴道性交频度和实际性行为总频度，对伴侣性行为建议的反应。②性唤起方面和阴道性交达兴奋比例。③性高潮。单身手淫达性高潮或性快感程度；阴道性交达性高潮或性快感程度。④性心理方面。性心理压抑比例、性行为满意度、性兴趣自我评价、性行为自我评价、性生活满足度自我评价、自身健康对性行为的影响、伴侣健康对性行为的影响、感情不协调对性行为的影响、阴道痉挛性收缩对性行为的影响、伴侣间性话题的交谈频度和伴侣对性生活满意度。⑤性行为中症状出现比例。阴道出血或疼痛、阴道干燥、性交疼痛并难于达到性高潮、阴道痉挛性高潮、阴道分泌物增加。⑥射精时间。该量表的特点为 BISF-W 主要用于评估术后性功能的改变情况，多用于对照试验，侧重于不同个体之间的横向比较。

2. 性功能变化调查问卷　性功能变化调查问卷（change of sexual function questionnaire，CSFQ）：该量表的特点为 CSFQ 主要用于治疗后和疾病引起的性功能改变，可用于配偶双方的性功能评定，现在常用的 CSFQ-14 为 CSFQ 的简化版。

3. 女性性功能测量自评量表　自评女性性功能测量量表（female sexual functioning index，FSFI）：其包含 19 个简明的自评条目，涵盖了 6 个与性功能有关的维度，分别是性欲（2 条）、性唤起（4 条）、阴道的润滑度（4 条）、性高潮（3 条）、性生活的满意度（3 条）和性交疼痛（3 条）。19 个条目均采用等级式，设置为 0~5 个等级，正向条目得分越高表示性生活质量状况越好，逆向条目得分越高表示性生活质量状况越差，若为逆向条目，用 5 减去该条目原始得分即得该条目得分。

该量表的特点：FSFI 主要用于区别正常人和非正常人的性功能，某种手术前后性功能的改变，做纵向的比较，现多用于评估糖尿病患者的性功能改变。

4. 女性性生活质量调查问卷　包括 6 个因子依次为性满意度、性交流、性焦虑、性反应、性态度、性体像。性反应因子主要反映了女性性生活质量的生理方面。性焦虑和性体像因子主要反映了性生活质量的心理方面。性交流和性态度因子主要反映了性生活质量的社会文化方面。性满意度主要反映了女性对性生活质量的主观感受。性焦虑因子中含有 2 条有关性交疼痛的条目（疼痛属于生理、心理症状，是影响女性性生活质量的重要因素），这是因为性交疼痛常引起女性对性生活的焦虑恐惧情绪，二者相关性高。女性性生活质量调查问卷涵盖的方面较广，包括生理、心理及社会文化和女性对性生活质量的主观感受。

四、性康复治疗

性生活质量降低，既存在生理因素也存在心理因素，与患者的配偶关系密切。因此，康复治疗需要夫妻双方协作进行。心理治疗仍然是最重要的治疗方法，主要由暗示、心理疏导、放松、音乐治疗等。部分由于功能异常导致的性功能障碍，可以借助针对性功能训练等手段来进行康复。通过对性生活质量调查结果的分析，可以制订有效针对阴道干燥、性交疼痛等的康复计划。对由于存在疾病引起的性生活障碍，需要进行进一步检查与评估，必要时仍然可能需要有创治疗或内分泌治疗等。

五、生育康复和家庭与社会康复

对有条件、有意愿的患者，妊娠时机的选择应避开妇科恶性肿瘤复发的高峰期，并充分评估妊娠对原发疾病预后的影响，与患者及家属取得一致沟通后实施。应该说，妇产科实施 ERAS，本身主要是为了更好、更安全、更快捷治疗患者的妇产科疾病，并不会对患者生育需求产生额外的负面影响，但将注意力集中到 ERAS 的开展，有可能导致在制订总体治疗与康复计划时出现偏颇，因此，对妇科恶性肿瘤患者开展围手术期治疗，包括化疗、放疗、术中联合化疗与放疗、靶向治疗、内分泌治疗等，均需要选择对患者卵巢功能影响小的方案与药物，采取生育保留策略。

总之，在妇产科 ERAS 中开展康复治疗是一个值得重视的问题，还缺少有关系统性的研究。不论是快速恢复还是真正意义上的康复，康复理念与康复技术一定需要在 ERAS 中获得运用。从现有的临床实践来看，既往的很多康复、护理理念与方法，实际上就是康复治疗技术与理念在临床的运用。在开展 ERAS 的实践中，重视并合理使用康复技术一定可以为妇产科开展 ERAS 锦上添花。

（于　飞　徐　青　桑德春）

参 考 文 献

［1］　Kehlet H.Muhimodal approach to control postoperative pathophysiology and rehabilitation. Br J Anaesth, 1997, 78 (5): 606-617.

［2］　江志伟，黎介寿，汪志明，等.胃癌患者应用加速康复外科治疗的安全性及有效性研究.中华外科杂志，2007，45（19）：1314-1317.

［3］　刘海元，任远，孙大为.妇科加速康复外科管理路径协.协和医学杂志，2018，9（6）：501-505.

［4］　郭佳宝，陈炳霖，朱昭锦，等. 加速康复外科从 recovery 到 rehabilitation. 中国康复医学杂志，2018，33（5）：578-582.

［5］　关骅.临床康复学.北京：华夏出版社，2015.

［6］　徐青，李青，远丽，等.乳腺癌患者的妇科问题与康复治疗策略.国际外科学杂志，2014，41（3）：163-168.

［7］　Nelson G, Altman AD, Nick A, et al. Guidelines for postoperative care in gynecologic/ oncology surgery: Enhanced Recovery After Surgery (ERAS) Society recommendations-Part Ⅱ. Gynecol Oncol, 2016, 140 (2): 323-332.

［8］　Clifford T.Enhanced Recovery After Surgery. J Perianesth Nurs, 2016, 31 (2): 182-183.

［9］　Jones SM, LaCroix AZ, Li W, et al. Depression and quality of life before and after breast cancer diagnosis in older women from the Women's Health Initiative. J Cancer Surviv, 2015, 9 (4): 620-629.

［10］　Mehnert A, Brähler E, Faller H, et al. Four-week prevalence of mental disorders in patients with cancer across major tumor entities. J clin Oncol, 2014 , 32 (31): 3540-3546.

［11］　Krychman ML, Katz A.Breast Cancer and Sexuality; Multi-modal Treatment Options. J Sex Med, 2012, 9 (1): 5-13.

［12］　Krychman M, Millheiser LS.Sexual health issues in women with cancer. J Sex Med, 2013, 10 (1): 5-15.

［13］　Melisko ME, Goldman M, Rugo HS.Amelioration of sexual adverse effects in the early breast cancer patient. J Cancer Surviv, 2010, 4 (3): 247-255.

［14］ Del Mastro L, Venturini M, Sertoli MR, et al. Amenorrhea induced by adjuvant chemotherapy in early breast cancer patients: prognostic role and clinical implications. Breast Cancer Res Treat, 1997, 43 (2): 183-190.

［15］ Del Mastro L, Venturini M, Sertoli MR, et al. Amenorrhea induced by adjuvant chemotherapy in early breast cancer patients: prognostic role and clinical implications. Breast Cancer Res Treat, 1997, 43 (2): 183-190.

［16］ 徐青，远丽，李晓卫，等. 乳腺癌康复治疗理念与策略. 医学与哲学，2018，39（3B）: 18-20.

［17］ 徐青，高飞，王磊，等. 脊髓损伤后肠道功能障碍：美国临床实践指南解读. 中国康复理论与实践，2010，16（1）: 83-86.

［18］ 章珊珊. 物理治疗在妇产科患者中的应用探讨. 实用妇科内分泌电子杂志，2019，6（34）: 26.

［19］ 李伟，田宇剑，李界明，等. 气压治疗防止腹部手术后下肢静脉血栓形成疗效分析. 中华实用诊断与治疗杂志，2012，26（9）: 921.

［20］ 陈廖斌，顾洁夫，王华，等. 足踝主、被动运动对下肢静脉回流的影响. 中华骨科杂志，2001，21（3）: 145-147.

［21］ 朱艺. 微波理疗对妇产科腹部手术患者切口脂肪液化的预防效果. 医疗装备，2019，31（11）: 13-14.

［22］ 王征宇，迟玉芬. 抑郁自评量表（SDS）. 上海精神医学，1984（2）: 71-72.

［23］ 王征宇. 症状自评量表（SCL-90）. 上海精神医学，1984（2）: 68-70.

［24］ Candela F, Zucchetti G, Ortega E, et al. Preventing Loss of Basic Activities of Daily Living and Instrumental Activities of Daily Living in Elderly: Identification of Individual Risk Factors in a Holistic Perspective. Holist Nurs Pract, 2015, 29 (5): 313-322.

［25］ Phillips KA, Bernhard J. Adjuvant breast cancer treatment and cognitive function: Current knowledge and research directions. J Natl Cancer Inst, 2003, 95 (3): 190-197.

［26］ 雷雨，阚延静，潘连军. 南京城区宫颈疾病女性性功能障碍调查研究. 生殖与避孕，2013，33（4）: 250-254.

［27］ 李青，远丽，徐青. 女性性功能指数的使用现状. 中国康复理论与实践，2014，20（11）: 1081-1082.

［28］ Rosen R, Brown C, Heiman J, et al. The Female Sexual Function Index (FSFI): A Multidimensional Self-Report Instrument for the Assessment of Female Sexual Function. J Sex Marital Ther, 2000, 26 (2): 191-208.

第十四章　妇科手术加速康复外科的出院标准及管理

第一节　加速康复外科的出院标准、出院指导及出院流程

一、出院标准

随着 ERAS 的发展，关注点不仅是术前、术中及术后，也逐渐重视院前干预和院外的康复。由于通过 ERAS 途径管理的患者在康复的中期阶段出院，因此，康复过程将延伸到家庭。出院是患者和护理人员的关键过渡阶段。评估患者的出院准备情况是出院计划的重要组成部分。ERAS 患者出院的标准及出院后的管理是基于术前、术中及术后的恢复情况，所以我们应根据患者的情况制订个体化的出院管理方案。

出院标准包括：①恢复半流质饮食，停止静脉补液；②口服镇痛药物可良好止痛；③伤口愈合良好，无感染迹象；④器官功能状态良好，可自由活动；⑤患者同意出院。

江志伟等初步制定 ERAS 康复评价指标（表 14-1），以评估患者是否符合出院条件，达到者即可给予出院前准备。出院前准备还应包括核对患者的电话号码，告知患者回访的频率、时间及回访时使用的电话号码，以取得患者的理解、同意及配合，减少失访，最后给予个体化的出院健康指导方案。

表 14-1　ERAS 康复评价指标

项目＼评分	5分	4分	3分	2分	1分
饮食	半流质	全量流质	半量流质	温水	禁食
活动（m/d）	800～1000	600～800	400～600	200～400	<200
VAS 评分	无痛（0）	轻（1～3分）	中（4～6分）	重（7～9分）	10分
睡眠时长	优	良	中	不足	差
输液（ml/d）	停止	500～1000	1000～2000	2000～3000	>3000

注：VAS. 视觉模拟评分；ERAS. 加速康复外科

分值说明如下：①采用 Likert 5 分法；②评价人员：ERAS 专职护士/科研护士；③评价时间：术后第 1 天开始，每天上午查房后进行评分，直至出院；④评价方法：1～5 项得分相加，总分为 20～25 分直接满足出院标准，总分为 15～20 分接近出院标准，可做出院前准备，总分<10 分不能出院。

二、出院指导

出院指导是指护士、医师及其他医务人员以教育或交流的形式让患者和家属获得医疗照护的重要信息，包括书面和口头 2 种形式，贯穿于住院的整个过程。医护和相关人员应向患者和居家护理人员提供详细的教育。出院教育的重要方面包括信息内容、教育频率、时间安排及授课方式等。改善从医院到家庭的医疗过渡的干预措施可有效减少再住院率。这些干预最好在医院开始，并在出院后继续进行。高质量的出院指导，有利于提高治愈率、预防并发症、保证患者出院后继续遵医治疗并达到有效康复。随着术后教育水平的提高和更密切的随访，可以避免 50% 的患者再次住院。

出院教育不足会导致患者无法对其康复过程实现自我管理。与患者共享信息有助于达成对目标和期望的共识。了解患者的观点有助于设计以患者为中心的出院教育干预措施。

根据患者的疾病和手术方式分发不同的健康教育手册。根据术前、术中、术后情况、患者一般状态、基础疾病、后续治疗方案等进行个体化的出院指导。

出院指导包括：①饮食。少量多餐，向患者告知碳水化合物、蛋白质、脂肪、维生素的种类及摄入的重要性，通过食物模型展示每天所需的能量，让患者印象深刻并易于掌握。②活动。基于医院期间达到的活动量，每天可增加 100～200m。③睡眠与心情。嘱患者要保持良好的心情与睡眠。④疼痛评估，根据疼痛程度选择口服镇痛药物种类及剂量。⑤伤口护理。⑥个性化生活指导，包括性生活等。⑦出院后并发症的监测。出现何种情况需要电话联系随访人员，以及出现何种情况需再入院。⑧复查和治疗的提示。⑨交代护士、医师及回访人员的联系方式。

三、出院流程

1. 每天对患者进行出院评估，评估患者是否达到出院标准，达到出院标准者即可给予出院前准备。

2. 通知患者和其家属必要的出院准备，包括心理准备。

3．护士、医师及 ERAS 相关人员以口头和书面形式向患者及其家属交代出院指导。

4．ERAS 团队协助医师核实出院标准，出院宣教及办理出院手续。

（谭文华）

参 考 文 献

［1］ Kang E, Gillespie BM, Tobiano G, et al. Discharge education delivered to general surgical patients in their management of recovery post discharge: a systematic mixed studies review. Int J Nurs Stud, 2018, 87: 1-13.

［2］ 中华医学会妇产科学分会加速康复外科协作组 . 妇科手术加速康复中国专家共识 . 中华妇产科杂志，2019，54（2）：1-7.

［3］ 梁廷波 . 加速康复外科理论与实践 . 北京：人民卫生出版社，2018.

［4］ Nelson G, Bakkum-Gamez J, Kalogera E, et al. Guidelines for perioperative care in gynecologic/oncology: Enhanced Recovery After Surgery (ERAS) Society recommendations—2019 update. Int J Gynecol Cancer, 2019, 29 (4): 651-668.

［5］ Braet A, Weltens C, Sermeus W, et al. Effectiveness of discharge interventions from hospital to home on hospital readmissions: a systematic review. JBI Database System Rev Implement Rep, 2016 , 14 (2): 106-173.

［6］ Dawes AJ, Sacks GD, Russell MM, et al. Preventable readmissions to surgical services: lessons learned and targets for improvement. J Am Coll Surg, 2014, 219: 382-389.

［7］ Kang E, Gillespie BM, Tobiano G, et al. General surgical patients' experience of hospital discharge education: A qualitative study. J Clin Nurs, 2020, 29 (1-2): e1-e10.

第二节 加速康复外科的院外随访方案

患者出院后随访尤为重要；随访可监测患者治疗效果、并发症、死亡率，建立明确的再入院"绿色通道"，对治疗方案进行反馈。

随访主要形式以门诊、电话随访为主，出院后 24～48 h 常规进行电话随访，术后 7～10 天患者应至门诊随访，一般而言，ERAS 的临床随访应至少持续至手术后 30 天。随访工作需要医护人员相互协作，共同完成。

一、电话随访

电话随访一般用于出院后 24～48 h 的常规随访，多由护士协助医师完成，其主要内容包括出院后指导、疼痛评估、伤口护理、排尿排便情况、个性化生活指导（包括性生活）、出院后并发症的监测、复查及治疗的提示等内容。出院后指导和个性化生活指导需结合患者自身情况进行，包含患者出院后工作生活禁忌、伤口护理方式、药物使用方法、康复建议、饮食建议、复诊随访时间。现阶段疼痛评估多采用 VAS、RNS、Wong-Baker 面部表情量表中一种作为评估工具。排尿、排便情况包括患者次数、颜色、性状，以推断患者出院后胃肠道恢复情况、是否有泌尿系统损伤。出院后并发症检测需结合患者病史、手术方式等个体化情况进行随访。出院后 24～48 h 的电话随访可以及时反馈患者情况、减少和预防并发症的发生、提高患者依从性及自我保护意识、建立良好医患关系。

二、门诊随访

一般建议 ERAS 的临床随访持续至术后 30 天，以便观察术后并发症及防止再次住院事件的发生。其中术后 7～10 天需进行第一次门诊随访，若患者身体不适则随时进行门诊复诊和随访。门诊随访内容包括伤口拆线、明确病理检查结果、制订后续治疗计划、营养指导、心理指导。部分患者手术过程中可能出现胃肠道损伤导致术后营养摄入不足，造成营养状况不佳，此类患者需重点注意营养指导。由于身体器官缺失、丧失生育功能、脱离工作环境、未恢复至正常生活等原因，部分患者会出现心理问题，需对患者进行正确心理引导，提高患者信心和心理调节能力，有利于更好达到快速康复效果。

（范江涛　赵瑾澈）

参 考 文 献

［1］ 中华医学会妇产科学分会加速康复外科协作组.妇科手术加速康复中国专家共识.中华妇产科杂志，2019，54（2）：1-7.

［2］ 薄海欣，葛莉娜，刘霞，等.加速康复妇科围手术期护理中国专家共识.中华现代护理杂志，2019，25（6）：661-668.

［3］ 陈凛，陈亚进，董海龙，等.加速康复外科中国专家共识及路径管理指南（2018版）.

中国实用外科杂志，2018，38（1）：1-20.

［4］　中华医学会肠外肠内营养学分会，加速康复外科协作组.结直肠手术应用加速康复外科中国专家共识（2015版）.中华普通外科学文献（电子版），2015，9（5）：1-3.

［5］　郭瑞霞，楚粉粉，冯云，等.妇科常见手术术后疼痛程度及镇痛情况的调查研究.中国实用医刊，2019，46（13）：3-7.

［6］　刘海元，任远，孙大为.妇科加速康复外科管理路径.协和医学杂志，2018，9（6）：501-507.

［7］　任远，刘海元，孙大为.加速康复外科在妇科手术领域的进展.协和医学杂志，2019，10（6）：621-626.

［8］　江志伟，石汉平，杨样.加速康复外科围手术期营养支持中国专家共识（2019版）.中华消化外科杂志，2019，18（10）：897-902.

第三节　加速康复外科的再入院常见原因及处理

妇科手术再入院是指患者出院后在 30 天内非计划再次入院。研究发现，术前内科合并症、手术时间、手术方式、手术任何并发症、手术种类等因素都影响再入院率。再入院的原因分为 6 类（手术并发症、感染性、胃肠道、肾、血栓栓塞及其他）。实行妇科手术加速康复外科的目的是加速患者康复出院而又不会增加并发症或再入院的风险。研究发现，实施加速康复外科妇科手术未增加手术再入院率。

一、妇科良性疾病的再入院和加速康复外科对再次入院的影响

对于妇科良性疾病再次入院率总体较低，为 1.1%～6.7%。Jennings 等通过国家管理数据库对 128 634 例行腹腔镜子宫切除术患者进行分析，发现当日出院的患者再入院率为 4.0%，术后第 2 天出院的再入院率为 3.6%。腹腔镜子宫切除术后再入院最常见的原因是伤口感染、切口开裂及阴道出血。感染仍然是最常见的再入院类别（35.7%），其次是手术并发症（24.2%）。腹腔镜子宫切除术后 19% 的再入院与手术本身无关。

2 项研究比较了接受阴道子宫切除术的患者在实施 ERAS 前、后的再入院率。Yoong 等的报道显示，实施 ERAS 之前和实施 ERAS 之后的再入院率分别为 4% 和 0。Relph 等报道，在实施 ERAS 之前和实施 ERAS 之后的再入院率分别为 6.7% 和 0。接受 ERAS 患者因轻微症状减轻出院而到急诊室就诊的比例更高

（15.6% *vs.* 0）。

近藤等采用腹腔镜手术进行肠道深部子宫内膜异位手术，保守性手术的再入院率1%，而节段性肠切除术再入院率为6.8%，以上再入院率均较低。Cohen等对于张力性尿失禁采用中尿道悬吊术的患者再入院情况进行研究，采用国家前瞻性数据库8772例患者的再入院分析，其中65例（0.9%）患者在30天内再次入院，再次入院的原因分别为，感染（9%），出血（11%），术后厌食症（6%），尿潴留（9%），原因不明的尿路症状（8%），原因不明再次入院（57%）。

Nilson等的前瞻性研究了在ERAS计划中接受良性子宫切除术的162例妇女术后并发症的发生率和类型。25%的患者术后出现轻微并发症，主要是感染和伤口愈合问题，9.7%的患者出现严重并发症，再入院率为2.5%。与未行ERAS腹部子宫切除术的良性疾病的患者相比无差异。

二、妇科恶性肿瘤手术再入院分析

Wilbur等对1605例妇科恶性肿瘤患者研究发现，135例患者非计划再次入院，占8.7%。平均再次入院时间为11.8天，平均住院天数为5.1天。再入院的患者主要包括卵巢癌肿瘤细胞减灭术、肠造瘘术、子宫颈癌根治术、家庭收入较低的患者。再次入院最常见的原因为胃肠道疾病（43.3%），切口感染和切口并发症（29.8%）；在胃肠道疾病中，47%为肠梗阻，34%为小肠功能障碍，19%为肠造瘘并发症。在切口感染和切口并发症中，26%为皮肤表浅蜂窝织炎，74%为深部组织和器官间隙感染。

Uppal R等采用NSQIP国家数据库对12 804例妇科肿瘤手术患者再入院的832例患者进行分析。并在出院时使用风险分层工具进行再次入院预测和评估。在单因素分析中，非裔美国人患者、共病评分较高、ASA评分较高、出院目的地不在家庭、平均血清白蛋白较低、开放手术入路或手术时间＞3 h的患者，以及额外手术患者的计划外再入院率较高。在多因素分析中，手术时间≥3 h，开放腹部手术，出院前的任何并发症，2个或更多的额外手术，或者子宫颈癌作为原发疾病的部位为再入院的独立预测因素。此外，出院前出现并发症的患者的再入院率是无并发症患者的2倍；术后并发症的发生一直与再入院的风险增加有关。

Nakayama等研究近3000例患者在单一的机构接受妇科恶性肿瘤手术，报道再入院率为5.5%。作者发现术后并发症、精神病史及粘连松解术是再入院的独立预测因素。

Dessources等研究了2011年和2012年NSQIP数据库，发现ASA级增加、子宫内膜癌患者淋巴结切除术、术后并发症是与再入院相关的因素。总的来说，术后出现并发症的患者再入院的风险高，这支持了再入院是衡量手术质量的有效指标的论点。虽然，再入院率可能不是对医院进行排名和（或）处罚的理想手段，但基于行政索赔的数据，再入院率成为一个易于获得的衡量医院质量的指标。

Liang 等报道通过机器人手术可减少子宫内膜癌手术的再入院率。395 例机器人手术的患者，再入院 30 例。其再入院率为 7.6%。入院时间为 9.5 天，平均住院时间为 2.5 天。发热和阴道排液是入院的主要原因。其中 3 例因阴道裂开需要手术修补，2 例患者因肠道穿刺孔疝引起胃肠道症状需要再次手术，以及 2 例肺栓塞和 2 例胃肠道出血。

Clark 等对 460 例卵巢癌患者行肿瘤细胞减灭术，其中 368 例（81%）患者行满意的细胞减灭术。148 例患者出现围手术期并发症，30 天内再次住院患者 55 例（12%）。住院时间和围手术期并发症是最重要的预测再入院因素，多因素分析显示，再次手术和心肺合并症确定为再入院的独立驱动因素。约每 3 例患者就会有 1 例患者在首次住院期间出现围手术期并发症期，其中最常见的并发症为心肺合并症、肠梗阻及伤口感染等。

三、再入院的时间

在一篇对美国国家外科数据库的分析中，从出院之日起每周（第 1～4 周）检查每一类疾病的再入院次数。大多数再入院（约 75%）是发生在出院 2 周内，近 50% 的妇科恶性肿瘤大手术后再入院与感染性病因有关，并发生在出院后 2 周内。疼痛和静脉血栓栓塞性疾病再入院时间在 4 周内分布均匀。

四、再入院的常见原因和处理

1. 手术部位感染及切口非感染性愈合不良　手术部位感染包括腹部切口、穿刺孔的腹壁表浅感染及腹腔深部或器官间隙的感染。感染是 45% 再入院的原因。手术部位感染是最常见的原因，占所有再入院的 29.2%。非感染性切口愈合不良包括腹部切口、阴道残端裂开、腹部切口疝等。腹部表浅部位的感染可行清创、换药，二次缝合，全身应用抗生素治疗。对于腹部深处或器官间隙感染患者给予全身抗生素治疗，必要时腹腔镜探查及引流。对于阴道残端感染的患者，应给予甲硝唑和氨基糖苷类、氨苄西林或两者同时应用。细菌培养结果出来后应根据药敏结果合理给药，给予每次 0.5% 甲硝唑 100 ml 冲洗，每日 2 次。必要时剪除阴道残端缝线引流及切开引流。如出现腹部切口、阴道残端裂开、腹部切口疝，应进行缝合和修补术。对于切口表浅裂开无感染患者，应及时缝合。如有感染应取脓性分泌物做分泌物培养及药敏试验，用生理盐水或抗生素冲洗伤口，凡士林纱条引流，每天换药 1 次。伤口裂开大者，可用蝶形胶布牵引换药，有利于早期愈合。完全性切口裂开多伴有腹腔内容物脱出，应立即用无菌手套、纱布垫或无菌巾将膨出的大网膜或小肠送回腹腔，覆盖伤口。在全身麻醉下，清洗腹腔脏器，检查裂伤程度，找出筋膜边缘，根据伤口清洁情况选择缝合方法。如伤口无感染，则逐层缝合。如有感染或可疑感染，可用金属线或尼龙单丝线或 10 号丝线间断全层缝合，缝合前应将伤口中缝线、血块、坏死组织清除。如筋膜边缘无法缝合或组织脆弱无法缝合，可用 Dexon 网膜修补或加强薄弱的筋膜，然后包裹伤口，延迟缝合。

2. **非手术部位的感染**　包括肺炎、尿路感染、肾盂肾炎、脓毒症、脓毒性休克、蜂窝织炎。行血液培养及药敏试验，给予全身抗生素治疗，必要时请感染科和呼吸科会诊协助治疗。

3. **胃肠功能疾病**　包括恶心、呕吐、脱水、电解质紊乱、肠梗阻、小肠嵌顿及小肠疝。与开放手术相比，腹腔镜有较低的胃肠功能原因再入院率。呕吐、脱水及电解质紊乱应给予补液治疗，必要时请内科会诊协助诊治。对于术后麻痹性肠梗阻应禁食、静脉补液、腹部热敷、经鼻插入胃管行胃肠减压。灌肠及使用栓剂可减轻肠胀气。应用镇痛药物和钢管排气等方法。对于机械性肠梗阻应请普通外科会诊，症状较轻的不全肠梗阻患者，给予非手术治疗，症状较重或非手术治疗失败者行手术治疗。对于小肠嵌顿治疗方法为剖腹探查，切除无功能的小肠并行一期吻合。而小肠和大网膜嵌顿不能行期待治疗。小肠疝主要发生在 10～12 mm 脐或辅助套管部位，一般手术后 3～7 天开始出现恶心、呕吐、腹胀等症状，处理应回纳小肠和疝修补术。

4. **外科手术并发症**　包括泌尿系统损伤（输尿管损伤、膀胱损伤）；腹腔和盆腔脏器损伤（肠道损伤、胃、肝脾损伤）；出血；血肿。由于腹腔镜手术，超声刀、单双极能量器械的应用，引起输尿管、膀胱热损伤，出现膀胱阴道瘘、输尿管阴道瘘，阴道大量流液。给予全身抗生素治疗。如为输尿管损伤，首先放置输尿管双"J"形管，如放置成功，大部分可自愈。3 个月后拔出双"J"形管后未愈合，应行输尿管吻合术。如放置输尿管双"J"形管失败，应 3 个月后行输尿管端吻合术、输尿管膀胱再植术。如为膀胱损伤，首先，留置尿管 3 个月，大部分可自然愈合，如未愈合应经阴道或腹腔镜膀胱修补术。如腹腔和盆腔脏器损伤（肠道损伤、胃、肝脾损伤）及出血，应紧急剖腹或腹腔镜探查术，进行止血、脏器修补、肠造瘘及引流，并给予全身抗生素治疗。对于术后发现的小肠穿孔和损伤，应立即给予抗生素治疗，一经确诊应剖腹探查，并做阶段性肠切除及肠管吻合术。对于术后再入院才发现的大肠穿孔的处理比较复杂，最好请胃肠外科医师协助处理。一般需开腹以进一步评估腹腔情况。由于多日发现肠管损伤、腹腔有粪便污染，一般不能一期修补，需要肠造瘘。肠造瘘是治疗大肠损伤的最安全的方法。肠造瘘后3个月等炎症完全吸收再行肠吻合术。对于小的直肠阴道瘘可以经阴道修补，在修补前应进行完整的肠道准备，术前3天流质饮食，术前18～20 h开始口服肠道润滑剂，在术前1天的下午13时、14时和22时口服红霉素500 mg和新霉素1 g；2%的新霉素溶液200 ml在手术当天早上进行直肠灌洗。在小瘘口周围做环状切口，切除瘘管直肠开口周围的瘢痕组织，充分分离阴道黏膜，用3-0可吸收线在黏膜下开口处进行无张力荷包缝合，然后在肌层荷包缝合，再缝合创面。如为血肿给予抗生素及抗凝治疗，密切观察，血肿不增大，给予非手术治疗，如继续增大，则行腹腔镜探查。

5. **血栓形成** 包括肺静脉栓塞和深部静脉血栓形成。一经确诊静脉血栓栓塞症，立即应用抗生素、卧床休息和给予抗凝治疗，并请血管外科及呼吸科会诊并协助诊治。抗凝治疗给予那曲肝素钙0.4 mg皮下注射，每天2次，疗程10～20天。溶栓治疗给予尿激酶100 000～300 000 U加入生理盐水100 ml静脉滴注，每日1次，持续7～14天，同时静脉滴注低分子右旋糖酐500 ml＋复方丹参160 000 U，口服阿司匹林或双嘧达莫。DVT患者应早期一次性使用肝素5000～10 000 U（静脉给药）。每4～6 h静脉注射一次，或者以每小时1000～2000 U的滴速持续给药。治疗时间至少应维持5～7天。肝素治疗5～7天后，继续口服醋硝香豆素，通常治疗4～6周。如果血管完全被阻塞，需要外科治疗。对于病程短于24 h者，只需切开患肢静脉吸除新鲜血栓。如果病程超过24 h，可辅用Fogarty导管取栓。

6. **泌尿生殖系统** 包括急性肾衰竭、进行性肾功能不全、尿潴留等。急性肾损伤应请肾脏科会诊并协助诊治，进行保肾治疗，必要时进行血液透析治疗。尿潴留多发生在子宫颈癌根治术，应给予留置尿管并辅助物理治疗。

7. **内科并发症** 主要包括心肌梗死、肺水肿、气短、糖尿病并发症、脑血管意外/脑卒中及周围神经损伤等，应建议转入心脏科、呼吸科、内分泌科及神经内科治疗。

8. **疼痛** 有一些妇科手术后患者因疼痛再次入院。应给予药物镇痛，并请心理医师会诊协助诊断。

9. **其他原因** 如精神因素、社会因素等，应寻找病因，请心理科医师会诊并协助诊治。

（周怀君）

参 考 文 献

［1］ Uppal SU, Penn C, Carmen MGD, et al. Readimissions after major gynecologic oncology surgery. Gynecol Oncol, 2016, 141: 287-292.

［2］ Peters A, Siripong N, Wang L, et al. Enhanced recovery after surgery outcomes in minimally invasive nonhysterectomy gynecologic procedures. Am J Obstet Gynecol, 2020, 223 (2): 234. e1-234.e8.

［3］ Henretta MS, Scalici JM, Engelhard CL, et al. The revolving door: Hospical readmissions of gynecologic oncology patients. Gynecol Oncol, 2011, 122 (3): 479-483.

［4］ Liang ML, Rosen MA, Rath KS, et al. Reducing readmissions after robotic surgical management of endometrial cancer: A potential for improved quality care. Gynecol Oncol, 2013, 131 (3): 508-511.

［5］ Wilbur MB, Mannschreck DB, Angarita AM, et al. Unplanned 30-day hospital readmission as a quality measure in gynecology oncology. Gynecol Oncol, 2016, 143 (3): 604-610.

［6］ Clark RM, Growdon WB, Wiechert A, et al. Patient, treatment and discharge facters associated with hospital readmission within 30 days after surgical cytoreduction for epithelial ovarian carcinoma. Gynecol Oncol, 2013, 130 (3): 407-410.

［7］ Jennings AJ, Spencer RJ, Medlin E, et al. Predictors of 30-day readmission and impact of same-day discharge in laparoscopic hysterectomy. American J Obstetrics Gynecol, 2015, 213 (3): 344.e1-7.

［8］ 刘新民. 妇产科手术学. 3 版. 北京：人民卫生出版社，2004.

［9］ 李光仪. 妇科腹腔镜手术并发症防治. 北京：人民卫生出版社，2011.

第十五章　加速康复外科的质量管理

第一节　加速康复的完成率

术后 ERAS 是将单一的、以循证医学证据为基础的干预措施纳入一个联合计划，旨在通过减少手术应激反应来改善患者手术恢复情况。这不仅使住院时间缩短和术后并发症减少，同时患者综合满意度也会相应提高。尽管 ERAS 具有诸多优点，但在日常临床实践中，它的执行仍然是一项艰巨的任务。例如一家医院坚持的关键项目因素与另一家医院可能不一样，导致不同的医院在 ERAS 方案执行过程中的差异非常大，且 ERAS 方案多种多样。

与其他学科不同，妇科手术的复杂性范围很广，从简单的子宫切除术到晚期的卵巢癌肿瘤细胞减灭术，ERAS 干预措施各不相同。回顾 ERAS 方案在妇科良性肿瘤和妇科恶性肿瘤手术中实施可以发现，虽然 ERAS 干预措施显示了效益，但干预措施之间存在明显的差异，这使得比较不同方案效果和得出结论很困难。

基于 ERAS 已经在全球许多不同的外科学科中成功实施。为更好的将这一以证据为基础的妇科围手术期综合干预措施规范化。在已经成功制定了部分针对专科的指南的基础上。2016 年 ERAS 协会成功制定《择期直肠及盆腔手术围手术期护理指南》并出版，为 ERAS 的开展提供了可参考的标准。该指南包括 20 多个不同的干预措施，虽然许多措施现在被认为是护理标准，但真正实施依然可能需要大量的努力。因此，每个个体的 ERAS 干预效果和遵守完整方案的重要性显得异常重要。为实现妇科手术最佳康复，最大化遵守 ERAS 干预措施已被证明至关重要。

虽然在某些早期研究中，ERAS 方案中的某些措施似乎对术后结果有独立的影响。比如腹腔镜手术，早期下地和早期饮食摄入是缩短住院时间的独立相关因素。一份来自 ERAS 协会的单中心出版物显示，术前 2 h 口服清饮料 12.5% 含糖饮料（＜400 ml）和限制性静脉输液与术后并发症的降低有关。国外 Hendry 等报道年龄对并发症的发生和住院时间的延长具有独立影响作用。但却不是发病率或死亡率的独立影响因素。但是随着加速康复的国际化，多中心研究认为，大多数的 ERAS 干预措施在单变量分析中显著缩短了住院天数，但在对多元分析中的混杂因素进行调整后，个别干预措施却未能降低住院天数。这说明一个有效的

ERAS 干预措施是所有不同措施的组合，而不是某个措施单独作用，即为多模式联合起作用达到加速康复的效果。例如，避免长时间禁食、选择镇痛药和早期下床运动都影响胰岛素抵抗的进展，这些因素同时已被证明对术后恢复有影响。同样，避免整夜禁食、口服肠道泻药、液体过量、阿片类药物、促进早期下床活动及术后恶心呕吐的预防都与肠道功能的恢复有关，所以必须将患者的加速康复项目视为一个连续体，而不是一系列单独的项目，因为大多数项目会影响后续的项目执行。这使得区分任何单个项目的重要性变得困难。

在这些系统的措施中，具有不同作用机制的干预措施组合协同从而起到重要作用，这一结论无论在低复杂性和高复杂性手术都得到了验证。国际上越来越多的证据支持术后 ERAS。美国学者研究了 ERAS 在患者依从性与预后的关系，对患者并发症和住院时间进行了评估，将患者分为 2 组，即高依从性组（≥75% 措施依从性）和低依从性组（<75% 措施依从性）。比较 2 组之间的结果。这两组并发症的发生率都有显著降低（31.5% *vs.* 14.6%，$P \leq 0.05$），平均住院天数（10.1 天 *vs.* 6.9 天，$P \leq 0.05$）。与低依从性组比较，高依从性组平均住院天数较短（5.7 天 *vs.* 8.6 天，$P \leq 0.01$）且有较低的并发症发生率（11.2% *vs.* 19.6%，$P = 0.02$）。更严格地遵守标准的 ERAS 方案与患者预后的改善相关，包括肺部并发症减少。说明 ERAS 在临床实践中已经被最强有力证实其作为一个连续整体使用的效果。

2019 年国外报道，手术后每增加一个 ERAS 指标导致相关低复杂性患者住院天数减少 8%，中/高复杂性患者住院天数减少 12%。手术后每增加一个的 ERAS 指标，低复杂性患者的总并发症发生率估计降低 12%。

加速康复的成功并不建立在将单一干预措施纳入临床实践的基础上，而是代表了一种围手术期康复的多模式方法。主要的 ERAS 措施与传统的护理有很大的不同，可以分为术前、术中和术后干预。这些元素包括术前患者教育和咨询，尽量减少术前禁食，避免肠道机械准备，超前镇痛，术后恶心呕吐预防，手术区域麻醉，围手术期控制性液体管理，术中保持正常体温，不常规使用的引流管和胃管，早期口服摄入，早下床活动、早期拔除导管，首选非阿片类镇痛药，优先使用泻药等。这些项目的成功实施是基于多学科团队的合作，包括外科医师、麻醉师、护理人员和药剂师，以及患者积极参并促进他们的康复。

广州医科大学附属第三医院 2016—2019 年共行经脐单孔腹腔镜全子宫切除术 84 例，更改手术方式 2 例（2.4%），平均手术时间（151.5±50.6）分钟，术后 64.3% 患者应用镇痛药，以非甾体抗炎药（17.9%）和阿片类药物（26.2%）为主，术后 12 h VAS 评分为（1.92±1.42）分，术后 24 h VAS 评分为（1.00±1.16）分，术后 24 h 内肛门排气占 35.7%，36 h 内排气占 47.6%，术后 24 h 内首次下地活动占 90.5%，术后第 2 天内恢复正常饮食占 51.2%，术后平均住院天数为（6.38±1.81）天。

2016—2019 年，在北京协和医院因卵巢子宫内膜异位囊肿行经脐单孔腹腔镜手术共 72 例，更改手术方式 1 例（1.4%），平均手术时间（134.7±51.0）分钟，术后 36.1% 患者应用镇痛药，以非甾体抗炎药（8.3%）和阿片类药物（25%）为主，术后 12 h VAS 评分为（2.17±1.44）分，术后 24 h VAS 评分为（0.78±1.09）分，术后 24 h 内肛门排气占 51.4%，术后 24 h 内首次下地活动占91.7%，术后第 2 天内恢复正常饮食占 65.3%，术后平均住院天数（4.68±1.47）天。从 2016—2019 年应用 ERAS 的情况来看，术后镇痛效果好，故 90% 以上的患者术后 24 h 内可下床活动。35.7%～51.4% 的患者在 24 h 后肛门排气，胃肠道功能初步恢复。同时也可以看到，阿片类药物应用比例高，术后住院天数也较长。但是随着 ERAS 理念的深入了解及日间手术的大力开展，进一步缩短住院天数还有很大空间。

越来越多的证据表明，ERAS 是一种安全有效的围手术期干预方法，可以缩短住院时间，降低发病率，显著降低住院成本，而不会增加术后并发症和再入院率，同时保持患者的高满意度。

（周星楠 付 熙 刘 娟）

参 考 文 献

［1］ Ljungqvist O, Scott M, Fearon KC.Enhanced recovery after surgery: a review. JAMA Surg, 2017, 152: 292-298.

［2］ Greco M, Capretti G, Beretta L, Gemma M, Pecorelli N, Braga M.Enhanced recovery program in colorectal surgery: a meta-analysis of randomized controlled trials. World J Surg, 2014, 38: 1531-1541.

［3］ Nelson G, Kalogera E, Dowdy SC.Enhanced recovery pathways in gynecologic oncology. Gynecol Oncol, 2014, 135: 586-594.

［4］ de Groot JJ, Ament SM, Maessen JM, et al. Enhanced recovery pathways in abdominal gynecologic surgery: a systematic review andmeta-analysis. Acta Obstet Gynecol Scand, 2016, 95: 382-395.

［5］ Nelson G, Altman AD, Nick A, et al. Guidelines for pre- and intra-operative care in gynecologic/oncology surgery: Enhanced Re-covery After Surgery Society recommendations—part I. Gynecol Oncol, 2016, 140: 313-322.

［6］ Nelson G, Altman AD, Nick A, et al. Guidelinesfor postoperative care in gynecologic/oncology surgery: Enhanced Recovery After SurgerySociety recommendations—part II. Gynecol Oncol,

2016, 140: 323-332.

［7］ Gustafsson UO, Hausel J, Thorell A, et al. Adherence to the enhanced recovery after surgery protocol and outcomes after colorectal cancer surgery. Arch Surg, 2011, 146: 571-577.

［8］ Cakir H, van Stijn MF, Lopes Cardozo AM, et al. Adherence to Enhanced Recovery After Surgery and length of stay after colonic resection. Colorectal Dis, 2013, 15: 1019-1025.

［9］ Jurt J, Slieker J, Frauche P, et al. Enhanced Recovery After Surgery: can we rely on the key factors or do we need the Bel ensemble?. World J Surg, 2017, 41: 2464-2470.

［10］ Varadhan KK, Lobo DN, Ljungqvist O.Enhanced recovery after surgery: the future of improving surgical care. CritCare Clin, 2010, 26: 527-547.

［11］ Grol R, Grimshaw J.From best evidence to best practice: effective implementation of change in patients' care. Lancet, 2003, 362: 1225-1230.

［12］ Hendry PO, Hausel J, Nygren J, et al. Determinants of outcome after colorectal resection within an enhancedrecovery programme. Br J Surg, 2009, 96: 197-205.

［13］ Gajdos C, Nader ND.Enhanced recovery after surgery in colorectal surgery: Impact of protocol adherence on patient outcomes. J Clin Anesth, 2019, 56: 50-51.

［14］ Wijk L, Udumyan R, Pache B, et al. International validation of Enhanced Recovery After Surgery Society guidelines on enhanced recovery for gynecologic surgery. Am J Obstet Gynecol, 2019, 221 (3): 237.e1-237.e11.

［15］ Ljungqvist O, Jonathan E.Rhoads lecture 2011: insulin resistance and enhanced recovery after surgery. JPEN J Parenter Enteral Nutr, 2012, 36: 389-398.

第二节　加速康复外科方案的优化与评估

一、加速康复的优化

加速康复外科旨在通过实施基于循证医学证据的外科综合实践来改善患者的预后和减少医疗资源的使用。这些外科综合实践有各种各样的名称，包括快速手术、循证手术、多模式护理和 ERAS。

1. 加速康复外科方案目前的实施状况　加速康复外科主要靠医师推动，其他人员起辅助作用；医院缺乏相应政策支持加速康复外科的开展；未形成具体疾病的加速康复外科实践指南；担心加速康复外科术后出现并发症，引起医患纠纷。

　　国内阻碍加速康复外科推广应用的因素主要包括 6 个方面：多学科之间协作困难、医护人员对待加速康复外科的观念有待转变、患者受传统观念的影响、加速康复外科的安全性有待进一步验证、国内缺乏政策支持和保障措施、国内社区和基层医疗资源不足等。

　　2. 加速康复外科开展面临的主要问题　首先，妇科医护人员对 ERAS 不同干预措施的认同度存在差异。ERAS 倡导的术前宣教与康复指导、术后指导早期下床活动、术后尽早拔除留置导尿管、术中注意保暖、术中限制液体输入等优化措施的认知水平较高。对术前 2 h 口服含碳水化合物清饮料、腹部手术不常规放置腹腔引流管、术后早期拔除胃肠减压管、腹部手术患者术前不常规行肠道准备、术后早期恢复由口进食等优化措施的认知水平较低，有待进一步提升。其次，阻碍 ERAS 在临床推广应用的主要障碍因素分别为未形成具体疾病的 ERAS 指南或简单和复杂疾病推进 ERAS 的流程、医院缺乏多学科合作诊疗团队、医护人员对 ERAS 的内涵认知不足、国内缺乏政策支持和保障措施、国内社区和基层医院医疗资源不足等。

　　3. 加速康复优化的措施

　　（1）提升医护人员的认知水平，转变医护人员的传统观念：针对医护人员系统开展加速康复外科方面的培训，提高医护人员的认知水平；加大学术交流和宣传的力度，转变医护人员传统的围手术期处理观念；在国内建立加速康复外科示范基地，组织医护人员实地考察学习。

　　（2）建立多学科协作团队，确保多学科协作落到实处：组建学科人员齐全，职责明确的多学科合作团队；理顺管理机制，规范多学科团队实施流程；制定多学科合作质量考核标准，建立学科协作团队保障机制；创建信息共享平台，实现多学科信息共享。

　　（3）开展大样本、多中心前瞻性研究：对加速康复外科的应用效果进行全面、科学地验证；建立科学、综合性的评价体系，全面客观评价加速康复外科的应用效果；形成全国性的加速康复外科临床指南或专家共识，规范加速康复外科的临床应用。取得中国经验与中国数据。

　　（4）增强患者的信心，取得患者的理解与配合：做好充分的宣传与沟通，使患者明确加速康复外科的优势；建立医院 - 社区延续性护理康复模式，解除患者出院后的后顾之忧。

　　（5）完善政策支持与保障措施：改革医院管理模式，实现门诊 - 住院 - 社区一体化服务；完善医保政策，适时将患者门诊术前检查费用和术后康复费用纳入医保报销范围；为实施加速康复外科出院后出现并发症需要再入院的患者建立"绿色"通道。

二、加速康复外科的评估

1. 患者对应用加速康复外科的满意度评估　与健康相关的生活质量和患者满意度在临床和妇科实践中的重要性日益得到重视，生活质量对妇科患者尤其重要，因为她们面临着一些敏感问题，如性功能改变、生育能力丧失、女性生殖道正常解剖结构的破坏等。为提高患者的生活质量并努力取得卓越临床结果的 ERAS 方案的实施与患者生活质量的改善和患者满意度的提高有关。据报道与 ERAS 相关的围手术期护理的患者满意度一直很高。

De Groot 团队认为，当患者能够正常饮食，能够独立活动，并且通过口服镇痛药物很好地控制术后疼痛时，就可以实现功能恢复。ERAS 方案可使患者提前 3 天自主活动，提前 3 天口服液体，提前 2 天耐受正常饮食，术后 1 天口服药物能很好地控制术后疼痛。在这些标准的基础上，与传统的围手术期护理有本质的区别（住院天数 3 天 *vs.* 6 天，$P<0.01$）。Meyer 观察到：遵循 ERAS 方案，尽管治疗术后疼痛所需的阿片类药物量显著减少，但在疼痛评分并无差异。包括疲劳、腹痛及整体手术疼痛。相反，恶心、睡眠障碍、便秘、尿急及住院期间记忆困难的严重程度有所改善。这些发现与之前发表的关于 ERAS 通路在妇科手术中的研究结果一致。在 Ottesen 团队的一项研究中，92.7% 的患者认为住院治疗"如预期""比预期容易"，或者"比预期容易得多""大多数患者对他们的医院感到满意"。<5% 的患者认为"出院时有压力"。这些研究结果与以前发表的关于 ERAS 方案在妇科手术中的研究结果一致。

高质量的数据支持了 ERAS 方案在加强妇科手术患者术后恢复方面的安全性和有效性。通过减少阿片类药物的使用，适当的疼痛管理，使住院时间缩短，获得良好的患者满意度，在不增加并发症或再入院率的情况下，显著降低住院成本等，ERAS 一直与术后改善的结果相关，患者满意度普遍很高，为 75%～95%。

成功实施 ERAS 路径需要外科医师、麻醉师、药剂师、护理人员及职业康复师之间的多学科协作，以及患者积极参与以促进其康复。需要系统的努力来积极推广 ERAS 的路径，ERAS 应被视为妇科围手术期康复的标准模式。

2. 医师对应用加速康复外科的效果评估　在肿瘤手术中，对无进展生存期和总生存期的潜在影响甚至比短期临床结果（缩短住院天数）的影响更为重要。一项结肠直肠外科的研究显示，ERAS 与 5 年生存率存在正相关。可能是围手术期硬膜外麻醉对手术应激反应和免疫系统有积极影响，硬膜外麻醉被认为能降低手术的应激反应，并被认为是影响实体恶性肿瘤的独立预后因素。而全身麻醉和全身性阿片类药物可抑制细胞介导的免疫反应。

此外，关于卵巢癌手术的研究表明，硬膜外麻醉与提高无进展生存期和总体生存期之间也存在正相关性。一项回顾性队列研究表明，在坚持使用 ERAS 干预措施的患者中，遵守 ERAS 方案与结肠直肠癌手术后 5 年生存率相关。与其他所有患者（未坚持使用 ERAS 干预措施）相比，5 年癌症特异性死亡的风险降低了 42%。围手术期避免静脉输液过量是提高 5 年生存率的重要独立预测因素。手术压力会影响肿瘤的预后和生存率。加强术后 ERAS 方案旨在减少围手术期的压力，并已被证明可以降低术后并发症率。

在队列研究中，明确在高遵守 ERAS 协议（遵守超过 75% 核心指标），免疫功能在围手术期得到更好的保护。心理压力较小的患者具有更好的细胞免疫和免疫功能。可能与结直肠癌手术后 5 年癌症特异性生存率的改善有关。

ERAS 方案的成功取决于方案实施的实际情况，且其全面实施仍然具有挑战性。总的来说，增加对方案的执行力和依丛性（包括医患双方）与更好的预后相关，这应该是广大医务人员努力的目标。

（周星楠 付 熙 刘 娟）

参 考 文 献

［1］ Kehlet H.Fast-track colorectal surgery program reduces hospital length of stay. Lancet, 2008, 371 (9615): 791-793.

［2］ Nelson G, Altman AD, Nick A, et al. Guidelines for pre- and intra-operative care in gynecologic/oncology surgery: Enhanced Recovery after Surgery (ERAS®) Society recommendations - Part Ⅰ. Gynecol Oncol, 2016, 140 (2): 313-322.

［3］ Nelson G, Altman AD, Nick A, et al. Guidelines for postoperative care in gynecologic/oncology surgery: Enhanced Recovery after Surgery (ERAS®) Society recommendations - Part Ⅱ. Gynecol Oncol, 2016, 140 (2): 323-332.

［4］ Ren L, Zhu D, Wei Y, et al. Enhanced Recovery after Surgery (ERAS) program attenuates stress and accelerates recovery in patients after radical resection for colorectal cancer: a prospective randomized controlled trial. World J Surg, 2012, 36 (2): 407-414.

［5］ 罗先武. 快速康复外科在三级甲等医院腹部外科中的应用现状、实施障碍与对策研究. 武汉：武汉大学，2018.

［6］ Anderson B, Lutgendorf S.Quality of life in gynecologic cancer survivors. CA Cancer J Clin, 1997, 47: 218-225.

［7］ Cull A, Cowie VJ, Farquharson DI, et al. Early stage cervical cancer: psychosocial and sexual outcomes of treatment. Br J Cancer, 1993, 68: 1216-1220.

[8] Auchincloss SS.After treatment.Psychosocial issues in gynecologic cancer survivorship. Cancer, 1995, 76: 2117-2124.

[9] de Groot JJA, van Es LEJM, Maessen JMC, et al. Diffusion of enhanced recovery principles in gynecologic oncology surgery: is active implementation still necessary?. Gynecol Oncol, 2014, 134: 570-575.

[10] Meyer L, Nick A, Shi Q, et al. Comparison of patient reported symptom burden pre- and postimplementation of an enhanced recovery pathway (ERP) for gynecologic surgery. Int J Gynecol Cancer, 2015, 25 (Suppl 2): 40.

[11] Ottesen M, Sorensen M, Rasmussen Y, et al. Fast track vaginal surgery. Acta Obstet Gynecol Scand, 2002, 81: 138-146.

[12] Kalogera E, Bakkum-Gamez JN, Jankowski CJ, et al. Enhanced recovery in gynecologic surgery. Obstet Gynecol, 2013, 122: 319-328.

[13] Ottesen M, Sorensen M, Rasmussen Y, et al. Fast track vaginal surgery. Acta Obstet Gynecol Scand, 2002, 81: 138-146.

[14] Kalogera E, Bakkum-Gamez JN, Jankowski CJ, et al. Enhanced recovery in gynecologic surgery. Obstet Gynecol, 2013, 122: 319-328.

[15] T orbe E, Louden K.An enhanced recovery programme for women undergoing hysterectomy. Int J Gynecol Obstet, 2012, 119: S690.

[16] Ulrich D, Bjelic-Radisic V, Bader A, et al. Fast-track hysterectomy: a pilot study. Arch Gynecol Obstet, 2010, 282: S122-123.

[17] Mistrangelo E, Deltetto F, Febo G.Fast track surgery in urogynecology. Neurourol Urodyn, 2011, 30: 7-8.

[18] Ali O, Moukarram H.Pathway of enhanced recovery for total laparoscopic hysterectomy, pilot study of 50 cases. J Minim Invasive Gynecol, 2015, 22 (6): S216.

[19] Gustafsson UO, Oppelstrup H, Thorell A, et al. Adherence to the ERAS protocol is associated with 5-year survival after colorectal cancer surgery: a retro-spective cohort study. World J Surg, 2016, 40: 1741-1747.

[20] Tseng JH, Cowan RA, Afonso AM, et al. Perioperative epidural use and survival out-comes in patients undergoing primary debulking surgery for advanced ovarian cancer. Gynecol Oncol, 2018, 151: 287-293.

[21] Elias KM, Kang S, Liu X, et al. Anesthetic selection and disease-free survival following optimal primary cytoreductive surgery for stage Ⅲ epithelial ovarian cancer. Ann Surg Oncol, 2015, 22: 1341-1348.

［22］Gustafsson UO, Oppelstrup H, Thorell A, et al. Adherence to the ERAS protocol is Associated with 5-Year Survival After Colorectal Cancer Surgery: A Retrospective Cohort Study. World J Surg, 2016, 40 (7): 1741-1747.

［23］Wichmann MW, Eben R, Angele MK, et al. Fast-track rehabilitation in elective colorectal surgery patients: a prospectiveclinical and immunological single-centre study. ANZ J Surg, 2007, 77 (7): 502-507.

［24］Veenhof AA, Vlug MS, van der Pas MH, et al. Surgical stress response and postoperative immune function after laparo-scopy or open surgery with fast track or standard perioperative care: a randomized trial. Ann Surg, 2012, 255 (2): 216-221.

第三节　加速康复的团队合作

一、国外现状

妇科 ERAS 核心是由手术医师等关键人员组成的团队。ERAS 的临床领导者通常是妇科医师。ERAS 的临床领导者承担着 ERAS 医疗项目的医疗责任，因此领导者的角色非常重要。ERAS 项目协调员通常是 1 名护士（在欧洲通常为护士，在美国可能是医师助理），负责协调临床，协调员起了关键作用的"引擎"作用，协调员不仅管理反馈患者的情况和培训新员工，并且能够管理患者的保险。另外，还包括其他学科如营养师、职业治疗师及物理治疗师等的参与，对加速康复的长期效果评估至关重要。

二、国内的现状

国内以北京协和医院孙大为教授为首的团队 2019 年编写了《妇科手术加速康复的中国专家共识》，为国内规范开展 ERAS 提供了理论依据。广州医科大学附属第三医院作为国内较早开展加速康复的医院，在加速康复团队的合作上作了以下的安排，首先，积极争取院领导的支持，为加速康复的开展做好顶层设计。其次，积极与麻醉科医师沟通，避免麻醉科医师因为对加速康复的理念不认可而造成麻醉前加速康复的部分项目无法实施，并与护士团队积极开展合作。由护士团队指定一名护士作为 ERAS 团队的协调员。不但负责患者的随访追踪，同时负责与临床医师和麻醉医师沟通的相关事宜。并定期与康复科医师合作，邀请康复科医师定期到妇科病房查房指导。从而形成了一个由临床医师为主导。由一名专业护士作为协调人的团队。团队中，临床医师、麻醉科医师、护士及康复科医师紧密合作。

三、团队合作的展望

建设一个多学科团队是 ERAS 计划获取成功的关键组成部分，多学科团队协作（MDT）模式将相关学科联合在一起，把医疗资源整合在一起。可以促进来自不同专业领域知识观点的融合，其最终目标是改善 ERAS 各环节的合理性（从质量控制评价中获得信息），并反复改进围手术期加速康复结果。为了建立这样一个团队，应考虑由以下成员组成：妇科手术医师、麻醉医师和麻醉护士、手术室护理团队、经管医师、住院护理团队、康复护理团队、门诊和研究人员。建议团队间始终保持沟通（至少每 2 周），以确保在解决有关 ERAS 计划实施、循证医学证据和措施改进等关键问题方面具有流畅的连续性。团队成员也应该成为各自领域的领导者，以便将实践中总结的经验传达给各个群体，进而促进 ERAS 策略实施并查缺补漏。

在 MDT 模式下，能有效减少患者的并发症，促进患者术后康复将 ERAS 与MDT 联合起来，探索建立符合我国国情的 ERAS-MDT 模式，促进 ERAS 新业务、新技术的开展，并最终促进了外科治疗水平的提高，减轻了患者和社会的经济负但。

（周星楠　付　熙　刘　娟）

参 考 文 献

［1］ Kamal YA, Hassanein A.Do perioperative protocols of enhanced recovery after cardiac surgery improve postoperative outcome?. Interact Cardiovasc Thorac Surg, 2020, 30 (5): 706-710.

［2］ Rodrigues Pessoa , Ahmet Urkmez, Naveen Kukreja, et al. Enhanced recovery after surgery review and urology applications in 2020. BJUI Compass, 2020, 1 (1) .

［3］ Ljungqvist O, Scott M, Fearon KC.Enhanced Recovery After Surgery: A Review. JAMA Surg, 2017, 152 (3): 292-298.

第十六章　妇科手术加速康复外科的临床路径管理

第一节　入院前的管理路径

在妇科手术加速康复外科的围手术期临床临床管理的实践中，入院前的临床路径管理十分重要。入院前临床路径管理旨在通过全面的术前评估、有效的术前宣教、完善的术前准备以提高患者术前的生理及心理状态，最大可能排除手术禁忌、优化患者身心状态，从而最大程度上降低手术对患者生理和心理的影响，最终达到加速患者康复的目的。近年来，国内外妇科领域面向手术医师和护理人员的妇科手术加速康复相关专家共识均将入院前管理列为妇科加速康复项目的重要举措。妇科手术加速康复入院前管理主要包括全面的术前评估，有效的术前宣教，完善的术前准备。

一、全面的术前评估

妇科手术的术前评估者应包括手术医师、麻醉医师及护理人员。对患者的评估内容包括患者月经史、基础疾病史、血压、血糖、心肺功能、有无贫血、营养状态、手术指征、麻醉风险、手术风险，是否有吸烟、饮酒嗜好。根据患者病情开具完善的医学检查，入院前必要的医学检查对评估患者病情及基础情况，指导患者术前准备具有重要意义。排除手术禁忌，明确患者是否符合纳入 ERAS 手术路径的标准。同时早期进行干预优化，提高患者术后恢复质量。

1. 明确手术指征　术前门诊医师应根据患者临床症状、辅助检查、病理诊断等资料，做出初步诊断，明确患者手术指征，即有纳入 ERAS 临床路径的需要。而对手术指征不明确或无法接受手术治疗的患者应依据临床诊疗规范进一步明确诊断或选择其他合理的治疗方案。

2. ERAS 入组评估　在明确患者手术指征及手术意愿后，妇科医师、麻醉医师共同依据患者基础疾病史、营养状态等条件对拟入院手术患者行 ERAS 入组评估，必要时可行多学科会诊，排除存在手术禁忌或不适合纳入 ERAS 临床路径的患者。

3. 手术时机评估 提倡合理地安排手术时机，以合理分配医疗资源，提高患者满意度。应根据妇科患者月经史、疾病情况、营养状态等方面制订合适手术时间，对于妇科择期手术患者，应充分考虑月经史情况进行合理地手术安排，以减少患者院前等待时间。

二、术前宣教

术前宣教以向接受妇科的手术患者传达必要的信息，以求在一段时间内减轻患者心理压力。

1. 宣教的形式 目前认为，针对手术患者的书面宣教效果优于口头宣教，但随着我国信息技术发展和人群整体认知水平的提升，诸多宣教方式利用多媒体、网络等技术同样可达到良好的宣教效果。因此，理想的妇科手术加速康复的术前宣教中可采取以书面宣教、口头宣教为基础，多种宣教模式相结合的方式。

2. 术前宣教的内容 术前宣教的内容包括手术时机安排、患者及家属入院前的准备、术前准备流程、术后恢复措施、出院标准等内容。以求达到缓解患者术前焦虑、恐惧及紧张情绪，便于围手术期管理、促进术后早期活动、早期进食等康复促进措施的实施。

三、术前准备

1. 生活方式指导 循证医学证据表明，术前戒烟、戒酒精在一定程度上可降低术后并发症，促进患者恢复，缩短住院时间。目前国内外相关指南及专家共识建议患者术前4周开始戒烟、戒酒。

2. 营养及饮食指导 术前营养状态与手术结局密切相关，目前常用的营养状态评价体系包括：营养风险筛查2002（NRS-2002）、围手术期营养筛查工具（pefioperative nutrition screen，PONS）和主观全面营养评价法（subjective global assessment，SGA）等。患者营养状态很难用单一评价体系进行评估，目前推荐使用人体测量学指标、实验室检查及综合评价法评估患者营养状况。根据患者术前营养状况，可根据患者自身情况选择合适的补充途径。低危营养风险的患者，推荐蛋白摄入量为 1.5 g/（kg·d），能量摄入为 25~30 kcal/（kg·d）；对于高危营养风险的患者，推荐蛋白质摄入量＞1.2 g/（kg·d）。营养补充主要以术前进食高蛋白质及高热量的食物为主。营养补充的时间上，对于围手术期存在营养不良的患者推荐口服营养补充（持续时间1周以上）。术前需肠外营养支持的患者营养支持时间为 1~2 周；部分重度营养不良患者可根据患者病情延长至4周。

同时，建议医师以简洁、具象化的方式向患者进行营养补充的宣教。

3. **用药指导** 为降低术后血栓，建议术前4周停止激素替代治疗和口服避孕药，必要时改用其他避孕方式。择期手术者随机血糖应控制在10 mmol/L内。对于轻症糖尿病患者，可通过饮食控制或饮食控制配合口服降糖药将血糖控制在理想范围，推荐入院前3～5天停用长效口服降糖药，改用短效口服降糖药；对于术前应用口服降糖药血糖控制不佳的患者，推荐术前3天改用胰岛素治疗。针对择期手术术前贫血的患者，为纠正缺铁性贫血首选口服铁剂治疗方案。

4. **心理指导** 对患者进行术前宣教和有效的心理准备可以减轻患者的焦虑，提高患者的术后满意度，同时可缩短住院时间。医师和护理人员可通过宣教的方式对患者进行心理指导。

第二节 住院期间的管理路径

一、术前准备

1. **术前评估** 妇科手术医师和麻醉医师应在术前仔细询问患者病史，全面筛查患者的营养状态及术前合并症，评估手术指征和麻醉、手术的风险，初步确定患者是否具备进入ERAS相关路径的基础和条件，必要时请相关科室会诊并予以针对性治疗。

（1）营养风险管理：①营养风险筛查和营养评定。术前营养风险筛查可发现存在营养风险的患者。营养评估方法通常从人体测量学指标、实验室指标和综合性评价法3个方面评估患者的营养状况。人体测量学指标包括BMI、臂肌围、肱三头肌皮褶厚度和机体组成测定等。实验室指标包括血清白蛋白、前白蛋白、转铁蛋白等。目前综合评价法在临床应用广泛，NRS 2002被欧洲国家推荐为住院患者营养风险评估的首选工具，美国和中国等多个学会也认同其作用。PONS是针对围手术期患者特定的营养风险筛查方法，简单实用，易于操作，耗时<5分钟。美国加速康复协会推荐使用PONS进行临床围手术期营养风险筛查。SGA早期用于手术患者的术前营养筛查及术后感染可能性预测，现已广泛应用于各类临床患者，其具有无创性、易操作性和可重复性等特点，且灵敏度和特异度均较高。上述3种方法各有局限性，目前尚无一种营养筛查方法能全面评估各类患者的营养情况。②术前营养支持策略。当机体处于应激状态时，蛋白质需要量显著升高，用于肝急性期蛋白质合成。这些合成的蛋白质参

与免疫调节和伤口愈合。应激患者的蛋白质供给推荐口服营养补充（ONS）强化蛋白质摄入，每天 2～3 次，每次 ≥18 g，可在标准整蛋白制剂基础上额外添加蛋白粉。肿瘤患者也需要充足的蛋白质维持基础的合成代谢。一些研究结果表明，每餐中摄入 25～35 g 蛋白质可最大限度地刺激肌肉蛋白的合成。因此，建议非肿瘤患者术前每餐保证 ≥18 g 的蛋白质摄入，肿瘤患者术前每餐摄入 ≥25 g 的蛋白质以达到每天蛋白质需要量。

对于低危营养风险的患者，推荐术前进食高蛋白质食物（如鸡蛋、鱼、瘦肉、奶制品）和含碳水化合物的饮食。摄入目标能量为 25～30 kcal/（kg·d）和蛋白质量为 1.5 g/（kg·d）。对于高危营养风险的患者，由于这类患者本身可能存在厌食、进食量少或消化道不全梗阻等原因，蛋白质摄入目标量 ≥1.2 g/（kg·d）。术前营养支持首推高蛋白质食物和 ONS，次选管饲肠内营养，如热卡和蛋白质无法达到目标量，可考虑行肠外营养支持。

对于胃肠道功能基本正常的患者，建议使用整蛋白型肠内营养。对于胃肠道功能受损或吸收障碍的患者，可使用水解蛋白配方（氨基酸型和短肽型）的肠内营养。如肠内营养耐受困难时，可加上部分肠外营养，待胃肠道功能逐渐恢复后，过渡到含有膳食纤维的整蛋白型肠内营养。对于肿瘤患者，推荐在围手术期应用免疫营养，即在标准营养配方中加入免疫营养物，如谷氨酰胺、精氨酸、核苷酸、ω-3 多不饱和脂肪酸等进行营养支持。已有的循证医学研究结果表明，免疫营养可以改善消化道肿瘤患者的营养状况，有利于提高机体免疫力、控制急性炎性反应、保护肠黏膜屏障功能，降低并发症发生率。建议术前给予免疫营养物，因为免疫营养物使用 5 天后才进入机体，发挥调节免疫和炎症反应的作用。

对于术前禁食，现有的证据表明，缩短术前禁食时间和术前口服含碳水化合物饮料并不能够显著改善患者营养状况，其更重要的意义在于术前的代谢准备。缩短术前禁食时间可减轻手术应激反应，缓解胰岛素抵抗，减少蛋白质损失和禁食对胃肠功能的损害。此外，术前禁食增加了患者的不适感受，包括口渴、饥饿、头痛和焦虑等，缩短术前禁食时间有助于缓解患者术前的不适感受，减轻应激反应。对于术前不存在胃肠梗阻及胃瘫的患者，多数情况无须术前隔夜禁食。在麻醉诱导前 2 h 口服 ≤500 ml 清饮料不仅不会导致胃潴留和误吸，反而可以促进胃排空。对于无胃肠功能紊乱（如胃排空障碍、消化道梗阻、胃食管反流或胃肠道手术史等）的非糖尿病患者，推荐术前（麻醉诱导前）6 h 禁食乳制品及淀粉类固体食物（油炸、脂肪及肉类食物需禁食 8 h 以上），术前 2 h 禁食清流质食物。术前 2 h 摄入适量清饮料（推荐 12.5% 含碳水化合物饮料，饮用量应 ≤5 ml/kg，或者总量 ≤300 ml，可选择复合碳水化合物，如含麦芽糖糊精的饮料，可促进胃排空）有助于缓解术前口渴、紧张及焦虑情绪，减轻围手术期胰岛素抵抗，减少术后恶心呕吐和其他并发症的发生。

（2）静脉血栓风险评估和术前抗凝治疗：术后6周内妇科恶性肿瘤患者静脉血栓栓塞症（VTE）风险明显升高。对于手术时间超过60分钟、妇科恶性肿瘤患者，以及VTE中、高风险患者，建议穿着抗血栓弹力袜，并在术前皮下注射低分子肝素。对于接受激素补充治疗的患者，建议术前4周停用或改为雌激素外用贴剂，正在口服避孕药的患者应更换为其他避孕方式。对于持续使用激素的患者，应当按照VTE高风险人群处理，给予预防性抗凝治疗。术中可考虑使用间歇性充气压缩泵促进下肢静脉回流，在使用肝素12 h内应避免进行椎管内麻醉操作。

2. 术前宣教 理想的术前宣教应当由主管医师、麻醉医师及护士共同完成，可采用口头、文字、图片及视频等多种形式，对ERAS预期目的、入院前准备、围手术期处理流程（包括手术及麻醉过程）、患者需要配合完成的步骤、术后康复、出院标准等内容进行详细介绍，推荐向每位患者发放宣传手册。术前宣教可缓解患者术前焦虑、恐惧及紧张情绪，提高患者的参与度及配合度，有助于围手术期疼痛管理、术后早期进食、早期活动等ERAS项目的顺利实施。

3. 术前肠道准备 术前机械性肠道准备（口服泻剂或清洁灌肠），不能减少手术部位感染（SSI）及吻合口瘘的发生，反而可导致患者焦虑、脱水及电解质紊乱。对妇科良性疾病手术，建议取消术前常规肠道准备。如预计有肠损伤可能，如深部浸润型子宫内膜异位症、晚期卵巢恶性肿瘤，病变可能侵及肠管，或者患者存在长期便秘时，可给予肠道准备，并建议同时口服覆盖肠道菌群的抗生素（但用药方案尚无定论，可选择红霉素、甲硝唑、喹诺酮类药物）。

4. 术前皮肤准备及预防性使用抗生素 推荐手术当天备皮，操作应轻柔，避免皮肤损伤。清洁手术（Ⅰ类切口）无须预防性应用抗生素，但妇科手术多为清洁-污染切口（Ⅱ类切口），预防性使用抗生素有助于减少SSI。应按照原则选择抗生素，并在切皮前1～30分钟静脉滴注完毕。对于肥胖（体重指数>35 kg/m² 或体重>100 kg）患者，应增加抗生素剂量。当手术时间>3 h，或超过抗生素半衰期的2倍，或术中出血超过1500 ml时，应重复给药。

5. 其他 建议患者术前4周开始戒烟、戒酒。术前应充分识别贫血及其原因，并予以纠正；对于择期手术的患者，推荐静脉或口服铁剂作为一线治疗方案。术前输血和应用促红细胞生成素并不能改善手术结局，应尽量避免。对于妇科恶性肿瘤患者，需审慎评估术前准备导致手术延后带来的风险。

应避免在术前12 h使用镇静药物，因其可延迟术后苏醒和活动。对于存在严重焦虑症状的患者，可使用短效镇静药物，但需注意短效镇静药物作用时间可持续至术后4 h，也有可能影响患者早期进食和活动。

二、术中部分

1. **手术方式选择** 提倡在精准、微创及损伤控制理念下完成手术，以减小创伤应激。根据患者的个体情况、所患疾病以及术者技术等，选择腹腔镜、机器人手术系统或开腹等手术路径。相比开腹手术，腹腔镜手术联合 ERAS 更能使患者获益。此外，ERAS 应用于阴式手术（如阴式子宫切除术），同样可以促进患者术后加速康复，缩短住院时间及提高患者满意度。

2. **麻醉方式** 麻醉方式可采用全身麻醉、区域阻滞或两者联合。麻醉诱导阶段可选用丙泊酚、芬太尼、瑞芬太尼等，维持阶段可使用静脉麻醉或吸入麻醉，前者 PONV 发生率较低。术中应尽量减少阿片类镇痛药物的应用，必要时可以辅助小剂量短效阿片类药物，如瑞芬太尼。肌松药推荐使用罗库溴铵、维库溴铵及顺阿曲库铵等中效药物。

应对麻醉深度进行监测，避免麻醉过浅导致术中知晓，以及麻醉过深导致苏醒延迟、麻醉药物不良反应增加。使用肺功能保护通气策略可减少术后呼吸系统并发症，使用间断肺复张性通气可有效防止肺不张。

3. **术中低体温的预防** 推荐术中持续体温监测，并采取主动保温措施，保证中心体温>36 ℃，常用的测量部位包括肺动脉、食管远端、咽部及鼓膜，在使用气管插管的手术中，选择鼻咽部体温较为方便。术前即应给予预保暖，暖风机目前使用较为广泛，但保温毯更为理想。静脉补液的液体及腹腔冲洗的液体均应适当加温。手术结束后应继续使用保温措施，以保证患者离开手术室时体温>36 ℃。此外，需警惕术中体温过高，手术时间较长特别是接受肿瘤细胞减灭术的患者，可能因继发全身炎症反应出现体温过高，从而导致术后不良结局。

4. **术中补液** 补液首选平衡盐溶液，可减少高氯性代谢酸中毒的发生。中大型手术可以配合适量胶体溶液，但需警惕其潜在的出血和肾功能损伤的风险。对于妇科中小型手术，可给予 1～2 L 平衡盐溶液，并根据患者的血压、呼吸频率、心率和血氧饱和度调整补液量及补液速度。对于大型手术，如肿瘤细胞减灭术，推荐采用"目标导向液体治疗"策略，即建立连续血流动力学监测，动态监测和调整补液量。对于硬膜外阻滞麻醉引起血管扩张导致的低血压，可以使用血管活性药物进行纠正，避免盲目补液。腹腔镜手术中的头高脚低位和气腹压力可干扰血流动力学监测结果的判断，该类手术中补液量常少于开腹手术。

5. **术后恶心呕吐的预防与治疗** PONV 在妇科手术患者中较为常见，术后恶心的发生率为 22%～80%，术后呕吐的发生率为 12%～30%。PONV 的高危因素包括年龄<50 岁、女性患者、妇科手术、腹腔镜手术、晕动症、既往 PONV

史、非吸烟者、使用吸入性麻醉剂或一氧化氮、麻醉时间长、使用阿片类药物、肥胖。PONV 的预防与治疗措施包括尽量减少高危因素、预防性用药及 PONV 发生后的药物治疗。一线止吐剂包括 5- 羟色胺 3 受体抑制剂（如昂丹司琼）、糖皮质激素；二线止吐剂包括丁酰苯类、抗组胺类药物、抗胆碱能药物及吩噻嗪类药物。对于所有接受腹部手术和致吐性麻醉剂或镇痛药的患者，建议在术中预防性使用止吐剂，推荐 2 种止吐剂联合应用。PONV 发生后，推荐使用 5- 羟色胺 3 受体抑制剂，如用药效果欠佳，可联合应用其他止吐剂。

6. 鼻胃管的放置　放置鼻胃管不能减少术后肠瘘的发生，反而会增加术后肺部感染的风险，以及患者术后的不适感。如胃胀气明显，可考虑术中置入鼻胃管，以减少气腹针或穿刺套管穿刺时损伤胃的风险，但应在手术结束前取出。

7. 腹腔引流管的放置　放置腹腔引流不能减少吻合口瘘等并发症的发生，也不能早期识别 SSI 和腹腔内出血，反而会影响患者术后的早期活动，延长住院时间，因此不推荐常规放置引流管。在广泛性子宫切除术和存在手术创面感染、吻合口张力较大、血供不佳或其他影响切口愈合的不良因素时，可考虑留置引流管，但术后应尽早拔除。

8. 留置尿管　留置尿管可影响患者术后活动，延长住院时间，并且增加泌尿系统感染的风险。因此，除广泛性子宫切除术外，不推荐留置尿管。

三、术后处理

1. 术后抗凝治疗　VTE 高风险的患者术后需继续抗凝治疗，可考虑使用低分子肝素联合弹力袜或间歇性充气压缩泵。对于接受开腹手术的妇科恶性肿瘤患者，建议使用低分子肝素至术后 28 天。妇科微创手术中，如患者无恶性肿瘤、肥胖、VTE 病史及高凝状态时，不推荐延长抗凝治疗。

2. 促进术后肠道功能恢复　妇科手术患者术后肠麻痹和肠梗阻是影响患者术后恢复的主要因素之一。促进肠道功能恢复的措施包括多模式镇痛、减少阿片类药物用量、控制液体入量、实施微创手术、不留置鼻胃管、咀嚼口香糖、早期进食和离床活动，以及使用番泻叶、硫酸镁、乳果糖等缓泻剂。目前尚无明确证据支持使用胃肠动力药物可促进肠道功能恢复。

3. 术后早期离床活动　术后早期离床活动有助于减少呼吸系统并发症、减轻胰岛素抵抗、降低 VTE 风险、缩短住院时间。充分的术前宣教、理想的术后镇痛、早期拔除鼻胃管和引流管等均有助于患者术后早期离床活动。应帮助患者制订合理的活动计划，每天记录活动情况，鼓励患者在术后 6～8 h 尽早离床活动，并逐渐增加活动量。

4. 围手术期血糖控制　围手术期血糖＞11.1 mmol/L 与不良手术结局相关。建议将血糖控制在 10.0～11.1 mmol/L 或以下。当血糖超过上述范围时，可考虑胰岛素治疗，并监测血糖，警惕低血糖。强化胰岛素治疗虽可减少围手术期死亡率，但可增加低血糖的发生风险，并可诱发心律失常、癫痫及脑损伤，因此不做推荐。

5. 术后营养支持

（1）术后早期恢复口服营养及补充蛋白质：术后早期恢复经口进食安全性高，且对术后恢复至关重要。术后早期经口进食能够减少术后并发症、缩短住院时间、降低住院费用。对于涉及胃肠道等的手术，术后 24 h 内恢复肠内营养能够减少术后病死率，并且不增加术后吻合口瘘和恶心、呕吐发生率。

术后早期摄入蛋白质应足量。蛋白质摄入量不足将会导致瘦组织群的丢失，阻碍机体功能的恢复。对于≥65 岁的患者，无论是否给予足量的热量，只要给予蛋白质就能维持机体的瘦组织群，减少因热量供给不足而引起虚弱。因此，除存在肠道功能障碍、肠缺血或肠梗阻的患者外，多数患者都推荐在手术当天通过饮食或 ONS 摄入高蛋白质营养。推荐应用成品营养制剂，传统的"清流质"和"全流质"不能够提供充足的营养和蛋白质，不推荐常规应用。另外，术后足量的蛋白质摄入比足量的热量摄入更重要。

（2）术后营养支持途径的选择：患者在术后接受营养支持时，摄入热量的目标量为 25～30 kcal/（kg·d）、摄入蛋白质的目标量是 1.5～2.0 g/（kg·d），当患者口服营养能够摄入＞50% 的营养目标量时，首选 ONS 和蛋白粉营养辅助（每天 2～3 次），以此满足蛋白质和能量需要量；当经口摄入＜50% 营养目标量时，需要通过管饲肠内营养进行营养支持；如果口服和管饲肠内营养仍无法达到50% 的蛋白质或热量的需要量＞7 天时，则应启动肠外营养。

6. 出院标准　基本的出院标准包括恢复半流质饮食；停止静脉补液；口服镇痛药物可良好镇痛；伤口愈合良好，无感染迹象；器官功能状态良好，可自由活动。住院时间缩短和早期出院，并非 ERAS 的最终目的，应结合患者的病情和术后恢复情况，制订个体化的出院标准。

第三节　出院后的随诊及管理

实施加速康复外科后，患者的住院时间缩短，患者达到出院标准后需要回到所在社区或家庭进行康复，因此，需要更密切的出院后跟踪和随访。制定规范的出院后随诊和管理路径是提高患者依从性，促进康复的重要举措。应该建立严格的院外随访制度，加强对患者的院外评估，建立再入院的"绿色通道"。

一、出院标准

评估患者是否准备好出院是出院规划过程最重要的部分。一般的出院标准包括：患者生命体征平稳，查体无明显异常；恢复基本正常饮食，不需要静脉输液治疗；伤口无感染，愈合好；无明显影响功能性的疼痛，无明显恶心呕吐等胃肠道症状；患者活动自如，无器官功能障碍等。同时，对于特殊患者，应根据具体情况评估患者是否达到出院条件。同时，患者的心理状态、自身意愿也应被纳入到能否出院的评判标准中。

二、院外随访

ERAS 患者的康复进程和痊愈程度，很大程度上取决于其对医师所开医嘱的依从性。出院后的随访能提高患者的依从性，并有利于及早发现和处理并发症。ERAS 专家共识建议出院后常规对患者进行电话随访，术后根据患者的病情及手术方式建议患者在规定时间内至医院门诊进行复查。

1. 电话随访 电话随访能够对出院患者实施连续、全面、个性化的指导和帮助。出院后 24～48 h 应常规对患者进行电话随访，随访内容包括出院后指导、疼痛评估、伤口护理、个性化生活指导（如饮食指导、术后合理安排休息和活动时间、预防便秘、鼓励患者保持良好卫生习惯和积极乐观情绪等）、出院后并发症的监测、复查和治疗的提示等。

2. 门诊回访 患者术后 7～10 天应至门诊回访，回访内容包括检查伤口恢复情况，伤口拆线；查询病理报告；根据病情制订后续治疗计划；告知下一次回访时间等。

3. 随访时限 随访至少应持续至术后 30 天，主要关注出院后并发症和再次住院事件；对于恶性肿瘤类手术，ERAS 术后随访时间视患者个体情况延长。

三、建立再入院的"绿色通道"

实施 ERAS 的患者住院时间大大缩短，患者很快出院回到所在的社区或家庭进行康复，但患者术后常见的并发症常在术后 1 周左右出现。实施 ERAS 的患者出院后一旦出现严重并发症时，需要回到大型综合性医院再次就诊或再次住院治疗。医院要为实施 ERAS 的患者制订特殊政策，方便患者再次入院治疗。一旦患者术后出现并发症需要再次入院治疗时，医院应为 ERAS 患者开辟"绿色通道"，简化患者再次办理入院的手续，以免耽误患者的诊断和治疗。

（李长忠）

参 考 文 献

［1］ Angioli R, Plotti F, Capriglione S, et al. The effects of giving patients verbal or written pre-operative information in gynecologic oncology surgery: a randomized study and the medical-legal point of view. Eur J Obstet Gynecol Reprod Biol, 2014, 177: 67-71.

［2］ Kurup V, Dabu-Bondoc S, Senior A, et al. Concern for pain in the pre-operative period- is the internet being used for information by patients?. Pain Pract, 2014, 14: E69-75.

［3］ Oppedal K, Moller AM, Pedersen B, et al. Preoperative alcohol cessation prior to elective surgery. Cochrane Database Syst Rev, 2012 (7): CD008343.

［4］ Thomsen T, Villebro N, Moller AM.Interventions for preoperative smoking cessation. Cochrane Database Syst Rev, 2014, 2014 (3): CD002294.

［5］ 中华医学会妇产科学分会加速康复外科协作组. 妇科手术加速康复的中国专家共识. 中华妇产科学 2019, 54（2）: 73-79.

［6］ 中华医学会肠外肠内营养学分会. 加速康复外科围手术期营养支持中国专家共识（2019 版）. 中华消化外科杂志, 2019, 18（10）: 897-901.

［7］ Wischmeyer PE, Carli F, Evans DC, et al. American Society for Enhanced Recovery and Perioperative Quality Initiative Joint Consensus Statement on Nutrition Screening and Therapy Within a Surgical Enhanced Recovery Pathway. Anesth Analg, 2018, 126: 1883-1895.

［8］ 双婷, 马佳佳, 陈必良. 加速康复外科在妇科及妇科恶性肿瘤手术中的应用及研究进展. 实用妇产科杂志, 2018, 34（1）: 22-26.

［9］ 中华医学会糖尿病学分会. 中国 2 型糖尿病防治指南（2017 年版）. 中华糖尿病杂志, 2018, 10（1）: 4-6.

［10］ 王刚, 李伟枫. 糖尿病患者妇科手术围手术期处理要点. 中国实用妇科与产科杂志, 2014（11）: 857-861.

［11］ Nelson G, Bakkum-Gamez J, Kalogera E, et al. Guidelines for perioperative care in gynecologic/oncology: Enhanced Recovery After Surgery (ERAS) Society recommendations-2019 update. Int J Gynecol Cancer, 2019, 29: 651-668.

［12］ Wolfe RR.The underappreciated role of muscle in health and disease. Am J Clin Nutr, 2006, 84 (3): 475-482.

［13］ McClave SA, Taylor BE, Martindale RG, et al. Guidelines for the provision and assessment of nutrition support therapy in the adult critically ill patient: Society of Critical Care Medicine (SCCM) and American Society for Parenteral and Enteral Nutrition (A.S.P.E.N.). JPEN J Parenter Enteral Nutr, 2016, 40 (2): 159-211.

[14] Deutz NE, Safar A, Schutzler S, et al. Muscle protein synthesis in cancer patients can be stimulated with a specially formulated medical food. Clin Nutr, 2011, 30 (6): 759-768.

[15] Miller KR, Wischmeyer PE, Taylor B, et al. An evidence-based approach to perioperative nutrition support in the elective surgery patient. JPEN J Parenter Enteral Nutr, 2013, 37 (5 suppl): 39S-50S.

[16] 吴国豪. 特殊营养素在外科患者中的应用. 中华胃肠外科杂志，2012，15（5）：433-436.

[17] 杨桦. 免疫营养素在危重患者中的临床应用及研究进展. 临床外科杂志，2012，20（12）：839-842.

[18] McClave SA, Kozar R, Martindale RG, et al. Summary points and consensus recommendations from the north American surgical nutrition summit. JPEN J Parenter Enteral Nutr, 2013, 37 (5 suppl): 99S-105S.

[19] Ljungqvist O.Modulating postoperative insulin resistance by preoperative carbohydrate loading. Best Pract Res Clin Anaesthesiol, 2009, 23 (4): 401-409.

[20] Lobo DN, Hendry PO, Rodrigues C, et al. Gastric emptying of three liquid oral preoperative metabolic preconditioning regimens measured by magnetic resonance imaging in healthy adult volunteers: a randomised double-blind, crossover study. Clin Nutr, 2009, 28 (6) : 636-641.

[21] Lambert E, Carey S.Practice guideline recommendations on perioperative fasting: a systematic review. JPEN J Parenter Enteral Nutr, 2016, 40 (8): 1158-1165.

[22] Practice Guidelines for Preoperative Fasting and the Use of Pharmacologic Agents to Reduce the Risk of Pulmonary Aspiration: Application to Healthy Patients Undergoing Elective Procedures: An Updated Report by the American Society of Anesthesiologists Task Force on Preoperative Fasting and the Use of Pharmacologic Agents to Reduce the Risk of Pulmonary Aspiration. Anesthesiology, 2017, 126 (3): 376-393.

[23] Sweetland S, Green J, Liu B, et al. Duration and magnitude of the postoperative risk of venous thromboembolism in middle aged women: prospective cohort study. BMJ, 2009, 339: b4583.

[24] National Clinical Guideline Centre-Acute and Chronic Conditions (UK) .Venous Thromboembolism: Reducing the Risk of Venous Thromboembolism (Deep Vein Thrombosis and Pulmonary Embolism) in Patients Admitted to Hospital. London: Royal College of Physicians (UK) , 2010.

[25] Arnold A, Aitchison LP, Abbott J.Preoperative Mechanical Bowel Preparation for Abdominal, Laparoscopic, and Vaginal Surgery: A Systematic Review. J Minim Invasive Gynecol, 2015,

22 (5): 737-752.

[26] Cannon JA, Altom LK, Deierhoi RJ, et al. Preoperative oral antibiotics reduce surgical site infection following elective colorectal resections. Dis Colon Rectum, 2012, 55 (11): 1160-1166.

[27] Anjum N, Ren J, Wang G, et al. A Randomized Control Trial of Preoperative Oral Antibiotics as Adjunct Therapy to Systemic Antibiotics for Preventing Surgical Site Infection in Clean Contaminated, Contaminated, and Dirty Type of Colorectal Surgeries. Dis Colon Rectum, 2017, 60 (12): 1291-1298.

[28] Hawn MT, Richman JS, Vick CC, et al. Timing of surgical antibiotic prophylaxis and the risk of surgical site infection. JAMA Surg, 2013, 148 (7): 649-657.

[29] Oppedal K, Møller AM, Pedersen B, et al. Preoperative alcohol cessation prior to elective surgery. Cochrane Database Syst Rev, 2012 (7): CD008343.

[30] Kotzé A, Harris A, Baker C, et al. British Committee for Standards in Haematology Guidelines on the Identification and Management of Pre-Operative Anaemia. Br J Haematol, 2015, 171 (3): 322-331.

[31] Amato A, Pescatori M.Perioperative blood transfusions for the recurrence of colorectal cancer. Cochrane Database Syst Rev, 2006, 2006 (1): CD005033.

[32] Tonia T, Mettler A, Robert N, et al. Erythropoietin or darbepoetin for patients with cancer. Cochrane Database Syst Rev, 2012, 12: CD003407.

[33] Walker KJ, Smith AF.Premedication for anxiety in adult day surgery. Cochrane Database Syst Rev, 2009, 2009 (4): CD002192.

[34] Sessler DI.Perioperative thermoregulation and heat balance. Lancet, 2016, 387 (10038): 2655-2664.

[35] Gan TJ, Diemunsch P, Habib AS, et al. Consensus guidelines for the management of postoperative nausea and vomiting. Anesth Analg, 2014, 118 (1): 85-113.

[36] Cutillo G, Maneschi F, Franchi M, et al. Early feeding compared with nasogastric decompression after major oncologic gynecologic surgery: a randomized study. Obstet Gynecol, 1999, 93 (1): 41-45.

[37] Jesus EC, Karliczek A, Matos D, et al. Prophylactic anastomotic drainage for colorectal surgery. Cochrane Database Syst Rev, 2004 (4): CD002100.

[38] Rasmussen MS, Jørgensen LN, Wille-Jørgensen P.Prolonged thromboprophylaxis with low molecular weight heparin for abdominal or pelvic surgery. Cochrane Database Syst Rev, 2009 (1): CD004318.

[39] Kiran RP, Turina M, Hammel J, et al. The clinical significance of an elevated postoperative glucose value in nondiabetic patients after colorectal surgery: evidence for the need for tight glucose control?. Ann Surg, 2013, 258 (4): 599-604; discussion 604-605.

［40］ Finfer S, Chittock DR, Su SY, et al. Intensive versus conventional glucose control in critically ill patients. N Engl J Med, 2009, 360 (13): 1283-1297.

［41］ Tweed T, van Eijden Y, Tegels J, et al. Safety and efficacy of early oral feeding for enhanced recovery following gastrectomy for gastric cancer: a syslematic review. Surg Oncol , 2019, 28: 88-95.

［42］ Sun HB, Li Y, Liu XB, et al. Impact of an early oral feeding protocol on inflammatory cytokine changes after esophagectomy. Ann Thorac Surg, 2019, 107 (3): 912-920.

［43］ Bevilacqua LA, Obeid NR, Spaniolas K, et al. Early postoperative diet after bariatric surgery: impact on length of stay and 30-day events. Surg Endosc, 2019, 33 (8): 2475-2478.

［44］ Lewis SJ, Andersen HK , Thomas S.Early enteral nutrition within 24 h of intestinal surgery versus laler commencement of feeding: a systematic review and meta-analysis. J Gastrointest Surg, 2009, 13 (3): 569-575.

［45］ Pu H, Doig GS, Heighes PT, et al. Early enteral nutrition reduces mortality and improves other key outcomes in patients with major burn injury: a meta-analysis of randomized controlled trials. Crit Care Med, 2018, 46 (12): 2036-2042.

［46］ Braga M, Ljungqvist 0, Soeters P, et al. ESPEN guidelines on parenteral nutrition: surgery. Clin Nutr, 2009, 28 (4): 378-386.

［47］ Weimann A, Braga M, Harsanyi L, et al. ESPEN guidelines on enteral nutrition: surgery including organ transplantation. Clin Nutr, 2006, 25 (2): 224-244.

［48］ Gillis C, Carli F.Promoting perioperative metabolic and nutritional care. Anesthesiology, 2015, 123 (6): 1455-1472.

［49］ Marette C, De Botton ML, Piessen G.Surgery in esophageal and gastric cancer patients: what is the role for nutrition support in your daily practice?. Ann Surg Oncol, 2012, 19 (7): 2128-2134.

［50］ 任远，刘海元，孙大为. 加速康复外科在妇科手术领域的进展. 协和医学杂志，2019，10（6）：621-626.

［51］ 宋珍珍，赵倩，郭瑞霞，等. 加速康复外科理念在妇产科临床的应用及展望. 国际妇产科学杂志，2019，46（6）：614-617.

［52］ Fearon KCH , Ljungqvist O, Meyenfeldt MV, et al. Enhanced recovery after surgery: A consensus review of clinical care for patients undergoing colonic resection. Clinical Nutrition, 2005, 24 (3): 466-477.

［53］ 覃桂荣. 出院患者延续护理的现状及发展趋势. 护理学杂志，2012，27（3）：89-91.

第十七章　中西医结合加速康复外科的临床应用

加速康复外科不仅在普外科领域取得巨大成效，在妇科领域也逐步普及，2018年孙大为教授编写了《妇科加速康复外科管理路径》。2019年，第一个《妇科手术加速康复的中国专家共识》发布，标志着加速康复外科在妇科领域的规范与成熟。

中医学重视"固本培元"的整体治疗原则和"阴阳平衡"的辨证施治理念，能够促进切口愈合、防治术后感染和胃肠功能紊乱等，弥补了西医注重局部、轻整体的缺点。中医"以人为本"的人文思想也符合 ERAS 以患者为中心的理念。因此，发展中西医结合围手术期的应用能够"简、便、验、廉"地帮助患者、指导临床、加速术后康复。以期"阴平阳秘，精神乃治"。

加速康复外科是一个多学科协作的过程，在江志伟主任的带领下，加速康复外科团队，将中医药及针灸治疗整合入加速康复外科围手术期方案中，调整阴阳，降低应激，加速患者康复。

一、术前扶助正气，益气安神

由于患者入院后生活环境的改变、对手术的恐惧及胃肠道手术患者消化功能障碍等原因，导致患者情绪紧张，产生心理应激，正如《素问·逆调论》所云"胃不和则卧不安"，因此术前旨在益气安神，健脾助运，调整患者情绪、改善患者睡眠质量和消化功能。

1. 十二时辰宣教法　针对不同患者，除了采用卡片、多媒体、展板等多种形式介绍围手术期治疗过程外，还运用了溯源于《黄帝内经》的十二时辰养生法，将其与患者围手术期实际相结合，提出围手术期"十二时辰宣教法"，即运用古代计时方法，融入患者在院生活，提醒患者遵循古法，规律作息，调整脏腑气血及阴阳平衡，具体如下，子时（23时～1时）：胆经当令，阳气始发，当寐，此时指导患者熄灯入睡；丑时（1时～3时）：肝经当令，主疏泄、藏血、条畅气机，此时需注意患者处于深度睡眠，夜间巡房因注意勿扰患者休息；寅时（3时～5时）：肺经当令，气血流转，肺气充足，地户乃开，因此养肺气也是促进肠蠕动的重要途径之一；卯时（5时～7时）：大肠经当令，司传导，指导患者养成早上排便的好习惯；辰时（7时～9时）：胃经当令，主受纳腐熟水谷，此时胃气充足，消化能力最强，指导患者晨起洗漱，进食早餐；已时（9时～11时）：脾经当令，指导患者叩齿咽津，助脾运化；午时（11时～13时）：心经当令，此为天地气机转换点，指导患者午饭后小憩，调整气血，宁心安神；未时（13时～15时）：小肠经当令，小肠受盛化物，应指导患者补充水分，促进小肠传导；申时（15时～17时）：膀胱经当令，足太阳经循行之处，此时代谢率最高，可指导患者适当锻炼，带领患者进行八段锦、五禽戏等保健操，促进阳气生发；酉时（17时～19时）：肾经当令，肾为先天之本，主藏精纳气，此时告知患者不宜过劳，适量饮水，帮助排毒；戌时（19时～21时）：心包经当令，主通行气血，喜乐出焉，此时为与患者交谈沟通、术前宣教的最佳时机，舒缓患者术前紧张情绪，舒畅患者心情，振奋精神；亥时（21时～23时）：三焦经当令，通行诸气、畅通百脉，指导患者中药沐足，以全身微微出汗为度，畅通上中下三焦的气机，有助眠安神的作用。以此十二时辰宣教法缓解患者焦虑、恐惧及紧张情绪，让患者规律的进行在院生活，维持正常生物节律，操作简便易行，得到了患者和其家属的理解、配合，也取得了良好的临床实践效果。

2. 术前营养支持，健脾助运　ERAS 不建议术前隔夜禁食，《加速康复外科围手术期营养支持治疗中国专家共识（2019版）》推荐在术前10 h 和2 h 分别口服12.5%含碳水化合物饮料800 ml 和400 ml，在麻醉诱导前2 h 口服≤500 ml 的清饮料。在此基础上，笔者团队根据多名中医外科学专家经验，采用西洋参、淮山药、当归、山楂、陈皮、莱菔子、扁豆、桑椹、生薏苡仁等中药组方，益气补血、健脾暖胃、活血化瘀、利肠通便，结合术前营养支持更有利于在术前加强患者脾胃功能，也可以有效缓解术后腹胀、腹痛、恶心、呕吐等胃肠道不良反应，乃中医学"上工治未病"之理。

对于营养不良患者，术前营养支持首推口服高蛋白质食物和ONS，次选管饲肠内营养，如热量和蛋白质无法达到目标量，可考虑行肠外营养支持。"首选肠内营养"的理念与中医脾胃学说的"主动营养"观念基本一致。突出了中医"脾胃为后天之本"的概念，因此，术前重视运用中药健脾助运、理气及胃对加速康复外科围手术期的优化具有推动作用。

3. 术前肠道准备的优化　术前机械性肠道准备对于患者是应激因素之一，特别是对于老年患者，可致脱水和电解质失衡。ERAS 不推荐对包括结直肠手术在内的腹部手术患者常规进行机械性肠道准备，术前机械性肠道准备仅适用于需要术中结肠镜检查或有严重便秘的患者。针对左半结肠及直肠手术，根据情况可选择性进行短程的肠道准备。

对于需要行术前肠道准备的患者，可以运用中药灌肠，最常用的方剂是大承气汤，临床上根据患者症情加减，辨证施治。中医学理论认为，大肠、小肠均属于"六腑"，具有"传化物而不藏，实而不满"的特点，治疗当"六腑以通为用"，大承气汤源自《伤寒论》，方中大黄泄热通便，荡涤肠胃为君，芒硝泄热通便、软坚润燥为臣，厚朴、枳实行气散结，消痞除满，助大黄、芒硝推荡积滞，全方共用可调和气机，通畅腑气，除满消胀，行气通便，促进肠功能恢复。

中药保留灌肠将灌肠导管插入肛门 15 cm 后开始滴入，存留少量中药于乙状结肠内，通过肠道吸收药物，减少泻下药物对胃肠部位的伤害，促进肠蠕动。根据中医药"通里攻下"施治原则开展结直肠手术前肠道准备，有利于减少围手术期并发症，降低病死率，提高远期生存率。

4. 耳穴压豆　ERAS 术前不常规给予长效镇静和阿片类药物，但手术患者术前难免紧张焦虑甚至恐惧失眠，产生不良应激反应，影响术后恢复。因此对于择期手术患者，可以采用中医特色护理"耳穴压豆"方式镇定安神，用王不留行籽压耳穴，刺激耳穴，以神门、皮质下为主穴辨证配穴行耳穴贴压，通过刺激经络，调整阴阳，镇静安神，能有效缓解焦虑情绪及改善睡眠障碍。

"耳者宗脉之所聚也""手足三阴三阳之脉皆人耳中"，以此经络传导可促进睡眠，安神助眠，同时也具有调节大脑皮质的抑制功能和兴奋功能，交感穴位具有缓解内脏平滑肌收缩、调节自主神经功能、胃脘胀满、腹泻、嗳气等作用，而选用大肠、胃为相应部位取穴，还具有和胃降逆，促进肠蠕动的作用。耳穴压豆作为中国针灸学重要组成部分，简便易行、损伤小、不良反应少，适宜临床推广。

5. 中药沐足　中药沐足是中医特色外治疗法，是在中医理论指导下，以经络学说、藏象学说为基础，遵循辨证论治的基本原则，进行辨证配伍组方，煎取药液用以浸泡双足。《理瀹骈文》曰："外治之理即内治之理，外治之药即内治之药，所异者法耳"，乃中医"内病外治，上病下治"之理。中药沐足能通过刺激人体足部腧穴，进而通过足部吸收药物有效成分，并通过经络运行至全身，从而起到促进气血运行和温煦脏腑的作用。

现代中药药理研究表明，许多辛香走窜的中药能"开腠理"，具有显著的透皮促渗透作用。也可以透过皮肤微循环从细胞外液迅速弥散进入血液循环，使有效成分直达病所，发挥疗效。因此，中药沐足可改善血液循环，既可以行气活血，又能通过刺激穴位、活络通经，调节及改善机体功能。可运用桂枝、干姜、当归等组方，并随证加减配伍，煎取药液于手术前晚 21 时三焦经时，进行足浴，致患者微微汗出，温煦脏腑以增强人体正气，并可加强机体代谢，达到调和阴阳、扶正祛邪的功效。

二、术中针药联合，攻伐有度

1. **针药复合麻醉** 现代医学通过优化麻醉方式使手术患者早期清醒和恢复活动，首选包括监测麻醉、表面麻醉、局部浸润麻醉、区域神经阻滞、椎管内麻醉等对机体生理功能干扰小的局部麻醉方法。在此基础上复合针刺麻醉（acupuncture anesthesia，AA）即针刺辅助麻醉（acupuncture assisted anesthesia，AAA）或针药复合麻醉（combined acupuncture medicine anesthesia，CAMA），可进一步完善麻醉效果。针刺麻醉是以循经、辨证及局部取穴为原则，通过刺激经络，促进机体释放脑啡肽、内啡肽及强啡肽等内源性镇痛物质，从而提高痛阈，减少阿片类镇痛药的用量。通过针刺麻醉有效地抑制机体的应激反应，有利于手术患者的术后快速康复。

2. **经皮穴位电刺激** 经皮穴位电刺激（transcutaneous electrical acupoint stimulation，TEAS）是一种在穴位上贴上电极片后连接电针仪进行穴位刺激，以产生电刺激和穴位刺激双重效应来防治疾病的针灸技术，其融合了现代经皮神经电刺激和我国传统针灸理论，已经成为临床镇痛治疗中重要的补充和替代疗法（complementary and alternative medicine，CAM）。

TEAS取穴方法既遵循远部循经取穴法，又参照神经肌肉的解剖特点，选取与病变神经和肌群关系密切之穴。"诸痛痒疮，皆属于心"，而内关属于手厥阴心包经络穴，为八脉交会穴，能宣通上中二焦气机，具有宽胸理气、定惊镇痛等功效。足三里为胃经五腧穴之合穴，乃胃之下合穴，具有健脾理胃、利湿止泻、宽肠通便的作用。针刺这2个穴位当可缓解内脏疼痛，故选内关、足三里穴行TEAS干预。八髎穴及各个单穴在盆底疾病的各个系统及单一系统的不同病症中均有运用，以下髎穴在肛肠手术中运用最丰富。目前研究发现采用TEAS干预能够减轻患者内脏痛程度，促进胃肠功能恢复，降低手术不良反应发生率。

三、损伤控制，攻伐有度

手术会对机体产生较大的创伤，伤及气血及脏腑功能，损伤人体的正气，正所谓"因虚致虚，虚虚不受"即患者因原发疾病而虚羸的体质，加之手术金创之伤，致气血津液进一步耗伤，使机体处于严重的亏耗状态难以在短期内恢复。故需控制损伤性操作程度，以免雪上加霜，以和缓之法，恢复阴阳平衡，是为妥当。正如现代医学认为人体内环境的稳态是整个机体维持正常生命活动的必要条件，任何术中的操作都是为了降低应激、减少并发症，如果因实施某种操作而增加了不良反应，则优化方案才是必经之路。以腹腔镜为代表的微创手术可以使手术应激引起的免疫功能障碍及炎症反应显著降低，有效减轻术后患者的疼痛感，有利术后恢复，降低并发症，提升患者舒适度和安全性。

四、术后辨证施治，调和阴阳

由于患者自身疾病及手术气血耗伤，导致阴阳失衡，气机逆乱，气虚血亏，患者会出现诸如尿潴留、腹胀、腹痛和切口疼痛等一系列不良反应，治疗上皆当遵《素问·至真要大论》中"谨察阴阳所在而调之"之大旨，攻补兼施，身心同治，扶正祛邪，总以平衡阴阳为治疗之大要。

1. 针灸治疗

（1）针刺促排尿：ERAS 推荐一般手术 24 h 后拔除导尿管。行经腹低位直肠前切除术的患者可留置导尿管 2 天左右或行耻骨上膀胱穿刺引流。但是由于手术创伤、麻醉药物等因素，使膀胱经气受损，气机不畅，气化功能失司，下焦决渎无力，会出现尿潴留的症状。针刺可以疏通经络、调理气血，避免导尿所致的弊端，减少尿路感染的发生，减少术后抗生素的使用，同时可消除留置尿管引起的心理负担。若术后 12 h 仍未排尿且膀胱充盈、下腹胀痛者可予关元、气海、足三里穴位刺激，以加快术后排尿功能的早期恢复，减少尿潴留的发生。

（2）针刺止呕：恶心呕吐是全身麻醉和消化道手术术后常见的并发症，术后胃失和降、胃气上逆，加之手术正气耗伤，脾阳不振，不能腐熟水谷，气逆而呕；临床以针刺内关穴最为常见，疗效也较好，且具有预防术后恶心呕吐的作用。与传统药物相比，针刺治疗术后恶心呕吐是一种经济有效的治疗方法。

（3）促排气排便：手术中麻醉药物的使用，术前禁食等，造成患者胃肠功能出现紊乱，表现为术后腹胀、肠道蠕动减慢，排便困难等症状。术后体虚，阴阳气血不足，或脾虚传送无力，糟粕内停，致大肠传导功能失常，或肺气不足，传导失司所致。腹部外科手术中，针刺在改善胃肠肠功能方面疗效较好，取穴多以阳明经穴为主。

（4）预防术后血栓：妇科恶性肿瘤患者术后 VTE 风险明显升高，且主要发生在术后 6 周内，现代医学主要采用抗凝药物、间歇性充气压缩泵促进下肢静脉回流等方法。临床应用发现，对内关、合谷、足三里、三阴交等穴位刺激具有保护脏器、调节体温作用，抑制交感兴奋维持血流动力学平稳，有利于预防发生心脑血管意外。三阴交穴位刺激后可明显改善血液流变学，降低红细胞聚集度和血液黏稠度，从而加快血流速度，有利于防止下肢深静脉血栓形成。

2. 君臣佐使理论下的多模式镇痛　多模式镇痛（MMA）是 ERAS 理念指导

下围手术期管理的核心环节。MMA 是指以加强镇痛效果为目的，运用 2 种或 2 种以上机制各异的镇痛药物，联合多种镇痛方式，安全有效的疼痛管理模式。

　　MMA 常用的药物有：非甾体抗炎药（NSAIDs）、内脏镇痛药、局部麻醉药、糖皮质激素等。MMA 采用复合用药，多靶点镇痛，以期为患者提供最佳镇痛方案，帮助患者快速康复，减少恶心、呕吐、尿潴留等不良事件的发生。其与中医方剂的"君臣佐使"理论异曲同工。

　　NSAIDs 作为君药消炎镇痛，定向镇痛，减轻运动痛，体现了君药"可以控驭群药，而执病之权"的特点。局部麻醉药为臣药，采用罗哌卡因局部浸润，操作简便，如臣药行辅治之责。内脏镇痛药物为佐药，常用羟考酮与对 NSAIDs 药物对乙酰氨基酚组合使用，具有"阿片节约效应"，且不良反应小，镇痛效果佳，正如君臣佐使之道，"与君相反而相助者佐也"。糖皮质激素为使药，与芬太尼、吗啡、罗哌卡因等多种药物合用时均具有增强镇痛效果，能够"引药归经，调和诸药，减轻药物毒副作用"。诸药联合，各有侧重，具有有效性、安全性与持久性，减轻单药不良反应，加速患者术后康复，正如张君房所言："君臣相得，浮沉有度，药物和合，即神仙之要妙也"即是此理。

　　3. 穴位贴敷　中药穴位贴敷是将中草药加工成药泥、药丸、药膏等制剂，外敷在选定穴位上，通过药物、腧穴及经络共同作用治疗疾病。优点是安全、经济、不良反应少，患者依从性好等。

　　肚脐为神阙穴，内联十二经脉与五脏六腑，药物吸收后输布全身，持续作用于人体各组织脏腑，能对机体产生良好的调节作用，使全身经络疏通，气血流畅，从而促进机体恢复正常活动。因此中药敷脐法，也是最常见的穴位贴敷方法，在消化道手术中，广泛应用。

　　胃肠道手术后，患者气血耗伤，气虚无力行血，而成瘀血。气机阻滞则腹胀，瘀血阻碍不通则腹痛。此时给予辛温发散药物，以达温通行气，调畅气机，暖肾温脾、疏导肠腑气机，促使胃肠功能及早恢复之目的。江苏省中医院普外科特色使用加味暖脐散即是在此治则治法上制定的，由小茴香、吴茱萸、肉桂、丁香等研末配制而成。该方所用药物皆为辛、温之品。温热药物具有温里散寒、温经通络的作用；辛能散、能行，有发散、行气、行血的作用。现代的药理学研究证明，这些药物具有不同程度的刺激胃肠道消化液和胃肠激素的分泌、促进胃肠蠕动的功能。且这些药物都含有大量的挥发油，易于透皮吸收而发挥功效。

　　应用中药敷脐促进术后肠功能的恢复具有方法简便、给药途径无创伤、患者无痛苦、无明显不良反应、可随取随用、疗效确切、经济高效的优点。避免了口服、灌肠、静脉等给药途径给术后患者带来的痛苦和潜在危险。在围手术期的治疗中可广泛开展。

4. **注重术后健脾疏肝** 腹 / 盆腔手术患者，常因术中麻醉、腹膜刺激、手术创伤、水电解质失衡、胃肠激素调节紊乱等因素致使术后胃肠功能恢复缓慢或蠕动减弱、消失，影响患者生活质量，延长住院时间，增加医疗费用。常规妇科手术后患者可即刻饮水，4～6 h 即可进食，对于妇科恶性肿瘤患者，包括接受肠切除吻合的患者，也应在术后 24 h 内开始饮食过渡。因此，术后口服中药不但不会增加风险，反而可以促进患者的康复。术后，一方面局部癌肿得以消除，痰湿、瘀浊等病理产物得以减少，但另一方面手术创伤耗损正气，气机正常运行受阻，致新生病理产物，使肠道功能受损，出现腹痛、腹泻、痞满、便秘等肠功能紊乱症状。术后刀刃之伤，肠道受损，肠分清秘浊、传导功能失司，连及脾胃，脾失健运，中焦湿盛，下迫大肠，因手术多损伤气血阴阳，故多为"虚"证，多责之于脾，脾虚木乘，肝失调达，气机受阻，加重患者腹胀、腹痛等症状，因此术后使用健脾和胃、疏肝理气中药，诸如太子参、白术、茯苓、白扁豆、薏苡仁、柴胡、厚朴、香附之类，有助于缓解患者腹部症状，理气通腑，增加患者术后食欲，促进术后胃肠功能的恢复。

5. **中药直肠栓剂的新应用** 灌肠虽然为缓解肠胀气的常见治疗方法，但是存在肠道黏膜损伤、出血、穿孔、感染、电解质紊乱等弊端。加之术后患者本就腹胀不适，大量液体经直肠进入肠道后更易加重患者腹胀不适，增加上述并发症的发生率。张仲景在著述《伤寒杂病论》时，首创"蜜煎导方"，用来治疗伤寒病津液亏耗过甚、大便硬结难解的病症，备受后世推崇，使直肠栓剂运用初见雏形。经过不断发展，直肠栓剂作为直肠内给药的一种常见方式，相较于灌肠，更加安全并符合加速康复外科理念，其优点包括：①可避免肝脏首过效应；②可以延长药物作用时间；③直肠给药可起到局部和（或）全身作用；④对直肠吸收差的药物，制成栓剂时可适当加入渗透促进剂增加药物的吸收。

妇科手术虽然大多局限于盆腔，但经腹手术必然对胃肠道产生刺激，加之麻醉药物的抑制作用，以及术后炎性水肿及粘连，易减缓胃肠蠕动甚至发生肠麻痹，减慢患者术后恢复的速度。康妇消炎栓药方来自于古典《疡科心得集》和《医宗金鉴》，由苦参、败酱草、紫花地丁、穿心莲、蒲公英、猪胆粉、紫草、芦荟等组成，是经典的灌肠药方，用于湿热、湿邪所致下腹胀痛、或者腰骶胀痛及低热、疲乏等，盆腔炎等症状者。康妇消炎栓的抗炎作用可能是通过抑制子宫组织表达血管内皮生长因子（vascular endothelial growth factor，VEGF），增强表皮生长因子（epidermal growth factor，EGF）和黏液蛋白 -1 的表达来实现的。多项临床研究表明，康妇消炎栓应用于妇科患者可以减轻疼痛、降低炎症反应、促进肠功能恢复。

五、展望

中西医结合加速康复通过运用中医药理论优化围手术期处理方法、应用中医药辨证论治、整体调理患者体质，使用针灸技术辅助麻醉、优化镇痛等措施扶助正气、调和阴阳、降低应激、改善临床症状、缓解术后疼痛等，进而缩短术后住院时间，最终达到加速患者术后康复的目的。

目前，中医中药在围手术期的应用尚处于初步研究阶段，相关的作用机制尚未完全明确，仍有待进一步研究来阐明。未来的研究重点需在加速康复外科核心理念的指导下，针对围手术期术前准备、术中管理和术后处理 3 个阶段展开，进一步发展中西医结合加速康复外科。习近平总书记强调，中医药学是中国古代科学的瑰宝，也是打开中华文明宝库的钥匙。因此，今后我们致力于将外科手术与中医药相结合，以围手术期中西医结合为切入点开展加速康复外科研究，充分发挥传统中医特色优势与现代医学先进技术的有机结合作用，发掘中医药治疗的巨大潜力，为手术患者快速康复提供最佳的中西医结合诊疗方案，优化 ERAS 路径，加速患者康复。

（成　汇　江志伟）

参 考 文 献

［1］ Kehlet H.Muhimodal approach to control postoperative pathophysiology and rehabilitation. Br J Anaesth, 1997, 78 (5): 606-617.

［2］ 江志伟，黎介寿，汪志明，等. 胃癌患者应用加速康复外科治疗的安全性及有效性研究. 中华外科杂志，2007，45（19）：1314-1317.

［3］ 柳欣欣，江志伟，汪志明，等. 加速康复外科在结直肠癌手术患者的应用研究. 肠外与肠内营养杂志，2007，14（4）：205-208.

［4］ Liu XX, Jiang ZW, Wang ZM, et al. Multimodal optimization of surgical care shows beneficial outcome in gastrectomy surgery. JPEN J Parenter Enteral Nutr, 2010, 34 (3): 313-321.

［5］ 孙龙，段培蓓，黄为君，等. 耳穴贴压促进胃癌术后胃肠功能恢复的研究. 中国中西医结合消化杂志，2014，22（5）：239-241，244.

［6］ 肖献忠. 病理生理学. 北京：高等教育出版社，2004.

［7］ 秦必光，胡北喜，张兰英. 中国近 10 年针刺复合麻醉临床研究概况. 针刺研究，2003，28（4）：302-306.

［8］ 袁薇娜，唐占英，胡志俊，等. 针刺镇痛的临床应用进展. 辽宁中医杂志，2017，44
（5）：1107-1109.

［9］ 陈燕，田伟千. 麻醉前不同穴位 TEAS 对经脐单孔腹腔镜前列腺癌根治术镇痛及康复的
影响研究. 江苏中医药，2017，49（12）：59-61.

［10］ 江志伟，黎介寿. 规范化开展加速康复外科几个关键问题. 中国实用外科杂志，2016，
36（1）：44-46.

［11］ 江志伟，周嘉晖，成汇. 多模式镇痛在加速康复外科中的作用. 山东大学学报（医学
版）：2019（9）：1-5.

［12］ 朱宏，朱永康，马朝群. 加味暖脐散敷脐对手术后胃肠功能的影响. 中国中西医结合消
化杂志，2006，14（5）：328-329.

［13］ 陈悦泰.《本草纲目》中的胃肠动力药及方剂. 时珍国医国药，2000，11（9）：824-825.

第十八章　妇科手术加速康复围手术期的锻炼及康复

第一节　术前锻炼措施

加速康复外科（ERAS）的核心理念是减少手术和麻醉为机体带来的创伤应激，降低术后并发症，为手术安全"保驾护航"和促进术后康复。因此，满足良好的术前准备、合适的术中措施、高质量的术后康复才能达到理想的 ERAS 目标。所谓术前康复，即预康复（prehabilitation），主要是指在术前通过各种方法优化患者的身体状况，提高患者的身体功能储备，以减少术后并发症。具体来说，术前患者的一般情况和营养状态是关系术后能否顺利康复的前提，即认为术前有效的准备可以大为改观患者的预后，尤其是所谓术前"三联预康复"的理念，其基于 ERAS 优化理念，在术前对患者进行运动、营养、心理干预，旨在改善患者功能状态和预后。

有文献证实，术前 4～8 周的预康复锻炼有利于加速康复，改善远期预后。术前 4 周以上的呼吸功能锻炼可显著降低心脏和腹部手术患者术后呼吸系统并发症的风险，缩短住院时间。但有研究表明，术前锻炼持续 3 个月，患者依从性会明显下降。因此，综合考虑预康复的有效性、患者依从性及手术等待时间相关客观因素等，认为术前 4～8 周是开始预康复的最佳时机。

相关研究证实，基线运动能力降低的患者，其术后死亡率增加，并发症风险增加，功能恢复时间会有所延长。术前运动锻炼是预康复的核心。运动锻炼应包含耐力和力量训练，可采用院内指导训练干预和家庭自主运动模式。耐力训练旨在提高身体的功能储备，如步行或骑自行车等有氧运动均较为适宜，有研究建议，接受泌尿 - 妇科手术的患者每天步行 30 分钟直至手术。同时配以呼吸训练，如深呼吸训练、胸式呼吸、腹式呼吸、呼吸肌训练等。力量训练即抗阻训练，旨在加强肌肉骨骼系统，应该涉及在日常生活需要的所有肌肉群（手臂、肩膀、胸部、腹部、背部、臀部和腿部），术前进行这些针对性的功能练习，以最大程度地减少或预防损害。具体可使用弹力带增加上肢肌力；增加躯干核心肌群肌力；增加髋前屈、后伸、内收、外展及盆底肌群力量训练；增加股四头肌、踝背伸肌群、小腿三头肌力量训练等。对于术前运动锻炼，需提高对相关细节内容的认知，包括运动的优化时间、形式、强度、质量，使其积极作用最大化。一般建议运动持续时间在 4～8 周，每周至少运动 3 次，每次运动总时间大于 50 分钟（如 5 分钟热身运动，20 分钟有氧运动，20 分钟抗组训练及 5 分钟恢复运动）。原则上均从低强度运动开始，随着患者运动能力增加，逐渐增加运动强度，直到患者能够达到并维持设定目标强度的运动，之后还应坚持锻炼直至手术。此外需要根据手术类型，选择能够改善其机体功能的特定干预方式。就妇科领域相关手术，考虑术中特殊的体位——头低足高截石位，患者需注重腹部和腿部等核心肌肉的力量训练。

总体来说，应始终秉持有效、安全和个体化的运动锻炼原则，配合营养支持及心理干预，为加速手术康复打下良好的基础。但目前尚没有较多高质量的关于妇科肿瘤患者的预康复研究，其获益有待进一步研究证实。

（沈 杨）

参 考 文 献

［1］ Van Egmond MA, van der Schaaf M, Klinkenbijl JH, et al. Preoperative functional status is not associated with postoperative surgical complications in low risk patients undergoing esophagectomy. Dis Esophagus, 2017, 30 (1): 1-7.

［2］ LI C, CARLI F, LEE L, et al. Impact of a trimodal prehabilitation program on functional recovery after colorectal cancer surgery: A pilot study. Surg Endosc, 2013, 27: 1072-1082.

［3］ Silver JK, Baima J.Cancer prehabilitation: an opportunity to decrease treatment-related morbidity, increase cancer treatment options, and improve physical and psychological health outcomes. Am J Phys Med Rehabil, 2013, 92: 715-727.

［4］ Bolshinsky V, Li MH-G, Ismail H, et al. Multimodal prehabilitation programs as a bundle of care in gastrointestinal cancer surgery: a systematic review. Dis Colon Rectum, 2018, 61: 124-138.

［5］ Le Roy B, Selvy M, Slim K.The concept of prehabilitation: What the surgeon needs to know?. J Vise Surg, 2016, 153 (2): 109-112.

［6］ Katsura M, Kuriyama A, Takeshima T, et al. Preoperative inspiratory muscle training for postoperative pulmonary complications in adults undergoing cardiac and major abdominal surgery. Cochrane Database Syst Rec, 2015, 10: Cd010356.

［7］ Carli F, Zavorsky GS.Optimizing functional exercise capacity in the elderly surgical population. Curr Opin Clin Nutr Metab Care, 2005, 8 (1): 23-32.

［8］ Robinson TN, Wu DS, Pointer L, et al. Simple frailty score predicts postoperative complications across surgical specialties. Am J Surg, 2013, 206 (4): 544-550.

[9] Carter-Brooks CM, Du AL, Ruppert KM, et al. Implementation of a urogynecology-specific enhanced recovery after surgery (ERAS) pathway. Am J Obstet Gynecol, 2018, 219 (5): 495. e1-495.e10.

[10] Carli F, Silver JK, Feldman LS, et al. Surgical prehabilitation in patients with cancer: state-of-the-science and recommendations for future research from a panel of subject matter experts. Phys Med Rehabil Clin N Am, 2017, 28: 49-64.

[11] 刘子嘉，黄宇光．"三联预康复"：ERAS 的术前优化. 医学与哲学，2017，38（6）：12-14.

[12] Nelson G, Bakkum-Gamez J, Kalogera E, et al. Guidelines for Perioperative Care in Gynecologic/ Oncology: Enhanced Recovery After Surgery (ERAS) Society Recommendations-2019 Update. Int J Gynecol Cancer, 2019, 29 (4): 651-668.

第二节　术后锻炼与康复

基于 ERAS 理念，为降低手术所导致的创伤应激和相关并发症，促使术后患者能够较快恢复之前的状态，围手术期的锻炼与康复必不可少。

术后康复应基于术后充分评估，着重于疼痛管理和锻炼康复计划。首先，充分了解患者的一般状况、呼吸功能、疼痛评分、伤口情况、肢体功能等；其次，明确治疗目标，促进患者离床活动，预防相关并发症，逐步恢复患者体力活动，促进回归正常家庭及社会生活。对于常规妇科手术患者，建议术后 4～6 h 开始进食，对于妇科恶性肿瘤患者，包括接受肠切除吻合术的患者，建议 24 h 内开始饮食过渡；建议尽早拔除引流管；鼓励患者在 24 h 内尽早离床活动，制订合理的锻炼计划。主要的锻炼计划如下：①呼吸功能训练。术后早期胸式呼吸训练减轻腹部压力、根据病情调整为腹式呼吸训练。②胸廓扩张训练。取半坐卧位或坐位，对局部胸壁加压，先呼气，后抗压吸气扩张胸壁，充分吸气后保持 3 秒，再放松呼气，调整呼吸，有利于预防肺不张。③自主呼吸循环训练。患者按自身的速度和深度进行潮气呼吸，放松肩部，尽可能多地利用下腹部，在吸气末屏气 3 秒，然后完成被动呼气动作，最后用类似于"呵呵"的咳嗽方式将痰液排出体外，能够有效促进痰液排出。呼吸体操，患者两侧上肢同时外展至 150° 左右，双手抱于脑后，伴随吸气，肘部缓缓用力向身后张开，在动作末端坚持 3 秒，双手放下时呼气，有助于改善疼痛，增加患者胸廓的扩张能力，改善肺功能；④日常生活活动（ADL）训练。床上移动包括床上翻身，床上卧位移动、桥式运动 -

等长肌力训练、床上坐起与躺下、床上移动等；转移活动包括站起—坐下、床—椅转移、室内行走（地板行走、水泥面行走）、室外行走（上下楼梯、上下坡）；进食训练、穿衣训练（穿脱上衣、裤子、袜子等）、个人卫生（洗脸、洗手、拧毛巾、刷牙、洗澡等）。

出院后康复不容忽视，需循序渐进，注意休息，避免剧烈运动，如跑、跳等。避免增加腹内压动作，如用力咳嗽、用力排便等，按照康复指导方式进行咳嗽，同时加强患者出院后的随访，患者出院后 24～48 h 应进行常规电话随访和相关指导，且随访至少持续 30 天。

（沈　杨）

参 考 文 献

［1］ Thomsen T, Villebro N, Møller AM.Interventions for preoperative smoking cessation. Cochrane Database Syst Rev, 2014, 2014 (3): CD002294.

［2］ Oppedal K, Møller AM, Pedersen B, et al. Preoperative alcohol cessation prior to elective surgery. Cochrane Database Syst Rev, 2012 (7): CD008343.

［3］ Kotzé A, Harris A, Baker C, et al. British committee for standards in haematology guidelines on the identification and management of pre-operative anaemia. Br J Haematol, 2015, 171 (3): 322-331.

［4］ Carli F, Silver JK, Feldman LS, et al. Surgical prehabilitation in patients with cancer: state-of-the-science and recommendations for future research from a panel of subject matter experts. Phys Med Rehabil Clin N Am, 2017, 28: 49-64.

［5］ Nelson G, Altman AD, Nick A, et al. Guidelines for pre-and intra-operative care in gynecologic/oncology surgery: Enhanced Recovery After Surgery (ERAS) society recommendations--Part Ⅱ. Gynecol Oncol, 2016, 140: 313-322.

［6］ Nelson G, Altman AD, Nick A, et al. Guidelines for postoperative care in gynecologic/oncology surgery: Enhanced Recovery After Surgery (ERAS) society recommendations--part Ⅱ. Gynecol Oncol, 2016, 140: 323-332.

［7］ Nelson G, Bakkum-Gamez J, Kalogera E, et al. Guidelines for Perioperative Care in Gynecologic/Oncology: Enhanced Recovery After Surgery (ERAS) Society Recommendations—2019 Update. Int J Gynecol Cancer, 2019, 29 (4): 651-668.

［8］ Miyoshi S, Yoshimasu T, Hirai T, et al. Exercise capacity of thoracotomy patients in the early postoperative period. Chest, 2000, 118 (2): 384-390.

［9］ Frownfelter D，Dean E. 心血管系统与呼吸系统物理治疗证据到实践. 郭琪，曹鹏宇，喻鹏铭，译. 北京：北京科学技术出版社，2017.

［10］ 孙昕，韩丁培，黄卓琼，等. 加速康复外科模式下早期康复治疗对肺癌术后患者肺功能及运动能力的影响. 华西医学，2019，V34（8）79-83.

［11］ 中华医学会妇产科学分会加速康复外科协作组，妇科手术加速康复的中国专家共识. 中国妇产科杂志，2019，54（2）：73-79.

第三节 贫血的管理

贫血是指外周血中单位容积内红细胞数（RBC）减少或血红蛋白（hemoglobin，Hb）浓度减低，致使机体不能对组织细胞充分供氧。在妇科手术中，尤其是大型复杂手术和妇科肿瘤手术中，围手术期贫血的发生率并不低。贫血是妇科肿瘤常见的临床表现，肿瘤相关性贫血（cancer related anemia，CRA）是指肿瘤患者在其疾病发展过程中和治疗过程中发生的贫血，是恶性肿瘤常见的伴随疾病之一。

一、贫血的诊断分级标准

目前国际上贫血的诊断分级标准主要有 2 个，分别是美国国立癌症研究所（National Cancer Institute，NCI）和世界卫生组织（WHO）贫血分级标准，国内采用中华医学会血液学分会于 2004 年、2009 年发布的贫血诊断标准。指南及多数文献采用 NCI 分级标准。见表 18-1。

表 18-1 贫血严重程度分级

分级	①血红蛋白（g/L）	②血红蛋白（g/L）	③血红蛋白（g/L）
0 级（正常）	>110*	>110	>110*
1 级（轻度）	100～110	95～110	90～110
2 级（中度）	80～100	80～95	60～90
3 级（重度）	65～80	65～80	30～60
4 级（极重度）	<65	<65	<30

注：①为美国国立癌症研究所标准；②为世界卫生组织标准；③为中国标准。*指女性，男性正常值为>120 g/L

二、妇科围手术期贫血的治疗措施

贫血的病因和种类复杂，对贫血原因的判断是选择正确治疗方式的基础。

贫血的诊断与治疗需要多学科参与和合作。在 2019 年《妇科手术加速康复的中国专家共识》中指出，术前应充分识别贫血及其原因，并予以纠正；对于择期手术的患者，推荐静脉或口服铁剂作为贫血的一线治疗方案；术前输血并不能改善手术结局，应尽量避免。促红细胞生成素的使用也得到相关指南的推荐。值得注意的是，在妇科肿瘤人群中，由于肿瘤相关性贫血的存在，其治疗措施与良性病变的妇科手术要有所区别，具体可以进一步参阅中国临床肿瘤学会肿瘤相关性贫血专家委员会在 2015 年颁布了《肿瘤相关性贫血临床实践指南（2015—2016 版）》。

1. *治疗出血性原发病*　慢性出血性疾病如胃出血、肠息肉出血等消化道出血，应先给予治疗，同时纠正贫血。

2. *营养指导与均衡膳食*　根据患者的贫血分级和饮食习惯进行膳食指导，促进造血原料的吸收利用。

3. *输血治疗*　输注全血或红细胞是治疗中重度贫血的有效手段，具有起效快的优点，但是输血治疗的缺点也是十分明显，如过敏反应、输血反应、病原体感染、溶血反应、医疗费用的增加。输血对妇科肿瘤预后的影响也存在争议。需要根据《围手术期输血的专家共识》掌握输血的指征。① Hb＞100 g/L，可以不输血；② Hb＜70 g/L，应考虑输血；③ Hb 为 70～100 g/L，根据患者的贫血程度、心肺代偿功能、有无代谢率增高及年龄等因素综合考虑。无症状输血的目标值 Hb 为 70～90 g/L，有症状输血的目标是纠正血流动力学不稳定或维持 Hb 为 80～100 g/L。

三、妇科围手术期贫血的药物治疗

在妇科加速康复的理念下，围手术期贫血的药物治疗得到重视，据估计，与住院期间给予红细胞输血相比，在术前采取措施治疗贫血可缩短住院时间和提高康复率，而且节省大量经济开支，随着血源日趋紧张及临床用血的逐步规范，原则上不主张输血作为纠正贫血的首选治疗手段。手术前贫血的药物治疗在制定 ERAS 方案中发挥重要作用。对于妇科围手术期常见的营养性贫血和术后失血性贫血的药物主要包括促红细胞生成素（erythropoietin，EPO）和铁剂。在恶性肿瘤贫血中有相当部分是铁利用障碍所致，此类贫血不能以输血或补铁的方式进行治疗，可以使用 EPO 纠正贫血。

1. *促红细胞生成素*　EPO 的应用能够明显降低输血需求，从而减少输血相关的不良反应和并发症，在使用时应注意缺铁状态的评估及补铁治疗。对于术前贫血，在术前第 21 d、14 d、7 d 及手术当天皮下注射 EPO 36 000 U，视效果决定是否维持治疗或加量或输血治疗。对于术后贫血，使用 EPO 治疗可有效改善贫血。建议术后 Hb<95 g/L 患者于术后第 1 天开始每天应用 EPO 10 000 U，皮下注射，连用 5～7 天，同时联合应用铁剂。

2. **补铁治疗** 术前根据总缺铁量计算公式：所需补铁量（mg）＝体重（kg）×（Hb 目标值－Hb 实际值）（g/L）×0.24＋储存铁量（mg）。补铁治疗包括口服补铁和静脉补铁。口服补铁的优点是方便，缺点是吸收率低（仅约 10%），且有比较严重的胃肠道刺激症状，餐后服用可减少胃肠道刺激，联合维生素 C 服用可增加铁剂的吸收率；静脉补铁的优点是起效快，能被人体完全吸收，无胃肠道刺激症状，缺点是需注射使用，不宜门诊进行。住院期间围手术期贫血的纠正铁剂按100～200 mg/d 以静脉滴注补充，直至补足铁量，同时联合 EPO 皮下注射；术后贫血经治疗 Hb 达 100 g/L 以上者，可出院后继续口服铁剂治疗或联合 EPO 皮下注射。

本节对于贫血的药物治疗仅适用于妇科围手术期常见的营养性贫血和术后失血性贫血，对于复杂病因的贫血需要与血液科专家共同会诊诊治。遇到相关的不良反应应立即停药，并按流程处置。

（潘宏信）

参 考 文 献

［1］ Gilreath JA, Stenehjem DD, Rodgers GM.Diagnosis and treatment of cancer-related anemia. Am J Hematol, 2014: 203-212.

［2］ 马军，王杰军，张力，等. 肿瘤相关性贫血临床实践指南（2015—2016 版）. 中国实用内科杂志，2016，36（S1）：1-21.

［3］ 刘海元，任远，孙大为. 妇科加速康复外科管理路径. 协和医学杂志，2018，9（6）：501-507.

［4］ 中华医学会妇产科学分会加速康复外科协作组，妇科手术加速康复的中国专家共识. 中国妇产科杂志，2019，54（2）：73-79.

［5］ 田玉科，岳云，姚尚龙，等. 围手术期输血的专家共识. 临床麻醉学杂志，2009，25（3）：189-191.

［6］ Spahn DR, Schoenrath F, Spahn GH, et al. Effect of ultra-short-term treatment of patients with iron deficiency or anaemia undergoing cardiac surgery: a prospective randomised trial. Lancet, 2019, 393 (10187): 2201-2212.

第四节 营养状况评估与管理

营养不良是导致术后预后不良的独立危险因素，围手术期营养支持可以改善临床结局。美国加速康复外科协会在 2018 年发布的《加速康复外科围手术期营养支持专家共识》是第一个专门针对营养支持发布的专家共识，我国也发布了《加速康复外科围手术期营养支持中国专家共识（2019 版）》，反映营养支持在加速康复外科中的重要地位。在妇科尤其是妇科肿瘤手术中，对围手术期营养问题也得到关注和重视，在妇科肿瘤中，不同的病种其营养不良的发生率有差别，卵巢癌患者往往在晚期才被发现，临床营养不良的发生率高达 20%。在子宫颈癌患者中，营养不良发生率差别很大：在Ⅳ期患者中高达 60% 的患者存在营养不良，而在Ⅰ期的患者中营养不良率仅为 4%。妇科手术加速康复围手术期营养支持的实施贯穿于术前、术后及出院后，强调口服优先、蛋白质优先、足量供给，建立手术医师、麻醉医师、营养师、护师、心理医师共同组成营养管理团队，制订个性化的营养支持方案，以促进患者加速康复。

一、营养状况评估

妇科手术加速康复对围术期营养管理的要求与外科是一致的，在 2019 年发布的《妇科手术加速康复的中国专家共识》中指出，术前应对患者的营养状态进行全面评估，当患者合并以下任何 1 种情况时，需警惕存在营养风险：6 个月内体重下降≥10%；进食量＜推荐摄入量的 60%，持续＞10 天；体重指数＜18.5 kg/m^2；血清白蛋白＜30 g/L。上述指标与围手术期营养筛查工具（PONS）的指标值基本一致。美国加速康复协会推荐使用 PONS 进行临床围手术期营养风险筛查。对重度营养不良的患者进行术前营养支持，其术后并发症发生率可降低 50%。

二、营养管理

1. **术前营养支持治疗** 术前营养支持强调蛋白质补充，有利于术后康复。建议非肿瘤患者术前每餐保证≥18 g 的蛋白质摄入，肿瘤患者术前每餐≥25 g 的蛋白质摄入。术前营养支持首选口服高蛋白质食物和口服营养补充（ONS），其次选择管饲肠内营养，如无法满足需求，可考虑联合肠外营养。对于妇科肿瘤患者，推荐在围手术期应用免疫营养。免疫营养素是指那些通过补充营养素来对免疫系统产生可测量的影响的营养素。免疫营养是在标准营养配方中加入免疫营养物如谷氨酰胺、精氨酸、核苷酸、多不饱和脂肪酸 /ω-3 脂肪酸，推荐在术前使用，因为免疫营养素使用 5 天后才能在机体发挥作用。

2. 术前禁食管理　缩短术前禁食时间和术前口服碳水化合物饮料的作用不在于改善患者营养状况，而是改善患者的术前代谢状态。不建议术前夜禁食，缩短术前禁食时间可减轻手术应激反应，缓解胰岛素抵抗，减少蛋白质消耗和胃肠功能损害，以及缓解患者术前不适感受。对于无胃排空延迟、血糖正常的患者，推荐术前（麻醉诱导前）6 h 禁食固体食物，术前 2 h 禁食清流质食物，术前 2 h 摄入适量碳水化合物（推荐 12.5% 碳水化合物饮料 400 ml）。

3. 术后营养支持　术后早期恢复经口进食是安全的，常规妇科手术患者可即可饮水，4～6 h 即应开始进食，对于妇科恶性肿瘤患者，包括接受肠切除吻合的患者，也应在术后 24 h 内开始饮食过渡。当经口能量摄入少于推荐摄入量的 60% 时，应添加口服肠内营养制剂，补充热量、蛋白质、维生素和微量元素。传统的"清流质"和"全流质"不能提供充足的营养和蛋白质，不推荐常规应用。如患者能耐受经口进食，同时口服镇痛药能达到理想镇痛效果，应在术后 24 h 停止静脉补液。

4. 出院后营养支持　多数患者出院后营养摄入量不足，采用 ERAS 围手术期营养管理，更应该重视出院后的营养随访和监测及营养支持，从而保证患者康复。食欲缺乏、持续恶心、镇痛药物引起的便秘及缺乏饮食恢复指导是患者术后康复的障碍，尤其是老年患者。推荐行 4 级手术或严重营养不良风险的患者给予较长时间的 ONS。

（潘宏信）

参 考 文 献

［1］ Wischmeyer PE, Carli F, Evans DC, et al. American Society for Enhanced recovery and perioperative quality initiative joint consensus statement on nutrition screening and therapy within a surgical enhanced recovery pathway. Anesth Analg, 2018, 126 (6): 1883-1895.

［2］ 中华医学会肠外肠内营养学分会. 加速康复外科围手术期营养支持中国专家共识（2019 版）. 中华消化外科杂志，2019，18（10）：897-902.

［3］ Committee on Gynecologic Practice.ACOG Committee Opinion No.750: Perioperative Pathways: Enhanced Recovery After Surgery. Obstet Gynecol, 2018, 132 (3): e120-130.

［4］ 潘宏信. 美国妇产科医师协会第 750 号委员会意见围手术期路径：快速康复外科. 国际妇产科学杂志，2018，45（5）：586.

［5］ Laky B, Janda M, Bauer J, et al. Malnutrition among gynaecological cancer patients. Eur J Clin Nutr, 2007, 61 (5): 642-646.

［6］ Bisch S, Nelson G, Altman A.Impact of nutrition on enhanced recovery after surgery (ERAS) in gynecologic oncology. Nutrients, 2019, 11 (5): 1088.

［7］ 中华医学会妇产科学分会加速康复外科协作组. 妇科手术加速康复的中国专家共识. 中国妇产科杂志，2019，54（2）：73-79.

［8］ Hamilton-Reeves JM, Stanley A, Bechtel MD, et al. Perioperative Immunonutrition Modulates Inflammatory Response after Radical Cystectomy: Results of a Pilot Randomized Controlled Clinical Trial. J Urol, 2018, 200 (2): 292-301.

［9］ Scott MJ, Fawcett WJ.Oral carbohydrate preload drink for major surgery - The first steps from famine to feast. Anaesthesia, 2014, 69 (12): 1308-1313.

［10］ Smith I, Kranke P, Murat I, et al. Perioperative fasting in adults and children: Guidelines from the european society of anaesthesiology. Eur J Anaesthesiol, 2011, 28 (8): 556-569.

［11］ 刘海元，任远，孙大为. 妇科加速康复外科管理路径. 协和医学杂志，2018，9（6）：501-507.

［12］ Minig L, Biffi R, Zanagnolo V, et al. Early oral versus "traditional" postoperative feeding in gynecologic oncology patients undergoing intestinal resection: A randomized controlled trial. Ann Surg Oncol, 2009, 16 (6): 1660-1668.

［13］ Weimann A, Braga M, Carli F, et al. ESPEN guideline: Clinical nutrition in surgery. Clin Nutr, 2017, 36 (3): 623-650.

第五节 烟酒等不良习惯的管理

加速康复外科（ERAS）这一优化的临床路径贯穿于住院前、手术前、手术中、手术后、出院后的完整治疗过程，而国内各指南及专家共识均将戒烟、戒酒列为术前核心项目。现就其具体管理方案做一简要介绍。

一、吸烟行为管理

中国是烟草大国，我国女性吸烟率较低，但开始吸烟的年龄明显提前、中重度吸烟者（每天至少吸 20 支）的比例显著上升，并且被动吸烟率较高，吸烟作为围手术期的危险因素之一，对呼吸系统、心血管系统、神经系统、伤口愈合均有影响，会增加术后各种并发症的发生，延长患者术后康复时间。对于呼吸系统，长期吸烟会使气道黏膜纤毛结构损伤，对黏液清除降低，相较于不吸烟患者更易造成气管阻塞。大量的黏液蓄积，也容易诱发术后肺部感染。长期吸烟导致呼吸系统免疫功能下降，进一步加重了感染的可能。对于心血管系统，术前短期吸烟可导致术中并发症增加，尼古丁的剂量与加快心率和升高收缩压及舒张压成正相关，并且可增加冠状动脉阻力，造成血压升高。烟雾中的一氧化碳可与血红蛋白结合，从而干扰血红蛋白携氧能力，使血红蛋白氧离曲线左移，从而降低了总体氧含量和组织氧可用度。对于妇产科手术来说，静脉血栓是围手术期的常见并发症，有研究表明，无论主动或是被动吸烟均是静脉血栓发生的高危因素，在术前至少 4～8 周戒烟，可以显著减少动脉或静脉血栓事件的发生。Giannini 等研究发现吸烟是子宫内膜癌分期手术发生严重并发症的独立危险因素。因此围手术期吸烟管理显得尤为重要，McDonald 等研究发现，围手术期是进行戒烟、戒酒、减肥、增加体育锻炼等改善患者不良行为的较为合适的时机，此阶段患者接受度较高，主观改变的意愿较为强烈，通过改变这些危险因素，可以降低围手术期发病率的风险，改善患者的预后。具体的实施办法，可由医护人员进行多次口头宣教，增加患者的认识及依从性，或者进行严格的吸烟行为管理，包括学习戒烟知识、尼古丁替代等方式，提高患者戒烟成功率，从而长期获益。但目前对术前戒烟的时间尚无统一意见，有研究表明，手术后进行 2 周、8 周，甚至 16 周的戒烟并不能降低整体并发症水平。有研究认为，吸烟对肺功能的慢性累积影响，如黏液分泌增多、免疫功能下降，比短期内暴露更重要。然而 Jung 等提出，术前短至 2 周的戒烟也可有效降低吸烟对手术结果的不良影响，一种可能的解释是短期的烟雾暴露可能是延迟伤口愈合和感染风险的主要机制。目前普遍的观点是 8 周以上的戒烟可使肺功能普遍改善，术前 4 周以上的戒烟可以显著降低手术并发症的风险，因此建议对于择期手术来说，4 周的戒烟时间是减少围手术期并发症的最低要求。此外吸烟量也因当引起重视，与轻度吸烟者（≤20 包 / 年）和非吸烟者相比，中度至重度吸烟者（>20 包 / 年）发生术后并发症的风险明显更高，肺部问题的发生率也更高。所以即使不能完全戒烟，减少吸烟量也能使手术患者获益。二手烟的暴露会增加围手术期呼吸道并发症发生率，如再插管、喉痉挛、支气管痉挛、肺通气不足等。因此，建议手术患者在围手术期减少二手烟暴露的机会，即建议患者配偶或父母，在患者围手术期进行戒烟管理。电子烟对围手术期的影响尚不明确，还有待于更多的研究确定。目前尚不推荐在围手术期使用电子烟进行替代治疗。

二、饮酒行为管理

饮酒是指过去 1 年内每周饮酒≥1 次者。采用《中国居民膳食指南（2016）》

中建议，过量饮酒为日均酒精摄入量超过推荐量（男性为 25 g，女性为 15 g），适量饮酒即为日均酒精摄入量不超过推荐量。有足够的证据表明，饮酒会对人类健康构成重大威胁，全球每年因饮酒导致 330 万人死亡，并且全球酒精消费量还在持续增长。中国女性的饮酒率虽远低于男性，但也呈现出明显增长的趋势。饮酒不但与高血压、心脑血管疾病、肝疾病和癌症相关，同时还可增加围手术期并发症的发生率，包括感染、切口愈合不良、肺部并发症、住院时间延长及入住重症监护室概率增加等。过量饮酒会造成心血管功能异常、免疫抑制、凝血障碍等，从而引发更为严重的手术并发症。过量饮酒还与术后死亡风险增加相关。每天摄入酒精量＞28 g，术后并发症发生率增加约 50%，而摄入酒精量＞60 g，术后并发症发生率增加约 300%。有研究表明适量饮酒与术后并发症无明显相关性，但通过戒酒可以逆转因酒精引起的病理生理改变，从而减少术后并发症的发生，因此，推荐在围手术期对有饮酒行为的患者进行戒酒管理。但具体的戒酒时间尚无定论，这主要取决于不同器官功能的恢复时间。一般来说，通过戒酒来抵消酒精的负面影响的时间范围是 1～8 周不等。如戒酒 2 周，就能显著改善血小板功能，减少出血。戒酒 1 周后，可降低戒断和谵妄等神经系统异常的风险。对于有饮酒习惯的择期手术患者，推荐至少进行 6 周以上的戒酒管理。对于限期手术如癌症患者来说，术前进行 4 周的戒酒管理，并不会导致不良的影响，但仍需在干预时间长短与手术延迟造成病情进展的风险中进行权衡。戒酒方式包括医务人员的行为干预，如通过宣教、监督、随访等手段来改变患者的饮酒行为。有研究表明，对于围手术期不良行为的干预中，相对于戒烟来说，患者对戒酒更有信心。如行为干预不能取得良好效果，可使用戒酒药物，如苯二氮䓬类药物，其原理是苯二氮䓬类药物和酒精的药理作用相似，可以通过苯二氮䓬类药物来解除酒精的戒断症状。戒酒硫能抑制乙醛脱氢酶的活性，造成乙醛在体内聚积，如在服药期间饮酒，可产生乙醛引起的恶心、头痛、焦虑、胸闷及心率加快等不良反应，促使患者建立对饮酒的厌恶反射，达到戒酒的目的，但此药物具有一定毒性，使用时间在 3～5 天为宜。此外阿片受体拮抗药（纳洛酮等）也具有一定戒酒作用。

根据目前的循证证据，吸烟、饮酒等不良习惯均有增加患者围手术期并发症风险的可能，基于加速康复外科的理念，应对该类患者给予详细的术前评估、有效的行为和药物干预、持续的术后随访，这样不但可以效降低患者术后并发症发生率、改善患者预后、促进患者术后快速康复，还能通过持续改善患者的不良习惯，使患者长期获益。

（朱洪磊　王沂峰）

参 考 文 献

［1］ 中华医学会妇产科学分会加速康复外科协作组. 妇科手术加速康复的中国专家共识. 中华妇产科杂志，2019，54（2）：73-79.

［2］ 中华医学会外科学分会，中华医学会麻醉学分会. 加速康复外科中国专家共识及路径管理指南（2018 版）. 中国实用外科杂志，2018，38（1）：1-20.

［3］ 蔡敏，钱军程. 中国女性吸烟流行趋势及影响因素分析. 中国医院统计，2010，16（4）：289-292.

［4］ Yamashita S, Yamaguchi H, Sakaguchi M, et al. Effect of smoking on intraoperative sputum and postoperative pulmonary complication in minor surgical patients. Respir Med, 2004, 98 (8): 760-766.

［5］ Al-Nasser B.Influence of Tobacco Smoking on Perioperative Risk of Venous Thromboembolism. Turk J Anaesthesiol Reanim, 2020, 48 (1): 11-16.

［6］ Giannini A, Di Donato V, Schiavi MC, et al. Predictors of postoperative overall and severe complications after surgical treatment for endometrial cancer: The role of the fragility index. Int J Gynaecol Obstet, 2020, 148 (2): 174-180.

［7］ Mcdonald S, Yates D, Durrand JW, et al. Exploring patient attitudes to behaviour change before surgery to reduce peri， perative risk: preferences for shortvs.long - term behaviour change. Anaesthesia, 2019, 74 (12): 1580-1588.

［8］ Fay KA, Phillips JD, Hasson RM, et al. Outcomes of an Intensive, Pre-Operative Smoking Cessation Program. Ann Thorac Surg, 2019, 109 (2): e137-e139.

［9］ Jung KH, Kim SM, Choi MG, et al. Preoperative smoking cessation can reduce postoperative complications in gastric cancer surgery. Gastric Cancer, 2015, 18 (4): 683-690.

［10］ Quan H, Ouyang L, Zhou H, et al. The effect of preoperative smoking cessation and smoking dose on postoperative complications following radical gastrectomy for gastric cancer: a retrospective study of 2469 patients. World J Surg Oncol, 2019, 17 (1): 61.

［11］ Gricourt Y, Ghezal H, Claret PG, et al. Preoperative vaping prevalence and behavior of French surgical patients: A multicentre study. Tob Induc Dis, 2019, 17: 84.

［12］ Organization WH .Global Status Report on Alcohol And Health. World Health Organization, 2014.

［13］ 房玥晖，何宇纳，白国银，等. 2010-2012 年中国成年女性居民饮酒行为现状及影响因素分析. 中华流行病学杂志，2018，39（11）：1432-1437.

［14］ Rubinsky AD, Bishop MJ, Maynard C, et al. Postoperative risks associated with alcohol screening depend on documented drinking at the time of surgery. Drug Alcohol Depend, 2013, 132 (3): 521-527.

[15] Egholm JW, Pedersen B, Møller AM, et al. Perioperative alcohol cessation intervention for postoperative complications. Cochrane Database Syst Rev, 2018, 11 (11): CD008343.

第六节　老年患者的术前锻炼与康复

老年妇科疾病以生殖系统肿瘤、子宫及阴道脱垂为主，手术是主要的治疗手段之一。同时，许多疾病的好发人群为老年人，而随着我国逐步进入人口老龄化与人类平均寿命不断延长，老年人在手术患者中的比例也逐渐升高，那么该人群对一套具有循证医学证据的 ERAS 方案的需求也随之增加。

然而，老年人各系统器官功能衰退、机体代偿能力差、对损伤的耐受和修复能力底、代谢转化功能减退、生理储备能力变弱，常合并多种内科疾病，因此，对手术的承受能力较青壮年人明显减弱。这便给手术后加速康复带来了巨大挑战。

一、术前锻炼

由于病理生理的改变，老年患者常伴有不同程度的慢性器质性病变，使患者手术耐受能力明显降低，术前合并的内科疾病甚至会在术中或术后发生发展为各种严重并发症，所以术前锻炼对老年患者合并各种内科疾病的影响不可忽视。

1. 术前锻炼益处　通常老年人的肺总量减少，其最大通气量随年龄的增长呈下降趋势。有研究表明，术前采用诱导型肺计量器进行锻炼能够改善老年患者的肺功能，从而减轻部分肺功能下降对患者手术和麻醉的影响。由于性激素水平的降低，接受手术治疗的老年患者常有糖代谢异常或患有糖尿病，适当的术前锻炼配合饮食疗法有利于患者的血糖控制。另外，老年女性因雌激素降低，易出现脂代谢紊乱，使得血管内膜类脂质堆积，导致心室壁厚度增加，降低了血管弹性，出现高血压和动脉硬化的风险因此大大增加。有研究显示，运动能力或锻炼耐力的减退对老年女性患者是一个重要的非特异性先兆，它对术后心脏的不良反应和术后总死亡率都有一定的影响，患者若术前不能耐受锻炼，术后发生心脏缺血事件的概率便升高，从而使术后快速康复变得困难。消极锻炼的患者术后更容易发生多种并发症，包括各种严重的并发症。因此，适宜的术前锻炼有利于老年女性患者术后快速康复。

2. 术前锻炼内容　妇科手术加速康复的理念较新，目前在国内才慢慢开始推广，而老年患者对该理念的认识更为少，因此，推荐向每位患者发放宣传手册，使 ERAS 术前锻炼项目能顺利实施和推行。

在术前锻炼早期，可进行改善肺功能的运动。而到了后期阶段，可将运动方式更改为有氧运动。在运动时间上，每次控制在 30~50 分钟，3~5 次 / 周。①改善肺功能运动：主动活动、步行、扶床站立、握手、变换坐卧位等。推荐采用诱导型肺计量器进行锻炼，建议老年患者每周能靠自己的努力离家锻炼 2 次以上。②有氧运动：有氧运动心率应维持在 170－年龄（岁）。可选择健身走、养生功、太极拳、骑功率自行车等。可选用功率自行车，开展有氧运动，依据患者病情实况和运动强度，对功率自行车的阻力大小进行调整，通常将阻力控制在 0~150 W，踏车节律＞30 r/min，运动时间为每天 30 分钟。

二、术后康复

1. 术后康复的益处　老年患者术后康复应结合老年医学科康复治疗理念。尤其是老年医学的全人、个体化、团队的干预模式。老年患者术后康复锻炼的目的是使患者能够进行自主护理，调动其主观能动性，提高自理能力，促进老年患者术后的功能恢复，尽量维持老年患者生活质量。

由于妇科老年患者多为妇科恶性肿瘤、肥胖、静脉血栓栓塞症（VTE）患者。术后机体常呈高凝状态，术后应注意患者是否有卧床、少动或制动的情况，并对患者的深静脉血栓给予连续性的监测。术后早期离床活动有助于降低 VTE 风险、缩短住院时间，有利于加快康复进程。早期康复运动对于患者的整体功能的恢复和预防血栓栓塞具有重要作用。而疼痛常是影响老年患者早期离床活动的主要因素之一。老年患者往往自觉症状轻，记忆力差，疼痛易被忽视，而疼痛控制不佳，可诱发谵妄，同时影响老年患者的康复活动。应定期使用疼痛评分来了解术后的疼痛情况，并予以及时干预，例如，预计患者下床活动后疼痛会加重，应提前使用镇痛药。有报道称，在妇科腹腔镜术后患者练习功能康复操有利于缓解术后出现的疼痛综合征，也有利于减少呼吸系统并发症、减轻胰岛素抵抗等。另外，中医学认为术后早期进行锻炼可以调和气血、活血化瘀。所以通过术后早期康复锻炼，可以促进患者全身血液循环，有利于术后胃肠功能恢复，缩短肛门排气时间及术后下床时间。因此，对行妇科手术的老年患者而言，术后康复运动能够有效缓解术后疼痛，缩短术后住院时间、肛门排气时间及首次下床时间，值得临床推广应用。

2. 术后康复内容　充分的术前宣教、理想的术后镇痛、个体化的术后康复护理等均有助于老年患者术后早期离床活动及术后康复。所以在 ERAS 过程中，包括术前、术中、术后的各个 ERAS 项目都是相辅相成的。

术后康复应帮助患者制订合理的活动计划，每天记录活动情况，对于低风险手术，术后应进行腿部按摩，鼓励患者进行收缩小腿肌肉的运动。鼓励患者在术后 24 h 内尽早离床活动，并逐渐增加活动量。大多数患者可在专门的康复治疗医师指导下进行锻炼。推荐术后练习康复操：术后 1 天指导患者在病床上进行功能康复操训练，20～25 分钟 / 次，每天 3 次。功能康复操：①深呼吸 4 次；②翻身，左右 2 个方向各 4 次；③来回屈膝 4 次；④腿部踝泵运动 4 次；⑤肩关节活动，向前向后各 10 次；⑥扩胸运动 4 次；⑦双手运动，高举 4 次；⑧按摩腹部和膈肌下缘 4 次；⑨双腿运动，抬高 4 次。

（朱洪磊　王沂峰）

参 考 文 献

［1］ 周锦红. 老年常见妇科疾病的防治. 健康人生，2018（12）：27-30.

［2］ 赵巍，王秀菊. ERAS 护理模式在妇科恶性肿瘤手术患者中的应用效果评价. 中国实用医药，2019，14（7）：164-165.

［3］ 李晓影. 浅谈围绝经期妇女的保健. 基层医学论坛，2012（28）：3765-3766.

［4］ 中华医学会妇产科学分会加速康复外科协作组. 妇科手术加速康复的中国专家共识. 中华妇产科杂志，2019，54（2）：73-79.

［5］ Nelson G, Altman AD, Nick A, et al. Guidelines for pre- and intra-operative care in gynecologic/oncology surgery: Enhanced Recovery After Surgery (ERAS (R)) Society recommendations--Part I. Gynecol Oncol, 2016, 140 (2): 313-322.

［6］ 刘晓燕，任慕兰. 老年妇女围手术期管理新进展. 实用老年医学，2016，30（4）：271-274.

［7］ 黄懿. 老年妇女妇科手术特点和围手术期管理. 实用妇科内分泌电子杂志，2018，5（2）：14，16.

［8］ 王敬，刘巍，谭文华. 加速康复外科理念在妇科手术围手术期应用的效果分析. 实用妇产科杂志，2018，34（3）：220-222.

［9］ 罗新英. 呼吸肌康复锻炼联合有氧运动指导对居家 COPD 患者肺功能、运动功能的影响. 医学理论与实践，2020，33（6）：1010-1011.

［10］ 王晋梅，韩伟青. 妇科腹腔镜围手术期加速康复外科理念的应用分析. 世界最新医学信息文摘（连续型电子期刊），2019，19（27）：68-69.

［11］ 童玲. 妇科腹腔镜手术围手术期下肢深静脉血栓预防管理结合加速康复外科理念的效
　　　 果分析. 实用妇科内分泌电子杂志，2019，6（31）：131-132.

［12］ 余宛潼，邱圣杰，吴秀英. 加速康复外科理念下妇科手术患者围手术期镇痛的研究进
　　　 展. 临床麻醉学杂志，2019，35（9）：925-928.

［13］ 王少娜，林晓冰. 呼吸训练联合功能康复操对缓解妇科腹腔镜患者术后疼痛的效果. 护
　　　 理实践与研究，2018，15（11）：128-129.

［14］ 陈兰枝. 功能康复操对妇科腹腔镜术后疼痛综合征的影响. 中国当代医药，2010，17
　　　 （29）：165，168.

［15］ 彭海燕. 给氧体位康复训练联合功能康复操对妇科腹腔镜术后患者康复的影响. 护理
　　　 实践与研究，2018，15（10）：155-157.

［16］ Kurbegovic S, Andersen J, Krenk L, et al. Delirium in fast-track colonic surgery. Langenbecks
　　　 Arch Surg, 2015, 400 (4): 513-516.

［17］ 刘妍. 功能康复操对妇科腹腔镜术后疼痛综合征的影响研究. 中国医药指南，2019，17
　　　 （36）：41.

第七节　患合并症患者的术前管理及康复

ERAS 因其减少围手术期的应激反应、减少术后并发症、缩短患者住院时间同时降低医疗费用、促进患者快速恢复等特点被迅速普及和运用。临床上患者常合并各种内、外科疾病，如内分泌系统疾病、血液系统疾病、心血管系统疾病等。这使得妇科手术的难度和风险随之升高，术后容易出现各种并发症导致恢复缓慢，严重影响患者的生活质量。研究表明，该类患者经充分的术前评估、处理及围手术期的多学科联合诊治后，妇科手术是安全、可行的。以妇科常见合并症的术前管理及康复进行阐述。

一、高血压

围手术期高血压，是指从确定手术治疗到与本手术有关的治疗基本结束期内，患者的血压升高幅度大于基础血压的30%，或者收缩压≥140 mmHg 和（或）舒张压≥90 mmHg，可诱发或加重心肌缺血、心功能不全，增加术中及术后出血量甚至增加围手术期死亡率。因而，控制好血压水平是手术顺利开展的重要因素之一，围手术期血压管理已经成为临床普遍存在的问题。

1. **手术前干预**　①心理建设方面，对于合并高血压的患者，术前应对患者

进行详细的解释的宣教，减轻患者的顾虑和担忧，术前完善相关检查为手术做好准备。注意病房环境的安静，使患者术前得到充分的休息，必要时可给予地西泮等药物，以保证睡眠质量。②饮食方面，以低盐低脂饮食为主，钠摄入量应<5 g/d，并适当补充蛋白质，多进食蔬菜和水果，不可饮酒。③血压监测方面，若患者年龄<60 岁，血压控制目标<140/90 mmHg；若患者年龄≥60 岁，但不伴有糖尿病和慢性肾病患者，血压控制目标<150/90 mmHg；若伴有糖尿病和慢性肾病患者，血压控制目标<140/90 mmHg。而 3 级高血压应结合患者的实际情况，权衡利弊，若为非紧急手术，建议先控制血压稳定在一定水平再择期手术治疗。抗高血压治疗应持续至手术当天清晨。

2. 手术后干预　严格监测患者各项生命体征，若血压偏高，须积极寻找并及时处理各种可能原因，合理调整治疗方案并指导患者按时服药。若为术后的疼痛引起，则根据实际情况给予一定的镇痛处理；若为血容量过多引起，则注意调整输液量和输液速度，必要时予以利尿。此外，术后排便用力可能导致血压升高，进而导致心脑血管疾病。术后应注重排便护理，告知患者在排便期间不可屏气或用力，防止对切口造成二次伤害。除此之外，根据患者的恢复情况制订活动量，在血压基本稳定的情况下应鼓励患者多下床活动，促进胃肠功能恢复及防止血栓的形成。

二、糖尿病

作为多种病因引起以慢性高血糖为特征的代谢性疾病，糖尿病是由于胰岛素和（或）作用的缺陷，引起碳水化合物、蛋白质、脂肪、水和电解质等一系列代谢紊乱。近年来，随着糖尿病患病率逐渐升高，需接受妇科手术的糖尿病患者也逐渐增多。正常人每天需要 100~125 g 外源性葡萄糖，而围手术期禁食或没能及时补充葡萄糖可导致蛋白质、脂肪分解，应激时可发生急性代谢紊乱，直接影响手术的效果和康复，容易出现感染、急慢性并发症、延长住院时间及影响手术切口愈合等。Edmund 等研究指出，术前改善血糖可能有助于减少术后高血糖带来的各种不良结局。

1. 术前干预及管理　饮食控制是糖尿病患者的一项重要治疗，但饮食上也要保证能量摄入充足。患者应定时、定量、定餐进食，每日 3 餐分配为 1/5、2/5、2/5 或 1/3、1/3、1/3。严格控制患者每日食物摄入量，主食摄入量每天≤300 g，主要以低盐饮食为主，鼓励多食用生菜、花菜、芹菜等含糖量不高的蔬菜，并增加高蛋白质食物摄入，尽量少食多餐。此外，术前应监测空腹血糖及餐后血糖。择期手术血糖控制在 8.0~10.0 mmol/L 急诊手术宜血糖控制在 14.0 mmol/L 以下。

若空腹血糖＞10.0 mmol/L，或随机血糖＞13.9 mmol/L，或者糖化血红蛋白水平＞9.0%，建议推迟非急诊手术，给予口服降糖药物或饮食调整及皮下注射胰岛素控制血糖水平后再行手术治疗妇科疾病。对于手术类型比较大或已用胰岛素者，控制血糖水平在 8.3 mmol/L 左右。

2. 术后干预与管理　术后禁食期间，应摄入葡萄糖 150～200 g/d，糖与胰岛素比例为（3～5）：1，同时补充维生素和电解质。给予流质饮食，并逐渐过渡到正常饮食。术后血糖应控制恰当，如血糖过低容易影响刀口愈合；血糖过高易引起感染，进而致使愈合延迟，甚至不愈合。术后禁食期间，胰岛素应改为皮下注射。胰岛素应逐渐减量。

三、肾功能不全

过去学者们认为妇科疾病合并肾功能不全者的大部分肾单元丧失其功能，内生肌酐清除率下降，导致代谢物潴留，水、电解质代谢紊乱，而麻醉与手术创伤可能会加重肾脏的损害，增加手术的危险性。然而研究表明，做好围手术期的管理，慢性肾功能不全患者大多可耐受妇科手术。

围手术期注意维持机体内环境的稳定，尽可能改善贫血、营养不良，纠正水、电解质及酸碱平衡紊乱。通常，需要进行术前透析以纠正水电解质代谢紊乱并清除尿毒素。肝素作为血液透析首选的抗凝剂，其作用能持续 4 h。因此，如果在血液透析期间使用肝素，应安排透析后至少间隔 6 h 进行择期手术，以避免围手术期出血。术前并发高血压的患者控制血压可选用钙离子拮抗剂及 ACEI。由于肾脏合成红细胞生成素功能的缺陷抑或长期透析过程中部分血液被破坏或消耗，多数患者并发贫血。对于轻、中度贫血患者应补充叶酸和铁剂，重度贫血患者或透析患者可加用促红细胞生成素。待患者 HCT＞0.30，Hb＞60 g/L，BUN＜17.85 mmol/L，肌酐＜442.01 μmol/L，血钾＜4.5 mmol/L 时方可手术。在饮食方面，术前应适当限制蛋白质的摄入；在保证最低蛋白质需要量中，尽量采用含必需氨基酸丰富的具有高生理价值的蛋白质（如鸡蛋、牛奶等），同时给予充分热量，以减少蛋白质分解。术后除了需要监测血压、脉搏、呼吸频率、心电图、尿量及中心静脉压外，还应对血常规、肝功能、肾功能、凝血功能、电解质、血气等进行动态连续监测，以便及早发现可能出现的脏器功能不全。所有患者均继续低蛋白饮食，口服保护肾脏药物，对于尿量少的患者给予呋塞米，保证24 h 尿量＞2000 ml。术后患者电解质和酸碱平衡的维持至关重要。若出现血钾升高，应该及时静脉给予葡萄糖加胰岛素，同时可以给予静脉推注葡萄糖酸钙，以拮抗高钾血症，必要时需要进行透析治疗。术后给予抗炎止血对症治疗。对于药物的选择，应避免使用对肾功能有损害的药物，抗生素首选青霉素类及第三代头孢菌素类，但剂量需因病情做适当调整。

四、甲状腺功能疾病

甲状腺疾病是妇女中一种较为常见的疾病，甲状腺激素几乎在所有器官系统中都具有多种作用，因此与甲状腺功能障碍相关的并发症种类多，围手术期的应激可能加剧潜在的甲状腺疾病，可能加剧代偿失调甚至死亡。以下就妇科患者中常见的甲状腺功能亢进及甲状腺功能减退的术前管理和恢复进行阐述。

1. **甲状腺功能亢进的术前管理和恢复** 甲状腺功能亢进（简称甲亢）是一种多系统的综合征，包括高代谢症群和皮损等。手术、感染、精神紧张等各种刺激都可引起甲状腺危象等严重并发症。对甲亢患者做精心的术前准备，可有效地预防术中、术后发生甲状腺危象。

（1）术前准备与管理：①完善相关检查，了解甲状腺和心脏等的功能状态，完善相关学科会诊，慎重制订手术方案。②减轻患者的焦虑、紧张情绪，必要时予以药物镇静。③及时合理用药，调整心率。

（2）术后恢复：术后严密监测生命体征，继续稳定心率，必要时完善会诊及时调整用药和对症支持处理。此外，甲状腺功能亢进症患者术前长期服用抗甲状腺药物，常有不同程度的白细胞减少，免疫力可能有所下降，注意抗感染治疗。

2. **甲状腺功能减退的术前管理和恢复** 甲状腺功能减退（简称甲减）多发病隐匿，临床表现多样，然而，甲状腺激素分泌不足，可造成心血管系统、消化系统、泌尿生殖系统、血液系统、精神神经系统、骨骼及肌肉多系统损坏。患者合并甲状腺功能减退引起的并发症中，最常见的并发症为肠蠕动减慢和肠梗阻。朴贤英等发现，甲减退患者妇科手术术后排气时间明显比正常组延长。对于甲减患者术前首先要纠正甲状腺功能减低，并请内分泌专家协助治疗和术前评估。对于择期手术，一旦 TSH 值恢复正常，就可以进行手术。对于紧急手术的患者，采取其他措施尽可能使血流动力学稳定并防止代偿失调。目前甲减患者的治疗主要是甲状腺激素替代疗法。术前维持原用药剂量，其中左旋甲状腺素片的半衰期约为 7 天，因此手术当日不服药，对患者影响较小。

术后要注意维持水电解质平衡和尿量的变化。如发生昏迷需检测每小时尿量。术后注意补足血容量，注意出入量平衡，同时要注意输液总量和输液速度，避免增加心脏前负荷，引起肺水肿。另外要注意维持血钾在 4.0～5.0 mmol/L，预防低血钾诱发的心律失常。术后要根据病情鼓励患者尽早进食，多食高蛋白质、高热量饮食以增加机体抵抗力，利于机体恢复。对于不能进食者宜采用肠内营养。一般不需要肠外营养支持，除非发生甲状腺低下性昏迷。术后根据病情，尽早按照术前剂量口服甲状腺素片，必要时静脉用药。

综上，妇科疾病合并内外科合并症的患者在 ERAS 开展的确存在一定难度，但合理有效的术前管理对术后的快速康复、减少术后并发症起到重要作用，这在 ERAS 的开展中值得临床推广。

（朱洪磊　王沂峰）

参 考 文 献

［1］ 胡君，吕卫琴，郭玉琳，等. 有严重内科合并症的妇科恶性肿瘤患者的围手术期处理附 37 例临床分析. 中华妇产科杂志，2016，51（11）：805-809.

［2］ 中国高血压防治指南修订委员会. 中国高血压防治指南 2018 年修订版. 心脑血管病防治，2019，19（1）：1-44.

［3］ Wright JJ, Fine LJ, Lackland DT, et al. Evidence supporting a systolic blood pressure goal of less than 150 mm Hg in patients aged 60 years or older: the minority view. Ann Intern Med, 2014, 160 (7): 499-503.

［4］ 陈源源. 围手术期高血压的管理策略. 中华高血压杂志，2017，25（8）：786-789.

［5］ 吴碧珠. 高血压合并子宫肌瘤患者围手术期护理干预效果探析. 心血管病防治知识（学术版），2019，9（19）：62-63.

［6］ 边冠军，孔轻轻，沙永生. 加速康复外科理念在肺癌合并高血压患者围手术期中的应用. 护士进修杂志，2019，34（23）：2181-2184.

［7］ Chen EB, Nooromid MJ, Helenowski IB, et al. The relationship of preoperative versus postoperative hyperglycemia on clinical outcomes after elective colorectal surgery. Surgery, 2019, 166 (4): 655-662.

［8］ 苏燕，岳俊林，李玉恒，等. 快速康复理念在股骨颈骨折合并糖尿病患者围手术期护理中的应用. 云南中医中药杂志，2019，40（7）：84-86.

［9］ 谭涔. 妇科疾病合并糖尿病的围手术期护理对策探究. 智慧健康，2019，5（21）：109-110.

［10］ 董虹，马衣努尔·买提托合提，周志刚，等. 合并肾功能不全妇科患者围手术期处理. 华中医学杂志，2009，33（5）：237-239.

［11］ Kanda H, Hirasaki Y, Iida T, et al. Perioperative Management of Patients With End-Stage Renal Disease. J Cardiothorac Vasc Anesth, 2017, 31 (6): 2251-2267.

［12］ 王言奎. 合并肾功能异常的围手术期处理. 中国实用妇科与产科杂志, 2007（2）: 84-85.

［13］ 朴贤英, 贾赞慧, 郑桂英, 等. 合并甲状腺功能减退对妇科围手术期的影响. 中国妇幼保健, 2012, 27（8）: 1140-1142.

［14］ 熊光武, 朱馥丽. 合并甲状腺功能低下的围手术期处理. 中国实用妇科与产科杂志, 2007, 23（2）: 92-95.

［15］ Palace MR.Perioperative Management of Thyroid Dysfunction. Health Serv Insights, 2017, 10: 598613235.

第十九章　加快康复外科的围手术期全程管理

加速康复外科（ERAS）的理念自 1997 年 Kehlet 教授提出伊始，即顺应医学发展的时代潮流，被广大术科医师所接受。目前 ERAS 已逐步应用于结直肠外科、心胸外科、肝胆外科、骨科、妇产科等领域。ERAS 是以循证医学为基础以减少手术创伤与应激为目的，通过优化围手术期临床路径，促进患者术后快速恢复。

本章就 ERAS 的围手术期全程管理进行阐述。

第一节　ERAS 的院前管理

一、院前管理团队建立

一个完整的 ERAS 项目包括团队、流程、审计系统 3 个部分。ERAS 的实施需要术前宣教团队、麻醉医师、手术医师、住院管理人员、营养师、康复医师、护士及项目培训人员等多个部门相互协调配合。此外，ERAS 的诸多内容与现行医疗常规有冲突，因此 ERAS 运行过程中的监督和管理也尤为重要。ERAS 的成功实施需要多学科间的密切合作，全程监督与审计及数据处理平台的支持，制定可供临床遵循的规范与流程，需要严谨科学的设计前瞻性研究提供高质量证据支持，推动其不断发展和完善，同时需要结合各医疗中心的实际条件和患者的具体情况，在标准化的同时做到个体化、最优化，使患者实际获益。

二、院前管理规范

1. 医师管理规范　ERAS 不是一种全新的技术或方法，而是对原有围手术期管理措施的优化组合。围绕整个医疗计划的实施不仅需要外科医师参与，也需要其他各学科人员的相互配合，因此，对各科室人员的规范化管理是 ERAS 的基础。ERAS 多学科协作队伍（ERAS-MDT）建设的概念侧重于多学科的联合诊治。在开展 ERAS 工作时，相关学科要高度重视 ERAS-MDT 的建设，加强医务人员培训，需要相关医务人员积极学习并掌握 ERAS 理念和措施，规范 ERAS 临床操作流程，最终达到多学科良好协作，医护、医患之间密切配合，从而更好地开展 ERAS 工作。

2. **护士管理规范** 护理人员在 ERAS 中应担当评估者、实施者、协调者及教育者等重要角色。护理人员要与患者耐心交流，对患者进行宣教，帮助其了解 ERAS 相关知识，责任护士应主动与 ERAS 组患者及其家属进行沟通，帮助其消除对医院及治疗的陌生感，减少思想压力与心理冲突，减轻焦虑和恐惧的心情。另外，护理人员应严格掌握所在学科各种规章制度、常见疾病的护理常规、常见检查的配合及标本留取要求。熟练掌握常见药物的应用及注意事项。掌握基础护理操作、专科护理操作的技能，熟悉危重患者的抢救配合要点。同时，护理人员应协助医师进行风险评估及核实，严格遵守医嘱，严密监测患者生命体征，发现问题及时与医师沟通。用药前注意核查药物名称、剂量，静脉输注过程中注意输液速度，防止药物外渗，做好用药安全指导工作，正确书写护理记录。

3. **患者管理规范** 患者应重视院前咨询、术前教育及指导，配合医护人员的沟通工作，真实仔细告知医护人员自身的状况，清楚自身要参与及配合的医疗过程，主动加入到疾病的治疗过程。对医师和护理人员充分信任理解，谨遵医嘱，树立战胜疾病的信心。自觉建立良好的医患关系，减少医患矛盾。

三、院前管理内容

1. **院前咨询** 院前咨询的目的是使患者及其亲属或陪护者对 ERAS 的概念、预期目的、入院前准备、围手术期处理流程（包括手术和麻醉过程）、患者需要配合完成的步骤、术后康复、出院标准等内容充分了解。理想情况下，院前咨询应由主管医师、麻醉医师、营养师及责任护理人员共同完成，可以采用口头宣教、展板、宣传册、多媒体、手机终端等多种形式进行。院前咨询可缓解患者术前焦虑、恐惧及紧张的情绪，提高患者的参与度、配合度及满意度，有助于围手术期疼痛管理、术后早期进食、早期活动等 ERAS 项目的顺利实施。个体化院前咨询教育应作为常规项目开展，且应从门诊开始进行全面的、多形式的宣教。

2. **院前健康教育**

（1）饮食指导：传统观点认为术前 10～12 h 应开始禁食，但长时间禁食使患者处于代谢应激状态，可致胰岛素抵抗，不利于降低术后并发症的发生率。缩短术前禁食时间，有利于减少手术前患者的饥饿、口渴、烦躁、紧张等不良反应，有助于减少术后胰岛素抵抗，缓解分解代谢，减少蛋白质损失和禁食对胃肠功能的损害，甚至可以缩短术后住院时间。术前口服含碳水化合物饮料有助于缓解术前口渴、紧张及焦虑情绪，减轻围手术期胰岛素抵抗，减少术后恶心呕吐和其他并发症的发生。术前 2 h 前摄入清饮料不会增加胃内容物，不会降低胃液 pH，也不会增加并发症发生率。术前 6 h 禁食乳制品及淀粉类固体食物（油炸、脂肪及肉类食物需禁食>8 h）。对于无胃肠动力障碍的非糖尿病患者，建议术前 2 h 摄入适量清饮料（推荐 12.5% 碳水化合物饮料，可选择复合碳水化合物，如含麦芽糖糊精的碳水化合物饮料）。

（2）药物使用：①镇静药物。术前 12 h 内应避免使用长效镇静药物，因其可延迟术后快速苏醒。对于存在严重焦虑症状的患者，可使用短效镇静药物，但须注意其作用时间可持续至术后 4 h，影响患者早期进食和活动，需要做好用药指导和术后观察。②镇痛药物。疼痛是手术应激的主要因素之一，既可加重胰岛素抵抗、延迟患者术后早期活动，又增加术后并发症发生率，延长住院时间，并可能发展为慢性疼痛而降低患者术后的生命质量。预防性镇痛是 ERAS 疼痛管理中的新观点，即术前预先给予镇痛药物，抑制中枢和外周痛觉敏化，从而预防或减轻术后疼痛，并抑制急性疼痛向慢性疼痛转化。目前多采用联合用药方案，如术前 1～2 h 口服对乙酰氨基酚、塞来昔布、加巴喷丁或普瑞巴林。但需要注意各种药物的禁忌证。此外，少数患者服用加巴喷丁类药物后可产生严重的头晕症状，为安全起见，预计手术当日出院的患者，应避免使用加巴喷丁或普瑞巴林。③麻醉药物。麻醉方法可选择全麻或联合硬膜外阻滞麻醉。全身麻醉首选短效镇静、短效阿片类镇痛药，如丙泊酚、瑞芬太尼等，肌松药首选中效肌松药，如罗库溴铵、维库溴铵及顺阿曲库铵等。麻醉维持阶段可使用静脉麻醉药丙泊酚或辅以短效吸入麻醉剂。④抗生素：清洁手术（Ⅰ类切口）无须预防性应用抗生素；清洁 - 污染切口（Ⅱ类切口），应按照原则选择抗生素，并在切皮前 30～60 分钟静脉滴注完毕。对于肥胖（体重指数>35 kg/m² 或体重>100 kg）患者，应酌情增加剂量。当手术时间超过 3 h 或超过抗生素半衰期的 2 倍或术中出血超过 1500 ml 时，应重复给药。对于已经存在感染（Ⅲ类切口）的手术，应术前治疗性应用抗生素。

（3）心理指导：多数患者在手术前存在不同程度的焦虑、恐惧及紧张情绪，对患者在心理上和生理上造成不良影响，引发机体的应激反应，损害机体内环境的稳定，会增加患者住院期间不良事件的发生率。个体化的术前宣教和心理疏导是 ERAS 成功与否的独立因素。术前宣教与心理疏导的目的是消除或减轻患者不良情绪，树立信心，提高患者的参与度及配合度，保证患者在神经内分泌及内环境稳定状态下接受手术。同时促进患者术后恢复，加快出院。通过针对性的术前咨询及干预措施是提高患者的心理调节能力，达到快速康复效果的有效方法。

（4）手术原则指导（手术流程等）：任何手术的围手术期都应该贯彻 ERAS 理念，落实相应的各项措施。然而，由于疾病的严重程度、病变器官所处的解剖位置、功能及重要性的不同，践行 ERAS 措施有其一定的特殊性。根据患者、疾病及术者技术等状况，可选择腹腔镜手术、机器人手术系统或开放手术等。在开放性手术中贯彻应用 ERAS 理念，可取得较好的术后加速康复效果。具体包括清洗手套异物的污染，减小不必要的大切口，术中按解剖层面分离、减少创面和出血，彻底止血，吸净创面的积液、积血，减少或避免内脏（特别是肠管）在空气中的暴露，创面尽可能腹膜化，用可吸收线缝合以减少丝线残留等以减少手术并发症。较之传统开放手术，各种微创路径的术后恢复均有明显改善，在外科疾病治疗方面的优势也愈发明显，并在 ERAS 治疗中受到推崇和重视。对适合微创手术指征的外科疾病患者应鼓励使用微创技术治疗。减少创伤应激是 ERAS 的核心理念，是促进术后患者快速康复的基础，而术后并发症直接影响到术后康复进程。提倡在精准、微创及损伤控制理念下完成手术，最大程度地减小创伤应激。因此，通过精准解剖、精确分离及合理方式选择，缩小手术切口，减少术中失血量，尽量缩短手术时间，达到减少创伤和应激反应，促进术后快速康复也应是微创手术遵循的理念。

（5）住院指导（医院环境等）：住院指导的目的是向患者讲解手术的大致过程，讲解术前准备、术中配合及术后康复知识，减轻和消除患者的恐惧、紧张感，减少术后并发症，有利于手术顺利进行及患者术后康复。医院应建立规范化 ERAS 病房，制定标准 ERAS 管理制度，同时应结合医院实际条件与患者个人意愿，使患者的实际获益最大化。

3. 院前病情评估（包括处理合并症、多学科综合治疗） 手术医师和麻醉医师应在术前仔细询问患者病史，除了外科疾病本身，术前应对患者全面身体状况进行了解，特别是心肺功能、慢性疾病、营养状况等，充分评估患者手术指征，手术、麻醉相关风险及耐受性，初步确定患者是否具备进入 ERAS 相关路径的基础和条件，并针对伴随疾病和可能的并发症制订相应预案。对复杂、风险大、病情严重或再次手术等情况的患者应该进行多学科综合治疗（MDT）讨论，制订合理的诊疗方案。对于持续使用激素的患者，建议术前 4 周停用激素，并且应当按静脉血栓栓塞症高风险人群处理，给予预防性抗凝治疗；正在口服避孕药的患者应更换其他避孕方式；建议患者术前 4 周戒烟戒酒。同时术前鼓励患者（尤其是高龄患者）进行体能和呼吸功能锻炼以减少术后并发症。对患有心脏疾病、慢性阻塞性肺病、糖尿病、高血压、脑梗死、尿毒症及其他疾病的患者应进行器官功能优化，必要时请相关学科会诊并予以针对性治疗。①纠正贫血。术前贫血与术后并发症的发病率和病死率有关，术前应充分鉴别贫血类型、识别原因并予以纠正，推荐静脉或口服铁剂作为一线治疗方案。输注铁剂应注意药物剂量和药物外渗。②营养状况评估。术前营养状态与围手术期结局密切相关，术前应对患者进行全面的营养风险评估。当患者合并以下任何一种情况时，需警惕重度营养不良：6 个月内体重下降≥10%；进食量＜推荐摄入量的 60%，持续＞10 天；体重指数＜18.5 kg/m^2；血清白蛋白＜30 g/L。对严重营养不良的患者进行术前营养支持术后并发症发生率可降低 50%。营养支持首选肠内营养，如无法满足基本营养需求时，可考虑联合肠外营养，治疗时间一般为 7～10 天。可视患者个体情况延长治疗时间。③血糖控制。应密切监测患者术前血糖值的变化，血糖在 10.0～11.1 mmol/L 较为理想。围手术期血糖＞11.1 mmol/L 与不良手术结局相关，当血糖超过理想范围时，应酌情使用胰岛素。同时也要警惕低血糖的发生。④血压管理。高血压患者应监测血压，如患者血压维持稳定，围手术期应继续常规口服降压药物，如血压不稳定，应调整用药并加强监测。因心理因素致血压高的患者，医护人员要与患者耐心沟通，帮助其了解手术相关知识，缓解患者紧张情绪，必要时请心理医学科会诊协助。

4. 院前核查 加速康复外科这一理念更加注重患者康复质量，故关于 ERAS 的术前预康复工作即院前病情核查评估尤为重要（表 19-1）。院前核查旨在优化患者的身心健康，以应对即将到来的压力源，而不是提供护理以恢复健康（即康复）的反应性过程。所有患者在进入 ERAS 前都必须全面筛查和评定患者的原发疾病（包括基础疾病）和营养状态，进而做出二元诊断，即原发病诊断＋营养状况诊断，并经相关学科会诊予以纠正。将患者在术前调整至最佳状态，以降低围手术期严重并发症的发生率，这是实施 ERAS 的重要环节，以降低患者术后并发症发生率和改善预后。术前影响患者临床结局的因素包括贫血、合并其他疾病、吸烟、营养不良、活动能力减低、高龄等。通过术前评定初步确定患者是否能手术治疗，进而确定患者是否能进入 ERAS 路径。有原发疾病或基础疾病、以及营养不良或营养风险的患者，应允许患者术前有一段调整期。

5. 预约协调手术 ERAS 是一个贯穿于整个围手术期的理念，其中的每一步都是有科学的循证医学证据支持。其目标是加快术后康复，降低并发症的发生率，使手术成为一个无痛苦、无风险的过程。其成功实施依赖于外科医师、外科护士及麻醉医师等多学科的集体协作。因此，需要外科医师积极主动与手术室、麻醉师、护理师及患者家属积极沟通协调。在 ERAS 模式中，医院不仅面临多学科汇集所带来的各科室间因解决患者疾病专业思维理念不同所带来的协调问题，也面临着降低医疗成本、提高服务质量的挑战，而合理有效的做好入院安排就成为关键。预约协调手术的实施满足了既要等待又怕延误手术时机的需要。既做好了出入院患者的衔接，又避免了各协调科室病床的轮空，同时也可防止压床现象。对患者来说可降低住院费用，对医院来说可使医院在资源利用率上得到改善，提高工作效率、效益及质量。

表 19-1 ERAS 路径手术患者院前评估核查表

ERAS 路径手术患者院前评估核查表		
姓名： 年龄： ID 号： 初步诊断：		
一般查体	体温 ℃ 脉搏 次 / 分 呼吸 次 / 分 血压 /mmHg 体重 kg 身高 cm	
一般查体	全身状况	发育良好 ①是 ②否
		神志清楚 ①是 ②否
		营养良好 ①是 ②否
		体位自如 ①是 ②否
		步态自如 ①是 ②否
		配合检查 ①是 ②否
既往病史	腹部手术史	①无 ②有 次 手术类型：
	内科合并症	①无 ②有 疾病：A. 高血压 B. 糖尿病 C. 心脏病 D. 其他
	过敏史	①无 ②有
	药物服用史	①无 ②有
实验室检查	血常规	①无 ②有，正常 ③有，异常
	生化常规	①无 ②有，正常 ③有，异常
	凝血常规	①无 ②有，正常 ③有，异常
	传染病	①无 ②有，正常 ③有，异常
	血型	①无 ②有，正常 ③有，异常
辅助检查	心电图	①无 ②有，正常 ③有，异常
	胸部 X 线片	①无 ②有，正常 ③有，异常
	超声	①无 ②有，正常 ③有，异常
	肺功能	①无 ②有，正常 ③有，异常
	CT	①无 ②有，正常 ③有，异常
	MRI	①无 ②有，正常 ③有，异常
拟入院科室 科		拟入院时间 月 日
评估医师：		

注：ERAS. 加速康复外科

6. 术前准备

（1）皮肤准备：传统的术前皮肤准备一般包括淋浴、剃毛、皮肤消毒液的使用等。推荐术前沐浴清洁，有助于降低手术部位感染（SSI）的发生率。不推荐常规剃毛，如手术需要，可使用剪短毛发的方法进行备皮。如必须剃毛，应在手术当天实施，操作应当轻柔，避免皮肤损伤。推荐术中使用氯己定为皮肤消毒剂。

（2）肠道准备：术前机械性肠道准备对于患者是应激因素，特别是老年人，可致脱水及电解质失衡。因此术前不需常规行机械性肠道准备，若手术范围涉及肠道，可给予短程肠道准备，同时口服覆盖肠道菌群的抗生素。

（3）静脉血栓栓塞症的预防：VTE 包括深静脉血栓（DVT）和肺栓塞（PE）。术前必须进行静脉血栓风险评估，给予不同风险的患者相应的标准化预防。对于手术时间超过 60 分钟及其他 VTE 中、高风险患者，建议术后穿着抗血栓弹力袜，必要时给予术前皮下注射低分子肝素预防性抗凝治疗。

（4）术中低体温的预防：术中低体温是指在麻醉期间，由于暴露和正常体温调节反应受损导致的体温异常。常见风险因素主要包括术中术野暴露、体温调节机制障碍、麻醉等。建议术中持续体温监测，并采用主动保暖措施，保证核心体温＞36.0 ℃。术前即应给予预保暖。暖风机目前使用较为广泛，保温毯同样有效，静脉补液前应当对液体适当加温。

（5）术后恶心呕吐的预防：术后恶心呕吐（PONV）发生的高危因素包括年龄＜50 岁、妇科手术、腹腔镜手术、女性患者、晕动症、既往 PONV 史、非吸烟者、吸入性麻醉剂或一氧化氮（NO）、麻醉时间长、应用阿片类药物、肥胖。预防 PONV 应尽量减少高危因素及预防性用药。一线止吐剂包括 5-HT_3 受体抑制剂（如昂丹司琼）和糖皮质激素，二线止吐剂包括丁酰苯类、抗组胺类药物、抗胆碱能药物及吩噻嗪类药物。对于所有接受腹部手术及采用致吐性麻醉剂或镇痛药的患者，均应在术中预防性使用止吐剂，推荐联合使用 2 种止吐剂。

（6）鼻胃管放置：放置鼻饲管不能减少术后肠瘘的发生，但会增加术后肺部感染风险和患者术后不适感，应尽量避免。如胃胀气明显，可考虑置入胃管但应在手术前取出。

（7）留置尿管：留置尿管可影响患者术后活动，增加下尿路感染风险，延长住院时间，因此应避免使用导尿管或在术后尽早拔除。

第二节　ERAS 的出院后康复

一、出院评估

ERAS 理念加快患者康复的同时缩短了患者住院时间，但严格的出院评估是保障患者出院后医疗质量安全的重要措施,加强患者出院后应对健康挑战的能力,降低非计划再入院风险。

国内外多采用出院准备度(readiness for hospital discharge)实现出院评估,出院准备度是1979年由英国学者Fenwick首次提出,是指医护人员对患者生理、心理及社会三方面状况进行综合评估,通过评估分析判断患者是否具备离开医院、回归社会、进一步康复的能力,是医护人员评判患者是否准备好出院的感知。出院准备度既是一种状态,也是一个过程,包括4个方面的内容:生理稳定(生理功能稳定和自我管理能力);社会支持(出院后有足够的支持满足患者需求,包括物质和精神方面);心理应对能力(患者有足够的自信和能力应对困难);信息和知识(有足够的信息和知识处理出院后出现的问题)。

出院准备度评估量表是评估患者个人是否具备出院能力的工具。分为3类。第一类是适用于所有住院患者的评估表,应用最广泛的是由Weiss等编制的出院准备度评估表(readiness for hospital discharge scale,RHDS),该量表应用4个维度评估包括自身状况、疾病知识、出院后应对能力、出院后期望得到的社会支持。我国台湾学者林佑桦根据东西方文化差异对RHDS进行汉化和修订,中文版RHDS(表19-2)包括个人状态、适应能力和预期性支持3个维度。第二类是应用于日间手术患者的出院准备度评估表,如日间手术患者麻醉术后出院得分系统,该量表已被美国医疗机构认证联合委员会、加拿大麻醉医师协会、安大略围麻醉期护理学会认同,被广泛应用于日间手术患者出院之前的评估。第三类是与某种疾病相关的评估工具,如产后出院准备度量表(perceived readiness for discharge after birth scale,PRDBS)。患者的出院准备度得分越高,出院准备度较好的患者其出院后生活质量和满意度较高,且再入院率、病死率、急诊就诊率较低。

表 19-2　出院准备度评估表

（请从 0～10 中选取 1 个数字来代表您对每个问题此刻的感受）		
1. 对于出院返家,您的身体状况准备得如何?		
完全没准备好	0 1 2 3 4 5 6 7 8 9 10	准备得很好
2. 您感觉您今天的体力如何?		
非常虚弱	0 1 2 3 4 5 6 7 8 9 10	非常强壮
3. 您感觉您今天的精力如何?		
非常疲乏	0 1 2 3 4 5 6 7 8 9 10	非常充沛
4. 您今天出院时完成自我照顾(比如:卫生、行走、进食、上厕所等)的体能如何?		
完全不能	0 1 2 3 4 5 6 7 8 9 10	完全可以

（待续）

（待续）

（请从 0~10 中选取 1 个数字来代表您对每个问题此刻的感受）

5. 您对出院返家后如何照顾自己了解多少？

完全不了解　　0 1 2 3 4 5 6 7 8 9 10　　完全了解

6. 出院返家后，您处理生活需求（比如：做家务、上银行、看电影等）的能力如何？

完全不能　　0 1 2 3 4 5 6 7 8 9 10　　完全可以

7. 出院返家后，您完成自我照顾（比如：卫生、沐浴、上厕所、进食等）的能力如何？

完全不能　　0 1 2 3 4 5 6 7 8 9 10　　完全可以

8. 出院返家后，您完成医疗处置（比如：呼吸治疗、康复锻炼、按时按量服药、外科切口护理等）的能力如何？

完全不能　　0 1 2 3 4 5 6 7 8 9 10　　完全可以

9. 您回家后能获得的情感支持有多少？

完全没有　　0 1 2 3 4 5 6 7 8 9 10　　非常多

10. 您回家后在个人护理方面能获得的帮助有多少？

完全没有　　0 1 2 3 4 5 6 7 8 9 10　　非常多

11. 您回家后在家务活动方面（比如：做饭、打扫卫生、购物、照顾小孩等）能获得的帮助有多少？

完全没有　　0 1 2 3 4 5 6 7 8 9 10　　非常多

12. 您回家后在医疗照护需求方面（治疗、用药）能获得的帮助有多少？

完全没有　　0 1 2 3 4 5 6 7 8 9 10　　非常多

出院准备度这一概念随着医疗政策、学者的深入研究及患者的需求被不断赋予新的内涵，使得出院评估内容更加准确和全面，真实地反映患者出院准备的实际情况，针对薄弱点重点干预，切实提高患者出院准备度，保证出院过渡期患者的安全。

二、出院标准

目前出院标准应以患者整体为核心，主要由医师根据患者病情和生理功能进行综合评价决定。建议使用出院准备度评估量表，从生理、心理、社会支持多方面评估患者是否具备出院的能力，最终确保患者安全出院。

根据《妇科手术加速康复的中国专家共识》，ERAS 理念的妇科术后患者出院标准可包括恢复半流质饮食；停止静脉补液；口服镇痛药物可良好镇痛；伤口愈合良好，无感染迹象；器官功能状态良好，可自由活动。参考标准有①一般情况：患者生活基本自理，正常进食，排气、排便正常，精神可。②症状：无发热，口服 NSAIDs 药物可缓解疼痛，切口愈合良好、无感染（不必等待拆线）。③实验室指标：白细胞计数、血红蛋白、转氨酶、肌酐等基本正常。出院标准需综合评估患者情况包括家庭与社会支持，考虑患者的个体化差异还应包括对时间、地点或人物的定向能力恢复；出院后是否有家属陪护；固定居所（包括康复机构）距离医院距离等。

三、出院指导

出院指导是医师、护士或其他医务工作者通过教育或交流的形式让患者和家属获得重要的医疗照护信息，是患者出院后继续遵医嘱和完全康复的前提及保障。在患者出院前，通过对其出院指导，特别是确保患者理解并掌握出院后需要严密观察的问题和注意事项，有助于患者出院后进行自我管理，提高其自我照护的信心和能力。出院指导内容应以疾病特征为依据进行个体化指导。出院指导形式包括书面和口头宣教，可采用多媒体和视频讲解的形式完成。

ERAS 模式下紧凑的治疗流程减少了患者住院时间，也势必使患者与医务人员的接触交流时间变得有限，一定程度上影响了患者更好地获取信息。因此，出院指导的质量至关重要。有研究显示，出院指导质量和出院准备度成正相关，其中出院指导内容的量和出院准备度没有相关性，而出院指导的技巧和出院准备度呈正相关。出院准备知识的传递技巧应包括注重倾听和回答、保持对个人信念和价值观的敏感、安排便于家属参加的时间、着重于减低患者的焦虑、建立信心增加患者对出院准备度的感知。Weiss 于 2007 年编制了出院指导质量量表（quality of discharge teaching scale，QDTS），2015 年由我国王冰花进行了翻译，该量表（表 19-3）被国内外广泛应用于测量出院指导的质量，是患者对医护人员提供的出院指导质量的评价，以了解患者自我感知的内容需求与实际获得的内容的差别。包括患者出院前需要的内容、出院前实际获得的内容和指导技巧及效果等 3 个维度。用需要内容与实际获得内容两个维度形成配对的条目，用来评估获得出院教育的量。量表总分为"获得内容"和"指导技巧和效果"2 个维度的总分之和，分数越高，表明指导质量越好。出院指导质量量表的使用，不同于简单的患者满意度调查，其有助医护人员了解当前出院指导服务的优缺点，及时确定需要改善的方向并制订相应改进策略提供参考，使更多患者出院返家后能够完成疾病的自我管理，促进及维持健康。

表 19-3　出院指导质量量表

（请从 0～10 中选取一个数字来代表您对以下每个问题的感觉）
1a. 您需要从护士那里获得多少关于出院返家后自我照顾方面的信息？
完全不用　　　　　0 1 2 3 4 5 6 7 8 9 10　　　　　非常多
1b. 您从护士那里获得了多少关于出院返家后自我照顾方面的信息？
完全没有　　　　　0 1 2 3 4 5 6 7 8 9 10　　　　　非常多

（待续）

（待续）

（请从 0～10 中选取一个数字来代表您对以下每个问题的感觉）

2a. 您需要从护士那里获得多少关于出院返家后情绪调节方面的信息？

完全不用　　　　　　0 1 2 3 4 5 6 7 8 9 10　　　　　　非常多

2b. 您从护士那里获得了多少关于出院返家后情绪调节方面的信息？

完全没有　　　　　　0 1 2 3 4 5 6 7 8 9 10　　　　　　非常多

3a. 您需要从护士那里获得多少关于出院返家后医疗处理（如：外科伤口护理，呼吸治疗，运动复健，正确服药等）方面的信息？

完全不用　　　　　　0 1 2 3 4 5 6 7 8 9 10　　　　　　非常多

3b. 您从护士那里获得了多少关于出院返家后医疗处理方面的信息？

完全没有　　　　　　0 1 2 3 4 5 6 7 8 9 10　　　　　　非常多

4a. 在您出院返家之前，对于医疗处理方面需要得到多少训练？

完全不用　　　　　　0 1 2 3 4 5 6 7 8 9 10　　　　　　非常多

4b. 在您出院返家之前，对于医疗处理方面获得了多少训练？

完全没有　　　　　　0 1 2 3 4 5 6 7 8 9 10　　　　　　非常多

5a. 您需要从护士那里获得多少关于出院返家后何时需要寻求帮助以及向谁寻求帮助的信息？

完全不用　　　　　　0 1 2 3 4 5 6 7 8 9 10　　　　　　非常多

5b. 您从护士那里获得了多少关于出院返家后何时需要寻求帮助以及向谁寻求帮助的信息？

完全没有　　　　　　0 1 2 3 4 5 6 7 8 9 10　　　　　　非常多

6a. 您的家人或者其他照顾者需要知道多少关于您从医院返家后的照顾事项？

完全不用　　　　　　0 1 2 3 4 5 6 7 8 9 10　　　　　　非常多

6b. 您的家人或其他照顾者获得了多少关于您从医院返家后的照顾事项？

完全没有　　　　　　0 1 2 3 4 5 6 7 8 9 10　　　　　　非常多

7. 护士给您提供的信息能够解决您的担忧和疑问吗？

完全不能　　　　　　0 1 2 3 4 5 6 7 8 9 10　　　　　　完全可以

8. 护士能够倾听您的担忧吗？

完全没有　　　　　　0 1 2 3 4 5 6 7 8 9 10　　　　　　总是能够

9. 护士尊重您的宗教信仰或价值观吗？

完全没有　　　　　　0 1 2 3 4 5 6 7 8 9 10　　　　　　非常尊重

10. 您喜欢护士指导您进行居家自我照顾时的方式吗？

完全不喜欢　　　　　0 1 2 3 4 5 6 7 8 9 10　　　　　　非常喜欢

11. 护士给您指导自我照顾事项时的方式能够让您理解吗？

完全不能　　　　　　0 1 2 3 4 5 6 7 8 9 10　　　　　　总是能够

12. 护士会检查以确保您理解她所提供的信息或掌握她的示范吗？

从来没有　　　　　　0 1 2 3 4 5 6 7 8 9 10　　　　　　总是

13. 您从护士，医师及其他健康工作者获得的信息是否一致？

从不一致　　　　　　0 1 2 3 4 5 6 7 8 9 10　　　　　　总是一致

（待续）

（待续）

（请从 0～10 中选取一个数字来代表您对以下每个问题的感觉）	
14. 护士给您提供自我照顾信息是在合适的时机吗？	
从来不是　　0 1 2 3 4 5 6 7 8 9 10	总是
15. 护士会选择您的家人或其他照顾者能够到场的时间为你们提供信息吗？	
完全没有　　0 1 2 3 4 5 6 7 8 9 10	总是
16. 护士有帮助您提高对居家自我照顾能力的自信心吗？	
完全没有　　0 1 2 3 4 5 6 7 8 9 10	非常多
17. 您有多大的信心认为在紧急情况下自己还知道该做什么？	
完全没有　　0 1 2 3 4 5 6 7 8 9 10	非常有信心
18. 护士给您提供的居家护理信息能够减轻您对出院返家的焦虑感吗？	
完全不能　　0 1 2 3 4 5 6 7 8 9 10	非常能够

四、出院后康复管理团队建立

康复管理小组由主管医师、责任护士及康复管理兼职专管护士、营养师、康复医师组成。康复管理兼职专管护士由工作 10 年以上的主管护师担任（本病区设立兼职专管护士 1 人）。

五、出院后康复管理内容

出院后康复管理可借助如本医院手机 APP、微信公众号或微信群、网络小视频公众号等网络平台实施信息化，定期推送出院后保健计划时间提醒和健康教育信息。具体内容如下。

1. **合理饮食管理**　食欲缺乏、持续恶心、阿片类药物引起的便秘及缺乏饮食恢复指导是患者术后恢复的障碍，老年患者尤其明显。建议患者选择含丰富维生素（水果类）、蛋白质（鸡蛋、瘦肉、奶质品）、高纤维素（蔬菜）的饮食，以增强体质、促进伤口愈合、保持大便通畅。但应注意不宜过度进食补品，蛋白质的供给推荐口服营养补充（ONS），ONS 强化蛋白质补充应作为手术患者出院后饮食计划的主要内容。

2. **正确用药管理**　妇科腹腔或盆腔恶性肿瘤术后使用抗凝药物预防下肢静脉血栓，在出院后应延长至 28 天；出院后继续口服控制血压和血糖药物；给予月经不规则患者生殖内分泌治疗和中医药支持康复治疗等。

3. **伤口护理管理**　出院后指导患者观察伤口情况，若出现伤口疼痛、红肿、渗血、渗液、有硬结、且伴有体温升高，及时到医院就诊。伤口拆线 1 周后可淋浴，切忌用力搓洗伤口，淋浴后可用毛巾将伤口处擦干。

4. 运动康复管理　患者应注意休息，劳逸结合，勿用力提重物，避免剧烈咳嗽，以免增加腹压，影响深部伤口的愈合。结合疾病手术特点，根据自身情况选择缓和的活动方式，适当的活动、可以预防盆腔粘连和下肢静脉血栓的形成，也可增强患者康复的自信心。

5. 并发症预防管理　如排尿困难需保留尿管，留置尿管期间，应当每日清洁或冲洗尿道口，妥善固定尿管，避免受压、打折、弯曲，防止逆行感染，保持引流装置密闭、通畅和完整，及时倾倒集尿袋。鼓励患者多饮水，或者指导患者清洁自主导尿；如妇科肿瘤患者出院后继续穿着弹力袜预防血栓等。

6. 心理健康管理　术后患者负性情绪与应对方式密切相关，积极应对有助于缓解心理压力、保护心理健康，而消极应对产生更多负性情绪影响康复。鼓励患者表达自己真实感受，发泄不愉快情绪，培养多种兴趣，告之舒缓紧张心理的方法以镇定情绪，缓解负性心理，如倾诉、写日志、平卧或静坐，微闭双眼，深呼吸等方法。愉快的心情利于身体恢复，通过心理干预指导使患者保持良好的心情避免情绪紧张激动，尽快恢复正常生活工作。

7. 避孕与生育及性生活管理　如指导开腹、腹腔镜或阴式子宫切除术，子宫颈锥切术，阴道前后壁修补术及经阴道尿道悬吊术等患者禁盆浴、性生活 3 个月为宜；开腹或腹腔镜的子宫肌瘤剔除术、卵巢囊肿剔除术、单纯的卵巢及输卵管切除术、宫腔镜手术患者禁盆浴、性生活 1 个月为宜。避孕与生育指导应结合患者具体术式实施。

8. 居家生活和家庭支持管理　建议休养环境应安静舒适，保持温湿度适宜，注意通风保持室内空气新鲜。尽量避免感冒，出院后可用温水擦身，流动温水冲洗外阴，勤换内衣裤等。向家属介绍家庭支持对提高患者生存质量的正向作用，使患者得到更多的关心和照顾。

六、出院随访计划

出院后 24～48 h 应常规对患者进行电话随访，随访内容包括出院后指导、疼痛评估、伤口护理、出院后并发症监测等。患者术后 7～10 天应至门诊回访，回访内容包括伤口拆线、查询病理检查结果、制订后续治疗计划等。随访时间依据患者病情至少应持续至术后 30 天，肿瘤患者按照各类型随访内容及时间进行随访。常规随访内容包括出院后恶心呕吐、头痛头晕、伤口出血感染等并发症发生情况，以及患者术后饮食、活动、生活及心理能力恢复等。除了共性随访内容外，应针对不同病种制订个体化随访内容，如子宫切除术后患者，需观察患者术后有无腹痛、发热，阴道残端是否出血等。

随访形式包括电话随访、门诊随访、社区随访及上门访视，以及建立的网络信息化（APP、微信公众号、微博及网络咨询等）等。电话随访是较常见随访方式，可直接与患者沟通，为患者提供及时有效的康复指导，并早期发现术后并发症以便及时处理，保障患者出院后医疗安全。互联网＋随访形式对 ERAS 模式出院后管理有巨大推动作用，互联网＋的新随访形式，能融合语音、视频、图像等多种形式数据，使医患之间的随访沟通不受时间、地点的限制，而且更为灵活、便捷。同时，并可以及时、准确地收集大量随访数据，并进行定期统计。

七、应急预案及非计划再次入院管理

出院后应急预案可结合随访实现。医院应建立完善的手术患者术后应急预案。对于所有出院后患者，术后若出现危急情况，随访人员与主刀医师或各个科室住院总医师联系，决定患者门诊或急诊入院，非计划性再入院可通过医院绿色通道优先收治，以保障患者术后医疗安全。非计划性再入院的界定是患者出院当天开始至再入院当天 30 天内再次入院，再入院疾病与前次入院疾病相同，或因前次入院疾病的并发症或疾病的复发、恶化而无法预测的再入院。建立完善的应急预案和非计划再次入院管理方案，可进一步降低患者经济负担，保障患者安全。

总之，ERAS 理念提倡在精准、微创及损伤控制理念下完成手术，以减少创伤性应激，加快患者康复速度，使患者能够很快在出院后回到正常工作生活。基于 ERAS 理论改进的围手术期全程管理方式，针对不同疾病对患者进行院前评估管理、出院后康复训练指导对于保障患者围手术期安全，减少围手术期并发症和非计划再次入院，合理利用医疗资源，提高社会效益和经济效益具有积极的意义。

（刘　青　刘　畅　贾炎峰）

参 考 文 献

［1］ 陈创奇，何裕隆. 加速康复外科在我国结直肠外科临床实践中的挑战与对策. 消化肿瘤杂志（电子版），2016，8（2）：68-71.

［2］ 陈创奇，冯霞. 岭南结直肠外科手术麻醉的加速康复外科临床操作规范专家共识（2016 版）. 消化肿瘤杂志（电子版），2016，8（4）：209-219.

［3］ 陈创奇. 应重视加速康复外科围手术期的全程管理. 消化肿瘤杂志（电子版），2017（1）：13-17.

［4］ 陈锋. 加速康复外科（ERAS）理念在肺癌患者围手术期的应用效果. 济南：山东大学，2017.

［5］ 刘海元，任远，孙大为. 妇科加速康复外科管理路径. 协和医学杂志，2018，9（6）：27-33.

［6］ 徐鹏远. 关于加速康复外科"质量"与"速度"的思考——论 ERAS 在应用中要重视的几个问题. 肠外与肠内营养，2018，25（6）：7-10.

［7］ 中华医学会妇产科学分会加速康复外科协作组. 妇科手术加速康复的中国专家共识. 中华妇产科杂志，2019，54（2）：73-79.

［8］ 中国加速康复外科专家组. 中国加速康复外科围手术期管理专家共识（2016）. 中华外科杂志，2016，54（6）：413-418.

［9］ 中华医学会外科学分会，中华医学会麻醉学分会. 加速康复外科中国专家共识及路径管理指南（2018 版）. 中国实用外科杂志，2018，38（1）：1-20.

［10］ 中华医学会肠外肠内营养学分会，中国医药教育协会加速康复外科专业委员会. 加速康复外科围手术期营养支持中国专家共识（2019 版）. 中华消化外科杂志，2019，18（10）：897-902.

［11］ 赵玉沛，李宁，杨尹默，等. 中国加速康复外科围手术期管理专家共识（2016）. 中华外科杂志，2016，54（6）：413-418.

［12］ 张蒙，葛莉娜，薄海欣，等. 加速康复妇科围手术期护理中国专家共识. 中华现代护理杂志，2019，25（6）：661.

［13］ Bozzetti F, Mariani L.Perioperative nutritional support of patients undergoing pancreatic surgery in the age of ERAS. Nutrition, 2014, 30 (11-12): 1267-1271.

［14］ Cederholm T, Bosaeus I, Barazzoni R, et al. Diagnostic criteria for malnutrition - An ESPEN Consensus Statement. Clin Nutr, 2015, 34 (3): 335-340.

［15］ De HS , Imberger G, Carlisle J, et al. Preoperative evaluation of the adult patient undergoing non-cardiac surgery: guidelines from the European Society of Anaesthesiology. Eur J Anaesthesiol, 2011, 28 (10): 684-722.

［16］ Kalogera E, Dowdy SC.Enhanced Recovery Pathway in Gynecologic Surgery: Improving Outcomes through Evidence-Based Medicine. Obstet Gynecol Clini North Am, 2016, 43 (3): 551-573.

［17］ Hausel J, Nygren J, Thorell A, et al. Randomized clinical trial of the effects of oral preoperative carbohydrates on postoperative nausea and vomiting after laparoscopic cholecystectomy. Br J Surg, 2005, 92 (4): 415-421.

［18］ Hawn MT, Richman JS, Vick CC, et al. Timing of surgical antibiotic prophylaxis and the risk of surgical site Infection. JAMA Surg, 2013, 148 (7): 649-657.

［19］ Kiran R, Turina M, Hammel J, et al. The clinical significance of an elevated postoperative glucose value in nondiabetic patients after colorectal surgery: evidence for the need for tight glucose control?. Ann Surg, 2013, 258 (4): 599.

［20］ Nygren J, Thorell A, Ljungqvist O.Preoperative oral carbohydrate therapy. Curr Opin Anaesthesiol, 2015, 28 (3): 364-369.

［21］ Nelson G, Altman AD, Nick A, et al. Guidelines for pre- and intra-operative care in gynecologic/ oncology surgery: Enhanced Recovery After Surgery (ERAS) Society recommendations--Part I. Gynecol Oncol, 2016, 140 (2): 313-322.

［22］ Nelson G, Bakkum-Gamez J, Kalogera E, et al. Guidelines for perioperative care in gynecologic/ oncology: Enhanced Recovery After Surgery (ERAS) Society recommendations-2019 update. Int J Gynecol Cancer, 2019, 29 (4): 651-668.

［23］ Nelson G, Dowdy SC, Lasala J, et al. Enhanced recovery after surgery (ERAS) in gynecologic oncology-Practical considerations for program development. Gynecol Oncol, 2017, 147 (3): 617-620.

［24］ Practice Guidelines for preoperative fasting and the use of pharmacologic agents to reduce the risk of pulmonary aspiration: application to healthy patients undergoing elective procedures: an updated report by the american society of anesthesiologists task force on preoperative fasting and the use of pharmacologic agents to reduce the risk of pulmonary aspiration. Anesthesiology, 2017, 126 (3): 376-393.

［25］ Recommendations—2019 Update. Obstetrical & Gynecological Survey, 2019, 74 (7): 408-409.

［26］ Sibbern T, Bull Sellevold V, Steindal SA, et al. Patients' experiences of enhanced recovery after Surgery: A systematic review of qualitative studies. J Clin Nurs, 2017, 26 (9-10): 1172-1188.

［27］ Sarin A, Litonius ES, Naidu R, et al. Successful implementation of an enhanced recovery after surgery program shortens length of stay and improves postoperative pain, and bowel and bladder function after colorectal surgery. BMC Anesthesiol, 2016, 16 (1): 55.

［28］ Gan TJ, Diemunsch P, Habib AS, et al. Consensus guidelines for the management of postoperative nausea and vomiting. Anesth Analg, 2014, 118 (1): 85-113.

［29］ Webster J, Osborne S.Preoperative bathing or showering with skin antiseptics to prevent surgical site infection. Cochrane Database Syst Rev, 2015 (2): CD004985.

第二十章　妇科手术加速康复外科科研数据平台建设

与传统外科手术相比，ERAS 是一系列有效措施组合产生的协同结果，其核心理念是为使患者快速康复，在围手术期采用一系列经循证医学证据证实有效的优化处理措施，以减轻患者心理和生理的创伤应激反应，从而减少并发症，缩短住院时间，降低再入院风险及死亡风险，同时降低医疗费用，其出发点重在强调康复质量，而不仅是康复速度。其中较为重要的围手术期措施包括 5 项：①多模式镇痛方案，避免或减少阿片类镇痛药的使用；②术后早期下床活动；③术后早期恢复经口进食、饮水（术后 6 h 后）；④避免或减少使用鼻胃管、引流管、导尿管等；⑤控制性输液，避免过多或过少的液体输入。

到目前为止，ERAS 为临床医学带来的成就有目共睹，但仍需要大量的临床数据去评估和制订其围手术期措施的最佳实践。在 ERAS 与大数据相结合方面，国外还处于起步阶段，但已逐步开始尝试建立 ERAS 结合大数据平台体系；在国内，北京协和医院、浙江大学第一附属医院、中山大学孙逸仙纪念医院、北京积水潭医院等均正在开展 ERAS 相关的各类研究，如加速康复外科临床路径用于经皮肾镜碎石取石术病例登记库、加速康复外科临床路径在老年髋部骨折围手术期应用的多中心、非干预性队列研究等。而 ERAS 在妇科手术领域中的临床数据比较匮乏，需要主动开创妇科 ERAS 大数据建设的先河，建立妇科 ERAS 数据平台收集大量临床数据。通过对采集到的数据进行分析与多中心沟通合作，完善更新国际指南和国内专家共识，从而加速妇科 ERAS 的科研与创新，填补妇科 ERAS 在临床医学信息建设领域上的空白。

为了可以有效便捷地收集、储存、使用与分析临床研究数据，实现妇科 ERAS 数据信息互联互通，从而推动 ERAS 在妇科领域的快速发展，更准确地研究 ERAS 在妇科手术领域中的应用情况。通过大量研究数据完善指南和专家共识，从而能够客观有效地评价 ERAS 在妇科手术领域的应用价值，更加客观真实地反映 ERAS 在妇科手术中应用的安全性与有效性。因此，需要尽快建立我国首个妇科加速康复外科数据平台。

第一节　妇科加速康复外科平台建设背景

一、ERAS 在妇科的应用与现状

ERAS 最开始被应用于结直肠外科，目前应用研究已深入到普通外科、胸心外科、骨科、妇科及泌尿外科等诸多领域。国际上相继发布了择期结直肠手术、胃切除手术、胰十二指肠手术、妇科手术等的 ERAS 指南。2015 年，我国成立了第一个 ERAS 协作组。近年来，ERAS 在我国得到迅速普及和应用，结直肠外科、胰腺外科、肝胆外科等领域均有相关指南发布，在妇科手术中，已有初步的临床实践和经验。

妇科 ERAS 最早于 2005 年前后开始应用，相对于 ERAS 在其他外科领域的广泛应用，其在妇科的应用相对滞后。2014 年，ERAS 在妇科领域应用的研究逐渐增多，内容涉及妇科良、恶肿瘤手术及子宫脱垂手术等各种手术方式。2016 年，国际 ERAS 协会提出了 ERAS 在妇科肿瘤手术的应用指南，妇科领域的 ERAS 方案也逐渐形成了一些共识。从我国妇产科临床实际出发，参考国内外临床研究的结果，并结合其他学科的 ERAS 指南，2019 年 2 月，中华医学会妇产科学分会加速康复外科协作组制定了《妇科手术加速康复的中国专家共识》。2019 年 3 月国际 ERAS 协会对《妇科/妇科肿瘤围手术期指南》进行了更新。

国务院办公厅于 2016 年 6 月 21 日发布了《国务院办公厅关于促进和规范健康医疗大数据应用发展的指导意见》（国办发〔2016〕47 号），其中明确提出，要推进健康医疗临床和科研大数据应用；要依托国家临床医学研究中心和协同研究网络，系统加强临床和科研数据资源整合共享，提升医学科研及应用效能；要依托各类临床医学数据，构建临床决策支持系统。2019 年 11 月 27 日，《国家卫生健康委办公厅关于开展加速康复外科试点工作的通知》（国卫办医函〔2019〕833 号），政策明确表明 2019—2020 年，在全国范围内遴选一定数量的医院开展加速康复外科试点，通过开展试点工作，发挥试点医院的带动示范作用，以点带面，逐步在全国推广加速康复外科诊疗模式，提高诊疗效果和医疗服务效率，提升医疗资源利用率，改善患者就医体验，进一步增强人民群众获得感。这些前瞻性的决策，为构建我国加速康复外科的信息化平台奠定了基础。

尽管国内越来越多的医学中心和专家倡导 ERAS 理念，但实际情况是专家共识发展得比临床数据快。尽管指南和专家共识提供了具有建设性的指导意见和规

范性动作，至今国内仍缺少多中心、大样本、前瞻性的临床研究证实妇科加速康复外科的效果、安全性及最佳实践。一些重要的有关妇科 ERAS 的文献多为回顾性病例总结分析或非 RCT 前瞻性研究，且证据来源稀缺，部分临床决策缺乏高质量证据支持，尤其是缺乏国内临床研究数据。

如何方便快捷地获得可靠的循证医学证据，不断深入研究和建立病种及术式的临床路径与指南共识，如何进一步评价 ERAS 在妇科手术领域的应用价值，根据临床数据反映 ERAS 在妇科手术中应用的安全性与有效性，仍需更多设计严谨科学的多中心随机对照研究及真实世界研究。

医疗改革致力于改善医疗质量和降低医疗成本。缩短平均住院日、减少医疗费用支出、减少并发症、抑制再住院情况一直都是我国医疗外科领域发展的重点。而 ERAS 的理念即结合速度与质量来加速患者康复，进而提高患者的满意度。尽管这一理念已逐渐被广泛认可，市面上也发布了越来越多的指南和专家共识，但国内专家共识的证据强度和推荐力度不仅有待加强，更有待本土化的证据支持。国内缺乏多中心的随机临床研究数据，很多医护人员的传统理念还在常规围手术期的策略，在实际的临床工作中，多数医务人员对 ERAS 还是持保留态度，并没有完全将此付诸临床实践。ERAS 的实施需要多团队合作，包括术前宣教团队、麻醉医师、外科医师、住院管理人员、营养师、护士及项目培训人员等多个部门相互协调配合。在 ERAS 的实施过程中，每个团队都应该持续监测和分析结果，以便进行及时调整，从而优化结果和加速接受妇科外科 / 妇科肿瘤手术患者的恢复。因此高质量的临床数据更能推动 ERAS 的规范化实施和管理。对于临床研究而言，研究设计的科学性和研究数据的可靠性是决定研究质量的关键因素，数据收集阶段是获得原始数据的过程。只有充分重视数据收集工作并采用严谨的研究策略才能确保获得高质量的第一手资料。

二、妇科加速康复外科平台建设目的

2019 年中华医学会妇产科学分会加速康复外科协作组发表的《妇科手术加速康复的中国专家共识》和国际 ERAS 协会更新发布的《妇科 / 妇科肿瘤围手术期指南》为临床工作提供了参考和指导，推动了 ERAS 在我国妇科手术领域中规范、有序开展。通过指南和专家共识内容得知，妇科 ERAS 的 21 个具体实施内容包括术前信息教育和咨询（即术前评估和宣教）、术前优化、术前预康复、术前肠道准备、术前禁食和碳水化合物治疗、麻醉前用药、静脉血栓的预防、手术部位感染的降低、标准化的麻醉方案、恶心呕吐的预防、微创手术、围手术期液体管理 / 目标导向液体治疗、围手术期营养、避免术后肠梗阻、减少阿片类药物的术后多模式镇痛、尿路引流、早期活动、患者报告的结果（包括功能恢复）、ERAS 在盆腔廓清术和腹腔热灌注化疗中的作用、出院途径及 ERAS 审计和报告。2019 年指南基于现有的最佳证据概述了 ERAS 协会小组关于接受妇科 / 肿瘤手术患者的围手术期管理的最新建议。在某些情况下，当无法获得高质量数据时，推荐则来自于对妇科 / 妇科肿瘤手术的最佳客观证据、其他腹部手术的数据及专家小组意见的综合考虑。

基于研究现状，我国中华医学会妇产科学分会成立了非营利性妇科加速康复外科（gynecologic enhanced recovery after surgery, G-ERAS）全国科研协作组（以下简称 G-ERAS 协作组），同时 G-ERAS 协作组提出并建立妇科加速康复全国科研数据平台（G-ERAS 平台）。G-ERAS 平台旨在通过前瞻性、多中心、大样本、临床研究数据来描述 G-ERAS 在国内应用的现状，结合我国妇产科临床实际，从而促进医疗质量的改善，实现国内外数据共享和信息流动，通过获得大规模多元化的数据信息和进行数据分析结果，从而推动国家级多中心妇科加速康复外科临床科研协作平台的构建。

至此，G-ERAS 平台和平台数据库根据妇科 ERAS 指南和专家共识，结合临床妇科 / 妇科肿瘤围手术期的实际情况，对患者在整个围手术期包括基本信息、术前准备、术中、术后及化学检验等数据进行一站式收集与管理。通过存储大量手术案例，打破妇科 ERAS 在多个数据孤岛的现状，更有效地提供科学、客观信息交流，从而推动 G-ERAS 协作组对妇科 ERAS 的研究与经验交流分享；通过妇科 ERAS 与传统妇科手术的对照研究，收集、研究大量临床数据推动妇科 ERAS 的发展与广泛应用，使越来越多的病患通过妇科 ERAS 优化治疗并提升满意度。G-ERAS 协作组致力于通过建立标准、规范化流程不断深化改革加速妇科 ERAS 的创新与发展，在推广妇科 ERAS 应用的同时，解放广大医疗人员烦琐的临床工作，使医疗人员有更多的时间投入到科研中。

第二节　妇科加速康复外科平台建设方案

一、平台整体设计

G-ERAS 协作组在技术层面为帮助实现妇科 ERAS 临床病例数据库的共建共享而建立了 G-ERAS 平台。G-ERAS 平台整合了各医疗单位现有的临床病例数据库，依托 Willow 平台进行设计和研发搭建并提供全流程的技术支持，实现一站式录入及检索服务，满足用户快速准确地获取病例信息资源的需求。Willow 平台作为专业的医学数据集成处理平台，含有针对妇科的核心算法和医学数据集，是采用大数据、人工智能、机器学习等技术，综合医学知识图谱及临床路径等标准研发的医疗智能处理技术产品，平台内嵌专业级医疗数据库，能够高效地完成文本信息处理、数据清洗并支持临床数据分析。Willow 平台通过搭建标准数据库来进行数据存储，即依据国际标准数据库架构模型，遵循国际数据标准和指南要求，根据临床路径设计专业医疗信息化字典，创建百万条标准化结构数据变量，实现临床路径数据全覆盖。它含有的整套医学研究软件具有多种功能，已经实现了在科研、质控、管理等多种应用场景中使用数据。

G-ERAS 平台以此为基础采用智能架构建设，主要通过网页版病例报告表（case report form，CRF）来进行数据的收集，数据通过后端数据库进行数据处理，平台设计由数据收集与集成、数据处理、数据分析及数据应用等多个部分组成，着重考虑平台的安全保障体系、标准规范化体系、权限管理体系等相关体系的建立与完善。平台通过数据库储存数据进行分析、清洗，对于支持后续数据的使用发挥作用。数据库将数据自动进行智能梳理，能够让已有的和不断补充进来的数据进行有效地分析和处理。因此 G-ERAS 平台可实现相关数据的录入、管理、分析和共享等功能，能够充分满足临床应用，符合国内外标准，支持对相关数据的深度处理与利用，以增强临床科研的实用性和提升医疗服务质量为目的，促进妇科领域 ERAS 理念规范使用。

二、e-CRF 设计

在探索与发展妇科加速康复外科的道路上，需要医疗机构的大力支持，要认可更要付诸于实施。基于目前妇科 ERAS 的临床研究数据良莠不齐的现状，为了删繁就简提高医疗工作人员的工作效率，同时确保数据的准确性，考虑在数据收集过程中填写数据的精准、真实是非常重要的因素，G-ERAS 平台对收集的数据进行了规范化设置。让医疗工作人员在有限的时间内完成填写高质量的数据，G-ERAS 使用网页版 CRF 作为前端收集数据的工具。CRF 变量的设置遵照国家医疗指标、临床经验指导、临床变化场景和科学学术结果等要求，满足临床需求。

用户登录成功后，G-ERAS 平台显示网页版 CRF。用户根据页面提示，通过点选完成结构化的数据填写。为了遵循临床路径的逻辑，把设置好的通用模板作为 5 种手术方式和 2 种围手术期处理措施（是否应用 ERAS）的基础 CRF。其中 5 个术式对应的填写内容设置完全一致，而 2 种围手术期处理措施（是否应用 ERAS）对应填写的内容不同，这种设计是考虑到之后应用数据作对比更方便。通过收集在同术式不同围手术期处理措施下患者住院期和随访期的临床数据进行对照分析，达到对妇科 ERAS 的应用进行全面评估的目的。

CRF 的部分内容同时支持非结构化和结构化文本的填写。一方面可以通过规范的 CRF 形式录入高质量数据，例如，将该数据的变量事先定义好，确保不同医师录入数据的一致性，逐步提高数据质量；另一方面，有些需要补充或扩展填写的文本内容需要通过非结构化文字描述完成。因此临床医师根据经验对以下情况进行了文字框设计：①出现超出范围值的情况需要补充；②必须通过文字描述填写；③特殊字段填写。

随访期 CRF 的部分题目通过已创建的病例自动生成。在 ERAS 路径管理下的患者会在恢复的中间阶段出院，恢复过程将延伸至家庭环境中。出院是患者和护理人员的关键过渡阶段，所以评估患者的出院情况是整个随访过程中的重要组织部分。

三、平台数据库构建

为了实现客户端的统一，可以将系统功能的核心部分集中到服务器上，数据平台的服务以 B/S 架构为核心进行搭建，选用的 B/S 架构是目前应用的主要网络结构模式。这种模式有效地简化系统的开发和维护过程，可以更便捷地使用系统。数据平台使用 Web Services 作为具体的实现技术。考虑到未来 G-ERAS 的数据库需要满足更多维度的数据应用场景，选择采用 SOA 架构，实现系统提供的服务与服务技术的分离。

四、平台数据字典建设

G-ERAS 平台收集的数据中含有非结构化、非标准化的数据，为了将这些数据都按照统一标准规范化地收集进入数据库，引入了数据字典的概念。数据字典正是通过对专家共识、国内外指南及医师宝贵的临床工作经验整理形成的，数据字典会涵盖固定的变量，这些变量是形成网页版 CRF 的基础。通过统一选项，将数据完整、标准地收集、存储进数据库，为后续的数据分析和处理提供扎实的基础。数据字典有助于这些数据的进一步管理和控制，为数据库的设计、实现及运行阶段控制有关数据提供依据。

G-ERAS 的数据字典内包含基本信息、术前准备、术中、术后及随访。G-ERAS 平台的数据字典在建设过程中，查阅多个文献和指南，例如，《妇科手术加速康复的中国专家共识》，国际 ERAS 协会《妇科 / 妇科肿瘤围手术期指南》等，充分考虑了我国妇科 ERAS 的发展情况，平台涵盖的手术方式包括多孔腹腔镜、单孔腹腔镜、NOTES、传统术式（开腹）及阴式手术。在数据的设置中，为了规范数据的填写，避免输入的数据违背伦理和常识，平台对部分数据进行了规则校验，使录入的数据都设置在合理范围内。例如，身高的输入范围为 $1\sim300$ cm。

平台基于手术方式对不同围手术期处理措施（是否应用 ERAS）下收集的临床数据进行对照分析。如在收集手术方式为"单孔腹腔镜"的数据时，选择"应用 ERAS"和选择"传统手术"所出来的 CRF 内容不同。

变量设计：G-ERAS 平台根据国际 ERAS 妇科指南和国内专家共识的内容提取妇科 ERAS 在临床路径中的常规操作步骤、流程顺序，包含了妇科 ERAS 在整个围手术期的处理措施。并根据临床医学逻辑，参考妇科专家的意见和建议，医师（术前）、住院医师（术后）和护士分段填写初步制定并完善了整个 G-ERAS 平台数据字典的建设处理。同时，为了使操作更便捷，平台结合临床常规习惯与科研需求进行优化改进，对收集的变量进行调整，从而完善数据库内容。

G-ERAS 平台是对术式下不同围手术期处理措施进行的整体记录。在建设其数据字典时，平台基于以上国际、国内标准，拆分细化了标准的关键字和具体操作内容，围绕"是否应用 ERAS"对变量进行调整，例如药物名称、单位、剂量、症状描述、各种评分等。在选择传统手术时，数据字典涵盖了传统手术常规操作的所有操作流程，从基本信息—术前—术中—术后进行了一系列记录，符合临床医学逻辑和常规操作，而选择患者应用 ERAS 进行手术时，数据字典不仅包含了传统手术的操作，也包含了妇科 ERAS 的相关优化处理措施的描述。例如，①是否进行术前宣教；②术前干预措施的具体内容，其中题目已经细化到采取措施的具体时间和数量，如是否"术前 2 h 摄入 400 ml 的 12.5% 碳水化合物饮料"；③体温；④疼痛管理的具体内容；⑤术后疼痛评估；⑥术后防止血栓方式和肠梗阻方式的描述。

第三节　妇科加速康复外科平台功能模块设计

一、G-ERAS 平台

主要包括手术期 / 随访期录入、查询、数据统计与分析、数据可视化与共享等功能。参照临床数据交换标准、协会数据标准进行数据对接；收录患者围手术期所有相关信息，同时具有自动逻辑核查、研究数据自动统计分析、研究数据导入导出功能。通过历史数据治理、新增数据录入、多中心数据获取与共享这些数据集成的方式，方便数据中心生成标准化、结构化、标签化的数据，协助医师进行临床数据分析，从而达到医疗数据终端应用服务的目的。G-ERAS 平台可以有效遏制数据采集时参差不齐的情况，且依照国际、国内标准在最大程度上确保数据的安全隐私性。平台强大的系统实时更新和追踪功能解决了数据实时平行研究的痛点。

二、手术期录入

用户通过网站入口，在成功登入 G-ERAS 平台网页版主界面后，从录入新病例下拉菜单中的手术方式和围手术期处理措施（是否应用 ERAS）中选择需要填写的内容，直接进入 G-ERAS 平台已经预设好的 CRF 中进行相应操作。

三、随访期录入

G-ERAS 平台根据科研随访需求，通过姓名、病案号等方式查询选择已提交的手术病例，进行相应的新随访 CRF 录入。随访数据的质量和随访率直接影响临床科研的质量，通过随访可以提高医院医前及医后服务水平，同时方便医师对患者进行跟踪观察，也有利于医学科研工作的开展和医务工作者业务水平的提高，从而更好地为患者服务。但目前多数随访都是医师个人收集整理，且形式内容冗杂，安全性能差，G-ERAS 平台内高效合理的随访功能不仅可以对随访数据进行实时录入与查询，更能提高随访数据的整体质量，因而提升医师的诊疗效率，让诊疗水平与科研同步高效进行。

平台随访的内容根据不同的"随访阶段"生成不同的 CRF，这样设计是为了让医师能够详细地掌握患者在不同随访时期的身体状况，从而达到最佳诊疗的目的。

第四节　妇科加速康复外科平台数据应用设计

在设计 G-ERAS 平台时把结果转化作为重要的考虑因素，例如，①如何让使用者更好地利用这些已经存在的数据来产出重要成果；②如何使用已有数据完成管理，使临床路径规范化。通过收集专家的建议和反复确定，将妇科加速康复平台收集的数据主要应用场景定位在科研和管理这个方向。在对 G-ERAS 数据库数据有足够深入的了解下，设计该应用场景的初衷是希望通过处理过的标准化数据，让医师减少重复收集多种数据的工作，并可以直接提供医师已经整理好的数据。

一、数据统计与分析

G-ERAS 平台的数据在应用场景需要完成数据统计及深层次处理和分析，在 Willow 系统中含有分析平台可以对 G-ERAS 的数据进行全面对接，采用多维度智能分析工具的思路，可针对用户需求定制不同的统计、分析思路，为实现科学精准决策提供支持。用户利用平台提供的查询、变量筛选、分组等功能，实现根据课题、需求、使用方向不同所进行多维数据的统计分析，同时保障数据的准确性和完整，省去了再次寻找、核查数据的时间，在数以秒计的时间内将结果呈现给用户。并且利用平台提供的导出功能简单、高效地输出结果文件。在数据的使用中，考虑到使用者的角色不同应用的数据范围略有差异，设定了不同角色的账户，通过不同权限来看不同的变量，方便观察和分析所关心的数据，可轻松地满足用户的多层次要求。

二、数据可视化

数据可视化的功能主要是根据 G-ERAS 协作组的需求，对数据结果做处理，转化数据显示成图表信息。用户根据图表查看研究课题和临床试验的具体进度信息，并根据平台实时更新的数据，了解在多个指标下不断变化的数据发展趋势。按照协作组的要求，G-ERAS 平台首页展示部分指标的可视化，实时更新数据并显示的内容包括本医院上报情况和全部医院上报情况。数据分析结果会图文并茂，以更易理解、更美观的方式呈现，分析功能将会和数据可视化功能相结合，通过多个维度的图表，将呈现数据背后蕴含的信息。

三、数据查询

用户在病例记录页面可以通过搜索功能进行查询。搜索内容可以为患者姓名、病案号、手术类型、围手术期处理措施（是否应用 ERAS）、手术时间、所属医院、登记医师等多维度信息，通过精准的检索提高使用者的工作效率，仅需少量时间即可从众多数据中获取所需内容。

第五节 妇科加速康复外科平台安全质量保障

一、安全性能管理

数据库应用服务搭建在云服务器（cloud virtual machine，CVM）上，由特定的 CVM 供应商提供安全、高性能、可靠的弹性计算服务。为了能在服务出现故障时快速进行应急处理，避免数据丢失，数据库采用 3 个副本进行存储，当其中一个副本故障发生时直接可进行迁移和恢复。

系统自动在运行过程中对数据服务器进行双机热备，意外情况发生时可自动切换，不中断正常使用。数据服务器搭建在 G-ERAS 协会自有数据库服务器上，并对用户访问和权限设置等进行严格管理，保护协会对数据的所有权。平台客户端采用系统权限、功能权限设置 2 种方式，保证系统安全和数据安全。依照国际国内标准设定 G-ERAS 平台的安全工作防备，防止任何可能的攻击和预防环境变化。

二、用户权限管理

G-ERAS 平台通过统一的网页版 CRF 收集数据，保障收集数据的规范化和标准化。同时在技术上平台可以对账号进行跟踪和锁定，不同级别的账号会设置对应管理权限。不同级别用户访问数据库中数据的范围或课题数时会受到管理和约束，平台将用户获取数据的内容固定，从而保障数据安全共享。账号的级别和共享数据的范围均由 G-ERAS 协作组内部进行审批和监督，同时也需要得到所在医院单位的同意。协作组的成员机构可以共享的医疗知识，包括诊疗方案、患者病例资料等。

G-ERAS 平台的用户权限管理是保证平台安全的一项重要措施，合理的用户权限设置可以使数据的安全性得到有效保障。用户权限管理的设计是根据 G-ERAS 协作组的架构，结合协作组成员的不同需求实现各自对平台的访问操作，使其能够更便捷、高效地控制权限，实现在不同中心和应用场景进行数据访问，既可以对数据内容进行常规的数据检查，又可以对特定数据组集设置相应的访问权限。

该功能帮助 G-ERAS 协作组按照需求分配用户权限，以控制用户对 G-ERAS 平台数据的访问。用户权限管理准确定义每个用户能或不能在平台进行的操作内容。其中平台管理员是用户中的最高权限，不仅可以录入新数据，浏览、更改或删除原数据，还能增添或删减原有的用户。G-ERAS 协作组内每个医院指定的负责人拥有该医院 G-ERAS 平台数据库的最高用户权限，能够使用最高用户权限所享有的功能。而最低权限的使用者只有录入和浏览固定数据的功能。

三、标准化处理

G-ERAS 平台的数据集标准是根据国际 ERAS 指南和国内专家共识的内容并结合大量临床经验制定的标准字段，同时以 G-ERAS 协作组的整体需求出发，通过考虑合理性、可操作性及使用人群的特征，最终调整并达到临床工作流程中的使用标准。数据库中字段的描述借助 ICD-10、SNOMED 等标准，将海量病例中挖掘的经验知识转变为机器可以理解的表示形式，以实现术语的规范化和标准化，使数据库中的数据信息有利于科研及统计分析。

G-ERAS 平台数据库中的数据将会被在更多应用场景里使用，平台采用通用临床数据标准，可与医院现有 EMR 系统、HIS 系统及 PACS 等系统实现信息互联互通，同时便于数据库管理患者的相关数据。平台数据集的标准化、规范化不仅优化了收集数据的质量，更能确保数据集的制定有章可循，有理可查。

四、数据质量保障管理

G-ERAS 平台在设计的时候就考虑到未来需要定期对提交的数据进行数据质量保障。面对如何对数据质量进行评价，从哪些方面进行数据质量保障等问题，平台综合考虑使用人群、数据填入方式和数据类型，确定了数据质量保障主要基于以下 2 个维度：①数据质量保证机制，通过判定提交的数据是否达到平台所规定的完整级别，并对数据进行分类，符合要求的数据进入数据库，不符合要求的数据会提示使用者再次提交。报告的质量保证机制可以高效、快速对数据进行质量的把控，在数据进入数据库的过程中已经对数据进行初步的检查和筛选。更及时有效地提示和反馈给使用者，让使用者在填写数据时注意规范填写，从源头确保数据是标准化的；②平台内部质量保证，G-ERAS 协作组为了确定平台数据是完整、精准的数据，在数据导出并应用的时候，会对数据进行核查，核查数据是否和原始数据保持一致性，数据格式、数据内容、数据相互之间的关系没有改变。在数据进入到平台后，会根据平台数据库设计好的架构进行存储，数据需要被以字段的方式存储在不同的属性标签下，此时已经将原始数据进行了转换，变成数据库所能识别的形式存在。为了 G-ERAS 平台的严谨性和医学合理性，数据转变形式并存储遵循的逻辑首先是需要符合医学本体论。数据在导出的时候同样要遵循数据库架构的逻辑进行提取，将存储在属性中有一对一、一对多、多对多等相互关系的字段还原成数据，原始数据完全一样，根据使用场景会以不同形式呈现，最后确保数据被应用时是可靠的。

第六节　G-ERAS 平台管理与维护

一、监管规范与伦理

G-ERAS 平台通过设立委员会保证数据的安全性，对涉及数据的行为进行监管，委员会由 G-ERAS 协作组成员兼任，建立工作轮换制度。委员会的作用是监测手术后的不良事件，制定相关规范流程，确保数据的完整性。G-ERAS 协作组对数据使用制定相关规范，参与机构如果出现数据使用的需求，需要按照流程申请并获得批准。①单中心使用数据流程：技术提供方在数据使用方向提出申请，在平台上提供所申请数据，使用数据方需在论文中提出"数据使用妇科加速康复全国协作组平台本单位子数据库"；②多中心使用数据流程：使用数据方使用数据的目的仅限于课题使用，课题牵头人向协作组委员会提出该课题所使用数据范围的相关申请。协作组负责人经过委员会确认同意后授权。并向数据平台技术方提出书面需求，技术方按照需求把该课题相关数据提供给使用数据方。

每个参与机构需要完成本机构内部要求的审查流程，对 G-ERAS 平台的研究程序进行审查，审查通过后同意数据放到 G-ERAS 平台上。每个参与机构的伦理审查委员会在这个过程中起到监管和批准的作用。G-ERAS 平台遵守《赫尔辛基宣言》，平台涉及的运作行为和数据收集均遵守该宣言准则，患者自愿参加注册登记，并签署知情同意书。

二、平台维护与优化

G-ERAS 在使用过程中会涉及如何保障平台和数据库正常运行，针对这类问题 G-ERAS 协作组和技术支持方确定了日常维护方案。技术支持方提供专业的实施团队进行定期维护和检查工作，确保平台具有良好的运行情况。为了让平台在各种状态具备稳定、顺畅的使用性能，平台和数据库会根据 G-ERAS 协作组的需求定期进行优化、升级管理，能够带来更好的使用体验。平台也会定期对录入数据库的病例资料进行备份，确保数据安全性，这有利于数据的应用。随着妇科 ERAS 手术的不断发展，G-ERAS 平台和数据库也会随之优化。考虑到不断会有新的内容被发现与定义，平台的应用场景也会变多；随着进一步应用、推广与深入，需要满足更多的需求，这时支持平台运行的数据字典也将发生改变。改变的内容可能在手术流程的规范与完善；使用耗材、药物的增加；患者的术后护理；患者的随访等多方面，平台字典的内容也会根据国内外指南和专家共识进行同步更新。这些内容将促进 G-ERAS 平台向更好的方向发展，平台性能的不断提高也会给平台带来升级和更新。

未来 G-ERAS 平台还能完成更深层次的数据处理与分析，通过收集广泛、多维度的医疗工作、管理、决策及研究需求，制订更多定制化功能服务，例如数据审计、数据自动上报国家质量控制单位、提供动态数据分析及结果等，将医师从繁杂、重复的工作中解放出来，充分实现"减负"。另外，平台秉承着"以患者为中心、以医疗质量为核心"的理念，通过 G-ERAS 平台的特点，在提高临床数据质量、加速科研、方便国内外学术交流沟通、提高医学水平和核心竞争力的同时，也协助完善国际妇科 ERAS 指南和国内专家共识的编写与更新，从而指导妇科 ERAS 的准确应用，让越来越多的医护人员和患者受益。

ERAS 应用的目的是改善患者康复效果，提升医疗质量效率，而国内妇科 ERAS 的应用还处于起步阶段。G-ERAS 平台建设旨在推动 ERAS 在妇科领域的应用与发展，让越来越多的医疗机构、医护人员及患者改变传统理念，接纳妇科 ERAS 给患者带来的更安全有效的医疗与护理。

G-ERAS 平台可满足临床研究人员开展高度专业化定制分析的需求，不仅提供了医院科研技术支撑，同时大幅提高了医院的临床科研分析效率、科研竞争力和数据准确性，在探索医疗大数据实践应用方面进行了有益尝试。

G-ERAS 平台为 G-ERAS 协作组成员获得有价值的临床数据提供了更便捷有效的收集方式，加速了医疗制度的完善。G-ERAS 平台是基于临床医学字典收集的数据，存储的数据结果为支持 DRGs 付费政策和医保控费政策发展与落地提供了充分有利的循证依据，从而控制医疗费用不合理增长，促使医疗资源优化配置，提高医院管理水平和减少患者负担。

基于目前 ERAS 在国内逐渐蓬勃发展的现状，其在妇科领域的应用也提上了日程。妇科 ERAS 发展的道路日益明朗，它为迅速提高医疗水平带来了新的探索和希望；再加上医改的首要目的是服务广大人民群众，而 ERAS 的核心理念亦是如此。综上所述，通过 G-ERAS 平台实现妇科 ERAS 的迅猛发展指日可待。

（周　菁　范梦顿　孙　喆　许钧杰）

参 考 文 献

［1］ 孙政，古维立，曹杰．加速康复外科应用的现状及展望．广东医学，2016，37（18）：2699-2701．

［2］ 张茜，仵晓荣．加速康复外科在临床中的应用进展．护理研究，2018，32（2）：191-195．

［3］ 徐鹏远．关于加速康复外科"质量"与"速度"的思考—论 ERAS 在应用中要重视的几个问题．肠外与肠内营养，2018，25（6）：321-324．

［4］ 江志伟，黎介寿．规范化开展加速康复外科几个关键问题．中国实用外科杂志，2016，36（1）：44-46．

［5］ 江志伟，李宁，黎介寿．快速康复外科的概念及临床意义．中国实用外科杂志，2007，27（2）：131-133．

［6］ 张亚娜，苏玉成，李想，等．基于加速康复外科的科研大数据平台建设．中国医疗设备，2019，34（9）：105-109．

［7］ 张璐，王永军．术后快速康复外科在妇科的应用研究进展．中国实用妇科与产科杂志，2018，34（9）：1062-1065．

［8］ 孙大为．妇科手术加速康复的中国专家共识．中国妇产科杂志，2019，54（2）：73-79．

［9］ 欧阳振波，尹倩，吴嘉雯，等．国际 ERAS 协会妇科 / 妇科肿瘤围手术期指南 2019 年更新解读．现代妇产科进展，2020，29（3）：226-229．

［10］ 朱斌，黄建宏．加速康复外科在我国发展现状、挑战与对策．中国实用外科杂志，2017，37（1）：26-29．

［11］ 任远，刘海元，孙大为．加速康复外科在妇科手术领域的进展．协和医学杂志，2019：621-626．

［12］ 刘海元，任远，孙大为．妇科加速康复外科管理路径．协和医学杂志，2018：501-507．

［13］ 欧阳振波，王存孝．加速康复外科在妇科的应用进展．现代妇产科进展，2017，26（5）：390-392．

［14］ 许钧杰，范梦頔，孙喆．单孔腹腔镜协作组科研数据平台建设 // 孙大为．经阴道腹腔镜手术的探索与实践．北京：清华大学出版社，2019：121-131．

［15］ 牛晓曈．基于医疗联合体的区域医疗信息平台建设与应用探讨．中医药管理杂志，2017，25（22）：124-127．

［16］ World Medical Association (WMA). Declaration of Helsinki. Ethical Principles for Medical Research Involving Human Subjects. Jahrbuch für Wissenschaft und Ethik, 2009: 233-238.

［17］ 王玲，巫春福．DRGs 付费军队医院病案首页填报情况．解放军医院管理杂志，2019，26（11）：1014-1016．

第二篇

常见妇科手术加速康复外科实施精要

第二十一章 宫腔镜与腹腔镜手术

20世纪后期，伴随着内镜技术的出现，微创外科得到蓬勃的发展。所谓"微创"，是指微小创伤，即在对人体创伤尽可能小的情况下使疾病得到治疗，且治疗效果与"大创伤"相似或更佳。最佳的内环境稳定状态，最小的手术切口，最轻的全身炎症反应，最少的瘢痕愈合，患者无痛少出血、少并发症，低费用，一直是患者和医师共同追求的目标。在这样的理念驱动下，近20年，妇科腔镜微创技术得到迅猛发展，如今以宫腔镜、腹腔镜为核心的微创技术作为现代妇科手术发展的方向，正在逐渐取代传统的治疗模式，并广泛应用于妇科良性、恶性疾病的诊治。宫腔镜技术为临床开辟了一条经济、实用、简便的诊断与治疗宫腔内良性疾病的有效途径。在我国，宫腔镜诊断和治疗手术的临床应用日益普及，基础研究不断深入，设备不断更新，新术式层出不穷，使宫腔镜技术得到更广泛的应用。宫腔镜诊断和宫腔镜手术已成为子宫腔、子宫颈管疾病的首选常规手术。传统宫腔镜手术已成为经典，阴道内镜（vaginoscopy）、窄带成像技术（narrow band imaging，NBI）、子宫腔内粉碎器（intrauterine morcellator，IUM）、可吸引的新型电切设备等拓展了宫腔镜手术的应用范围，更加体现了宫腔镜在微创方面的优越性。大量的临床研究证实，宫腔镜技术治疗子宫腔内良性病变有效，创伤小，被誉为微创外科手术成功的典范。妇科腹腔镜初始的开展，其适应证非常有限，仅限于腹腔镜下的诊断与鉴别诊断，随着腹腔镜技术水平的不断提高和器械的改进，腹腔镜手术的应用范围和安全性极大地提高，使其拓展到几乎所有妇科疾病。近年来，又出现了单孔腹腔镜手术（LESS），经自然腔道内镜手术（NOTES）及机器人手术系统等。经脐单孔腹腔镜手术（TU-LESS）将切口隐藏于脐孔或脐周，几乎不留瘢痕，创伤更小、切口疼痛更轻、康复更快，且具有便于取组织、穿刺损伤和切口疝发生率更低等优点。近年来，由于这种独特优势，越来越多的妇科医师开始重视单孔腹腔镜技术，并将其应用到妇科良、恶性疾病的手术治疗中。经阴道腹腔镜手术（V-NOTES）是近十余年来新兴的腹腔镜技术，是利用女性阴道这一天然自然腔道，经阴道穹隆切口放入腹腔镜进行盆腔手术操作，因其结合了腹腔镜与阴式手术的优势，有规避了阴式手术不可见的劣势，也逐渐被越来越多妇科医师应用于妇科疾病的治疗。无论腔镜技术怎样的改进和发展，其核心目标都是在保证有效治疗的前提下达到微创、美观、无痛及早期恢复的目的。孙大为教授带领国内专家撰写的《妇科单孔腹腔镜手术学》和《经阴道腹腔镜手术的探索与实践》2本专著，无疑对我国妇科微创的事业的发展起到了积极的推进作用。

因此，ERAS 自首次提出以来，与微创外科一起被认为是近 20 年来外科临床最重要的进展。二者的有机结合可更好地降低患者手术创伤应激，使患者更快更好地康复。ERAS 植入微创技术，较开放手术具有更为理想的结局，而微创外科的发展是实施 ERAS 的技术保障。加速康复外科理念最早应用于胃肠外科，妇科领域的应用相对较晚，直至 2016 年 ERAS 国际协会才推出了妇科肿瘤 ERAS 应用指南，而国内 ERAS 在妇科领域的应用更相对滞后。2019 年中华医学会妇产科分会推出了《妇科手术加速康复的中国专家共识》，但目前尚无一致的针对妇科腹腔镜手术的 ERAS 方案来指导临床实践。因此，有必要总结国内外该领域的研究进展，实现我国妇科宫腹腔镜手术 ERAS 的规范化和标准化。结合 ERAS 理念在外科领域的实施，现将宫腹腔镜手术中的 ERAS 具体实施策略总结如下。

第一节　宫腔镜手术

我国宫腔镜发展的奠基人夏恩兰教授将宫腔镜技术引进以来，在临床中不断迅速的发展起来，目前已在国内广泛开展至各级医疗机构。宫腔镜手术作为一种经自然腔道的手术方式，具有创伤小、恢复快、住院时间短等优点，最能体现微创优势，深受医患双方的喜爱，对于子宫腔、子宫颈管疾病，宫腔镜已成常规的手术方式。宫腔镜手术主要包括宫腔镜子宫内膜息肉切除术、子宫肌瘤切除术、宫腔粘连切除术、子宫畸形矫治术、胚物残留切除术、子宫内膜切除术等。将 ERAS 理念合理融入宫腔镜的围手术期管理，能够降低术后疼痛和并发症的发生率，使宫腔镜的微创优势更加突出，加快康复时间，进一步减少患者住院时间、减轻经济负担。目前关于 ERAS 理念在宫腔镜应用未见相关指南、共识，文献报道较少，结合 ERAS 理念在外科领域的实施，试总结宫腔镜手术中的 ERAS 具体实施策略如下。

一、术前管理

1. 术前宣教　在加速康复外科管理流程的第一步是详细的术前宣教，也是快速康复过程中关键步骤。通过充分的术前宣教可以减少患者的恐惧感、紧张感及焦虑，有利于患者更好地积极配合治疗，有利于术后快速康复。

医护人员在术前对患者进行较详细的宣教，使患者熟悉病区环境，了解宫腔镜围手术期相关知识。结合疾病图谱示意图讲解宫腔镜手术特点，个体化的具体手术方式，可能达到的治疗效果，术后可能出现的阴道流液或出血等症状及可能进行的医疗干预措施等。详细地告知康复各阶段可能时间，对促进康复的各种建议，鼓励早期进水、进食及下床活动的建议及措施等。虽然患者是"加速康复计划"中的主体，但术前宣教的对象不仅是患者，还要其家属和陪护人员积极参与"加速康复计划"，让患者和家属熟悉整个流程，以取得充分的配合，更好地完成"加速康复计划"。

宣教的时机一般选择在手术前几天，地点为门诊或病房，宣教的形式可以通过宣传彩页、多媒体、示意图等，以口头或书面进行面对面的交流，其目的是让患者及家属了解其自身在康复过程中所起的作用。

2. 术前评估与优化　为保证宫腔镜围手术期的安全性，术前应评估心肺功能、是否吸烟、饮酒、有无贫血和营养不良。吸烟是术后肺部并发症的高风险因素，酒精影响会心功能、凝血功能、免疫功能，通常推荐患者术前需戒烟、戒酒4周以上。术前针对有肺功能不全等的患者，强调进行心肺功能及四肢肌肉功能的锻炼，以增加术前患者的体能贮备。

宫腔镜检查已成为异常子宫出血、黏膜下子宫肌瘤的首选介入性诊断方法。宫腔镜手术也是这两种疾病手术治疗的金标准。异常子宫出血、黏膜下子宫肌瘤常因慢性失血、急性出血引起贫血。贫血影响人体组织器官的功能和机体的抗感染能力，也是患者术后不良结局的独立影响因素。术前既需要止血还应同时纠正贫血，未治疗的术前贫血可能延长住院时间、增加输血率及再住院率。术前贫血的纠正可改善心肺功能，也可减少术中出血和术后贫血的发生。对于术前贫血的干预可由门诊进行住院手术前评估，积极识别纠正贫血。ERAS 主张血红蛋白低于 70 g/L 时才考虑输血，可采用预存自体血、血液代用品等措施，尽量减少异体输血。轻中度贫血可通过补充铁、注射促红细胞生成素等提高患者术前的血红蛋白水平，同时避免输血带来的不良反应。针对术后贫血，也需要进行充分评估并制订出合理的治疗策略，促进患者快速康复。

对围手术期营养管理，提倡建立有外科医师、麻醉医师、营养师、护师、心理专家等共同组成的营养管理团队，制订的营养策略既要遵循循证医学证据，又要重患者的实际情况，临床实践中实施个性化的营养支持方案。针对营养不良的患者，需要正确评估患者营养状况，当患者合并以下任意一种情况时，应警惕重度营养不良：6 个月内体重下降≥10%；进食量＜推荐摄入量的 60%，持续＞10天；BMI＜18.5 kg/m²；血清白蛋白＜30 g/L。对严重营养不良患者进行术前营养支持，术后并发症发生率可降低 50%。在营养支持上强调口服优先、蛋白质优先、足量供给，以促进患者快速康复。

3. 术前肠道准备　术前机械性肠道准备即口服泻剂或清洁灌肠可导致患者

焦虑、脱水及电解质紊乱。因宫腔镜检查和手术均无腹腔内操作，无须常规肠道准备，这样可减少患者液体和电解质的丢失，促进患者术后康复。

4. **术前禁食水及口服碳水化合物**　宫腔镜手术虽无腹腔内操作，但由于手术过程中需要对患者实施牵拉、扩张子宫颈、子宫腔内操作，容易发生剧烈疼痛，故需要实施麻醉。宫腔镜手术一般手术时间短，需要麻醉起效快、苏醒快、可控性强、安全等，刘琳报道使用瑞芬太尼复合丙泊酚静脉全身麻醉在妇科宫腔镜手术患者中呈现的麻醉作用优于丁哌卡因腰麻 - 硬膜联合麻醉，目前临床上多选用全麻醉。为避免在全身麻醉时发生呕吐、反流及误吸，术前需要禁水、禁食。

传统观念认为，术前 $10\sim12$ h 应开始禁食，禁食过夜可引起胰岛素抵抗、增加患者的不适感，且有可能导致患者血容量不足，不利于降低术后并发症的发生率。研究显示，绝大部分需手术的患者，术前可进食清流质食物直至麻醉前 2 h 都是安全的。欧美国家现代麻醉学指南表明，患者术前 6 h 可以自由进食，术前 2 h 可以自由进水，减少术前禁食时间，有利于减少手术前患者的口渴、烦躁、紧张等不良反应及尽可能地降低因禁食引起的饥饿综合征。

流质食物的胃排空时间是以指数形式进行的，而固体食物则以线性速度进行，可能更缓慢一些，所以对于无胃排空延迟、血糖正常的患者，推荐术前（麻醉诱导前）8 h 以上禁食油炸、脂肪及肉类食物，术前 6 h 禁食乳制品及淀粉类固体食物，术前 2 h 禁食清流质食物。术前 2 h 摄入适量清饮料，推荐 12.5% 碳水化合物饮料，饮用量应 $\leqslant5$ ml/kg，或者总量 $\leqslant400$ ml，可选择复合碳水化合物，有助于缓解术前口渴、紧张及焦虑情绪，减轻围手术期胰岛素抵抗减少，减少术后恶心、呕吐及其他并发症的发生。

5. **术前镇痛**　虽然宫腔镜手术手术创伤小、手术时间较短，但是因术中需扩张或牵拉子宫颈、膨宫、钳刮子宫内膜或子宫腔赘生物及输卵管插管通液等子宫腔内操作，患者因紧张、恐惧和疼痛而相当痛苦，甚至个别会出现较严重的并发症，故围手术期需镇痛。

ERAS 疼痛管理为多模式镇痛的预防性镇痛。预防性镇痛是指在疼痛产生前阻断手术造成的任何疼痛和传入信号，目的是减少因手术引起的神经敏感，避免术后急性或慢性疼痛的产生。研究显示，预防性镇痛会减轻患者中枢和外周的敏感化，减少组织的分解代谢，避免严重应激反应的发生，加速伤口愈合。同时，可降低全身麻醉药物的使用量，有效缩短患者苏醒时间，稳定围手术期血流动力学，减轻术后疼痛程度和镇痛药用量，减少术后并发症。

有研究结果显示，常规使用可快速通过血脑屏障的非甾体抗炎药物（NSAIDs），可以抑制外周和中枢敏化，降低术中应激和炎症反应，加速患者的术后康复。推荐术前晚或术日晨口服非甾体抗炎药，或于术前30分钟静脉注射非甾体抗炎药，以减轻患者术后疼痛。

6. 血栓预防　宫腔镜手术多为良性疾患，创伤小、无切口、愈合快；宫腔镜手术为预防膨宫液吸收引起的水中毒，需严格控制手术时间，不宜时间过长；术后一般疼痛较轻或在充分镇痛下患者常早期能下床活动，故减少了下肢深静脉血栓（DVT）形成的风险。但因宫腔镜手术需采取截石位，股静脉与髂外静脉成角影响下肢静脉回流，有部分患者术后需服用避孕药或大量雌激素，雌激素单独或联合孕激素可增加凝血系统的相关指标，使机体抗凝系统功能下降，这些因素均促使血栓形成。应积极防止血栓形成。

血栓的预防涉及多个学科，包括基础预防即早期活动，机械预防包括间歇性空气加压和梯度压力弹力袜，药物预防有普通肝素、低分子肝素、阿司匹林及口服抗凝剂华法林等。低分子肝素出血风险低，可有效降低血栓形成风险，比机械抗凝效果更佳。对于血栓高危人群，需要机械预防和药物预防同时进行。

7. 术前子宫颈准备　宫腔镜手术前如果不充分的进行子宫颈扩张，有引发子宫颈裂伤、子宫穿孔，甚至周围脏器损伤等严重并发症。因此子宫腔操作前的子宫颈准备十分重要。宫腔镜手术前的充分扩张子宫颈，可缩短手术时间，减少手术并发症，促进患者快速康复。

目前根据子宫颈预处理的作用机制，可分为药物和物理准备。药物包括米非司酮、前列腺素衍生物及间苯三酚等，机械性扩张即采用物理子宫颈扩张器扩张子宫颈。妊娠期和非妊娠期女性、生育年龄及绝经后妇女由于生理特点不同，采用的子宫颈预处理方法有所不同，应酌情选择。

8. 术前阴道准备和预防性应用抗生素　传统观点认为，术前备皮、阴道冲洗、预防性阴道上药可有效预防术后感染。传统术前皮肤准备需剃除手术区域毛发，目的是减少切口感染，但剃毛备皮可致皮肤损伤，增加术后感染的风险，《加速康复妇科围手术期护理中国专家共识》推荐术前沐浴清洁，不推荐常规剃除会阴部毛发，如手术需要，可采用剪短毛发的方式进行备皮。因此宫腔镜手术不推荐常规备皮。

因为子宫内膜的周期性脱落，宫腔镜手术发生感染罕见，且程度不重，预后良好。目前尚无关于宫腔镜手术常规预防性使用抗生素的相关文献。预防性使用抗生素建议用于有心脏瓣膜疾病、免疫抑制、不孕症、有盆腔炎史、穿孔后、手术复杂、持续时间长的患者。通常的用法是在检查前日、检查当日和检查后给予口服多西环素100 mg，每12小时一次或口服头孢菌素类药物。合并急性阴道炎和急性盆腔炎时应推迟子宫腔操作，ACOG《妇科手术感染预防指南》也不推荐术后常规使用抗生素。

总之，宫腔镜检查和手术有一定程度的感染风险，只要采取预防措施如严格无菌操作、严格器械消毒灭菌、改善患者健康状态、增强患者自身抵抗力，多数感染可以避免。

二、术中管理

1. **麻醉管理** 宫腔镜操作常需术中牵拉和扩张子宫颈、膨宫和能量电极子宫腔内操作等引起不适与带来疼痛，不同手术方式可采用不同麻醉方式如子宫颈旁阻滞麻醉、硬膜外麻醉、静脉麻醉。宫腔镜手术多手术时间短，需要麻醉起效快、苏醒快、可控性强。

为确保患者术中安全舒适及加快术后恢复，麻醉方式多采用喉罩下全凭静脉麻醉，既能有效保持气道通畅，又避免了椎管内麻醉引起的尿潴留、下肢感觉运动障碍及神经损伤等影响术后恢复的不良反应。ERAS专家相关共识推荐镇静、镇痛、肌松等麻醉药物应以短效为主，同时减少阿片类药物的应用。丙泊酚联合芬太尼或瑞芬太尼的全凭静脉麻醉效果好。吸入麻醉药是引起术后恶心呕吐的高危因素，临床较少应用。为了预防恶心呕吐可在诱导阶段预防使用地塞米松。为降低喉罩置入难度、减少组织损伤，诱导时静脉注射低剂量罗库溴铵，既不影响苏醒也不影响肌力恢复。Bingol等研究认为在宫腔镜手术中，术中泵注右美托咪定麻醉比丙泊酚提供更好的术后镇痛效果。

术中要密切关注膨宫液的出入量，必要时应用呋塞米利尿。控制子宫内压在 $80\sim100$ mmHg，尽量使膨宫压小于患者的平均动脉压。密切监测患者生命体征，预防低血压。围手术期采取限制性的液体管理，防止发生液体超负荷，发生急性肺水肿和左心衰竭。遵循最高吸收量限制原则，一旦达到限制值，应监测电解质，必要时进行血气分析，警惕酸中毒、电解质紊乱、低体温等严重并发症。

2. **预防术后恶心呕吐** 术后恶心呕吐（PONV）是全身麻醉手术后常见的不良反应。有报道全身麻醉后PONV的发生率为20%～30%。其中的危险因素包括女性、不吸烟者、预先使用阿片类药物、有PONV病史及晕动病史者、腹腔镜手术、眼科手术及耳鼻喉科手术的患者。

对于有2个或3个危险因素的患者可以使用5-HT$_3$受体拮抗剂（如昂丹司琼）或地塞米松进行治疗；超过3个危险因素的患者可使用5-HT$_3$受体拮抗剂和地塞米松联合治疗。宫腔镜手术的术后恶心呕吐的预防可采取麻醉前给予地塞米松和手术结束时应用5-HT$_3$受体拮抗剂。

3. 预防术中低体温　围手术期的体温控制在正常范围是加速康复的一个重要环节。术中低体温有着广泛的不良影响，是麻醉和手术的常见并发症，低体温可抑制凝血功能同时增加出血，增加感染率、延缓苏醒、不良心脏事件、延长住院时间等。研究表明，围手术期保持正常的体温能降低术后的并发症。

术前给予预保暖，术中持续体温监测，应注意气管插管、静脉输液、膨宫液及手术室的保温，保证核心体温>36 ℃，低温时使用暖风设备、循环水温毯或静脉输液加热等设备；在手术结束后应当继续使用保温措施，以保证患者离开手术室时体温>36 ℃。尽量避免寒战发生，可使用哌替啶 0.25～0.5 mg/kg，或者可乐定 1～2 μg/kg，或者曲马多 50～100 mg 静脉注射。

4. 术中液体管理　液体管理是外科患者围手术期治疗的重要组成部分，目的在于维持血流动力学稳定以保障器官和组织灌注、维持电解质平衡、纠正液体失衡及异常分布等。

宫腔镜手术中最严重的并发症是与膨宫介质相关的过度水化综合征，又称急性水中毒。是因大量的膨宫介质进入血液循环引起的一系列症状和体征，严重时导致患者死亡。宫腔镜术中液体管理重在预防急性水中毒：①控制膨宫压力，既保证充足的操作空间，也避免压力过高增加膨宫介质的吸收急性肺水肿、脑水肿等严重并发症的发生。适宜的膨宫压力为 80～100 mmHg，低于人体平均动脉压。②严格控制手术操作时间，以灌流液 10～30 ml/分钟的吸收速度计算，手术时间应控制在 1 h 以内。必要时可二期手术治疗。③严密监测膨宫液清洗量和回收量的差值，每 5～10 分钟监测一次液体平衡，出入量差值非电解质灌流液为 1000 ml、电解质灌流液为 1500 ml，应立即停止手术操作。④术中严密监测生命体征、血氧饱和度、血电解质、血糖、血气分析、气道阻力、尿量等，及时纠正电解质紊乱，出现低钠血症时应注意补钠量与速度，切忌快速、高浓度静脉补钠，导致大脑损伤。⑤术中除注意容量负荷过多所致的组织水肿，也应避免因低血容量导致的组织灌注不足和器官功能损害。

宫腔镜手术提倡以目标为导向的围手术期个体化输液方案的新策略，目标导向性补液作为围手术期个体化输液方案的新策略，通过应用各种无创或有创循环监测指标和相关实验室检测指标，持续监测患者循环状态，早期识别容量变化，制订并正确实施围手术期液体治疗方案。

三、术后管理

1. 留置尿的管管理　留置尿管可影响患者术后活动，增加下尿路感染风险，延长住院时间，宫腔镜手术时间短，麻醉方式多采用喉罩下全凭静脉麻醉，麻醉苏醒快、可控性强，多术后能够短时间苏醒，宫腔镜检查应避免使用导尿管，宫腔镜手术留置导尿者建议在术后尽早拔除。

2. *饮食的恢复*　过去强调术后胃肠道休息，应等待肠道通气或通便后，再开始进行口服进水、进食。加速康复外科理念建议，无须等到肠道恢复通气再恢复进食。早期恢复胃肠道进食，可以提前停止静脉输液，促进肠功能的恢复，加速患者的康复。

妇科宫腔镜手术后患者可即刻饮水，4～6 h 即应开始进食。当经口能量摄入少于推荐摄入量的 60% 时，应添加口服肠内营养制剂，补充热量、蛋白质、维生素及微量元素，如患者能耐受经口进食，应在术后 24 h 停止静脉补液。

3. *疼痛的管理*　术后疼痛管理是 ERAS 的重要内容，为达到理想的镇痛效果，麻醉医师需对患者术前进行评估并为患者提供镇痛教育，术前可给予患者口服 NSAIDs 以减少术后阿片类药物的用量和减轻术后疼痛。ERAS 倡导多模式镇痛，即多种镇痛方式与多种非阿片类药物联合使用，在达到理想术后镇痛的前提下，减少阿片类药物的使用。宫腔镜手术术后疼痛多为轻度疼痛，术后患者无明显疼痛不适感，术后镇痛泵的应用明显增加恶心、呕吐等不良反应的发生率，因此患者术后可不采取镇痛措施。

四、出院标准

要应结合患者病情和术后恢复情况，制订个体化的出院标准，基本标准为恢复半流质饮食，无须静脉补液，口服镇痛药物可良好镇痛，体温正常，伤口愈合良好，无感染迹象，器官功能状态良好，可自由活动。

加速康复计划的一个重要结果是缩短住院时间，因此出院计划和标准应在术前及住院时就告知患者。仔细与详细地制订出院计划是减少再住院率，增加患者安全及满意度的一个重要措施。由于患者术后有不同程度的不适，在出院后许多治疗仍应继续进行并能得到支持服务，应进行定期的随访。

五、随访和评估

应加强患者出院后的随访，在患者出院后通过电话或门诊进行随访和出院后指导，根据病理结果进行后续治疗计划。对并发症进行监测，建立明确的再住院的"绿色通道"，满足患者因并发症随时再住院的需求，ERAS 的临床随访至少应持续到术后 30 天。针对围手术期并发症和再住院事件进行评估修改以期获得更好的围手术期结局。

第二节　腹腔镜手术

　　腹腔镜技术在妇科领域已广泛应用，目前80%～90%的手术都可以通过腹腔镜完成，其手术指征覆盖了从简单的附件手术到复杂的恶性肿瘤手术，不同疾病手术的围手术期处理措施会有一定的差异，但在ERAS实施过程中，基本原则一致，均为术前宣教，取消常规肠道准备，避免术前过度禁食、禁饮，多模式镇痛，术中体温监测，优化液体管理，减少或避免各种留置导管，术后早期进食及下床活动等。本节的理论部分基于中华医学会妇产科学分会加速康复外科协作组2019年制定的《妇科手术加速康复的中国专家共识》，以及国际ERAS协会妇产科分会推出的《妇科肿瘤围手术期管理指南》2016版和2019版，并参考了国内多个医疗中心的实践经验，尽可能全面、客观地对妇科腹腔镜手术ERAS实施提供建议。内容提纲见表21-1。

表 21-1　ERAS 在妇科腹腔镜手术中的具体应用

阶段	ERAS 项目	建议	证据水平	推荐等级
	宣教和辅导	患者应接受专门的术前宣教和辅导	中	强
	评估与优化	术前4周停止吸烟和饮酒，术前应积极识别和纠正贫血和营养不良等	戒烟：中 戒酒：低 医疗优化：中	戒烟：强 戒酒：强 医疗优化：强
	肠道准备	不常规进行机械性肠道准备	中	强
	术前禁食水	麻醉诱导前2h可口服清饮料，术前6h可口服固体食物	高	强
		碳水化合物可减少术后胰岛素抵抗，建议常规使用	中	强
术前管理	术前镇痛	术前应避免常规使用镇静剂减少焦虑	低	强
		术前晚和术日晨口服非甾体抗炎药，或术前30分钟静脉注射 NSAIDs	低	强
	血栓预防	具有血栓高风险患者，术前开始使用 LMWH 或肝素并联合机械性预防	高	强
		建议术前停用口服避孕药及激素替代	低	强
	皮肤准备	备皮应在手术当日进行，氯己定-乙醇溶液优于聚维酮碘	高	强
	预防性应用抗生素	清洁手术（Ⅰ类切口）无须应用抗生素，清洁-污染切口手术，切皮前30～60分钟静脉滴注抗生素（Ⅰ代头孢、头霉素或阿莫西林克拉维酸）	高	强

（待续）

（续表）

阶段	ERAS项目	建议	证据水平	推荐等级
术中管理	标准麻醉方案	采用全身和区域麻醉联合，应使用短效麻醉剂，减少阿片类药物的应用	低	强
		低强度通气，使用潮气量为 6～8 ml/kg，PEEP 为 5～8 cmH$_2$O，以减少术后肺部并发症	中	强
	预防术后恶心呕吐	术中尽可能避免使用 N$_2$O，预防性使用止吐剂，推荐 2 种止吐剂联合使用	中	强
	预防术中低体温	术中持续体温监测，并采取主动保温措施，保证中心体温＞36 ℃	高	强
	围手术期液体管理	避免开放性会限制性补液，采用目标导向液体治疗，维持正常血容量和液体平衡	高	强
术后管理	腹腔引流管	不常规使用盆腹腔引流管，术中特殊需要留置引流管，也要在术后尽早拔出	中	强
	导尿管	除子宫广泛性切除术外，不推荐长期留置尿管，如需放置，通常在术后 6 h 或术后第 1 天早晨即可拔除	低	强
	鼻胃管	术中放置的鼻胃管应在复苏前取出，术后不应常规使用鼻胃管	高	强
	术后促进胃肠道功能恢复	咀嚼口香糖	中	强
		使用缓泻剂	低	弱
	术后早期进食	常规手术患者，术后 4～6 h 开始进食；恶性肿瘤患者，包括接受肠切除吻合术的患者，建议术后 24 h 内开始饮食过渡	高	强
	术后血糖控制	将血糖控制在 10.0～11.1 mmol/L 或以下，当血糖超过上述范围时，可考虑胰岛素治疗	高	强
	术后镇痛	局麻药物伤口浸润联合以 NSAIDs 为基础的药物镇痛	低	强
		不推荐 PCA	低	弱
	早期活动	普通手术建议术后 6 h 下床活动，恶性肿瘤手术鼓励 24 h 内尽早离床活动	低	强
	术后血栓预防	VTE 高风险的患者术后需继续抗凝治疗，可考虑使用 LMWH 联合弹力袜或间歇性充气压缩泵，恶性肿瘤患者建议使用 LMWH 至术后 4 周	高	

注：NSAIDS. 非甾体抗炎药；LMWH. 低分子肝素；N$_2$O. 一氧化二氮；PEEP. 呼气末正压；PCA. 患者自控镇痛；VTE. 静脉血栓栓塞症

一、术前管理

1. *术前宣教和辅导*　大多数的患者在手术前都会存在焦虑和恐惧心理，尤其是妇科恶性肿瘤患者，担心手术的安全性、手术的效果、术后的生存情况，害怕术中和术后发生疼痛等，部分患者还会产生悲观、抑郁等情绪。术前的不良情绪，会增加患者心理应激反应、增加痛觉敏感度、延长疼痛时间及增加术后并发症发生率。

个体化的围手术期宣教是 ERAS 成功与否的独立预后因素。在手术前，通过多模式、个体化的宣教和辅导，有助于预期手术和麻醉过程的安全实施和术后的早期恢复。建议医护人员在术前通过面对面的交流，以口头或书面的形式向患者和家属介绍围手术期相关知识，以及促进快速康复的各种建议，以缓解患者的紧张焦虑，使其能够更好地理解和配合。要求手术医师、护士及麻醉医师均需参与术前教育，有助于提升宣教的效果。可以通过宣传彩页、多媒体、示意图、模型等方式，告知 ERAS 方案的目的和主要项目，增加方案实施的依从性。内容应包括与麻醉和手术相关内容；腹腔镜手术特点，针对患者疾病的具体手术方式，可能达到的治疗效果，术后可能出现的肩痛、腹胀等症状及可能给予的医疗干预措施等；鼓励患者术后早期进食，早期下床活动，宣传疼痛控制和血栓预防等相关知识，告知患者出院的标准及出院后的随访安排。

2. 术前评估与优化　妇科腹腔镜手术术前应全面评估患者有无糖尿病、心肺功能、是否吸烟和饮酒、有无贫血和营养不良等。随着人们生活水平的提高，妇科手术患者中入院前未诊断的糖尿病或高血糖患者越来越普遍，应于术前进行评估、优化及干预，可降低围手术期患者并发症的发病率和死亡率。对于术前是否需要行血糖控制目前尚存在争议，一般认为，糖尿病或高血糖状态会增加手术不良事件，但现有的大样本观察数据显示，延迟手术来纠正高血糖并不能改善手术结局。

妇科腹腔镜手术患者术前尤其应注意评估心肺功能，术中的 CO_2 气腹、头低足高位均有可能加重心肺负担。肥胖患者气道阻力增加，术前应做好充分的评估。吸烟是术后肺部并发症的高风险因素，酒精影响会心功能、凝血功能、免疫功能，通常推荐患者术前须戒烟、戒酒 4 周以上。

术前贫血与术后发病率和死亡率密切相关，术前应筛查贫血并给予积极纠正。但对于恶性肿瘤患者，促红细胞生成素和围手术期输血都可能增加癌症复发的风险，因此不作术前使用推荐，建议口服铁剂作为一线的治疗方案。营养不良是增加术后并发症发生率的独立危险因素，筛查与治疗营养不良是术前评估的重要内容之一，ERAS 围手术期营养支持的实施贯穿于术前、术后及出院后。目前普遍推荐术前采用营养风险筛查 2002（NRS-2002）对患者进行营养风险筛查，对于重度营养不良（6 个月内体重下降≥10%；进食量＜推荐摄入量的 60%，持续＞10 天；BMI＜18.5 kg/m^2；血清白蛋白＜30 g/L）的患者进行术前营养支持。营养支持首选肠内营养，强调蛋白质补充，如无法满足基本营养需求，可考虑联合肠外营养，营养支持治疗的时间一般为7～10天，可视患者个体情况延长治疗时间。对使用肠外营养，应首选全合一营养液，须营养不良纠正以后再进行手术，以降低术后并发症的发生率。

3. 术前肠道准备 传统的肠道准备包括机械性肠道准备和口服抗菌药物清除肠道细菌。目前，包括结直肠手术在内的多个外科领域的研究结果表明，机械性肠道准备会给患者带来不利的生理效应，可导致患者脱水、电解质紊乱，尤其是老年人。同时，无渣饮食、口服磷酸钠盐等灌肠剂等均可增加患者不适，且并不能减少术后并发症。Arnold等研究认为，妇科手术前的肠道准备并不能改善手术视野暴露、不能缩短手术时间，即使是肠切除的患者，无论是否接受肠道准备，术后吻合口瘘和感染的发生率差异均无统计学意义。因此，对妇科腹腔镜手术，不建议进行机械性肠道准备，包括有计划进行肠道切除恶性肿瘤手术。如患者存在长期便秘，可给予适当肠道准备。

4. 术前禁食水和口服碳水化合物 传统观点认为，择期手术应在术前10～12 h开始禁食、水，有利于保证胃排空，减少术中、术后误吸的发生。但这一措施并没有循证医学证据。研究显示，长时间禁食可使患者处于代谢应激状态，抑制了体内胰岛素分泌，促使分解代谢（如胰高血糖素、糖皮质激素等）的释放，禁食过夜可引起胰岛素抵抗，有可能导致患者血容量不足，不利于降低术后并发症的发生率。Cochrane数据库包括了22项RCT的研究结果显示，从午夜开始禁食与麻醉前6 h禁食固体饮食、麻醉前2 h禁食清流质饮食相比，既不减少胃内容量，也不增加胃液的pH。此外，研究表明，术前一晚口服100 g（800 ml）、麻醉前口服50 g（400 ml）糖水，可降低分解代谢状态并同时增加胰岛素分泌水平，还可降低术后胰岛素的抵抗，维持糖原的储备，减少蛋白质的分解，增加肌肉的力量。

ERAS推荐术前（麻醉诱导前）8 h禁食油炸、脂肪及肉类食物，术前6 h禁食乳制品和淀粉类固体食物，术前2 h禁食清流质食物。术前2 h摄入适量清饮料，推荐12.5%含碳水化合物饮料，饮用量应≤5 ml/kg，或总量≤300 ml，可选择复合碳水化合物，如含麦芽糖糊精的含碳水化合物饮料，可促进胃排空。对于糖尿病患者，术前2 h同样可饮水，但口服碳水化合物目前尚缺乏相关研究。

5. 术前镇痛 腹腔镜手术围手术期镇痛效果和镇痛药物对机体的影响决定了患者术后的恢复质量和安全性。术前预防性镇痛模式作为镇痛的一种新概念，强调覆盖整个围手术期的有效镇痛治疗，预防性镇痛可减轻围手术期有害刺激造成的外周和中枢敏化，减少组织的分解代谢，避免严重应激和炎症反应的发生，加速伤口愈合。降低术中、术后的疼痛强度，并减少对镇痛药物的需求。推荐在伤害性刺激（手术刺激）发生前使用快速通过血脑屏障、抑制中枢敏化的药物。术前镇痛药物可选用选择性 COX-2 抑制剂、钙通道阻滞剂、氯胺酮、右美托咪定等。

术前使用 COX-2 抑制剂（如口服塞来昔布或静脉注射帕瑞昔布）可发挥抗炎、抑制中枢及外周敏化作用。有报道术前、术中、手术后持续输注氟比洛芬酯也可发挥抑制中枢敏化作用，其他非选择性 NSAIDs 药物术前用药的作用尚未确定。

Kalogera 等研究发现，术前预防性使用氟比洛芬酯，可显著减少术中阿片类镇痛药物的应用，有效降低术后疼痛评分、缓解因阿片类药物过量引起的胃肠道不良反应，同时有助于术后恢复呼吸功能。围手术期应用 NSAIDs 应注意个体化，注意其禁忌证，如冠状动脉旁路移植术、胃肠道溃疡病史、凝血功能障碍、大出血等，同时需要注意其封顶效应，避免 2 种药物同时应用。

虽然术前用药可以增加患者的舒适感和满意度，有利于增强麻醉效能和减少麻醉药用量，但是也可能影响患者术后的早期苏醒，甚至影响围手术期血流动力学的稳定。因此，术前 12 h 内应避免使用长效镇静药物，避免妨碍患者早期术后进食和活动。如果必须使用镇静药物，可谨慎给予短效镇静药物，以减轻麻醉操作时患者的焦虑。老年患者术前应慎用抗胆碱药物及苯二氮䓬类药物，以降低术后谵妄的风险。

6. 血栓预防　在我国，妇科手术后无预防措施的患者中 VTE 的发生率高达 9.2%～15.6%，DVT 者中肺栓塞（PE）的发生率高达 46%。减少 VTE 的危害重在预防，对所有入院的患者，术前均应进行 VTE 评估，可采用国际上常用 Caprini 风险评分和基于我国数据的、适合妇科手术后 VTE 险分级的 G-Caprini 模型。对于 VTE 中、高风险的患者，建议穿着抗血栓弹力袜和间歇性充气压缩泵等措施，术前皮下注射低分子肝素，并持续至手术后，恶性肿瘤患者应用低分子肝素至术后 4 周。对于服用激素替代治疗或口服避孕药患者，术后血栓栓塞风险明显增加，建议停药 4 周后再接受手术。

7. 术前皮肤准备和预防性应用抗生素　传统观点认为，术前备皮可有效预防术后感染。然而，目前没有没有明确的证据表明，术前备皮或脱毛可减少外科手术部位感染（SSI），故妇科腹腔镜手术不推荐常规备皮，必要时剪刀剪除毛发即可。RCT 研究显示，与 10% 聚维酮碘水溶液相比，使用葡萄糖酸氯己定和异丙醇进行皮肤清洁，可使降低 40% SSI。因此，氯己定 - 乙醇是首选的皮肤消毒剂。

大多数妇科手术属于清洁 - 污染切口，预防性使用抗生素有助于减少 SSI。妇科手术部位的感染包括皮肤菌群、阴道菌群、肠道菌群等，故应选择广谱抗生素预防感染，首选头孢菌素，推荐第一代头孢菌素（如头孢唑林等），也可使用与头孢唑林等效的阿莫西林克拉维酸。对于头孢菌素和青霉素过敏的患者，可用克林霉素联合庆大霉素或喹诺酮类药物。应用时机一般在皮肤切开前 1 h 内静脉注射（通常在麻醉诱导时）。肥胖患者（BMI＞35 kg/m² 或体重＞100 kg）手术时间延长 1～2 倍药物半衰期，或失血＞1500 ml，应增加剂量或重复使用。Ⅰ类切口的腹腔镜手术不需要预防性使用抗生素。

二、术中管理

1. 麻醉管理　妇科腹腔镜手术麻醉方法采用全身麻醉、区域阻滞或两者联合的麻醉的方式，既能满足镇静、镇痛、提供良好的手术条件等基本要求，也能有效减少手术应激，有利于促进患者术后康复。区域麻醉可减少阿片类药物应用，减少术后恶心、呕吐，迅速恢复肠道功能，减少术后胰岛素抵抗，也可达到快速觉醒。但硬膜外麻醉常导致交感神经阻滞，诱发低血压、下床困难及尿潴留，影响快速康复。对于大多数宫腔镜手术和普通腹腔镜手术，基于其微创特征，全静脉麻醉即可满足手术需求。

2. 全身麻醉药物　首选短效药物如七氟烷、地氟烷或丙泊酚等。术中尽量减少阿片类镇痛药物的应用，必要时与短效阿片类镇痛药如瑞芬太尼联合使用，加速患者恢复。肌松药首选中效肌松药，如罗库溴铵、维库溴铵及顺阿曲库铵等，避免使用长效肌松药，如泮库溴铵、维库溴铵及顺阿曲库铵等。麻醉维持阶段可使用静脉麻醉药丙泊酚或辅以吸入麻醉药，前者全身麻醉不良反应较少，术后恶心、呕吐发生率较低，有利于患者术后快速清醒拔管，有利于患者术后早期活动。

实施肺保护性通气策略，采用低潮气量（6～8 ml/kg），中度呼气末正压（PEEP）5～8 cmH₂O（1 cmH₂O＝0.098 kPa），吸入气中的氧浓度分数（FiO₂）＜60%，吸呼比为 1∶（2.0～2.5）。使用间断性肺复张性通气可有效防止肺不张。术中调整通气频率维持动脉血二氧化碳分压（PaCO₂）在 35～45 mmHg（1 mmHg＝0.133 kPa）。腹腔镜手术时，CO₂ 气腹及特殊体位可能影响呼气末二氧化碳分压（PetCO₂）评价 PaCO₂ 的准确性，推荐在气腹后应测定动脉血气以指导通气参数的调整，避免潜在严重高碳酸血症根据腹腔镜手术大小和患者情况的需要，必要时可行有创动脉血压监测、血气分析、麻醉深度监测或肌松监测等。对麻醉深度进行监测，可避免麻醉过浅导致患者术中知晓，或麻醉过深导致延迟苏醒及麻醉药品不良反应增加。

3. 预防术后恶心呕吐　术后恶心呕吐（PONV）是妇科手术后患者的常见问题，腹腔镜手术是 PONV 的独立预测因素，是住院患者导致延迟出院的原因之一。PONV 的危险因素包括妇科手术、腹腔镜手术、女性、年龄＜50 岁、肥胖、有运动型疾病、不吸烟、使用挥发性麻醉剂、长时间麻醉、术后使用阿片类药物、使用氧化亚氮等。因此，PONV 在妇科腹腔镜手术更为常见。

建议对所有接受腹腔镜手术的患者常规给予预防性止吐，一线止吐剂包括5-羟色胺 3 受体抑制剂（如昂丹司琼）、糖皮质激素；二线止吐剂包括丁酰苯类、抗组胺类药物、抗胆碱能药物及吩噻嗪类药物，推荐 2 种或 2 种以上的止吐药物联合，避免使用一氧化二氮和挥发性麻醉剂，减少阿片类药物的剂量。

4. 预防术中低体温　围手术期保持正常的体温是保证患者安全的重要步骤。研究表明，在手术过程中，由于术野的暴露和麻醉药物对体温调节反应的抑制，会使热丢失加速，导致低体温的风险增加，老年患者手术及持续时间长、失液量大的手术易发生低体温。体温＜36℃时，还会影响药物代谢，对凝血产生不利影响，并增加出血、心脏病发病率及伤口感染；术后寒战也会增加耗氧量，加重疼痛。术前给予预保暖；术中持续进行体温监测，并采取主动保温措施如保温毯、加温输液等，保持体温＞36℃；术后继续使用保温措施。维持正常体温可明显减轻患者的应激反应，降低伤口感染的发生率。妇科手术中，鼻咽部是测量中心体温的理想部位。推荐对手术时间超过 30 分钟的病例采取主动保温措施，可药物抑制寒战的发生。

5. 术中液体管理　优化的循环和液体管理 ERAS 的重要组成部分。基本原则是按需而入，控制补液总量和补液速度。建立无创或有创血流动力学监测，包括每搏输出量、心排血量、收缩压变异率、脉压变异率及每搏输出量变异率等，动态监测和调整补液量。根据不同的治疗目的、疾病状态及阶段，个体化制订并实施合理的液体治疗方案。

外科手术术前液体管理目标是避免使患者处于脱水状态。术中液体治疗的目标是维持体液内环境稳态，与术后康复密切相关，液体不足会导致组织缺氧、器官功能下降及肠道细菌移位，甚至肠源性感染。而液体超负荷特别是含钠液体后，会加重心肺负担、造成胃肠道水肿，术后肠麻痹时间延长，不利于患者的康复。因此，术中需采用控制性输液技术，必要时酌情使用血管活性药物。补液首选平衡盐溶液，可减少高氯性代谢酸中毒的发生。胶体溶液有潜在的影响凝血和肾功能损伤风险，应限制的使用，如确有需要，推荐使用羟乙基淀粉。应采用"目标导向液体治疗"策略，根据患者的血压、呼吸频率、心率及血氧饱和度调整补液量及补液速度。对于因使用麻醉药物导致的低血压，首先使用缩血管药物进行治疗，而不是首选大量补液进行治疗。与开腹手术相比，腹腔镜手术液体转移影响较小，液体需要量减少，建议术后静脉补液量尽量减少，肠道途径补液优先。

三、术后管理

1. 留置管管理　传统理念认为，术后由于术野创面可能存在一定时间持续渗出，或者在淋巴清扫后淋巴管开放导致术后一定时间内淋巴液漏出，术野放置引流管可将积液或积血及时引出体外，避免液体积聚甚至继发感染造成脓肿形成。近年来越来越多研究表明，术野放置引流管不能降低术后并发症的发生率。相反，由于引流管可能会导致腹腔粘连的发生，同时由于引流管引起的疼痛影响了患者术后早期活动，延长术后恢复时间。在结直肠手术中，也没有证据表明腹腔引流可以预防吻合口瘘的发生或改善整体预后。妇科腹腔镜手术，进行肠修补或肠吻合概率较低，即使妇科肿瘤手术中这样的研究较少，但目前研究没有发现妇科手术后引流效果更好的证据。因此，妇科腹腔镜手术不推荐常规放置引流管，如必要时放置，也应于术后 1～2 天确定无出血等情况后尽早拔出。

留置导尿管时间过长会增加尿路感染的发生，因此，除子宫颈癌行子宫广泛性切除术外，不建议长期留置导尿管，如术中留置，也应在术后 6 h 或术后第 1 天早晨，患者可离床活动后拔除。

放置鼻胃管不能减少术后肠瘘的发生，反而会增加术后肺部感染的风险和患者术后的不适感。妇科腹腔镜手术不建议常规放置鼻胃管，如胃胀气明显，可考虑术中置入鼻胃管，但应在手术结束前取出。

2. 术后早期进食及促进胃肠道功能恢复　传统的观点认为，术后给予胃肠减压使肠道休息，可以减轻肠麻痹的时间、尽快恢复肠功能，但目前研究证实，肠道休息不能减少术后肠麻痹发生率，术后少量进食可缩短肠麻痹时间。术后早期（术后 24 h）进食可减少分解代谢，降低胰岛素抵抗，加速肠功能恢复，缩短住院时间。研究表明，大部分妇科手术后（包括良性和恶性疾病），术后 24 h 内口服液体或食物，无论肠功能是否恢复，都不会增加胃肠道或其他术后并发症发病率，并且能使肠功能恢复更快，感染并发症发生率更低，住院时间更短，患者满意度更高。

患者麻醉苏醒后可咀嚼口香糖，通过假饲促进胃肠蠕动功能恢复，可减少腹胀和肠麻痹发生率，在胃肠道耐受情况下，尽早逐渐过渡饮食并不增加术后并发症发生率。因此，鼓励妇科患者在麻醉苏醒后可饮用清水或葡萄糖水等液体。对于常规妇科手术患者，建议术后 4～6 h 开始进食；对于妇科恶性肿瘤患者，包括接受肠切除吻合术的患者，建议术后 24 h 内开始饮食过渡。

促胃肠动力药或缓泻剂对术后肠麻痹有一定效果，在一项前瞻性的非随机试验中，20 例患者接受了根治性子宫切除术，术后口服磷酸钠盐溶液，可促进肠功能早期恢复，而无明并发症。与对照相比，住院时间减少。但目前相关数据有限，尚无有力的证据支持术后使用胃肠动力药物可促进肠道功能的恢复。此外，减少阿片类药物用量、控制液体入量、早期活动，均有利于术后胃肠功能恢复。

3. *术后血糖控制* 围手术期高血糖（血糖＞11.1 mmol/L）与不良的临床手术结局相关，包括围手术期死亡率、住院时间及术后感染的增加。关于围手术期最佳血糖范围目前仍存在争议，大多建议将血糖控制在 10.0～11.1 mmol/L 或以下。强化胰岛素治疗（intensive insulin therapy，IIT）使血糖控制在 7.8～11.1 mmol/L 常导致医源性低血糖，并引发相关的潜在不良事件如癫痫、脑损伤及心律失常等，因此不作推荐。

此外，传统的围手术期干预措施，如机械肠道准备、术前禁食及术后恢复正常饮食延迟等，都会引起围手术期胰岛素抵抗状态。ERAS 的相关措施，如术前避免机械肠道准备，术前禁食至术前 2 h，术前碳水化合物负荷和术后早期恢复饮食等，均可以减轻围手术期的胰岛素抵抗，利于保持机体血糖水平的稳定。

4. *术后镇痛管理* ERAS 的核心理念之一就是术后镇痛，理想的术后镇痛目标包括：良好的镇痛效果，运动相关性 VAS 评分≤3 分；减少镇痛药物相关不良反应；促进患者术后肠道功能恢复，促进术后早期经口进食和离床活动。

采用多模式镇痛方式，可使患者减轻疼痛，利于术后早期活动。对于腹腔镜手术，推荐局麻药伤口浸润麻醉联合镇痛药物，首选 NSAIDs 作为镇痛剂，必要时给予低剂量阿片类药物，因阿片类药物易引起恶心呕吐甚至肠梗阻的发生，应尽量减少使用。可采用患者自控镇痛（PCA）或按时静脉注射或口服给药。对于妇科开放性手术，PCA 是目前被广泛接受的术后镇痛措施。随着腹腔镜手术的广泛开展，术后内脏和切口疼痛时间明显缩短，口服镇痛药或静脉注射 NSAIDs 类药即可达到满意的镇痛效果。有研究表明，连续硬膜外自控镇痛（PCEA）会增加妇科肿瘤手术后头晕、恶心等并发症、患者住院时间及术后并发症发生率，因此，对于妇科腹腔镜手术不推荐常规使用 PCA 镇痛。

5. *术后早期活动与血栓预防* 术后早期离床活动有助于减少呼吸系统并发症、减轻胰岛素抵抗、降低 VTE 风险、缩短住院时间、减少管道的留置。充分的术前宣教，有效的术后镇痛等均有措施均有助于患者术后早期离床活动、降低 VTE 风险。应帮助患者制订合理的活动计划，每天记录管道留置、术后镇痛及活动的情况，鼓励患者在术后 24 h 内尽早离床活动，并逐渐增加活动量。对于 VTE 中、高风险的患者，术后应继续穿着抗血栓弹力袜和使用间歇性充气压缩泵等，术后持续皮下注射低分子肝素，恶性肿瘤患者应用低分子肝素至术后 4 周。

6. **出院标准** ERAS 患者的出院标准和出院后的管理，是基于术前、术中、术后的恢复情况，根据患者的情况制订的个体化管理方案。缩短住院天数是 ERAS 实施中的一项指标，但加速康复并不等同于加速出院，出院的前提条件是以患者的康复为核心，不应盲目追求缩短住院天数而以牺牲患者的远期疗效，增加再住院率为代价。ERAS 的出院标准是基于营养、液体、疼痛、活动及管道的管理这五大核心内容制定的，在此基础上，要根据患者的心理状态和生理状态的恢复情况，制订个体化的出院标准。

妇科腹腔镜手术患者一般达到以下标准时，可准备出院：①恢复半流质饮食；②无须静脉补液；③口服镇痛药物可良好镇痛；④体温正常，伤口愈合良好；⑤各种管道已拔除（广泛性子宫切除患者可带导尿管出院）；⑥器官功能状态良好，可自由活动。在遵循上述标准的同时，也要重视患者的主观意愿，做好出院前的宣教，制订个体化的出院健康指导方案。

7. **随访及评估** 患者出院后的管理也是 ERAS 的重要内容之一。传统观念中，患者出院，即意味着与医院关系的结束。但 ERAS 患者，术后恢复快，住院时间短，出院后的康复必须受到重视，因此，应加强患者出院后随访，建立明确的再入院"绿色通道"。

在患者回家后 24～48 h 进行电话随访和指导，内容包括健康宣教、饮食情况、胃肠道情况、疼痛程度、切口情况、有无不适、VTE 的预防等。术后 7～10 天应至门诊进行回访，除上述随访内容外，还包括切口拆线，告知病理学检查结果、制订后续治疗计划等。一般来说，ERAS 的临床随访至少应持续至术后 30 天。详尽的出院计划和规范的出院后随访是减少再住院率、增加患者安全及满意度的一个重要措施。

（韩 璐 王秀莹 任 冉）

参 考 文 献

[1]　Choi SH, Hong S, Kim M, et al. Robotic-assisted laparoscopic myomectomy: the feasibility in single-site system. Obstet Gynecol Sci, 2019, 62 (1): 56-64.

[2]　Chen SY, Sheu BC, Huang SC, et al. Laparoendoscopic single-site myomectomy using conventional laparoscopic instruments and glove port technique: Four years experience in 109cases. Taiwan J Obstet Gynecol, 2017, 56 (4): 467-471.

[3] 孙大为.正确认识单孔腹腔镜手术在妇科的应用.中华腔镜外科杂志（电子版），2012，5（4）：260-263.

[4] Moaward GN, Tyan P, Peak J, et al. Comparis on between single-site and multiport robotassisted myomectomy. J Robot Surg, 2019, 13 (6): 757-764.

[5] 孙大为.妇科单孔腹腔镜手术学.北京：北京大学医学出版社，2015.

[6] 孙大为.经阴道腹腔镜手术的探索与实践.北京：清华大学出版社，2019.

[7] Zhuang CL, Huang DD, Chen FF, et al. Laparoscopic versus open colorectal surgery within enhanced recovery after surgery programs: a systematic review and meta-analysis of randomized controlled trials. Surg Endosc, 2015, 29: 2091-2100.

[8] 李幼生.加速康复外科对微创外科提出的要求与挑战.腹部外科，2017，30（1）：8-10.

[9] Nelson G, Altman AD, Nick A, et al. Guidelines for postoperative care in gynecologic/oncology surgery: Enhanced Recovery After Surgery (ERAS (R)) Society recommendations-Part Ⅱ. Gynecol Oncol, 2016, 140 (2): 323-332.

[10] 中华医学会妇产科学分会加速康复外科协作组.妇科手术加速康复的中国专家共识.中华妇产科杂志，2019，54（2）：73-79.

[11] 中华医学会妇产科学分会妇科内镜学组.妇科宫腔镜诊治规范.中华妇产科杂志，2012，47（7）：555-558.

[12] 夏恩兰.宫腔镜的发展、现状与未来.腹腔镜外科杂志，2013，18（5）：321-324.

[13] Egbert LD, Battit GE, Welch CE, et al. Reduction of postoperative pain by encouragement and instruction of patients.A study of doctor-patient rapport. N Engl J Med, 1964, 270: 825-827.

[14] Ridgeway V, Mathews A.Psychological preparation for surgery: a comparison of methods. Br J Clin Psychol, 1982, 21 (Pt4): 271-280.

[15] Karefylakis C, Näslund I, Edholm D, et al. Prevalence of Anemia and Related Deficiencies 10 Years After Gastric Bypass-a Retro-spective Study. Obes Surg, 2015, 25 (6): 1019-1023.

[16] Nelson G, Bakkum-Gamez J, Kalogera E, et al. Guidelines for perioperative care in gynecologic/oncology: Enhanced Recovery After Surgery (ERAS) Society recommendations-2019 update. Int J Gynecol Cancer, 2019, 29 (4): 651-668.

[17] Cederholm T, Bosaeus I, Barazzoni R, et al. Diagnostic criteria for mal nutrition-An ESPEN Consensus Statement. Clin Nutr, 2015, 34: 335-340.

[18] 中华医学会肠外肠内营养学分会.加速康复外科围手术期营养支持中国专家共识（2019版）.中华消化外科杂志，2019，18（10）：897-902.

[19] 刘琳.分析在妇科宫腔镜手术中使用腰麻和全麻的效果.中国继续医学教育，2019，11（33）：98-100.

[20] Ljungqvist O，Soreide E.Preoperative fasting. Br J Surg，2003，90（4）：400-406.

［21］ Canakci E, Yagan O, Tas N, et al. Comparison of preventive analgesia techniques in circumcision cases: Dorsal penile nerve block, caudal block, or subcutaneous morphine?. J Pak Med Assoc, 2017, 67 (2): 159-165.

［22］ 王天佑. 快速康复外科理念与胸外科. 中国胸心血管外科临床杂志, 2014, 21（1）: 3-4.

［23］ Tan M, Law LS, Gan TJ, et al. Optimizing pain management to facilitate Enhanced Recovery After Surgery pathways. Can J Anaesth, 2015, 62 (2): 203-218.

［24］ 郎景和, 王辰, 瞿红, 等. 妇科手术后深静脉血栓形成及肺栓塞预防专家共识. 中华妇产科杂志, 2017, 52（10）: 649-653.

［25］ 中华医学会计划生育学分会. 宫腔操作前宫颈预处理专家共识. 中华生殖与避孕杂志, 2020, 40（1）: 3-8.

［26］ 薄海欣, 葛莉娜, 刘霞, 等. 加速康复妇科围手术期护理中国专家共识. 中华现代护理杂志, 2019, 25（6）: 661- 668.

［27］ 蒂尔索. 佩雪斯. 梅森娜宫腔镜诊断和操作技术. 夏恩兰, 译. 2 版. 天津. 天津出版传媒集团, 2014.

［28］ ACOG Committee on Practice Bulletins-Gynecology.ACOG practice bulletin No.104: antibiotic prophylaxis for gynecologic procedures. Obstet Gynecol, 2009, 113 (5): 1180-1189.

［29］ 夏恩兰. 宫腔镜术后宫腔感染的防治和预后. 中国实用妇科与产科杂志, 2012, 6（28）: 409-412.

［30］ 宋珍, 赵倩, 郭瑞霞, 等. 加速康复外科理念在妇产科临床的应用及展望. 国际妇产科学杂志, 2019, 46（6）: 614-617.

［31］ Bingol Tanriverdi T, Koceroglu I, Devrim S, et al. Comparison of sedation with dexmedetomidine vs propofol during hysteroscopic surgery: Single-centre randomized controlled trial. J Clin Pharm Ther, 2019, 44 (2): 312-317.

［32］ Altman AD, Nelson GS, Society of Gynecologic Oncology of Canada Annual General Meeting, et al. The Canadian Gynaecologic Oncology Perioperative Management Survey: Baseline Practice Prior to Implementation of Enhanced Recovery After Surgery (ERAS) Society Guidelines. J Obstet Gynaecol Can, 2016, 38 (12): 1105-1109.

［33］ 中国加速康复外科专家组. 中国加速康复外科围手术期管理专家共识（2016）. 中华外科杂志, 2016, 54（6）: 413-418.

［34］ Yumoto T, Sato K, Ugama T, et al. Prevalence, risk factors, and short - term Consequences of traumatic brain injury - associated hyponatremia. Acta Medica Okayama, 2015, 69 (4): 213-218.

［35］ Umranikar S, Umranikar A, Cheong Y.Hysteroscopy and hysteroscopic surgery. Obstet Gynaecol Reprod Med, 2010, 20 (6): 167 - 173.

［36］ 卡尔米内 - 那皮, 阿蒂利奥 - 迪 - 斯皮耶齐奥 - 萨尔多合著宫腔镜下的世界 - 从解剖到

病理. 冯力民主译. 北京：中国协和医科大学出版社，216-217.

[37] 陈蔚，段华. 宫腔镜手术"TURP综合征"的影响因素、临床表现及防治. 中国微创外科杂志，2009，12（9）：1097-1099.

[38] American College of Obstetricians and Gynecologists.ACOG technology assessment in obstetrics and gynecology, number 4, August 2005: hysteroscopy. Obstet Gynecol, 2005, 106 (2): 439-442.

[39] Nelson G, Bakkum-Gamez J, Kalogera E, et al. Guidelines for Perioperative Care in Gynecologic/Oncology: Enhanced Recovery After Surgery (ERAS) Society Recommendations -2019 Update. Int J Gynecol Cancer, 2019, 29 (4): 651-668.

[40] Akinsulore A, Owojuyigbe AM, Faponle AF, et al. Assessment of preoperative and postoperative anxiety among elective major surgery patients in a tertiary hospital in Nigeria. Middle East J Anaesthesiol, 2015, 23 (2): 235-240.

[41] Sheehy AM, Gabbay RA.An overview of pre-operative glucose evaluation, management, and perioperative impact. J Diabetes Sci Technol, 2009, 3 (6): 1261-1269.

[42] Holman RR, Paul SK, Bethel MA, Matthews DR, et al. 10-year follow-up of intensive glucose control in type 2 diabetes. N Engl J Med, 2008, 359 (15): 1577-1589.

[43] Tonia T, Mettler A, Robert N, Seidenfeld J, et al. Erythropoietin or darbepoetin for patients with cancer Cochrane Database Syst Rev, 2012, 12: CD003407.

[44] Kotzé A, Harris A, Baker C, et al. British Committee for Standards in Haematology Guidelines on the Identification and Management of Pre-Operative Anaemia. Br J Haematol, 2015, 171 (3): 322-331.

[45] Jie B, Jiang ZM, Nolan MT, et al. Impact of preoperative nutritional support on clinical outcome in abdominal surgical patients at nutritional risk. Nutrition, 2012, 28 (10): 1022-1027.

[46] Bozzetti F, Mariani L.Perioperative nutritional support of patients undergoing pancreatic surgery in the age of ERAS. Nutrition, 2014, 30 (11-12): 1267-1271.

[47] Lavu H, Kennedy EP, Mazo R, et al. Preoperative mechanical bowel preparation does not offer a benefit for patients who undergo pancreaticoduodenectomy. Surgery, 2010, 148 (2): 278-284.

[48] Arnold A, Aitchison LP, Abbott J, et al. Preoperative Mechanical Bowel Preparation for Abdominal, Laparoscopic, and Vaginal Surgery: A Systematic Review Minim Invasive Gynecol, 2015, 22 (5): 737-752.

[49] Walker KJ, Smith AF.Premedication for anxiety in adult day surgery. Cochrane Database Syst Rev, 2009, 2009 (4): CD02192.

[50] Nygren J, Thorell A, Ljungqvist O.Preoperative oral carbohydrate therapy. Curr Opin Anaesthesiol, 2015, 28 (3): 364-369.

[51] 陈彩曼，黎剑云. 快速康复外科理念联合超前镇痛在腹部手术患者围手术期中的应用.

现代中西医结合杂志，2016，25（22）：2494-2496.

［52］ 徐建国. 成人手术后疼痛处理专家共识. 临床麻醉学杂志，2017，33（9）：911-917.

［53］ Kalogera E, Dowdy SC.Enhanced Recovery Pathway in Gynecologic Surgery: Improving Outcomes Through Evidence-Based Medicine. Obstet Gynecol Clin North Am, 2016, 43 (3): 551-573.

［54］ Caprini JA.Risk assessment as a guide to thrombosis prophylaxis. Curr Opin Pulm Med, 2010, 16 (5): 448-452.

［55］ Darouiche RO, Wall MJ, Jr KM, et al. Chlorhexidine-alcohol versus povidone-iodine for surgical-site antisepsis. N Engl J Med, 2010, 362 (1): 18-26.

［56］ Gadducci A, Cosio S, Spirito N, et al. The perioperative management of patients with gynaecological cancer undergoing major surgery: a debated clinical challenge. Crit Rev Oncol Hematol, 2010, 73 (2): 126-140.

［57］ Forse RA, Karam B, MacLean LD, et al. Antibiotic prophylaxis for surgery in morbidly obese patients. Surgery, 1989, 106 (4): 750-757.

［58］ Swoboda SM, Merz C, Kostuik J, et al. Does intraoperative blood loss affect antibiotic serum and tissue concentrations?. Arch Surg, 1996, 131 (11): 1165-1171.

［59］ Morrill MY, Schimpf MO, Abed H, et al. Antibiotic prophylaxis for selected gynecologic surgeries. Int J Gynaecol Obstet, 2013, 120 (1): 10-15.

［60］ Li Y, Wang B, Zhang LL, et al. Dexmeditomidine combined with general anesthesia provides similar intraoperative stress response reduction when compared with a combined general and epidural anesthetic technique. Anesth Analg, 2016, 122 (4): 1202-1210.

［61］ Apfel CC, Heidrich FM, Jukar-Rao S, et al. Evidence-based analysis of risk factors for postoperative nausea and vomiting. Br J Anaesth, 2012, 109 (5): 742-753.

［62］ Gan TJ, Diemunsch P, Habib AS, et al. Consensus guidelines for the management of postoperative nausea and vomiting. Anesth Analg, 2014, 118 (1): 85-113.

［63］ Warttig S, Alderson P, Campbell G, Smith AF.Interventions for treating inadvertent postoperative hypothermia. Cochrane Database Syst Rev, 2014, 20 (11): CD009892.

［64］ Scott EM, Buckland R.A systematic review of intraoperative warming to prevent postoperative complications. AORN J, 2006, 83 (5): 1090-1104, 1107-1113.

［65］ 中华医学会外科学分会. 外科患者围手术期液体治疗专家共识（2015）. 中国实用外科杂志，2015，35（9）：960-966.

［66］ Varadhan KK, Lobo DN.A meta-analysis of randomised controlled trials of intravenous fluid therapy in major elective open abdominal surgery: getting the balance right. Proc Nutr Soc, 2010, 69 (4): 488-498.

[67] Kim J, Lee J, Hyung WJ, et al. Gastric cancer surgery without drains: a prospective randomized trial. J Gastrointest Surg, 2004, 8 (6): 727-732.

[68] Liu HP, Zhang YC, Zhang YL, et al. Drain versus no-drain after gastrectomy for patients with advanced gastric cancer: systematic review and meta-analysis. Dig Surg, 2011, 28 (3): 178-189.

[69] Karliczek A, Jesus EC, Matos D, et al. Drainage or nondrainage in elective colorectal anastomosis: a systematic review and metaanalysis. Color Dis, 2006, 8 (4): 259-265.

[70] Cheatham ML, Chapman WC, Key SP, et al. A meta-analysis of selective versus routine nasogastric decompression after elective laparotomy. Ann Surg, 1995, 221 (5): 469-476, discussion 476-478.

[71] Short V, Herbert G, Perry R, et al. Chewing gum for postoperative recovery of gastrointestinal function. Cochrane Database Syst Rev, 2015, 20 (2): CD006506.

[72] Atkinson C, Penfold CM, Ness AR, et al. Randomized clinical trial of postoperative chewing gum versus standard care after colorectal resection. Br J Surg, 2016, 103 (8): 962-970.

[73] Charoenkwan K, Phillipson G, Vutyavanich T.Early versus delayed (traditional) oral fluids and food for reducing complications after major abdominal gynecologic surgery. Cochrane Database Syst Rev, 2007, 17 (4): CD004508.

[74] Kraus K, Fanning J.Prospective trial of early feeding and bowel stimulation after radical hysterectomy. Am J Obstet Gynecol, 2000, 182 (5): 996-998.

[75] Kiran RP, Turina M, Hammel J, et al. The clinical significance of an elevated postoperative glucose value in nondiabetic patients after colorectal surgery: evidence for the need for tight glucose control?. Ann Surg, 2013, 258 (4): 599-604.

[76] Ramos M, Khalpey Z, Lipsitz S, et al. Relationship of perioperative hyperglycemia and postoperative infections in patients who undergo general and vascular surgery. Ann Surg, 2008, 248 (4): 585-591.

[77] Finfer S, Chittock DR, Su SY, et al. Intensive versus conventional glucose control in critically ill patients. N Engl J Med, 2009, 360 (13): 1283-1297.

[78] Belavy D, Janda M, Baker J, et al. Epidural analgesia is associated with an increased incidence of postoperative complications in patients requiring an abdominal hysterectomy for early stage endometrial cancer. Gynecol Oncol, 2013, 131 (2): 423-429.

[79] Kikuchi S, Kuroda S, Nishizaki M, et al. Comparison of the Effects of Epidural Analgesia and Patient-controlled Intravenous Analgesia on Postoperative Pain Relief and Recovery After Laparoscopic Gastrectomy for Gastric Cancer. Surg Laparosc Endosc Percutan Tech, 2019, 29 (5): 405-408.

[80] Van der Leeden M, Huijsmans , Geleijn E, et al. Early enforced mobilisation following surgery for gastrointestinal cancer: feasibility and outcomes. Physiotherapy, 2016, 102 (1): 103-110.

第二十二章　与生殖相关的手术

女性生殖健康与人类生殖繁衍问题息息相关，而不孕症是指由多种病因导致的生育障碍状态，是生育期夫妇的生殖健康不良事件。文献报道，我国各地区不孕症的患病率有所差异，最高达 24.3%。盆腔因素是我国女性不孕症的主要病因，占全部不孕的 35%。手术是治疗盆腔因素所致不孕症的主要手段，能改善子宫、输卵管与盆腔的内环境，提高患者的妊娠率。

广义上来说，所有针对不孕症的手术都称为生殖相关手术，手术途径包括宫腔镜、腹腔镜、开腹手术、开腹显微镜手术等，其中最常用的是宫腔镜和腹腔镜手术。由于生殖相关手术大部分为微创术式，手术时间短，患者术后并发症少、恢复快，非常适用于加速康复外科（ERAS）的应用。ERAS 的基本原则包括术前宣教、取消常规肠道准备、合理调整术前禁食水时间、术前摄入含碳水化合物饮料、多模式镇痛、术中保温、优化液体管理、避免放置引流、术后早期进食及下床活动等。本章就 ERAS 在生殖相关手术中的具体实施进行阐述。

第一节　生殖相关的宫腔镜手术

生殖相关的宫腔镜手术包括宫腔镜检查、宫腔镜子宫内膜息肉切除、宫腔镜宫腔粘连电切、宫腔镜子宫中隔切开术等。在妇科领域，尤其是在我国，EARS 目前仍缺乏足够的重视，现行的不少具体措施大多数借鉴于胃肠外科等的研究经验，ERAS 在生殖相关的宫腔镜手术中的具体实施主要参考普通妇科宫腔镜手术。患者大多数为育龄期妇女，合并基础疾病的发生率低，手术时间短，术后恢复快，ERAS 可以结合日间手术开展实施。

一、术前管理

1. *术前咨询与宣教*　接受生殖相关的宫腔镜手术的患者深受不孕症疾病的困扰，对于生育的预期，以及生育预后的不确定因素，加重了患者术前的焦虑，大多数患者更希望被充分的知情告知。因此，充分详细的术前咨询和宣教显得尤为重要。目前的研究表明，充分的咨询和宣教有利于 ERAS 的顺利实施，是 ERAS 成功实施的关键第一步。术前咨询和宣教有助于患者对手术及麻醉期望的设定，从而减少患者的焦虑、恐惧、疲劳及疼痛，促进术后恢复。

目前生殖相关的宫腔镜手术大多数采取日间手术的形式，术前咨询和宣教应该在入院前的门诊完成。咨询和宣教的形式可采用口头与书面结合的形式，可以借助现代互联网的手段（包括微信、QQ等社交平台、手机终端等），向患者派发ERAS科普小册子等形式，以保证患者能够充分有效的接受相关信息。咨询和宣教的内容包括：ERAS的理念与获益、手术的目的、手术方案和相关的风险预案、麻醉方式、术后康复的计划和注意事项、术后相关症状及可能实施的医学干预措施、术后妊娠计划和助孕方案等。咨询和宣教应由手术医师、麻醉医师和责任护士共同完成，对象应包括患者和家属，尽量采取一对一的形式，以取得患者的充分信任与配合。

2. **术前的优化与管理**　术前应常规评估患者的一般情况，是否存在吸烟、喝酒及贫血、高血压、糖尿病等情况。有证据表明，在择期手术前解决这些因素的干扰能减少患者围手术期的发病率和死亡率。建议术前应停止吸烟及滥用酒精至少4周以上。

术前应认真鉴别和纠正贫血，应充分识别贫血及其原因并予以纠正，推荐静脉或口服铁剂作为一线治疗方案，术前血红蛋白低于70 g/L才考虑输血，可采取预存自体血、血液代用品等措施，尽量减少异体输血。对于口服铁剂者，应嘱患者餐后服药，以减少胃肠道刺激，同时告知患者大便颜色会改变，避免增加患者的焦虑和恐惧心理。

术前的营养状态与围手术期结局密切相关，因此，术前应对患者的营养状态进行全面评估，当患者合并以下任何1种情况时，需警惕重度营养不良：6个月内体重下降≥10%；进食量＜推荐摄入量的60%，持续＞10天；体重指数＜18.5 kg/m²；血清白蛋白＜30 g/L。对重度营养不良的患者应进行术前营养支持，其术后并发症发生率可降低50%。营养支持首选肠内营养，如无法满足基本营养需求，可考虑联合肠外营养，营养支持治疗的时间一般为7~10天，可视患者个体情况延长治疗时间。

通过多学科诊疗（MDT），治疗高血压、糖尿病等基础疾病，以使患者能顺利完成手术，实现ERAS的目标。应密切监测患者术前血糖值的变化，糖尿病患者应遵医嘱控制及监测血糖，推荐血糖控制在10.0~11.1 mmo/L，同时警惕低血糖的发生。术前7天停用阿司匹林、利血平等可能影响手术的药物。

3. **术前皮肤准备和抗菌药物的使用**　传统的术前皮肤准备一般包括淋浴、剃除毛发、皮肤消毒液的使用等。术前沐浴有助于降低手术部位感染的发生率，因此，推荐术前沐浴清洁。目前无明确证据表明剃除毛发可减少手术切口感染的发生，因此应避免剃除毛发，推荐使用剪短毛发的方法。宫腔镜手术前不常规备皮。

生殖相关的宫腔镜手术应预防性使用抗菌药物，以减少术后感染和盆腔炎的发生率，有利于生育力的改善。抗菌药物应在手术开始前 30~60 分钟静脉滴注完毕。对于肥胖患者（体重指数 >35 kg/m² 或体重 >100 kg），应增加剂量。抗菌药物可选择第二代头孢菌素联合甲硝唑，对头孢类药物过敏者可使用克林霉素。

4. 术前肠道准备　术前机械性肠道准备（包括口服泻剂或清洁灌肠），可导致患者焦虑、脱水及电解质紊乱。宫腔镜手术无腹腔内操作，因此不需要进行机械性肠道准备。

5. 术前禁饮禁食及口服碳水化合物　传统观点认为，术前应至少禁食 10~12 h，但长时间禁食使患者处于代谢的应激状态，可致胰岛素抵抗，不利于降低术后并发症发生率。研究显示，术前 2 h 摄入清饮料不会增加胃内容物，不降低胃液 pH，也不会增加并发症的发生率。生殖相关的宫腔镜手术不需要腹腔镜内操作，日间手术多采用瑞芬太尼复合丙泊酚静脉全身麻醉，手术麻醉时间短，术后苏醒快。而缩短术前禁食时间，有利于减少手术前患者的饥饿、口渴、烦躁、紧张等不良反应，有助于减少术后胰岛素抵抗，缓解分解代谢，缩短术后住院时间。因此，生殖相关的宫腔镜手术前建议禁饮时间为术前 2 h，之前可口服清饮料，包括清水、糖水、无渣果汁、碳酸类饮料、清茶及黑咖啡，但不包括含酒精类饮品；禁食时间为术前 6 h，之前可进食淀粉类固体食物，可口服牛奶、肉汤等乳制品，其胃排空时间与固体食物相当；但油炸、脂肪及肉类食物则需要更长的禁食时间。术前口服碳水化合物可减少恶心和呕吐，对于无胃排空延迟的非糖尿病史的患者术前 2~3 h，可以口服 12.5% 碳水化合物类饮品，总量 ≤400 ml。

6. 术前子宫颈准备　术前晚酌情放置子宫颈扩张棒或给予米索前列醇 400 μg 阴道后穹隆放置，以软化子宫颈，便于术中子宫颈扩张，以减少因术中扩张子宫颈导致的子宫颈裂伤、子宫穿孔，甚至周围脏器损伤等严重并发症。

7. 手术疼痛管理　疼痛是宫腔镜日间手术常见的并发症，会导致患者烦躁，影响睡眠，延缓康复。基于 ERAS 疼痛管理的理念，结合不孕症宫腔镜日间手术的特点，术前应对患者进行疼痛宣教，使患者阅读疼痛宣教材料、了解术后无痛的重要性。指导患者了解疼痛评估方法，如 VAS、数字等级评分法及面部表情评分等。针对个别紧张、焦虑和恐惧的患者，可酌情给予预防性镇痛，即术前预先给予患者镇痛药物，抑制中枢和外周痛觉敏化，从而预防或减轻术后疼痛，并抑制急性疼痛向慢性疼痛的转化。镇痛方案可考虑术前 1~2 h 口服非甾体抗炎药（NSAIDs）。

8. 术前预防静脉血栓　生殖相关的宫腔镜手术患者一般比较年轻，手术创伤小，手术时间短，根据 ERAS 理念，术后 2 h 即可下床活动，围手术期下肢深静脉血栓（VTE）的风险一般较低。但由于宫腔镜手术采取膀胱截石位，股静脉与髂外静脉成角，影响下肢静脉回流。对于血栓高危因素的患者（如肥胖、长期服用避孕药或大量雌激素等），应积极采取预防血栓的措施，包括术后早期活动、间歇性充气压缩泵、抗血栓梯度压力弹力袜，使用低分子肝素等，以减少围手术期 VTE 的发生。

二、术中管理

1. 麻醉管理　生殖相关的宫腔镜手术操作时间短，需要采用起效快、苏醒快、可控性强的麻醉方式。目前临床上常用的麻醉方式多采用瑞芬太尼复合丙泊酚静脉全身麻醉或喉罩下静脉全身麻醉。术中应尽量避免使用阿片类镇痛药物。

2. 术中监测与液体管理　宫腔镜手术的监测重点在于预防灌流液过量吸收综合征。宫腔镜手术中膨宫压力与使用非电解质灌流介质可使液体介质进入患者体内，当超过人体吸收阈值时，可引起体液超负荷及稀释性低钠血症，导致心、脑、肺等重要脏器的相应改变，出现心率缓慢，血压升高或降低、恶心呕吐、头痛、视物模糊、焦躁不安、精神紊乱及昏睡等一系列临床表现。如诊治不及时，将出现抽搐、心肺功能衰竭甚至死亡。

因此，应尽量使用电解质灌流介质（生理盐水），保持子宫腔压力≤100 mmHg 或<平均动脉压，手术避免对子宫肌壁破坏过深，控制手术时间不超过 1 h。术中严密观察生命体征和灌流介质，专人负责精确计算灌流液入量和出量的差值（进入患者体内的灌流液量），如该差值≥1000 ml，应暂停手术操作 10～20 分钟，严密观察生命体征改变，并监测血清电解质的变化，警惕灌流液过量吸收综合征的发生；当灌流液入量和出量差值达到 2000 ml，应注意生命体征变化，尽快结束手术。必要时应及时进行血气分析，警惕急性左心衰竭、肺水肿、脑水肿、酸中毒、电解质紊乱、低体温等严重并发症的发生。

3. 术后恶心呕吐的预防　PONV 在妇科手术患者中非常普遍，文献报道发生率为 20%～30%。PONV 发生的主要风险因素包括年龄<50 岁、女性、妇科手术、腹腔镜手术、晕动症、既往 PONV 史、非吸烟者、使用吸入性麻醉剂或一氧化氮、麻醉时间长、使用阿片类药物、肥胖等。可利用风险评估量表对患者进行评估，对高风险患者采取一定的预防措施。宫腔镜手术后恶心呕吐的发生率相对较低，麻醉前给予地塞米松和手术结束时应用 5- 羟色胺 3 受体拮抗剂可以有效预防。

三、术后管理

1. 术后不需要留置导尿管　留置尿管可影响患者术后活动，延长住院时间，并且增加泌尿系统感染的风险。生殖相关的宫腔镜手术操作时间短，麻醉苏醒快，术后不需要留置导尿管，如因特殊情况需要放置，也应尽早拔除（术后6h内）。

2. 术后饮食管理　宫腔镜手术无腹腔内操作，建议术后尽早恢复饮食，术后2h可以开始进流质饮食或半流质饮食，术后当天即可恢复正常饮食。

3. 术后疼痛管理　宫腔镜手术术后疼痛较轻，持续时间短，口服非甾体抗炎药可以缓解，严重者可考虑静脉给药。术后镇痛泵的应用明显增加恶心、呕吐等不良反应的发生率，一般不建议使用。

4. 出院标准　基本的出院标准包括恢复半流质饮食；停止静脉补液；口服镇痛药物可良好镇痛；无感染迹象；器官功能状态良好，可自由活动。生殖相关的宫腔镜手术多为日间手术，手术当天即可以出院。

5. 术后随访　出院后48h内常规对患者进行电话随访，内容包括出院后指导、疼痛评估、外阴清洁护理、出院后并发症的监测等。术后7～10天患者应至门诊回访，回访内容包括术后症状、查询病理检查结果、制订后续治疗计划等。针对术后恢复情况的随访时间至少应持续至术后30天。其后，应跟踪随访患者后续妊娠计划及生育预后，给予个性化的妊娠指导和助孕治疗。

第二节　生殖相关的腹腔镜手术

生殖相关的常用腹腔镜手术包括宫腹腔镜联合检查、输卵管通液术、宫腹腔镜联合输卵管插管通液、输卵管整形造口、盆腔粘连松解术等，主要是针对育龄期的不孕症患者。ERAS在生殖相关的腹腔镜手术的实施原则与普通妇科腹腔镜手术大致相同，包括术前的咨询宣教、取消传统的肠道准备、术前禁食禁饮时间的缩短、手术镇痛、围手术期血栓性疾病的预防、微创手术理念、优化液体管理、减少或避免留置导尿管和腹腔引流管、术后早期进食和下床活动等。不孕症患者多处于育龄期，内科基础疾病的发生率较低，生殖相关的腹腔镜手术多为腹腔和子宫腔的联合检查、输卵管通液、输卵管整形手术等，手术时间短，手术创伤小，涉及肠管的可能性小，有利于ERAS的实施开展。现将生殖相关腹腔镜手术的ERAS实施细则阐述如下。

一、术前管理

1. 术前咨询和宣教　术前健康教育应由手术医师、麻醉医师及责任护士共同完成，可以采用口头、展板、宣传册、多媒体、手机终端、互联网社交平台等多种形式，对患者、家属/陪护者进行个体化的宣教。首次宣教应该在门诊进行。宣教内容包括：ERAS 概念、手术计划、麻醉方式、围手术期的处理流程等。另外，咨询和宣教的内容也应包括不孕症的病情告知，手术方案与意义，术后的助孕治疗策略、生殖预后等，以消除患者与家属的焦虑情绪，使患者和家属对病情、手术方案及 ERAS 治疗方案有深入的理解与认识，对生育的预后有适度的期待和理性的认识，从而有利于手术的顺利完成与 ERAS 的实施。

入院后，手术者、管床医师及责任护士，应针对患者的病情与手术方案，再次进行一对一的、个性化的咨询与宣教，进一步缓解患者焦虑、恐惧及紧张情绪，获得患者与家属/陪护者的理解与配合，有助于 ERAS 在术前、术中及术后的顺利实施。

2. 术前评估与优化　术前常规评估患者是否存在吸烟、喝酒及贫血等情况。建议术前应停止吸烟及滥用酒精至少 4 周。如前所述，术前应认真鉴别和纠正贫血，铁剂是纠正缺铁性贫血的首选一线治疗。

生殖相关的腹腔镜手术患者大多数为育龄期女性，营养不良的发生率较低。但是，术前的营养状态的评估仍不可或缺，及时发现营养不良并予以干预，从而改善患者的预后。术前营养状态的评估参照本节宫腔镜手术部分。生殖相关腹腔镜手术患者的营养支持首选肠内营养，在肠内营养无法满足基本营养需求的情况下，可考虑联合肠外营养，营养支持治疗的时间一般为 7～10 天，可根据患者个体情况延长治疗时间。

对于合并高血压、糖尿病的患者，应予以积极治疗，控制血压和血糖，使患者能顺利完成手术，有利于 ERAS 措施的实施。围手术期应注意监测血压，术前血压应控制在＜140/90 mmHg。若血压维持稳定，围手术期应继续常规口服降压药物。若血压不稳定，应及时调整药物，并加强监测。同时应注意加强与患者的沟通，可通过图片或视频，观摩手术室环境和麻醉流程等形式，缓解其焦虑情绪，避免因精神心理因素导致的血压升高。研究证实，围手术期血糖＞11.1 mmol/L 与不良手术结局相关。对于糖尿病患者，术前血糖应控制在 10.0～11.1 mmol/L，同时应警惕低血糖的发生。当血糖超过上述范围时，可考虑胰岛素治疗，并监测血糖，同时应警惕低血糖的发生。强化胰岛素治疗虽可减少围手术期死亡率，但可增加低血糖的发生风险，并可诱发心律失常、癫痫及脑损伤，因此不常规推荐。另外，术前 7 天应停用阿司匹林、利血平等可能影响手术的药物。

3. 术前皮肤准备和抗菌药物的使用　生殖相关的腹腔镜手术前的皮肤准备包括淋浴、脱毛和使用皮肤消毒剂。研究表明，在减少手术部位感染方面，使用普通肥皂的淋浴与氯己定的效果相当。目前无明确证据表明，哪种方法（剃刮、毛发剪切或脱毛霜）的毛发去除能减少手术部位的感染。因此，腹腔镜手术的术前不推荐常规去除毛发，如有必要，优选剪切。强烈推荐术前消毒皮肤，且氯己

定 - 乙醇优于聚维酮碘。

预防性使用抗菌药物有助于降低盆腹腔手术感染的发生率，改善患者的生育能力。因此，对于生殖相关的宫腹腔镜手术，建议预防性使用抗菌药物。预防性抗菌药物的使用原则：预防用药应涵盖需氧菌及厌氧菌，建议使用第二代头孢类抗生素联合甲硝唑；应在切开皮肤前 30～60 分钟输注完毕；若手术时间＞3 h 或术中出血量＞1000 ml，可在术中重复使用 1 次。

4. 术前肠道准备 《妇科手术加速康复的中国专家共识》建议取消妇科良性手术的术前常规肠道准备；肠道准备仅适用于预计手术中有肠道损伤可能的病例，如深部浸润型子宫内膜异位症、晚期卵巢恶性肿瘤，病变可能累及肠管，或有长期便秘的患者。

对于生殖相关的宫腹腔镜手术，术前应进行仔细的评估，对于合并深部子宫内膜异位症、卵巢子宫内膜异位囊肿、子宫腺肌病、盆腔炎后遗症等，可能存在严重的盆腹腔粘连，术中可能有肠管损伤的病例，应严格实施术前肠道准备，并同时服用覆盖肠道菌群的抗菌药物（可选择红霉素、甲硝唑、喹诺酮类药物）。

5. 术前饮食管理 如前所述，术前长期禁食水会增加患者术后的胰岛素抵抗及相关并发症的风险。研究证实，术前 2 h 摄入清饮料，不会增加胃内容物、减少胃液 pH 或增加并发症的风险。生殖相关的腹腔镜手术大多数为输卵管手术，手术时间短，手术创伤小，一般不涉及肠管的切除。因此，对于无胃肠道动力障碍患者，可以相对缩短术前禁食禁饮时间。在麻醉诱导前 2 h 摄入清饮料，术前 6 h 进食固体饮食。术前口服碳水化合物可降低术后胰岛素抵抗，改善患者的术前状态，但是对于糖尿病患者应该慎用。

6. 术前镇痛 对于生殖相关的腹腔镜手术，镇静药物可延迟术后苏醒活动，术前 12 h 应避免使用。对于个别存在严重焦虑症状的患者，可使用短效镇静药物，但需注意短效镇静药物作用时间可持续至术后 4 h，也有可能影响患者早期进食及活动。因此，应以心理疏导为主，尽量不用镇静药物。ERAS 建议采取"预防镇痛"的方法来积极控制患者的疼痛。"预防镇痛"是指为防止痛觉过敏的发生，在术前采取镇痛措施以减轻术后疼痛的发生。应尽量减少阿片类药物的使用。除外药物使用禁忌证，镇痛药物推荐使用非甾体抗炎药。

7. 静脉血栓的预防 生殖相关的腹腔镜手术患者大多数为年轻患者，手术时间相对较短，但是也应重视静脉血栓栓塞症（VTE）的预防，尤其对于合并多囊卵巢综合征、糖尿病、高血压、肥胖，以及口服避孕药、雌孕激素人工周期治疗的患者。术前常规使用 Caprini 评分系统对患者的 VTE 风险进行评估，对于评分≥3 分的中高危患者，术前 2～12 h 开始预防性抗血栓治疗（酌情使用间歇性充气压缩泵、抗血栓压力梯度弹力袜、低分子肝素等），并持续至出院或术后 14 天。对于手术时间＞60 分钟的患者，建议穿着抗血栓梯度压力弹力袜，皮下注射低分子肝素。对于持续接受激素治疗的患者，应当按照 VTE 高风险人群处理，给予预防性抗凝治疗。建议术前 4 周停用雌激素，或改为雌激素外用贴剂，口服避孕药的患者应更换为其他避孕方式。对于持续使用激素的患者，术中可考虑使用间歇性充气压缩泵促进下肢静脉回流，在使用低分子肝素 12 h 内应避免进行椎管内麻醉操作。

二、术中管理

1. 麻醉管理　麻醉方式可采用全身麻醉、区域阻滞或两者联合。麻醉诱导阶段可选用丙泊酚、芬太尼、瑞芬太尼等，维持阶段可使用静脉麻醉或吸入麻醉，前者 PONV 的发生率较低。术中应尽量减少阿片类镇痛药物的应用，必要时可以辅助小剂量短效阿片类药物，如瑞芬太尼。肌松药推荐使用罗库溴铵、维库溴铵及顺阿曲库铵等中效药物。由于腹腔镜手术和妇科手术都是 PONV 的独立危险因素，因此，在妇科腹腔镜手术中应避免使用一氧化二氮用以预防 PONV，且需预防性联合使用 2 种止吐药物。

2. 微创手术理念的实施　建议在精准、微创及损伤控制理念下完成手术，以减少创伤性应激。根据患者的个体情况、病情及术者的技术水平，适宜病例可以减少腹腔镜操作孔，以及选择单孔腹腔镜手术，以最大可能的减少手术创伤。术者应注意保障手术质量，通过减少术中出血、缩短手术时间、避免术后并发症等环节促进术后康复，使患者获益。

3. 术中低温的预防　腹腔镜手术中的暴露和损伤，正常体温调节反应受损，常导致患者体温的降低，而低温可影响药物代谢及凝血，增加出血和伤口感的风险。因此，围手术期应通过主动的方法维持患者中心体温＞36℃。术前给予预保暖，可使用暖风机，保温毯更为理想。静脉补液与腹腔冲洗的液体均应适当加温至 36 ℃。此外，也需警惕术中体温过高，手术时间较长，可继发全身炎症反应出现体温过高，同样可导致术后不良结局。

4. 术后恶心呕吐的预防　术后恶心呕吐（PONV）在生殖相关的腹腔镜手术患者中比较常见。预防的措施包括：术中预防性使用 2 种止吐药，输注丙泊酚，避免使用一氧化二氮和挥发性麻醉剂，减少阿片类药物的使用。补充氧气可降低早期呕吐的风险，但对 PONV 总体没有影响，因此不再推荐用于预防 PONV。目前常用的一线止吐剂包括 5- 羟色胺 3 受体抑制剂（如昂丹司琼）、糖皮质激素；二线止吐剂包括丁酰苯类、抗组胺类药物、抗胆碱能药物及吩噻嗪类药物。对于 PONV，推荐使用 5- 羟色胺 3 受体抑制剂，如用药效果欠佳，可联合应用其他止吐剂。

5. 术中液体的管理 生殖相关的腹腔镜手术，大多数为妇科中小型手术，术中可给予 1000~2000 ml 的平衡盐溶液，并监测和记录患者的血压、呼吸频率、心率及血氧饱和度，根据情况调整补液量及补液速度。对于大型手术，应采用"目标导向液体治疗"策略，建立有创血流动力学监测，以协助制订个性化的液体治疗方案及优化围手术期的氧气补充，可适当配合使用胶体溶液，但需警惕出血和肾功能损伤的风险。

三、术后管理

1. 术后饮食管理 传统的理念要求患者术后禁食至肛门排气和胃肠道功能恢复，而 ERAS 理念建议患者术后接受早期肠内营养。术后早期营养可以帮助机体维持正氮平衡、增强免疫力、尽早恢复肠道菌群平衡、减轻胰岛素抵抗及降低长时间空腹的不利影响，促进患者术后的快速康复。术后早期营养包括术后当天液体摄入，术后第 1 天正常的口服摄入。麻醉苏醒后，患者可通过湿润口腔、咀嚼口香糖、口服缓泻剂如乳果糖等方法促进胃肠道蠕动和功能恢复。术后早期肠内营养应根据患者的具体病情与胃肠耐受能力，按照少量多次、逐步增量的原则进行。生殖相关的腹腔镜手术，术后 4~6 h 可以开始进食流质饮食，术后第 1 天开始普通饮食。若患者饮食恢复正常，口服镇痛药可以控制疼痛，术后 24 h 可撤除静脉通路。

2. 留置管道的管理 留置尿管可影响患者术后活动，延长住院时间，增加泌尿系统感染的风险。基于结肠和直肠等手术的研究，生殖相关的腹腔镜手术后不推荐留置尿管，如需放置，也应尽早拔除（术后 6~24 h）。不推荐常规留置腹腔引流管，对于个别盆腹腔粘连严重，存在手术创面出血感染、或其他影响切口愈合的不良因素时，可考虑留置引流管，但术后应尽早拔除。

3. 术后镇痛 疼痛是患者术后主要的应激因素之一，可导致患者术后早期下床活动或出院时间延迟，阻碍外科患者术后康复、影响患者生活质量。因此，术后镇痛是 ERAS 的重要环节。术后镇痛应采用预防性镇痛和多模式镇痛的原则。阿片类药物涉及免疫抑制，可导致患者术后痛觉过敏、恶心呕吐、麻痹性肠梗阻及早期运动的延迟，应尽量避免或减少使用。生殖相关的腹腔镜手术为微创手术，术后疼痛症状较轻，除外存在药物禁忌证，可使用 NSAIDs 为基础的联合镇痛方案。NSAIDs 分为选择性和非选择性，非选择性 NSAIDs 对于减少术后阿片类药物的使用和不良反应更具优势，但胃肠道反应明显。可选择具有靶向镇痛作用的氟比洛芬，该药物是以脂质微球为载体的非选择性 NSAIDs，在保证镇痛效果的同时，胃肠道反应较少。

4. 静脉血栓的预防 鼓励患者术后 24 h 内尽早离床活动，并逐渐增加活动量，以降低 VTE 的风险，缩短住院时间。术后继续使用 Caprini 评分表评估患者的 VTE 风险。对于 VTE 中高危的患者，术后应继续预防血栓治疗，包括使用间歇性充气压缩泵、抗血栓压力梯度弹力袜、低分子肝素，至出院或术后 14 天。

5. 术后血糖的控制　围手术期高血糖可增加围手术期死亡率、住院时间、ICU 停留时间及术后感染的风险。在重视预防围手术期高血糖的发生，也应注意医源性低血糖的潜在不良事件风险。研究证实，围手术期血糖控制在 10.0～11.1 mmol/L 可改善围手术期的结局。因此，术后应尽量减少应激及胰岛素抵抗，对于血糖过高者给予胰岛素治疗，并常规监测血糖，以防低血糖的发生。

6. 出院标准　恢复半流质饮食；停止静脉补液；口服镇痛药物可良好镇痛；伤口愈合良好、无感染迹象；尿管已拔除；器官功能状态良好，可自由活动。对于生殖相关腹腔镜手术的病例，术后 24 h 大多数患者可以达到上述标准，予以出院。

7. 术后随访　出院后 24～48 h 常规进行电话随访，包括出院后指导、疼痛评估、伤口护理、排尿排便情况、个性化生活指导（包括性生活）、出院后并发症的监测、复查及治疗的提示等。术后 7～10 天进行门诊回访，回访内容包括伤口拆线、查询病理报告、制订后续的助孕治疗计划等。ERAS 的临床随访至少持续至术后 30 天，应重点关注出院后并发症及再次住院事件。

以下为生殖相关的宫、腹腔镜手术 ERAS 实施精要供大家参考（表 22-1）。

表 22-1　生殖相关的宫腹腔镜手术 ERAS 实施精要

阶段	ERAS 项目	具体内容	实施人员
术前管理	咨询与宣教	入院前门诊完成	手术医师
		讲述 ERAS 理念与获益、手术方案和风险预案、麻醉方式、术后康复计划和注意事项、术后妊娠计划和助孕措施	麻醉医师 责任护士
	评估与优化	术前 4 周禁烟禁酒，纠正贫血、营养不良	主管医师
		治疗内科基础疾病，控制血压和血糖	责任护士
		术前 7 天停用利血平 / 阿司匹林等药物	
	术前辅助检查	入院前 1 天 / 当天采集血标本	主管医师
		完善术前相关辅检查	责任护士
	皮肤阴道准备	清洁皮肤，不常规备皮	责任护士
		术前晚上 / 手术当天阴道消毒	
	预防性抗菌药物	第二代头孢菌素联合甲硝唑 / 克林霉素	主管医师
		手术开始前 30～60 分钟静脉滴注	责任护士
	术前饮食管理与肠道准备	术前 2 h 口服清饮料 400 ml	责任护士
		减少恶心呕吐	
		术前 6 h 口服固体食物	
		不常规进行机械性肠道准备	

（待续）

（待续）

阶段	ERAS 项目	具体内容	实施人员
术前管理	术前镇痛	重视术前疼痛宣教	主管医师
		不常规使用抗焦虑药物	责任护士
		术前预防性口服非甾体抗炎药	
	子宫颈准备（宫腔镜）	术前晚酌情放置子宫颈扩张棒	主管医师
		或阴道后穹隆放置米索前列醇 400 μg	责任护士
	静脉血栓预防	Caprini 评分系统评估 VTE 风险	主管医师
		评分≥3 分，术前 2～12 h 开始预防性抗血栓治疗	责任护士
		持续至术后 14 天	
		术前 4 周停用口服避孕药及激素替代药物	
术中管理	麻醉方案	尽量避免使用阿片类镇痛药物	麻醉医师
	宫腔镜	瑞芬太尼复合丙泊酚静脉全身麻醉 / 喉罩下静脉全身麻醉	
	腹腔镜	全身麻醉联合区域麻醉	
	术中监测与液体管理	严密观察生命体征、血氧饱和度	手术医师
	腹腔镜	静脉滴注 1000～2000 ml 平衡盐溶液	麻醉医师
	宫腔镜	专人负责精确计算灌流介质入量和出量的差值	手术护士
		预防灌介质吸收过量综合征	
	预防术后恶心呕吐	利用风险量表进行风险评估	责任护士
		术中预防性使用止吐药物	麻醉医师
		手术结束时应用 5-HT$_3$ 受体拮抗剂	
	预防术中低体温	术中持续体温监测	麻醉医师
		采取主动保温措施，保证中心体温＞36 ℃	手术护士
术后管理	导尿管和引流管	不常规留置导尿管	手术医师
		如需留置导尿管，在术后 6～24 h 拔除	责任护士
		除特殊情况，不推荐留置腹腔镜引流管	
	饮食管理	术后 2 h 进食流质 / 半流质，24 h 恢复普通饮食	责任护士
	疼痛管理	预防性镇痛与多模式镇痛	主管医师
		推荐非甾体抗炎药	责任护士
		不推荐使用阿片类药物	
	术后血栓预防	术后 24 h 内尽早下床活动	主管医师
		弹力袜、间歇性充气压缩泵、低分子肝素	责任护士
		VTE 高风险的患者术后需继续抗凝治疗	
	出院标准	恢复半流质饮食、停止静脉补液	主管医师
		口服镇痛药物可良好镇痛	责任护士
		伤口愈合良好、无感染迹象、尿管已拔除	
		器官功能状态良好、可自由活动	
	术后随访	出院后 24～48 h 电话随访	主管医师
		术后 7～10 天门诊回访	责任护士
		临床随访至少持续至术后 30 天	

注：VTE. 静脉血栓栓塞症；5-H. 5- 羟色胺

（黄卓敏　姚吉龙）

参 考 文 献

［1］ 谢幸，孔北华，段涛．妇产科学（9版）．北京：人民卫生出版社，2013：361-362.

［2］ 焦永慧，宋晓平，蔡霞．新疆维吾尔自治区维吾尔族和哈萨克族不孕症现况调查及影响因素对比分析．中华流行病学杂志，2015，36（9）：945-948.

［3］ Honoré GM, Holden AE, Schenken RS.Pathophysiology and management of proximal tubal blockage. Fertil Steril, 1999, 71 (5): 785-795.

［4］ 中华医学会妇产科学分会加速康复外科协作组．妇科手术加速康复的中国专家共识．中华妇产科杂志，2019，54（2）：73-79.

［5］ de Groot JJ, Maessen JM, Slangen BF, et al. A stepped strategy that aims at the nationwide implementation of the enhanced recovery after surgery program in major gynecological surgery: study protocol of a cluster randomized controlled trial. Implement Sci, 2015, 10: 106-114.

［6］ Miralpeix E, Nick AM, Meyer LA, et al. A call for new standard of care in perioperative gynecologic oncology practice: Impact of enhanced recovery after surgery (ERAS) programs. Gynecol Oncol, 2016, 141 (2): 371-378.

［7］ 中国医师协会麻醉学医师分会．促进术后康复的麻醉管理专家共识．中华麻醉学杂志，2015，35（2）：141-148.

［8］ 陶凝，陈昌贤，李力．快速康复外科理念在妇科肿瘤手术中的应用．中华妇产科杂志，2015，50（8）：632-636.

［9］ Nelson G, Altman AD, Nick A, et al. Guidelines for pre and intraoperative care in gynecologic/oncology surgery: Enhanced Recovery After Surgery (ERAS) Society recommendations-Part Ⅰ. Gynecol Oncol, 2016, 140 (2): 313-322.

［10］ 中国加速康复外科专家组．中国加速康复外科围手术期管理专家共识（2016）．中华外科杂志，2016，54（6）：413-418.

［11］ Kotzé A, Harris A, Baker C, et al. British Committee for Standards in Haematology Guidelines on the Identification and Management of Pre-Operative Anaemia. Br J Haematol, 2015, 171 (3): 322-331.

［12］ Muñoz M, Acheson AG, Auerbach M, et al. International consensus statement on the perioperative management of anaemia and iron deficiency. Anaesthesia, 2017, 72 (2): 233-247.

［13］ 中华医学会麻醉学分会．围手术期血糖管理专家共识（快捷版）．临床麻醉学杂志，2016，32（1）：93-95.

［14］ Webster J, Osborne S.Preoperative bathing or showering with skin antiseptics to prevent surgical site infection. Cochrane Database Syst Rev, 2012, 2 (3): CD004985.

[15] Nygren J, Thorell A, Ljungqvist O.Preoperative oral carbohydrate therapy. Curr Opin Anaesthesiol, 2015, 28 (3): 364-369.

[16] Smith I, Kranke P, Murat I, et al. Perioperative fasting in adults and children: guidelines from the European Society of Anaesthesiology. Eur J Anaesthesiol, 2011, 28 (8): 556-569.

[17] Hausel J, Nygren J, Thorell A, et al. Randomized clinical trial of the effects of oral preoperative carbohydrates on postoperative nausea and vomiting after laparoscopic cholecystectomy. Br J Surg, 2005, 92 (4): 415-421.

[18] 中华医学会妇产科学分会妇科内镜学组.妇科宫腔镜诊治规范. 中华妇产科杂志, 2012，47（7）：555-558.

[19] 郎景和，王辰，瞿红，等.妇科手术后深静脉血栓形成及肺栓塞预防专家共识. 中华妇产科杂志，2017，52（10）：649-653.

[20] 宋珍，赵倩，郭瑞霞，等.加速康复外科理念在妇产科临床的应用及展望. 国际妇产科学杂志，2019，46（6）：614-617.

[21] Gan TJ, Diemunsch P, Habib AS, et al. Consensus guidelines for the management of postoperative nausea and vomiting. Anesth Analg, 2014, 118 (1): 85-113.

[22] Apfel CC, Heidrich FM, Jukar-Rao S, et al. Evidence-based analysis of risk factors for postoperative nausea and vomiting. Br J Anaesth, 2012, 109 (5): 742-753.

[23] Apfel CC, Laara E, Koivuranta M, et al. A simplified risk score for predicting postoperative nausea and vomiting: conclusions from cross-validations between two centers. Anesthesiology, 1999, 91 (3): 693-700.

[24] Aarts MA, Okrainec A, Glicksman A, et al. Adoption of enhanced recovery after surgery (ERAS) strategies for colorectal surgery at academic teaching hospitals and impact on total length of hospital stay. Surg Endosc, 2012, 26 (2): 442-450.

[25] Møller AM, Villebro N.Interventions for preoperative smoking cessation. Cochrane Database Syst Rev, 2014, 20 (3): CD002294.

[26] Oppedal K, Møller AM, Pedersen B, et al. Preoperative alcohol cessation prior to elective surgery. Cochrane Database Syst Rev, 2012, 18 (7): CD008343.

[27] de Groot JJ, van Es LE, Maessen JM, et al. Diffusion of enhanced recovery principles in gynecologic oncology surgery: is active implementation still necessary?. Gynecol Oncol, 2014, 134 (3): 570-575.

[28] Hawn MT, Richman JS, Vick CC, et al. Timing of surgical antibiotic prophylaxis and the risk of surgical site infection. JAMA Surg, 2013, 148 (7): 649-657.

[29] Cannon JA, AltomLK, DeierhoiRJ, et al. Preoperative oral antibiotics reduce surgical site infection following elective colorectal resections. Dis Colon Rectum, 2012, 55 (11): 1160-

1166.

［30］ Anjum N, Ren J, Wang G, et al. A randomized control trial of preoperative oral Antibiotics as adjunct therapy to systemic antibiotics for preventing surgical site infectionin clean contaminated, contaminated, and dirty type of colorectal surgeries. Dis Colon Rectum, 2017, 60 (12): 1291-1298.

［31］ 中国研究型医院学会肝胆胰外科专业委员会. 肝胆胰外科术后加速康复专家共识（2015 版）. 中华消化外科杂志，2016，15（1）：1-6.

第二十三章 附件手术

中华医学会妇产科学分会加速康复外科协作组于 2019 年 2 月在《中华妇产科杂志》上发布了《妇科手术加速康复的中国专家共识》，进一步推动了 ERAS 在妇科临床的广泛应用。任何手术的围手术期都应该贯彻 ERAS 理念，落实相应的各项措施，本质上也具有很大的共性。然而，由于疾病的严重程度，以及病变器官所处的解剖位置、功能和重要性不同，践行的 ERAS 措施也会有其一定的特殊性。在女性生殖系统中，附件特指卵巢与输卵管，而附件病变在女性生殖系统疾病中占比最高，附件手术开展也最为普遍。良性附件病变的手术一般相对简单，开展非常普及。输卵管或卵巢恶性肿瘤则手术范围非常之广，涉及整个腹腔镜与腹膜后淋巴结，ERAS 在两类手术过程中重要性也会有所差异，下面分别就良性和恶性疾病的附件手术围手术期 ERAS 需要特别注意的理念和采用的措施做简要介绍。

第一节　良性附件手术围手术期的加速康复外科

一、手术类型

卵巢与输卵管发生的疾病非常广泛。其中最为常见包括囊肿与良性肿瘤，此外还包括子宫内膜异位症、输卵管积水、输卵管梗阻、输卵管卵巢脓肿及发育异常等。这些疾病通常需要通过病变剔除、输卵管或输卵管卵巢切除、输卵管造口、疏通或修复整形等来解决。多数时候该类手术并不复杂，特别适合于在 ERAS 技术开展初始阶段作为纳入对象，以便更安全地积累经验。

二、术前准备

术前评估与宣教遵循 ERAS 的常规指引，并无特殊要求。在术前优化措施方面，除了子宫内膜异位症可能累及肠管造成肠损伤者，需要术前实施机械性灌肠、口服覆盖肠道菌群的抗生素（但用药方案尚无定论，可选择红霉素、甲硝唑、喹诺酮类药物）等措施之外，并不需要常规的肠道准备。多数患者可常规术前禁食、禁水 2 h，2 h 前适当摄入 200～300 ml 含碳水化合物饮料以促进胃排空，有助于缓解术前口渴、紧张及焦虑情绪，减轻围手术期胰岛素抵抗，减少术后恶心呕吐及其他并发症的发生。术前必须进行静脉血栓风险评估，对于手术时间超过 60 分钟及其他 VTE 中、高风险患者，建议术后穿着抗血栓弹力袜，必要时给予术前皮下注射低分子肝素预防性抗凝治疗。经腹和腹腔镜入路的附件手术推荐当日备皮。除涉及输卵管管腔的手术外均属清洁切口（Ⅰ类切口），无须预防性应用抗生素，此外需常规按照原则选择抗生素进行预防性使用抗生素。

三、入路选择

附件手术可以经开放式切口实施，也通过微创路径完成。除了巨大的实性附件肿瘤，如卵巢纤维瘤，绝大部分附件手术通常首选微创术式。微创路径包括传统腹腔镜、机器人腹腔镜、经脐单孔腹腔镜、经阴道，以及经阴 NOTES 等多种途径。每种途径具有各自的特点与利弊。传统腹腔镜相较于开腹手术，具有出血少、创伤小、恢复时间短等明显优点，是目前适应证最为广泛、医师最为熟悉与擅长、采用最多的一种微创术式。在传统腹腔镜的基础上，机器人腹腔镜的术者借助于三维视野和 360° 旋转的机械手臂，且可远程操控平台，在相对放松与自由的状态下完成手术操作过程，手术操作本身也更为精细，对于特殊位置的或特别依赖精细操作的手术，比如输卵管复通和深部浸润性内异症等，手术并发症、手术时间，以及住院时间等均较传统腹腔镜有所改善。而与单孔技术的结合是其最大的优势所在。近年来单孔机器人辅助腹腔镜的出现，其在快速康复与美容方面的优势则更为明显。

经脐单孔腹腔镜是建立在传统腹腔镜基础上，基于美学需求而迅速发展的一种微创术式，目前绝大多数的妇科手术均可通过经脐单孔腹腔镜完成，但其中良性疾病的附件手术因其简单、迅速应该排在适应证首位，比如输卵管异位妊娠、附件切除、巨大卵巢囊肿剔除等，美容效果明显，取出标本便利等优势。然而，在其降低术后疼痛评分和减少镇痛药物的使用剂量等方面，研究结论尚有争议，且需注意其手术时间延长，并发症相对增多等不足。

经阴和经阴 NOTES 路径因其体表无切口而受到关注，特别是部分不孕症女性经由阴道实施注水腹腔镜可以清楚地观察输卵管与卵巢，达到诊断性腹腔镜同等的效果，具有独特的价值。但目前缺乏相应的与其他微创术式术后康复方面的比较研究。此外，经阴路径存在视野相对受限，操作难度相对高，盆腔粘连状态下容易手术失败或造成损伤，清洁切口升级为污染切口，增加了潜在的感染风险等。经阴 NOTES 路径学习曲线长，需严格把握适应证，仅适合擅长此类手术的医师采用。

总体来讲，较之传统开腹手术，各种微创路径的术后恢复均有明显改善，但其相互之间是否存在显著性差异上需要进一步研究，因此，应根据患者具体情况、医院设备条件及医师专长灵活进行选择。

四、术中麻醉与液体管理

腹腔镜手术通常采用经气管插管全身麻醉，开腹手术则可全身麻醉或区域阻滞麻醉。麻醉深度的掌握是关键，既应避免麻醉过浅导致术中知晓，也须避免麻醉过深导致苏醒延迟。手术时间较长、末梢循环差，以及年老患者需注意预防低体温。暖风机与适当加温的静脉补液及腹腔冲洗液体最为常用。根据手术具体情况术中适当补充平衡盐溶液。对于腹腔大出血，比如异位妊娠，患者需及时建立连续血流动力学监测，根据动态检测结果及时调整补液量，以平衡液为基础，适当给予胶体溶液和成分输血。

五、各引流管的放置

附件手术通常对肠道干扰不大，无须常规放置胃管。部分患者在全身麻醉诱导过程或插管时误向胃内灌入气体而出现胃胀满，进腹后应第一时间探查是否存在胃胀气，明显者需立即置入鼻胃管排气，以减少术中胃肠误损伤，以及继发肠胀气影响术野。绝大多数附件手术术中容易进行彻底止血，不推荐常规放置腹腔引流管。手术<1 h可不留置尿管，特殊情况下如需放置，可尽快于12~24 h拔除。

六、术后疼痛管理

疼痛管理是ERAS的重要内容，维持术后无痛或微痛是快速康复的基础。腹腔镜附件手术可以于手术结束时在Trocar穿刺部位局部皮下注射少许局部麻醉药物，可很好预防术后的切口疼痛，而无须进行术后其他镇痛技术。鼓励附件手术尽早离床活动和进食，促进患者术后肠道功能的恢复，也有利于减少消化系统引发的胀痛。必要时术后给予口服对乙酰氨基酚和NSAIDs。开腹手术患者根据手术切口大小、手术时间长短酌情选用胸段硬膜外低浓度局部麻醉药镇痛，联合小剂量椎管内阿片类药物，但前者可导致患者低血压、影响患者术后早期活动，后者皮肤瘙痒的发生率较高。也可考虑躯干神经阻滞（如腹横肌平面阻滞）、切口局部浸润等方法。

第二节　附件恶性肿瘤围手术期的 ERAS

卵巢或输卵管恶性肿瘤的处理原则基本相似，多数时候其手术范围在妇科肿瘤中属于范围最广者，涉及盆腔、全腹腔及腹膜后等处，手术恢复期较长，因此，实施围手术期 ERAS，促进术后恢复显得尤为重要。近年来，也有不少学者在此方面做了一些探索。Kay 等对 136 例卵巢癌手术患者进行了回顾性分析，其中 ERAS 组 94 例，对照组 42 例。结果发现 ERAS 组住院时间更短（4.2 天 *vs.* 6.7 天，$P=0.003$），术后 24 h 镇痛药物使用更少（$P=0.002$），出院后 3 个月内的镇痛药物剂量和处方开出比率更低。Bisch 等则比较了腹横肌平面阻滞与口服非甾体抗炎药物对 ERAS 卵巢癌术后阿片类药物应用的影响，发现术后给予非甾体抗炎药，可以减少术后阿片类药物使用和卵巢癌术后住院时间，建议有必要对局部麻醉药的替代方案进一步研究，以促进手术后恢复。也有学者比较了初始肿瘤细胞减灭术（primary cytoreductive surgery，PCS）与新辅助化疗（neo adjuvant chemo therapy，NACT）后中间性肿瘤细胞减灭术（intermittent cytoreductive surgery，ICS）两者术后实施 ERAS 后其症状负荷改善与功能恢复的区别。结果发现，PCS 组的中位住院时间为 4 天，ICS 组为 3 天。PCS 组患者的手术复杂度评分中位数明显更高，手术时间明显延长（257 min *vs.* 220 min）。虽然接受 PCS 的患者与接受 ICS 的患者在术前的症状程度显著不同，但入院后与出院后，症状已没有显著差异。如果忽略手术时机与化疗的相关性，手术复杂评分高的患者有更严重的恶心、疲劳及总体干扰评分。提示在标准、规范的卵巢癌诊治中心，对接受 PCS 或 ICS 患者围手术期给予实施标准化的 ERAS 路径，两者术后恢复没有显著性差异。

2020 年有关促进加速康复的 PREHAB 项目也开始在妇科进行试点研究。目前虽还缺乏对卵巢癌患者进行大样本的 RCT 研究，研究方案也是异质的，但已初步显示在身体和心理等多方面参数具有明显改善。同时大多数有关卵巢癌的 ERAS 研究也显示，在围手术期并发症发生率和住院时间上均有改善。因此，即使在资源匮乏的情况下，ERAS 项目也可以在晚期卵巢癌患者中成功实施，前提是该项目经过修改以满足当地需求，从而不增加医疗成本。

附件手术是妇科最常见手术，涉及面广，ERAS 也开始广泛应用到其围手术期管理当中，并取得良好的术后康复促进效果。随着更多深入研究的完成，将为临床提供更多的循证医学证据及更丰富的 ERAS 措施。

（刘木彪）

参 考 文 献

［1］ Kehlet H.Muhimodal approach to control postoperative pathophysiology and rehabilitation. Br J Anaesth, 1997, 78 (5): 606-617.

［2］ 中华医学会妇产科学分会加速康复外科协作组. 妇科手术加速康复的中国专家共识. 中华妇产科杂志，2019，54（2）：73-79.

［3］ Anjum N, Ren J, Wang G, et al. A Randomized Control Trial of Preoperative Oral Antibiotics as Adjunct Therapy to Systemic Antibiotics for Preventing Surgical Site Infection in Clean Contaminated, Contaminated, and Dirty Type of Colorectal Surgeries. Dis Colon Rectum, 2017, 60 (12): 1291-1298.

［4］ Practice Guidelines for Preoperative Fasting and the Use of Pharmacologic Agents to Reduce the Risk of Pulmonary Aspiration: Application to Healthy Patients Undergoing Elective Procedures.An Updated Report by the American Society of Anesthesiologists Task Force on Preoperative Fasting and the Use of Pharmacologic Agents to Reduce the Risk of Pulmonary Aspiration. Anesthesiology, 2017, 126 (3): 376-393.

［5］ Hawn MT, Richman JS, Vick CC, et al. Timing of surgical antibiotic prophylaxis and the risk of surgical site infection. JAMA Surg, 2013, 148 (7): 649-657.

［6］ Moon AS, Garofalo J, Koirala P, et al. Robotic Surgery in Gynecology, Surg Clin North Am, 2020, 100 (2): 445-460.

［7］ Lin Yun , Liu Mubiao, Ye Haiyan, et al. Laparoendoscopic single-site surgery compared with conventional laparoscopic surgery for benign ovarian masses: a systematic review and meta-analysis. BMJ Open, 2020, 10 (2): e032331.

［8］ Tros R, van Kessel M, Oosterhuis J, et al. Transvaginal hydrolaparoscopy and laparoscopy. Reprod Biomed Online, 2019 (19): 30784-30787.

［9］ Catro-Alves LJ, De Azevedo VL, De Freitas Braga TF, et al. The effect of neuraxial versus general anesthesia techniques on postoperative quality of recovery and analgesia after abdominal hysterectomy: a prospective, randomized, controlled trial. Anesth Analg, 2011, 113 (6): 1480-1486.

［10］ Carney J, McDonnell JG, Ochana A, et al. The transversus abdominis plane block provides effective postoperative analgesia in patients undergoing total abdominal hysterectomy. Anesth Analg, 2008, 107 (6): 2056-2060.

［11］ Kay AH, Venn M, Urban R, Gray HJ, et al. Postoperative narcotic use in patients with ovarian cancer on an Enhanced Recovery After Surgery (ERAS) pathway. Gynecol Oncol, 2020, 156

(3): 624-628.

[12] Bisch SP, Kooy J, Glaze S, et al. Impact of transversus abdominis plane blocks versus non-steroidal anti-inflammatory on post-operative opioid use in ERAS ovarian cancer surgery. Int J Gynecol Cancer, 2019, 29 (9): 1372-1376 .

[13] Meyer LA, Lasala J, Iniesta MD, et al. Effect of an Enhanced Recovery After Surgery Program on Opioid Use and Patient-Reported Outcomes. Obstet Gynecol, 2018, 132 (2): 281-290.

[14] Meyer LA, Shi Q, Lasala J, et al. Comparison of patient reported symptom burden on an enhanced recovery after surgery (ERAS) care pathway in patients with ovarian cancer undergoing primary vs. interval tumor reductive surgery. Gynecol Oncol, 2019, 152 (3): 501-508.

[15] Schneider S, Armbrust R, Spies C, et al. Prehabilitation programs and ERAS protocols in gynecological oncology: a comprehensive review. Arch Gynecol Obstet, 2020, 301 (2): 315-326.

[16] Agarwal R, Rajanbabu A, PVN 5th, et al. A prospective study evaluating the impact of implementing the ERAS protocol on patients undergoing surgery for advanced ovarian cancer. Int J Gynecol Cancer, 2019, 29 (3): 605-612.

第二十四章　子宫肌瘤剔除手术

子宫肌瘤是女性生殖器官最常见的一种良性肿瘤，好发于30～50岁妇女，发病率可达25%。目前子宫肌瘤剔除术是治疗子宫肌瘤最主要的手段，但传统围手术期处理措施如术前机械性肠道准备、长时间禁食、术中低温、麻醉、术后疼痛、术后禁食或晚进食等不利于机体恢复，影响女性身心健康。加速康复外科（ERAS）是一种全新理念，即通过基于循证医学证据证实的一系列围手术期优化处理措施，减少手术创伤及应激，减轻术后疼痛，促进患者早期进食及活动，缩短患者术后恢复时间。近年来该概念逐步应用妇科领域，2019年2月中华医学会妇产科学分会加速康复外科协作发布了《妇科手术加速康复的中国专家共识》。现就ERAS在子宫肌瘤剔除手术患者围手术期的应用概述如下。

一、术前部分

1. **术前评估及宣教**　子宫肌瘤剔除术是妇科常见手术方式，技术成熟，手术难度不大，故而适合ERAS地开展。但在纳入ERAS路径前，术前手术医师需仔细询问患者病史，全面准确了解患者的营养状况、有无合并症和心理状态等因素，结合各项术前相关检查，评估手术指征、麻醉及手术的风险，初步筛查患者是否具备进入ERAS相关路径的基础和条件。深静脉血栓是最为严重的术后并发症之一，因此，术前可采用Caprini风险评估表进行静脉血栓风险评估，这对于有效预防深静脉血栓的发生非常有必要。建议评估为中危及以上患者使用弹力袜，极高危患者需行彩超检查排除隐患，必要时给予术前皮下注射低分子肝素预防性抗凝治疗。

良好的术前宣教可缓解术前焦虑、恐惧及紧张情绪，提高患者的参与度及配合度，以利于ERAS项目顺利实施。宣教形式可结合医院、科室情况，门诊可通过宣传栏、宣传册、微信平台等对患者进行ERAS宣教。入院后由主管医师护士（或专职人员）及麻醉医师一起完成，采取口头、文字、图片以及视频等形式，对围手术期处理流程、术后康复、出院标准以及患者需要如何配合等内容进行详细介绍说明。

2. **术前准备**　和常规术前饮食不同，ERAS推荐患者术前1天正常饮食（合并胃排空障碍、胃食管反流、胃肠道手术史、消化道梗阻、糖尿病除外），麻醉诱导前6 h禁食，术前2 h摄入适量清饮料（如12.5%碳水化合物或含麦芽糖糊精的饮料等）可缓解患者术前口渴、紧张及焦虑情绪，减轻围手术期胰岛素抵抗，减少术后恶心与呕吐发生。

相关研究表明，口服泻剂和（或）清洁灌肠等术前机械性肠道准备可导致患者焦虑、脱水甚至电解质紊乱，但手术部位感染、吻合口瘘等并发症的发生并未明显减少，中建议取消子宫肌瘤剔除手术等妇科良性手术取消常规术前机械性肠道准备。如患者有长期便秘史或盆腹腔粘连严重，术前评估可能有肠道损伤时，可给予肠道准备，并建议口服覆盖肠道菌群的抗生素（如红霉素、甲硝唑、喹诺酮类等）。

推荐手术当天备皮，操作应轻柔，尽量避免皮肤损伤。子宫肌瘤剔除手术属于清洁 - 污染切口（Ⅱ类切口），为减少手术部位感染，建议切皮前 30～60 分钟预防性静脉滴注抗生素。

二、术中部分

1. **手术方式的选择** 根据患者的情况及术者的技术水平等相关因素，子宫肌瘤剔除手术可选择经腹、经（单孔）腹腔镜、经宫腔镜或机器人手术系统等手术路径。与传统的开腹手术相比，腹腔镜手术具有损伤小、脏器干扰小、出血少、术后疼痛轻及恢复快等优势，已成为子宫肌瘤剔除术最常用的手术路径。为进一步达到患者微创和美观要求，经脐单孔腹腔镜技术随之问世并且在临床上迅速发展，目前单孔腹腔镜下子宫肌瘤剔除手术受到越来越多患者的青睐。宫腔镜手术因其经自然的腔道切除肌瘤和恢复生育等优势，成为黏膜下肌瘤治疗的首选方式。ERAS 提倡在精准、微创及损伤控制理念下完成手术，以减少创伤性应激。（单孔）腹腔镜、宫腔镜等微创方式均符合 ERAS 措施，可根据患者具体情况、医院设备及手术医师的能力进行个性化选择。

2. **麻醉方式** 麻醉方式可采用全身麻醉、区域阻滞或两者联合。ERAS 专家共识建议手术过程中需对麻醉深度进行监测，从而减少麻醉过浅导致术中知晓、麻醉过深导致苏醒延迟，以及麻醉药物不良反应的发生率增加。

3. **术中输液及体温管理** 子宫肌瘤剔除手术术中补液推荐首选平衡盐溶液，并且根据患者的血压、呼吸频率、心率及血氧饱和度等变化，调整补液量和补液速度，必要时可给予胶体和成分输血。

术中低体温是常见的并发症，建议手术中持续体温监测，并采取保温措施，如暖风机、电热毯、加温腹腔镜冲洗液及静脉输液等。

4. **引流管的放置** 多数子宫肌瘤剔除手术难度不高，而倒刺线、止血敷料等辅助止血材料的出现使术中彻底止血更容易实现，故而不推荐放置腹腔引流管。由于子宫肌瘤剔除手术部位主要位于盆腔，对消化道影响不大，不建议常规放置胃管。留置尿管可影响患者术后活动，增加泌尿系统感染的风险，因此子宫肌瘤剔除手术不推荐留置尿管，如需放置，也应尽早拔除。

三、术后部分

1. 术后镇痛 疼痛可加重胰岛素抵抗、延迟患者术后早期活动、增加术后并发症发生率、延长住院时间，并可能发展为慢性疼痛，降低患者术后的生活质量，因此，围手术期疼痛评估和管理是 ERAS 的重要内容。指南中推荐采用多模式镇痛，其目标是：有效控制运动痛，即 VAS 评分≤3 分；较低的镇痛相关不良反应发生率。加速患者术后肠功能恢复，确保术后早期经口摄食和早期下床活动。对乙酰氨基酚和是围手术期镇痛的基础用药，对于（单孔）腹腔镜及宫腔镜等微创手术，建议使用以非甾体抗炎镇痛药为基础的多药联合镇痛方案。

2. 术后饮食、补液及排气 子宫肌瘤剔除手术患者建议术后 4～6 h 开始进食。如果患者能耐受经口进食，口服镇痛药物就能达到理想的镇痛效果，可考虑在术后 24 h 撤除静脉通道。Yang 等研究表明择期手术术后尽早恢复经口进食可降低术后感染发生率。姜丽丽等将 133 例行腹腔镜手术的子宫肌瘤患者随机分为 ERAS 组和传统组，其研究结果显示，ERAS 组患者术后禁食时间、下床活动时间、首次排气时间及术后住院时间均短于传统组，差异均有统计学意义（$P<0.05$），由此可见患者术后早进食，可保护肠黏膜功能，防止菌群失调和移位，促进肠道功能的恢复，减轻患者术后应激反应，减少围手术期并发症，加快术后恢复速度，缩短患者术后住院时间。采用多模式镇痛、减少阿片类药物用量、实施微创手术、不留置引流管、咀嚼口香糖、早期进食及离床活动等有助于促进胃肠功能恢复，缩短术后排气时间。

3. 出院标准及随访 鼓励患者在术后 24 h 内尽早离床活动，并逐渐增加活动，有助于减少呼吸系统并发症、减轻胰岛素抵抗、降低静脉血栓风险、缩短住院时间。当患者恢复半流质饮食，停止静脉补液，口服镇痛药物可良好镇痛，伤口愈合良好，无感染迹象，可自由活动时可准予出院。出院后 24～48 h 应常规对患者进行电话随访，随访内容包括出院后指导、疼痛评估、伤口护理、出院后并发症的监测。建议术后 7～10 天患者门诊回访，回访内容包括伤口拆线、查询病理检查结果、制订后续治疗计划等。

子宫肌瘤发病率日益升高，严重威胁患者的身体健康，子宫肌瘤剔除手术是治疗子宫肌瘤的主要手段之一，围手术期 ERAS 可显著缩短住院时间，降低术后并发症发生率，节省住院费用，提高患者的生活质量。各医疗中心可以结合自身条件，根据子宫肌瘤患者具体情况制订规范化、个体化的 ERAS 规范和流程，进而使患者获益最优化。

（赵仁峰）

参 考 文 献

［1］ Tseng JJ, Chen YH, Chiang HY, et al. Increased risk of breast cancer in women with uterine myoma: a nationwide, population-based, case-control study. J Gynecol Oncol, 2017, 28 (3): e35.

［2］ Kehlet H.Muhimodal approach to control postoperative pathophysiology and rehabilitation. Br J Anaesth, 1997, 78 (5): 606-617.

［3］ 中华医学会妇产科学分会加速康复外科协作组. 妇科手术加速康复的中国专家共识. 中华妇产科杂志，2019，54（2）：73-79.

［4］ Munting KE, Klein AA.Optimisation of pre-operative anaemia in patients before elective major surgery-why, who, when and how?. Anaesthesia, 2019, 74 (Suppl 1): 49-57.

［5］ Schuetz P, Fehr R, Baechli V, et al. Individualised nutritional support in medical inpatients at nutritional risk: a randomised clinical trial. Lancet, 2019, 393 (10188): 2312-2321.

［6］ Sweetland S, Green J, Liu B, et al. Duration and magnitude of the postoperative risk of venous thromboembolism in middle aged women: prospective cohort study. BMJ, 2009, 339: b4583.

［7］ Practice Guidelines for Preoperative Fasting and the Use of Pharmacologic Agents to Reduce the Risk of Pulmonary Aspiration: Application to Healthy Patients Undergoing Elective Procedures: An Updated Report by the American Society of Anesthesiologists Task Force on Preoperative Fasting and the Use of Pharmacologic Agents to Reduce the Risk of Pulmonary Aspiration. Anesthesiology, 2017, 126 (3): 376-393.

［8］ Arnold A, Aitchison LP, Abbott J.Preoperative mechanical bowel preparation for abdominal, laparoscopic, and vaginal surgery: a systematic review. J Minim Invasive Gynecol, 2015, 22 (5): 737-752.

［9］ Vadhwana B, Pouzi A, Surjus Kaneta G, et al. Preoperative oral antibiotic bowel preparation in elective resectional colorectal surgery reduces rates of surgical site infections: a single-centre experience with a cost-effectiveness analysis. Ann R Coll Surg Engl, 2020, 102 (2): 133-140.

［10］ Anjum N, Ren J, Wang G, et al. A Randomized Control Trial of Preoperative Oral Antibiotics as Adjunct Therapy to Systemic Antibiotics for Preventing Surgical Site Infection in Clean Contaminated, Contaminated, and Dirty Type of Colorectal Surgeries. Dis Colon Rectum,

2017, 60 (12): 1291-1298.

[11] Hawn MT, Richman JS, Vick CC, et al. Timing of surgical antibiotic prophylaxis and the risk of surgical site infection. JAMA Surg, 2013, 148 (7): 649-657.

[12] 中华医学会妇产科学分会妇科单孔腹腔镜手术技术协助组. 妇科单孔腹腔镜手术技术的专家意见. 中华妇产科杂志, 2016, 51 (10): 724-726.

[13] 子宫肌瘤的诊治中国专家共识专家组. 子宫肌瘤的诊治中国专家共识. 中华妇产科杂志, 2017, 52 (12): 793-800.

[14] 中华医学会外科学分会, 中华医学会麻醉学分会. 加速康复外科中国专家共识暨路径管理指南 (2018). 中华麻醉学杂志, 2018, 38 (1): 8-13.

[15] Lovich-Sapola J, Smith CE, Brandt CP.Postoperative pain Control. Surg Clin North Am, 2015, 95 (2): 301-318.

[16] Yang R, Tao W, Chen YY, et al. Enhanced recovery after surgery programs versus traditional perioperative care in laparoscopic hepatectomy: A meta-analysis. Int J Surg, 2016, 36 (Pt A): 274-282.

[17] 姜丽丽, 佟德明, 冯子懿, 等. ERAS 在子宫肌瘤腹腔镜手术治疗中的应用. 现代妇产科进展, 2018, 27 (9): 686-688.

[18] 朱弘宇, 陈建玲. 快速康复外科理念在腹腔镜下子宫肌瘤剔除术患者的临床应用. 武汉大学学报 (医学版), 2017, 38 (2): 306-308.

第二十五章　全子宫切除手术

全子宫切除术由于临床适应证宽泛、患者基数较大，因此成为妇科医师最应被掌握和熟练应用的术式之一。其次，全子宫切除术作为突破盆腔内视野、进入完全陌生而复杂的腹膜外解剖的基本术式，在医师个人技术成长中具有里程碑式的意义。另外，在熟练掌握全子宫切除术的基础上，可进一步根据患者具体情况，衍生出腹腔内全子宫切除术和半腹膜外全子宫切除术，又可分为筋膜外与筋膜内2种不同术式。根据患者病情是否需要保留部分子宫结构或扩大切除部分宫旁及阴道组织，可选择次全子宫切除术、保留子宫内膜的手术（部分性子宫切除术，如子宫肌瘤剔除术、子宫腺肌病病灶切除术等）、扩大的子宫切除术等术式。同样，随着经自然腔道手术和内镜手术的发展，在传统经腹入路全子宫切除术的基础上，手术入路选择也有了长足的发展，逐步探索并成熟开展了经阴式全子宫切除术、内镜（腹腔镜/机器人）辅助下阴式全子宫切除术（V-NOTES手术）、常规腹腔镜/机器人辅助下全子宫切除术、经脐单孔腹腔镜/机器人辅助下全子宫切除术等。

术式与手术入路的发展，除了对美容效果的追求，减少围手术期并发症、促进患者尽快康复才是真正的目的，而加速康复外科（ERAS）理念的提出无疑为实现这一目的提供了及时有效的基础理论支撑和临床实践指导。中华医学会妇产科学分会加速康复外科协作组于2019年2月在《中华妇产科杂志》上发布了《妇科手术加速康复的中国专家共识》，进一步推动了ERAS在妇科临床的广泛应用。

单纯全子宫切除术手术切除操作中各解剖学标志明晰、范围固定、属标准化、程式化的手术操作。但因传统经腹入路手术、经阴入路手术、传统/经脐单孔腹腔镜入路手术操作步骤、处置要点、技巧改良等方面有较大差异，因此本章内容将根据不同入路对全子宫切除手术围手术期ERAS需要特别注意的理念和采用的措施做简要介绍。

一、经腹全子宫切除术围手术期的加速康复外科

1. **适应证**　子宫自身病变或因其他原因需行全子宫切除术，如附件和腹膜等来源疾病行全面分期手术时。

（1）子宫自身疾病：良性疾病如子宫肌瘤、子宫腺肌病，无生育要求或经非手术治疗无效的异常子宫出血、子宫内膜不典型增生、高度子宫颈上皮内病变等

是最为常见的导致全子宫切除的病因。恶性肿瘤如早期子宫颈癌、子宫内膜癌、滋养细胞肿瘤符合手术治疗指征者、子宫肉瘤等恶性肿瘤较少见，但也需在全子宫切除的基础上完成相应综合治疗。除少数盆腔子宫内膜异位症及恶性肿瘤扩散，导致严重粘连及可能引起邻近器官如膀胱、输尿管、肠道等需要手术处理的情况，绝大多数均可按照常规全子宫切除的 ERAS 原则进行处理。妊娠相关情况如产后宫缩乏力、胎盘植入、前置胎盘等导致严重出血时也需行全子宫切除术，但由于妊娠期可能存在的特殊性，可参照本书相应章节进行 ERAS 处置。

（2）其他原因：盆腔子宫内膜异位症累及子宫、要求切除子宫的盆腔炎性疾病、卵巢良性肿瘤，以及原发于输卵管、卵巢或腹膜的恶性肿瘤，按照治疗指南中相应手术操作的规范要求需行全子宫切除术，或者来源于消化系统、泌尿系统等部位的恶性肿瘤，因累及子宫而需一并切除者。

2. **术前准备**　术前评估与宣教应当遵循 ERAS 的常规指引。

（1）一般状况评估：①因子宫肌瘤、子宫腺肌病、内膜病变等需切除子宫的患者，大多有月经量过多、过频等症状，因此术前对贫血、营养状况等情况需进行认真评估，术前推荐静脉或口服铁剂作为一线治疗方案；②如合并子宫过大手术困难，可使用促性腺激素释放激素拮抗剂药物 3 周期，缩小宫体的同时通过闭经改善贫血及低蛋白血症；③子宫内膜癌患者合并糖尿病较为多见，因此术前即应开始对血糖进行监测，及时调整药物种类、剂量与频次，推荐血糖控制在10.0～11.1 mmol/L，同时警惕低血糖的发生；④对于合并高血压的患者，术前应加强对于血压监测，如血压稳定，可在围手术期内继续服用目前药物，如血压不稳定，则需及时调整或更换药物，并做好心理疏导，防止心理性高血压发生；⑤患者入院后 24 h 内，必须完成静脉血栓栓塞症（VTE）风险评估并核实，评估工具建议使用 Caprini 血栓风险评估表，根据评估结果对患者进行分层管理。低危患者采取基本预防；中危患者采取基本预防和物理预防，包括弹力袜或间歇充气加压装置的使用，并根据病情需要遵医嘱采取药物预防；高危和极高危患者在病情允许的情况下，可 3 种预防方法联合使用。

（2）备皮与肠道准备：①推荐术前沐浴清洁，不推荐常规对腹部及会阴部毛发进行剃除，如确实需要，可使用剪短毛发的方法进行备皮。推荐术中使用氯己定为皮肤消毒剂。②对于无既往手术史、盆腹腔感染性疾病病史、查体子宫动度良好、预计无盆腹腔粘连和极低肠道损伤机会的患者，可通过避免常规肠道准备进行术前措施优化。对于盆腔子宫内膜异位症、盆腔恶性肿瘤局部扩散，可能需要结直肠道切除术和吻合手术的患者，可进行术前短程肠道准备，应避免机械性灌肠、口服覆盖肠道菌群的抗生素等措施。

3. **术中麻醉与液体管理**　经腹全子宫手术切口通常为耻骨上横行切口、或下腹正中纵行切口，如子宫过大或恶性肿瘤手术时，可采用耻骨上绕脐至剑突下的正中纵行切口。这几类切口均属临床常见切口类型，故相关麻醉和液体管理参见本书其他章节。总体原则为个体化选择麻醉方式、液体适量、注重术中体温。

4. 各引流管的放置 常规全子宫切除手术无须放置胃管，如子宫体积过大或恶性肿瘤造成肠梗阻时，可酌情在术前放置胃管引流并保持至术后，恢复正常胃肠功能后及时拔除。绝大多数全子宫切除手术可按程序化操作，逐步完成血管离断并彻底止血，因此不推荐常规放置腹腔引流管，少数如盆腔子宫内膜异位症、恶性肿瘤等创面过大存在术后渗出风险，可以经腹壁放置引流管，并于术后病情稳定后尽快拔除。因全子宫切除术需下推膀胱显露子宫颈和部分阴道，因此，可于麻醉后放置尿管，如无膀胱损伤，术后应于 12～24 h 拔除。

5. 后疼痛管理 首先，注重"无痛外科"理念，提倡多模式镇痛方案，包括常规麻醉消毒后，于切皮前即应于手术切口皮下进行局部麻醉药物注射，以减轻应激反应，改善术后疼痛；其次，镇痛的重要原则是非甾体抗炎药为术后镇痛基础用药，尽量减少阿片类药物的应用，促进患者早期康复；此外，还应根据手术切口大小、手术时间长短酌情选用腹横肌平面阻滞、切口局部浸润等方法。

二、（内镜辅助下）阴式全子宫切除术围手术期的加速康复外科

1. 适应证 经阴道途径全子宫切除术适应证范围与经腹途径大致相同，在需要同时采取传统方式进行阴道前后壁修补和骶棘韧带固定等处理时，甚至还具有独特的操作优势。但由于术者操作水平、经验积累、硬件条件的差距，对患者子宫体积大小、盆腔粘连程度也有着不同程度的要求。总体来讲，对于初学者应尽量选取子宫大小未超出耻骨上支水平，预估无盆腔粘连的患者，对于经验丰富的术者，可酌情放宽适应证范围。目前开展的内镜辅助下阴式全子宫切除术即 V-NOTES 手术，能够较好的改善传统阴式手术对于上腹部探查的劣势，因此在熟练掌握后，可进一步克服子宫过小与子宫底部存在粘连等相对禁忌。但目前 V-NOTES 手术在大血管损伤后迅速止血、对肠系膜根部、上腹区等部位进行探查尚存在一定困难，因此，对于术前预判存在较大出血、损伤风险的恶性肿瘤、盆腔子宫内膜异位症等情况，仍需谨慎选择手术入路。

2. 术前准备 可参考经腹全子宫切除术的 ERAS 措施，但应对是否存在阴道感染、阴道黏膜萎缩、阴道狭窄等情况进行评估并进行相应处理，如阴道狭窄明显，无法完成预期操作时，需改为其他入路完成手术。由于阴式操作术野靠近肛门，故更易发生麻醉后肛门括约肌松弛，大便污染术野造成术后感染，因此可酌情进行术前短程肠道准备，但同样应避免常规机械性灌肠和给予口服覆盖肠道

菌群的抗生素等措施。

3. **术中麻醉与液体管理** 请参考经腹全子宫切除术，其中内镜辅助阴式全子宫切除术由于大多数需要形成气腹，故多选择全身麻醉方式。

4. **各引流管的放置** 可参考经腹全子宫切除术相关内容，如同时进行传统阴道前壁修补术，则需酌情延长尿管留置时间，一般为3～7天。盆腔内引流管可自阴道残端切口引出，但由于存在感染风险，因此在病情稳定后应尽快拔除。

5. **术后疼痛管理** 经阴道全子宫切除术由于切口较小，疼痛程度明显轻于经腹术式，因此术后镇痛选择以非甾体抗炎镇痛药为主的多模式镇痛方案。

三、经脐单孔 / 常规内镜（腹腔镜 / 机器人）辅助下全子宫切除术围手术期的 ERAS

1. **适应证** 该术式覆盖病种与开腹全子宫切除术基本一致，并且随着技术水平、能量器械和成像系统质量的不断提高，内镜系统辅助下全子宫切除术目前已经成为首选术式。并且，由于内镜系统特殊的放大功能和30°镜带来的折射效应，对于子宫直肠凹陷等肉眼直视下难以观察到的盆腔深部。腹腔镜或机器人系统具有更好的观察视野并为精细操作提供了保障。

经脐单孔内镜手术由于具有更佳的美容效果近年来深受医患双方的青睐，但是由于常规腹腔镜器械"筷子效应""同轴视野"等缺陷，进而带来学习曲线延长、手术时间延长、术中意外情况处理困难等问题，因此该术式是否适用于粘连广泛、子宫体过大的病例，尚存在一定争论。专用单孔腹腔镜器械和最新机器人单孔模块能够较好的解决以上缺陷，但需要新购置相应设备，且价格不菲，是广泛开展单孔手术的最大障碍。建议应严格把握适应证，并且需要认真评估自身技术特点与硬件设施条件后进行。

2. **术前准备** 可参考经腹全子宫切除术的 ERAS 措施，如选择经脐单孔手术，则应注重术前和术中对于脐孔内的清洁和消毒处理，以防术后脐炎和脐疝的发生。

3. **术中麻醉与液体管理** 内镜辅助下全子宫切除术由于大多数需要形成气腹，故多选择全身麻醉方式。也有采取无气腹悬吊方式进行操作，麻醉方式可参考本书其他章节。

4. **各引流管的放置** 可参考经腹全子宫术相关内容。如确需放置盆腔内引流管，可经腹部 Trocar 口引出，避免新造切口带来的不良刺激，并于病情稳定后尽快拔除。

5. **术后疼痛管理** 内镜辅助下全子宫切除术疼痛程度明显低于经腹术式，但也应注重切皮前切口部位注射局部麻醉药物，减少应激，改善术后疼痛，术后镇痛同样选择以非甾体抗炎药为主的多模式镇痛方案。

全子宫切除术是妇科医师技术合格的基本标志之一，因此，熟练掌握本术式，并根据患者个体情况合理应用不同入路完成预期治疗效果，应当成为每一位妇科医师努力的方向。在 ERAS 理论逐步走进妇产科临床实践的新形势下，我们应该将治疗的目标从单纯强调"微创"与"美观"，迅速调整到"整体快速康复"这一方向上来。随着理念的转变、临床实践的开展，必将为妇科 ERAS 措施提供更全面的循证医学证据，相信在不久的将来，更多的医护人员与患者都将真正从 ERAS 措施的落地中获益。

（张　潍）

参 考 文 献

［1］ Koo YJ.Recent Advances in Minimally Invasive Surgery for Gynecologic Indications, Yeungnam Univ J Med, 2018, 35 (2): 150-155.

［2］ Tros R, van Kessel M, Oosterhuis J, et al. Transvaginal hydrolaparoscopy and laparoscopy. Reprod Biomed Online, 2019 (19): 30784-30787.

［3］ Moon AS, Garofalo J, Koirala P, et al. Robotic Surgery in Gynecology, Surg Clin North Am, 2020, 100 (2): 445-460.

［4］ 中华医学会妇产科学分会加速康复外科协作组. 妇科手术加速康复的中国专家共识. 中华妇产科杂志，2019，54（2）：73-79.

［5］ Nelson G, Bakkum-Gamez J, Kalogera E, et al. Guidelines for perioperative care in gynecologic/oncology: Enhanced Recovery After Surgery (ERAS) Society recommendations. Int J Gynecol Cancer, 2019, 29 (4): 651-668.

［6］ Kalogera E, Glaser GE, Kumar A, et al. Enhanced recovery after minimally invasive gynecologic procedures with bowel surgery: a systematic review. J Minim Invasive Gynecol, 2019, 26 (2): 288-298.

［7］ Kotzé A, Harris A, Baker C, et al. British Committee for Standards in Haematology Guidelines on the Identification and Management of Pre-Operative Anaemia. Br J Haematol, 2015, 171 (3): 322-331.

［8］ Finfer S, Chittock DR, Su SY, et al. Intensive versus conventional glucose control in critically ill patients. N Engl J Med, 2009, 360 (13): 1283-1297.

［9］ Ebner F, Schulz SVW, de Gregorio A, et al. Prehabilitation in gynecological surgery? What do gynecologists know and need to know. Arch Gynecol Obstet, 2018, 297: 27-31.

［10］ Jacobson BF, Louw S, Büller H, et al. Venous thromboembolism: prophylactic and therapeutic practice guideline. S Afr Med J, 2013, 103 (4 Pt 2): 261-267.

［11］ Felder S, Rasmussen MS, King R, et al. Prolonged thromboprophylaxis with low molecular weight heparin for abdominal or pelvic surgery. Cochrane Database Syst Rev, 2018, 11 (11): CD004318.

［12］ Carrier M, Blais N, Crowther M, et al. Treatment algorithm in cancer-associated thrombosis: Canadian expert consensus. Curr Oncol, 2018, 25 (5): 329-337.

［13］ Darouiche RO, Wall MJ, Itani KM, et al. Chlorhexidine-Alcohol versus Povidone-Iodine for Surgical- Site Antisepsis. N Engl J Med, 2010, 362 (1): 18-26.

［14］ Taylor JS, Marten CA, Munsell MF, et al. The DISINFECT Initiative: decreasing the incidence of surgical infections in gynecologic oncology. Ann Surg Oncol, 2017, 24 (2): 362-368.

［15］ Arnold A, Aitchison LP, Abbott J.Preoperative mechanical bowel preparation for abdominal, laparoscopic, and vaginal surgery: a systematic review. J Minim Invasive Gynecol, 2015, 22 (5): 737-752.

［16］ Mulayim B, Karadag B.Do we need mechanical bowel preparation before benign gynecologic laparoscopic surgeries a randomized, single-blind, controlled trial. Gynecol Obstet Invest, 2018, 83 (2): 203-208.

［17］ Gustafsson UO, Scott MJ, Hubner M, et al. Guidelines for perioperative care in elective colorectal surgery: Enhanced Recovery After Surgery (ERAS®) society recommendations. World J Surg, 2019, 43 (3): 659-695.

［18］ Nelson R, Edwards S, Tse B.Prophylactic nasogastric decompression after abdominal surgery. Cochrane Database Syst Rev, 2007, 2007 (3): CD004929.

［19］ Jesus EC, Karliczek A, Matos D, et al. Prophylactic anastomotic drainage for colorectal surgery. Cochrane Database Syst Rev, 2004 (4): CD002100.

［20］ Dower R, Turner ML.Pilot study of timing of biofilm formation on closed suction wound drains. Plast Reconstr Surg, 2012, 130 (5): 1141-1146.

［21］ Bisch SP, Kooy J, Glaze S, et al. Impact of transversus abdominis plane blocks versus non-steroidal anti-inflammatory on post-operative opioid use in ERAS ovarian cancer surgery. Int J Gynecol Cancer, 2019, 29 (9): 1372-1376

［22］ Meyer LA, Shi Q, Lasala JD, et al. Patient-reported symptom burden and functional recovery before and after enhanced recovery after surgery (ERAS) implementation: a comparison between open and minimally invasive surgery. Gynecol Oncol, 2018, 149: 26-27.

第二十六章 妇科恶性肿瘤手术

近十余年来，加速康复外科（ERAS）的理念及其路径在我国有了较为迅速的应用。ERAS 的临床实践表明，其理念及相关路径的实施必须以循证医学及多学科合作为基础，既要体现以加速康复为主要目的的核心理念，也要兼顾患者基础疾病、手术类别、围手术期并发症等具体情况，更需要开展深入的临床研究以论证 ERAS 相关路径的安全性、可行性及必要性。近年来，ERAS 相关路径逐步运用于妇科肿瘤手术，与其他腹部手术比较，妇科肿瘤手术操作复杂，具有技术要求高、标准术式少、术式变化大等临床特点，且并发症发生率、再次手术率及病死率也高于普通妇科手术。因此，妇科肿瘤手术 ERAS 路径的实施较其他腹部术式更具复杂性，应针对患者具体情况制订个体化管理方案，最大限度保证围手术期安全以实现真正意义上的加速康复。本章结合妇科肿瘤实践，对妇科恶性肿瘤手术 ERAS 实施流程及评价进行简要介绍。

第一节 加速康复外科在妇科恶性肿瘤手术的应用流程

ERAS 旨在加速功能恢复并改善术后结局。然而，关于妇科肿瘤手术中 ERAS 项目的数据很少，参考结直肠手术、普通妇科手术 ERAS 项目的文献和妇科肿瘤临床实践，已经初步建立妇科肿瘤 ERAS 实施的关键要素。ERAS 项目与住院时间缩短、总体医疗费用降低及患者满意度提高相关。本节针对妇科肿瘤实践特点，简要描述了 ERAS 用于妇科恶性肿瘤实施流程（表 26-1），包括术前、术中和术后策略，重要的是鼓励早期进食、早期活动、及时移除导管和引流管，以及面向功能的多模式镇痛方案。ERAS 项目的成功实施，不仅需要多学科团队的努力，还需要患者积极参与，在医患双方共同努力下才能完成目标导向的功能康复。

表 26-1 ERAS 在妇科恶性肿瘤手术应用的简要流程

ERAS 项目	推荐方案
术前信息、教育和咨询	术前咨询的目的是为手术和麻醉程序设定预期，并提供有关术后护理计划的信息。术前教育和心理准备可减轻患者焦虑，提高患者满意度，改善患者疲劳，促进患者早日出院

（待续）

（待续）

ERAS 项目	推荐方案
预康复	在癌症诊断和急性治疗开始期间发生的连续护理过程，包括建立基线功能水平的身体和心理评估，识别损伤并提供有针对性的干预措施，以改善患者的健康，以减少当前和未来损伤的发生率和严重程度。康复旨在优化患者的身心健康，以预期即将到来的压力。包括：①有氧和阻力练习，以改善身体功能、身体组成和心肺健康；②有针对性的功能练习，以尽量减少 / 预防损伤；③饮食干预，以支持运动引起的代谢，以及减轻疾病和（或）治疗相关的营养不良；④心理干预，以减少压力，支持行为改变，并鼓励整体幸福感
术前肠道准备	微创妇科手术前不宜常规使用术前肠道准备，如预计有肠损伤可能，如晚期卵巢恶性肿瘤，病变可能侵及肠管，可给予肠道准备，并建议同时口服覆盖肠道菌群的抗生素
术前饮食管理	术前 2 h 禁食清流质食物，术前 6 h 禁食乳制品及淀粉类固体食物，术前 8 h 禁食油炸、脂肪及肉类食物。术前 2 h 鼓励患者进食含碳水化合物的清饮料
静脉血栓栓塞预防	术后 6 周内妇科恶性肿瘤患者静脉血栓形成风险明显升高。对于手术时间超过 60 分钟的妇科恶性肿瘤患者，以及其他 VTE 中的高风险患者，建议穿着抗血栓弹力袜，并在术前皮下注射低分子肝素。术中可考虑使用间歇性充气压缩泵促进下肢静脉回流，在使用肝素 12 h 内应避免进行椎管内麻醉操作。晚期卵巢癌或盆腔恶性肿瘤剖腹术后预防 VTE 应延长至 28 天
预防性使用抗生素和皮肤准备	推荐手术当天备皮，按照原则选择抗生素，并在切皮前 0.5～1 h 静脉滴注完毕。对于肥胖（体重指数 > 35 kg/m² 或体重 > 100 kg）患者，应增加剂量。当手术时间超过 3 h 或超过抗生素半衰期的 2 倍或术中出血超过 1500 ml 时，应重复给药。患者在手术前应使用氯己定基抗菌肥皂淋浴，并在手术前在手术室进行氯己定 - 乙醇皮肤准备
麻醉方案	使用短效麻醉药，监测神经肌肉阻滞深度，并彻底逆转。通气应采取保护策略，潮气量为 6～8 ml/kg，呼气末正压为 6～8 cmH₂O。
手术方式选择	在可行的情况下，首选微创手术，包括经阴道手术
围手术期液体管理	围手术期目标导向的液体治疗可减少腹部手术高危患者的住院时间和并发症
预防低温	术中体温过低与手术部位感染和心脏事件的风险增加有关。推荐术中持续体温监测，并采取主动保温措施，保证中心体温 > 36 ℃
围手术期疼痛管理	通过预防性、多模式镇痛。预防性镇痛即预防性镇痛是通过对患者术前、术中、术后全程的疼痛管理，达到预防中枢和外周敏感化的效果，从而减少急性疼痛向慢性疼痛的转化。常用非选择性甾体抗炎药和选择性环氧化酶 2 抑制剂。多模式镇痛即多模式、多种镇痛方式、多种非阿片类药物联合使用，在减少阿片类药物用量的同时，达到理想的镇痛效果；减少镇痛药物相关的不良反应；促进患者术后肠道功能恢复，促进术后早期经口进食及离床活动。妇科恶性肿瘤开腹手术，特别是肿瘤细胞减灭术因手术范围广泛，患者术后的疼痛更为严重
围手术期营养	术后早期进食不会增加肠瘘、肺部感染的发生率，并且能够保护肠黏膜功能，防止菌群失调和异位，促进肠道功能恢复，减少围手术期并发症。妇科恶性肿瘤患者，包括接受肠切除吻合术的患者，建议术后 24 h 内开始饮食过渡。当经口摄入能量少于推荐摄入量的 60% 时，应添加肠内营养制剂，补充热量、蛋白质、维生素及微量元素
术后肠梗阻的预防	早期进食、咖啡和口香糖等简单干预已被证明可有效的减少术后肠道功能恢复时间。多模式镇痛、减少阿片类药物用量、控制液体入量、实施微创手术、不留置鼻胃管和离床活动等 ERAS 途径的各种其他元素也可以减少肠功能恢复的时间

（待续）

（待续）

ERAS 项目	推荐方案
围手术期血糖控制	围手术期血糖>11.1 mmol/L 与不良手术结局相关，建议将血糖控制在 10.0～11.1 mmol/L 或以下，当血糖超过上述范围时，可考虑胰岛素治疗，并监测血糖，警惕低血糖
术后早期离床活动	术后早期离床活动有助于减少呼吸系统并发症、减轻胰岛素抵抗、降低 VTE 风险、缩短住院时间。充分的术前宣教、理想的术后镇痛、早期拔除鼻胃管及引流管等均有助于患者术后早期离床活动。应帮助患者制订合理的活动计划，每天记录活动情况，鼓励患者在术后 24 h 内尽早离床活动，并逐渐增加活动量
鼻胃管的放置	术后鼻胃管不宜常规使用，手术中插入的鼻胃管应在麻醉逆转前取出
腹腔引流管的放置	不推荐常规放置引流管。在广泛性子宫切除术中，存在手术创面感染、吻合口张力较大、血供不佳或其他影响切口愈合的不良因素时，可考虑留置引流管，但术后应尽早拔除
留置尿管	除广泛性子宫切除术外，不推荐留置尿管，如有放置，应尽早拔除
出院标准	缩短住院时间和早期出院并非 ERAS 的最终目的，应结合患者的病情和术后恢复情况，制订个体化的出院标准。基本的出院标准包括恢复半流质饮食，停止静脉补液，口服镇痛药物可良好镇痛，伤口愈合良好，无感染迹象，器官功能状态良好，可自由活动

第二节　加速康复外科在妇科恶性肿瘤手术的应用评价

与其他腹部手术比较，妇科肿瘤手术操作复杂，具有技术要求高、标准术式少、术式变化大等临床特点，并且并发症发生率、再次手术率及病死率较高。目前关于 ERAS 项目纳入妇科肿瘤的已发表数据与普通外科比较，相对较少。已有研究表明，ERAS 方案与更快的恢复和更短的住院时间相关，且不会增加术后并发症。

2008 年 Chase 就研究了 ERAS 方案用于开腹妇科恶性肿瘤手术的可行性。共纳入 880 例患者，中位住院时间为 2 天。再次入院率为 5%，1 例围手术期死亡（0.2%），无二次手术、无尿瘘及肠瘘发生。因此，作者认为 ERAS 方案用于开腹妇科恶性肿瘤手术安全和可行。Carter 报道了对开腹妇科肿瘤患者的 ERAS 的 22 项要素进行研究。共纳入 389 例患者，其中 227 例（58%）为妇科恶性肿瘤患者。中位住院时间为 3 天，再入院率为 4%，再次手术率为 0.5%。亚组分析（子宫内膜癌、卵巢癌、子宫颈癌或良性肿瘤）显示，亚组之间的住院时间和再入院率相似。此外作者还发现，项目开展第 1 年第 2 天出院率为 10%，而项目开展第 5 年，第 2 天出院率为提高至 36%。说明随着 ERAS 项目经验的增加，患者术后康复速度也随之加快。2012 年关于妇科肿瘤患者围手术期 ERAS 项目的 Cochrane 综述评价了 3 项非随机临床试验的主要临床结局，虽然各研究之间 ERAS 方案并不统一，但是这 3 项试验均表明，与传统围手术期管理流程相比，实施 ERAS 可缩短住院时间，而术后并发症、死亡率或再入院率差异无统计学意义。2017 年 Nelson 开展 ERAS 应用于妇科恶性肿瘤手术领域唯一的一项随机对照研究，ERAS 组干预措施包括术前咨询、取消常规肠道准备、缩短禁食水时间、蛛网膜下腔麻醉或胸段硬膜外麻醉、限制术中液体入量、多模式镇痛、术后早期进食及离床活动。ERAS 组的住院日并未见缩短，但 ERAS 组患者术后第 2 天阿片类药物用量减少，排气时间提前，而围手术期并发症发生率与对照组相近。

ERAS 在缩短住院时间，促进患者康复，降低并发症的同时，还可能具有卫生经济学价值。根据在普通外科和妇科手术的 ERAS 试验数据，实施 ERAS 可以为每位患者节省 2200～2500 美元。在一项结直肠癌研究中发现，在 ERAS 项目中每投资 1 美元，就可节省 3.8 美元。

2016 年美国 ERAS 协会对近年来妇科肿瘤手术 ERAS 文献进行了系统回顾，并制定的《妇科 / 妇科肿瘤加速康复外科指南》。2019 年 3 月，进一步修订和更新了针对妇科肿瘤学的 ERAS 指南。但是，妇科肿瘤医师是否完全遵循指南？2019 年美国麻省总医院对美国妇科肿瘤学会（SGO）会员使用 ERAS 指南情况进行了横断面研究。共发出问卷 1612 份，收到 367 份回复，问卷回收率 23%。其中 57% 为学术机构，64% 已建立 ERAS 流程，已建立 ERAS 流程单位与未建立 ERAS 流程单位比较，更倾向于遵守 ERAS 要素，如术前禁食液体（51% *vs.* 28%）、碳水化合物类治疗（63% *vs.* 16%）、术中液体管理（78% *vs.* 32%）及延长恶性肿瘤深静脉血栓预防持续时间的建议（69% *vs.* 55%）。但是，总体而言，即使已经建立 ERAS 流程单位，ERAS 要素依从率仍然不高，而且各单位之间差异较大。同期一项国际多中心队列研究，评估了对美国 ERAS 协会制定的《妇科 / 妇科肿瘤 ERAS 指南》依从性与康复效果的相关性。研究共纳入在加拿大、美国及欧洲 10 家医院 2101 例患者，发现无论手术大小，对 ERAS 指南的依从性越高，术后康复越快、住院时间越短，并发症也越少。同时也发现，ERAS 各要素虽作用机制不同，但具有协同作用，说明提高对 ERAS 指南的依从性，可明显提供妇科肿瘤患者术后康复效果。

近年来，在妇科手术中，ERAS 已有初步的临床实践和经验。在此背景下，从我国妇产科临床实际出发，参考国内外临床研究的结果，并结合其他学科的 ERAS 指南，中华医学会妇产科学分会加速康复外科协作组于 2019 年制定了《妇科手术加速康复中国专家共识》，为临床工作提供了参考和指导，对推动 ERAS 在我国妇科手术领域规范、有序开展，发挥了重要作用。

目前妇科恶性肿瘤手术 ERAS 仍有许多亟待解决的问题。比如：最佳的术后尿管拔除时间？术后镇痛的药物和方式的理想组合是什么？术后止吐药的首选组合是什么？延长深静脉血栓预防中能否使用仅限于骨科手术中的口服抗凝剂？延长深静脉血栓预防时间是否适用于微创手术术后患者？笔者也注意到，目前 ERAS 用于妇科恶性肿瘤的文献多为回顾性研究或队列研究，缺乏高质量的证据支持，特别是缺乏国内临床研究数据。所以，在妇科恶性肿瘤手术领域，仍需开展基于我国国情的临床研究，进一步评价 ERAS 在妇科恶性肿瘤手术中的应用价值。

总之，妇科肿瘤 ERAS 是基于循证医学证据的一种新的围手术期管理方法。ERAS 能够显著缩短住院时间，降低术后并发症发生率及死亡率，节省住院费用，提高患者的生命质量，并可能使患者中长期获益。国际、国内 ERAS 指南均较为完善，但是指南的依从率不高，各单位之间差异也较大。我国妇科恶性肿瘤 ERAS 项目开展晚于西方国家，且我国人文社会因素不同于西方国家，因此有必要深入开展临床研究，建立适于我国国情的妇科肿瘤 ERAS 实施体系。

（王延洲）

参 考 文 献

[1] 中华医学会妇产科学分会加速康复外科协作组. 妇科手术加速康复的中国专家共识. 中华妇产科杂志，2019，54（2）：73-79.

[2] Nelson G, Bakkum-Gamez J, Kalogera E, et al. Guidelines for perioperative care in gynecologic/oncology: Enhanced Recovery after Surgery (ERAS) Society recommendations - 2019 update. Int J Gynecol Cancer, 2019, 29 (4): 651-668.

[3] Chase DM , Lopez S, Nguyen C, et al. A clinical pathway for postoperative management and early patient discharge: does it work in gynecologic oncology?. Am J Obstet Gynecol, 2008, 199 (5): 541.e1-7.

[4] Carter J.Fast-track surgery in gynaecology and gynaecologic oncology: a review of a rolling clinical audit. ISRN Surg, 2012, 2012: 368014.

[5] DongHao, Lu, Xuan, et al. Perioperative enhanced recovery programmes for gynaecological cancer patients. Cochrane Database of Systematic Reviews, 2012. Dec 12; 12: CD008239. dol: /0./002/1465/858. CD008239. pub3.

[6] Nelson G, Ramirez PT, Ljungqvist O, et al. Enhanced Recovery Program and Length of Stay after Laparotomy on a Gynecologic Oncology Service: A Randomized Controlled Trial. Obstet Gynecol, 2017, 129 (6): 1139.

[7] Adamina M, Kehlet H, Tomlinson GA, et al. Enhanced recovery pathways optimize health outcomes and resource utilization: A meta-analysis of randomized controlled trials in

colorectal surgery. Surgery, 2011, 149 (6): 830-840.

［8］ Mendivil AA, Busch JR, Richards DC, et al. The impact of an enhanced recovery after surgery program on patients treated for gynecologic cancer in the community hospital Setting. Int J Gynecol Cancer, 2018, 28 (3): 581-585.

［9］ Thanh NX , Chuck AW , Wasylak T, et al. An economic evaluation of the Enhanced Recovery After Surgery (ERAS) multisite implementation program for colorectal surgery in Alberta. Can J Surg, 2016, 59 (6): 415-421.

［10］ Albalawi Z , Gramlich L , Nelson G , et al. The impact of the implementation of the enhanced recovery after surgery (ERAS) program in an entire health System: a natural experiment in Alberta, Canada. World J Surg, 2018, 42 (9): 2691-2700.

［11］ Ore AS, Shear MA, Liu FW, et al. Adoption of enhanced recovery after laparotomy in gynecologic oncology. Int J Gynecol Cancer, 2020, 30 (1): 122-127.

［12］ Wijk L, Udumyan R, Pache B, et al. International validation of enhanced recovery after surgery society guidelines on enhanced recovery for gynecologic surgery. Am J Obstet Gynecol, 2019, 221 (3): 237.e1-237.e11.

［13］ Altman AD, Helpman L, Mcgee J, et al. Enhanced recovery after surgery: Implementing a new standard of surgical care. CMAJ, 2019, 191 (17): E469-E475.

第二十七章　盆底重建手术

盆腔器官脱垂（pelvic organ prolapse，POP）指的是女性盆底失去对子宫、膀胱、直肠等盆腔器官的支持而使其从正常的解剖位置下降或从阴道口突出，50%的经产妇会出现不同程度的脱垂，13%～19%的女性需要手术治疗。根据Delancey阴道三个水平支持理论和腔室理论，POP分为前盆腔缺陷、顶端缺陷及后盆腔缺陷，盆底重建手术便是针对不同腔室的缺陷重建不同水平的盆底支持结构，从而最大程度恢复盆腔器官的解剖结构和功能，是治疗POP的主要手术方式。随着医学技术的快速发展，传统的盆底重建手术围手术期处理措施如术前灌肠、整夜禁食、术后疼痛、术后禁食或晚进食、术后卧床3～5天、术后保留尿管5～7天等，逐渐被证实并不能减少围手术期并发症，反而增加了患者对于手术的应激反应，延长术后康复时间。现就ERAS理念在盆底重建手术患者围手术期的应用进行概述。

一、术前部分

1. **术前评估及处理**　脱垂患者多为中老年女性，术前手术医师需仔细询问患者病史，了解患者的营养状况、有无合并症及心理状态等，结合各项术前相关检查，评估手术指征、麻醉及手术的风险，筛查患者是否具备进入ERAS相关路径的基础和条件。手术前辅助检查评估应包括血、尿常规，空腹血糖，肝、肾功能，胸部X线片及心电图检查。

2. **健康宣教**　术前健康宣教应由主管医师、麻醉医师及责任护士共同完成，可以采用口头、展板、宣传册、多媒体、手机终端等多种形式对患者、家属或照顾者进行个体化宣教。建议门诊即进行相关宣教，介绍ERAS的概念、手术麻醉的诊疗过程及围手术期护理流程。入院后可根据患者病情及手术方式采用适宜形式一对一宣教，缓解患者焦虑、恐惧与紧张情绪，获得患者、家属或照顾者的理解、配合，这将有助于ERAS术前准备、术后早期进食、早期下床活动、疼痛控制及早期出院等项目的顺利实施。

3. **肠道准备**　术前可不行肠道准备。研究表明，术前口服泻药或直肠灌肠的肠道准备对手术视野的清洁与无肠道准备相比并无益处，并增加了患者的不适，尤其是老年人，可致脱水及电解质失衡、头晕、恶心、呕吐、腹泻。因此，对多数脱垂的患者不行肠道准备进行盆底重建术是安全可行的，合并便秘的患者酌情行肠道准备。有学者对盆腔器官脱垂手术前常规进行肠道准备与无肠道准备对手术视野及患者的影响进行研究，比较术前无肠道准备与肠道准备组术前口服聚乙二醇否有粪便泄漏、对手术视野的影响、粪便泄漏的性状和体积等，共计纳入 120 例患者（无肠道准备组 60 例、肠道准备组 60 例），发现盆腔器官脱垂手术前口服泻药的常规肠道准备对手术视野的清洁与无肠道准备相比并无益处，并增加患者肠道准备的不适。

4. 饮食控制　术前 1 天早餐、中餐均正常进普通饮食或糖尿病饮食，晚餐推荐进清淡、易消化食物，如面条或米粥等。手术当天术前（麻醉诱导前）6 h 禁食乳制品和淀粉类固体食物（油炸、脂肪及肉类食物需禁食 8 h 以上），术前 2 h 禁食清流质食物。推荐术前 2 h 摄入适量清饮料（推荐 12.5% 含碳水化合物饮料，饮用量应 ≤5 ml/kg，或总量 ≤300 ml，可选择复合碳水化合物，如含麦芽糖糊精的碳水化合物饮料，可促进胃排空），有助于缓解术前口渴、紧张及焦虑情绪，减轻围手术期胰岛素抵抗，减少 PONV 及其他并发症的发生。

5. 皮肤准备　术前沐浴有助于降低外科手术部位感染（SSI）的发生率。证据表明，使用普通肥皂洗澡，在减少手术部位感染方面的效果与氯己定相同。推荐手术当天会阴部备皮，操作应轻柔，避免皮肤损伤。

6. 预防性使用抗菌药物　盆底手术进入人体泌尿生殖道，多属于 Ⅱ 类（清洁 - 污染）切口，推荐预防性使用抗菌药物减少 SSI。可使用头孢唑林钠或阿莫西林克拉维酸钾，此类抗生素应在切皮前 30～60 分钟静脉滴注完毕。对于肥胖（体重指数 ≥35 kg/m² 或体重 >100 kg）患者，应增加剂量。当手术时间 >3 h 或超过抗菌药物半衰期 2 倍，或术中出血 >1500 ml 时，应重复给药。如患者青霉素或头孢菌素过敏，可遵医嘱使用克林霉素联合氨基糖苷类或喹诺酮类抗生素。

7. 预防性镇痛　术前护理人员应对患者和家属进行疼痛宣教，使患者和家属阅读疼痛宣教资料、了解术后无痛的重要性。指导患者掌握疼痛评估方法（视觉模拟评分法、数字等级评分法及面部表情评分等），根据情况进行评估。术前可预先给予患者镇痛药物，抑制中枢和外周痛觉敏化，从而预防或减轻术后疼痛，并抑制急性疼痛向慢性疼痛的转化。镇痛方案可考虑术前 1～2 h 联合口服对乙酰氨基酚、塞来昔布、曲马多、加巴喷丁 / 普瑞巴林。

二、术中部分

1. 术式的选择　针对前盆腔和（或）中盆腔缺陷的重建手术经阴道即可完成，涉及中盆腔的重建，可通过吊带、网片和缝线将阴道穹隆或宫骶韧带悬吊固定于骶骨前、骶棘韧带，也可行自身宫骶韧带缩短缝合术，可以切除子宫或保留子宫，可以经阴道或经腹腔镜或开腹完成。ERAS 提倡在精准、微创及损伤控制理念下完成手术，以减少创伤性应激，可根据患者具体情况、医院设备及手术医师的能力进行个性化选择。

2. **麻醉方式** 盆底重建手术多应用椎管内麻醉，包括蛛网膜下腔阻滞（腰麻）、硬脊膜外腔阻滞或二者联合。条件合适的情况下，可采取区域阻滞技术，包括周围神经阻滞和伤口浸润麻醉等，可减少患者应激反应，减少麻醉和阿片类药物的使用量。

3. **体位管理** 患者体位为截石位，血栓高危患者推荐术前穿上弹力袜，注意腰部接触面、截石位脚架与下肢接触面应为柔软面。如为塑料或皮革制品，表面应铺垫治疗巾或中单。

4. **体温管理** 建议术中每 30 分钟测量一次体温，并采用主动保暖措施，保证核心体温＞36.0 ℃。在妇科盆底重建手术期间测量核心温度的最方便部位是鼻咽部。推荐常规使用温热设备，避免低温和高温。具体包括以下措施：术前应调节手术室室温至 24 ℃～26 ℃，给予预保暖，推荐使用暖风机和保温毯；静脉补液前应当对液体适当加温；术中可使用强制通风毯装置进行加温或低温垫床；使用合适的装置加热静脉液体，以避免降低体温。术后继续使用保温措施，保证患者离开手术室时体温＞36 ℃。

5. **液体管理** 液体治疗是围手术期处理的重要组成部分，目的在于维持血流动力学稳定，保证器官及组织有效灌注，避免容量不足及容量负荷过多。进行液体治疗，一般输液量不超过 1.2 ml/（kg·h）。对于盆底重建手术，推荐给予患者 1～2 L 平衡盐溶液，并监测和记录患者的血压、呼吸频率、心率及血氧饱和度，以调整补液量及补液速度。

三、术后部分

1. **多模式镇痛** ERAS 提倡多种镇痛方式、多种非阿片类药物联合使用，在减少阿片类药物用量的同时，达到理想的镇痛效果（VAS 评分≤3 分）。可通过转移注意力、使用音乐疗法等非药物阵痛的方法缓解疼痛，降低患者的应激反应；对乙酰氨基酚和 NSAIDs 是围手术期镇痛的基础用药；建议术后继续联合使用对乙酰氨基酚、NSAIDs（如氟比洛芬注射液）、加巴喷丁或普瑞巴林作为基础镇痛方案，如镇痛效果欠佳，可加用阿片类药物（如吗啡、羟考酮）；当患者 24 h 内阿片类药物静脉给药超过 2 次时，可考虑使用 PCA。

2. **饮食与活动** ERAS 提倡妇科盆底术后患者应于术后 24 h 内开始经口进

食进水。建议术后患者麻醉清醒后无恶心、呕吐患者即可饮温开水 10～15 ml/h
至可进食。4～6 h 开始进流质饮食或半流质饮食。患者清醒后可咀嚼口香糖，以
缩短首次排气排便时间，促进肠蠕动功能恢复，预防肠梗阻。如果患者能耐受经
口进食，同时口服镇痛药能达到理想镇痛效果，应在术后 24 h 撤除静脉通路。

传统观念认为，盆底重建术后患者应卧床休息 3～5 天，可减少网片脱落发
生率和脱垂复发率。随着医疗技术的发展，这一措施的益处逐渐受到质疑。研究
表明，脱垂患者术后 24 h 内下床活动在没有增加术后并发症发生率的同时，有
助于促进患者胃肠道功能恢复、减轻胰岛素抵抗、降低血栓形成风险及缩短住院
时间。因此，可鼓励患者在术后 24 h 内下床活动，必要时为其提供相应的辅助
工具，保障患者安全。护士应帮助患者制订合理的活动计划，记录每日累计活动
时间和活动量，在医护人员的指导和家属的陪伴下，逐渐增加活动量。

3. **尿管管理**　术后导尿通常是盆底重建手术的一项常规措施，用以保持患
者的尿路通畅，减少尿潴留或膀胱排空不全而导致的膀胱过度膨胀甚至损伤。患
者术后何时拔除尿管大部分取决于临床医师的经验判断，通常在 3 天左右。长时
间留置导尿给患者带来不适感，影响患者早期活动，增加尿路感染的风险，延长
住院时间。ERAS 理念推荐在妇科手术后 24 h 内尽早拔除导尿管，可在减少尿潴
留发生同时能最大程度降低尿路感染发生率、增加患者舒适度和缩短住院天数，
而对于术中膀胱损伤者，尿管可保留 10～14 天。

尿管留置期间应妥善固定尿管，避免受压、打折、弯曲，保证集尿袋高度低
于膀胱水平，避免接触地面，防止逆行感染。保持引流装置密闭、通畅和完整，
及时倾倒集尿袋。按照产品说明书更换尿管和尿袋，发生感染、堵塞、密闭性破
坏等情况应及时更换。应当每日清洁或冲洗尿道口，鼓励患者多饮水。患者拔管
后观察自主排尿情况，必要时重新按照无菌原则留置导尿管。

4. **出院标准及随访**　当患者恢复半流质饮食，停止静脉补液，口服镇痛药
物可良好镇痛，伤口愈合良好，无感染迹象。可自由活动时可准予出院。向患者
讲解腹压增加会影响手术效果，应避免增加腹压的动作，如长期下蹲、用力大
便、咳嗽等。出院后 24～48 h 应常规对患者进行电话随访，随访内容包括出院
后指导、疼痛评估、伤口护理、排尿情况、出院后并发症的监测等。建议术后
42 天患者门诊回访，回访内容包括排尿情况、查询病理检查结果、制订后续治
疗计划等。

5. **小结**　盆腔脏器脱垂发病率日益升高，严重威胁中老年女性患者的身体
健康，盆底重建手术是治疗脱垂的主要手段之一，围手术期 ERAS 可显著缩短住
院时间，降低术后并发症发生率，节省住院费用，提高患者的生活质量。各医疗
中心可以结合自身条件，根据脱垂患者具体情况制定规范化、个体化的 ERAS 规

范和流程，进而使患者获益最优化。

（王建六）

参 考 文 献

［1］　谢幸，孔北华，段涛．妇产科学．北京：人民卫生出版社，2018.

［2］　Handa VL, Garrett E, Hendrix S, et al. Progression and remission of pelvic organ prolapse: a longitudinal study of menopausal women. Am J Obstet Gynecol, 2004, 190 (1): 27-32.

［3］　Haya N, Baessler K, Christmann-Schmid C, et al. Prolapse and continence surgery in countries of the Organization for Economic Cooperation and Development in 2012. Am J Obstet Gynecol, 2015, 212 (6): 751-755.

［4］　中华医学会妇产科学分会妇科盆底学组．盆腔器官脱垂的中国诊治指南（草案）．中华妇产科杂志，2014，49（9）：647-651.

［5］　Kehlet H. Muhimodal approach to control postoperative pathophysiology and rehabilitation. Br J Anaesth，1997，78（5）：606-617.

［6］　中华医学会妇产科学分会加速康复外科协作组．妇科手术加速康复的中国专家共识．中华妇产科杂志，2019，54（2）：73-79.

［7］　邓浩，刘媛媛，谈诚，等．盆腔器官脱垂手术前常规肠道准备与无肠道准备的前瞻性随机单盲对照研究．中华妇产科杂志，2019，54（2）：97-102.

［8］　Adelowo AO, Hacker MR, Modest AM, et al. The use of mechanical bowel preparation in pelvic reconstructive Surgery: a randomized controlled trial. Female Pelvic Med Reconstr Surg, 2017, 23 (1): 1-7.

［9］　梁廷波，白雪莉．加速康复外科：理论与实践．北京：人民卫生出版社，2018.

［10］　朱兰．盆腔器官脱垂手术的选择．中华妇产科杂志，2019，54（4）：287-288.

［11］　杨欣，鲁永鲜．女性盆底疾病掌中宝．北京：北京大学医学出版社，2020.

［12］　Mueller MG, Lewicky-Gaupp C, Collins SA, et al. Activity restriction recommendations and outcomes after reconstructive relvic surgery: a randomized controlled trial. Obstet Gynecol, 2017, 129 (4): 608-614.

［13］　Tambyah PA, Maki DG.Catheter-associated urinary tract infection is rarely symptomatic: a prospective study of 1, 497 catheterized patients. Arch Intern Med, 2000, 160 (5): 678-682.

［14］　Kringel U, Reimer T, Tomczak S, et al. Postoperative infections due to bladder catheters after anterior colporrhaphy: a prospective, randomized three-arm study. Int Urogynecol J, 2010, 21 (12): 1499-1504.

［15］ Thomas-White KJ, Gao X, Lin H, et al. Urinary microbes and postoperative urinary tract infection risk in urogynecologic surgical patients. Int Urogynecol J, 2018, 29 (12): 1797-1805.

［16］ Hakvoort RA, Elberink R, Vollebregt A, et al. How long should urinary bladder catheterisation be continued after vaginal prolapse surgery? A randomised controlled trial comparing short term versus long term catheterisation after vaginal prolapse surgery. BJOG, 2004, 111 (8): 828-830.

［17］ Kamilya G, Seal S L, Mukherji J, et al. A randomized controlled trial comparing short versus long-term catheterization after uncomplicated vaginal prolapse surgery. J Obstet Gynaecol Res, 2010, 36 (1): 154-158.

［18］ Fernandez-Gonzalez S, Martinez Franco E, Martínez-Cumplido R, et al. Reducing postoperative catheterisation after anterior colporrhaphy from 48 to 24 h: a randomised controlled trial. Int Urogynecol J, 2019, 30 (11): 1897-1902.

［19］ Trowbridge ER, Evans SL, Sarosiek BM, et al. Enhanced recovery program for minimally invasive and vaginal urogynecologic surgery. Int Urogynecol J, 2019, 30 (2): 313-321.